総義歯づくり すいすいマスター

総義歯患者の「何ともない」を求めて ～時代は患者満足度～

堤 嵩詞
平岡 秀樹 著

医歯薬出版株式会社
http://www.ishiyaku.co.jp/

This book was originally published in Japanese
under title of :

SOUGISHI ZUKURI SUI-SUI MASTER ; SOUGISHI KANJA-NO
"NANDEMO-NAI" WO MOTOMETE.──JIDAI-HA KANJA MANZOKUDO
(Smoothly master of the complete denture treatment & procedure
 to satisfy the edentulous patient's basic & ultimate need, 'Feeling nothing' to wear)

Authors :
Tsutsumi, Takashi
   PTDLABO
Hiraoka, Hideki
   Hiraoka Dental Clinic

© 2014 1st ed.
ISHIYAKU PUBLISHERS, INC.
  7-10, Honkomagome 1 chome, Bunkyo-ku,
  Tokyo 113-8612, Japan

Preface

　わが国ではすでに300年以上前に，実際に口腔内で機能した総義歯が作られていたという歴史的な事実が多くの木製義歯として残されているが，それは誰もがいつでも作れるものでも・得られるものでもなかったはずである．

　それがヨーロッパにおけるルネッサンス期以降の科学的な思考に基づく近代歯科医学の発展と取り組みによって，1920年代にはGysiが総義歯学を集大成したとされている．その後の科学技術と歯科材料の発達によるアップデートと歯科医学教育の普及，そして医療制度によって，今日では患者がどこの歯科医院を訪れても，ある程度の使用に耐える総義歯をいつでも作ってもらえる時代となっているといえる．

　仕事によるものづくりやサービスは「他人のために」ということで発展し，現代では，他人である"顧客"の安全と安心を含めた満足感が，あらゆる仕事の成否や成功の尺度となり評価される時代となっている．歯科医療においても「使用に耐える総義歯」から「患者満足度の高い総義歯」が求められ，提供されなければならない時代であるといえる．

　では，患者満足度の高い総義歯をいつでも作るにはどのようにすればよいのか――すでに多くのすばらしい書籍が出版されているが，本書のPart2では，総義歯臨床経験が少ない歯科医師や歯科技工士であったとしても，その本質的な問題を解決していただけるように，まだ経験年数が少ない歯科医師であった平岡秀樹先生が，その臨床を通して観察し・思考して・学びながら実践してきた延べ5年以上にも及ぶ総義歯治療の初診からのチェアサイドワークの事実の詳細を，ラボサイドとのやりとりも含めて，2,500枚に上るスライドの中から精選して時系列で提示・解説していただいた．

　1800年に発見された総義歯が大気圧によって粘膜面に接着し，外そうとしたときにのみ吸着するという，その自然現象による原点に戻り，より生理的な患者の身体の感覚やメカニズムを義歯の調整に活用し，違和感のない総義歯を求めた結果，患者に装着中の総義歯に対して「どうですか？」と問うと，その返事は一言「何ともない」だった．

　日常生活の中で，痛くなくよく嚙めて，笑ったりおしゃべりをしたり，何ら不自由なく使用できる，「大きくもないし，小さくもない」「きつくもないし，ゆるくもない」「高くもないし，低くもない」――これらの感覚を意識して取り出そうとしても，生理的に調和した結果として，「何ともない」になる．本書においてはこの「何ともない」という，患者あるいは顧客満足度を得るための総義歯治療と技術についての本質を，一冊を通して提示できたのではないかと考えている．

　さらっと目を通していただいたり，じっくり考えながら読んでいただいたり，実践しながら検証していただいたりとさまざまな使い方ができるように，重要なことは少し重複させながら構成した．ぜひ読者諸氏の総義歯臨床において，経験の長短にかかわらず，患者満足度を追求していただくうえでの一助になれば幸いである．

GraphおよびPart 2において，すべての写真の掲載をご快諾いただいた患者のM様に心よりお礼申し上げます．

2014年9月

著者を代表して
堤　嵩詞

Graph

患者が満足する「何ともない」；痛くなく・外れず・嚙める 総義歯

＊ここに示すのは，よく食べよく笑いよく話しよく働きよく眠り，日々を生き生きと楽しんでいる快活な66歳（2013年11月時）の女性で，2012年11月の最終義歯装着後，1年経過時の状態である（顔貌・義歯とも）．

装着当初は「本当にね，嘘みたいに何でも食べられるんよ．もうビックリ」と言っていた彼女であるが，4カ月ごとの定期健診時に具合をたずねると，そのたびに「何ともないわぁ」と答え，「上手に使っているでしょう？」と自慢げにテストフードを食べて見せてくれる．

本書では，本患者の治療過程（Part 2で詳述）を幹に，患者に満足してもらえる総義歯の要件と，それを提供するための痛くなく・外れず・嚙めて「何ともない」，患者に満足してもらえる総義歯作りの諸要件・ノウハウを考察していきたい（患者の写真についてはすべて本人の承諾を得て掲載）．

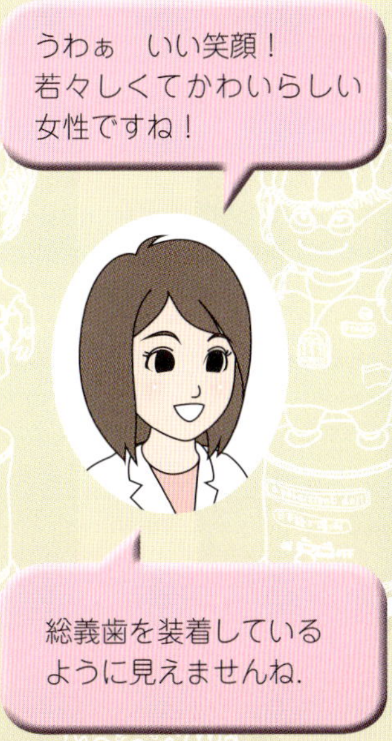

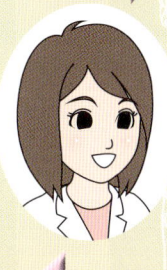

うわぁ いい笑顔！
若々しくてかわいらしい女性ですね！

総義歯を装着しているように見えませんね．

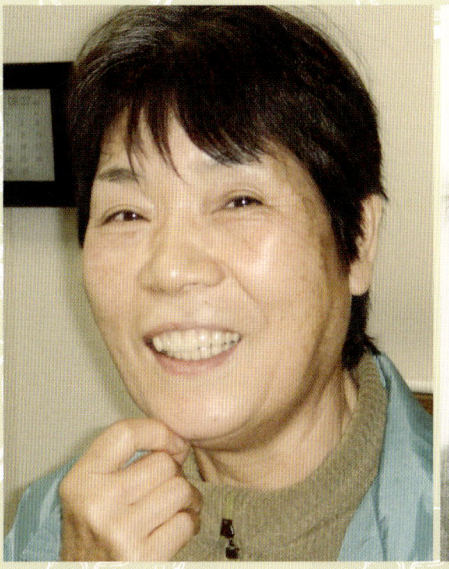
▲装着直後（2012年11月）

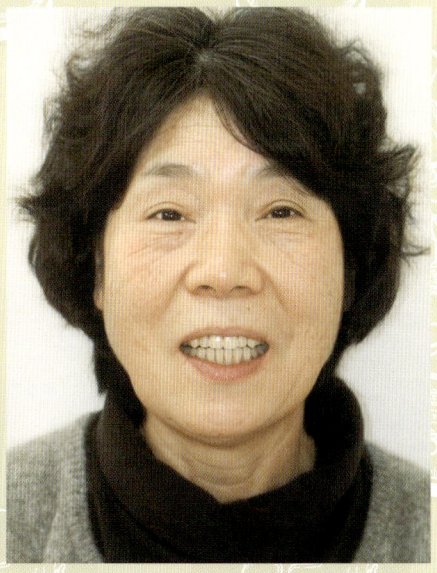
▲装着後1年（2013年11月）

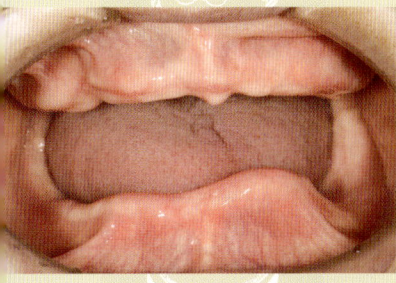

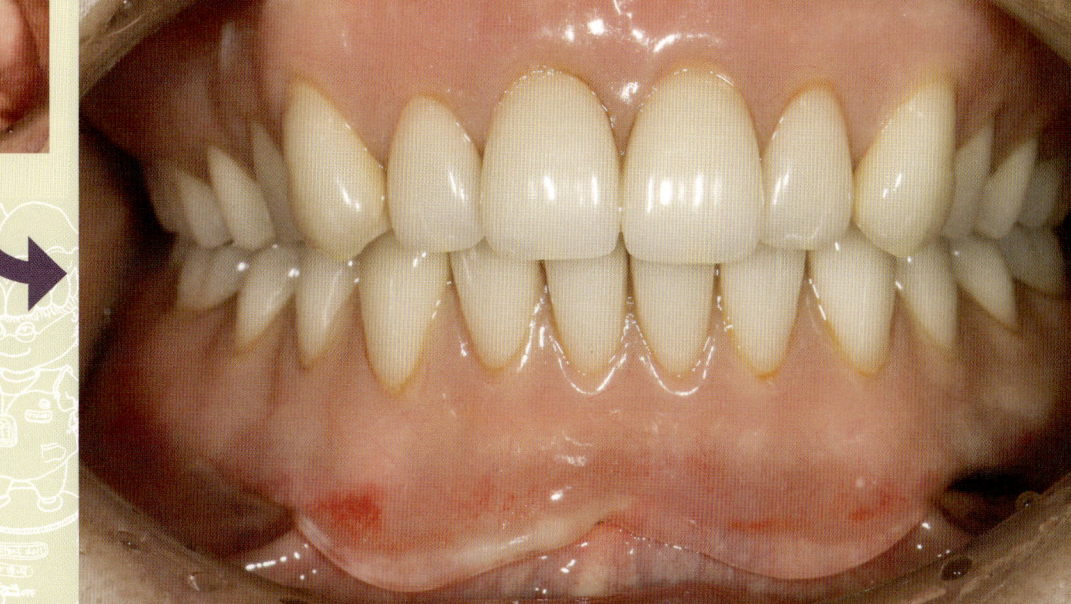

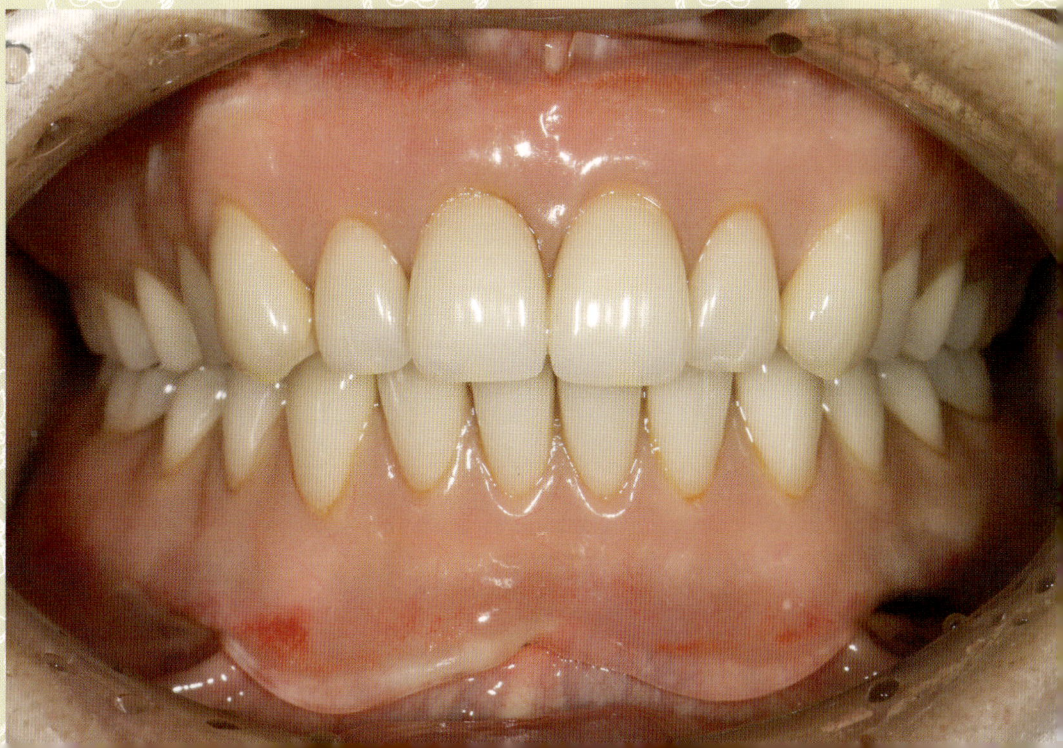

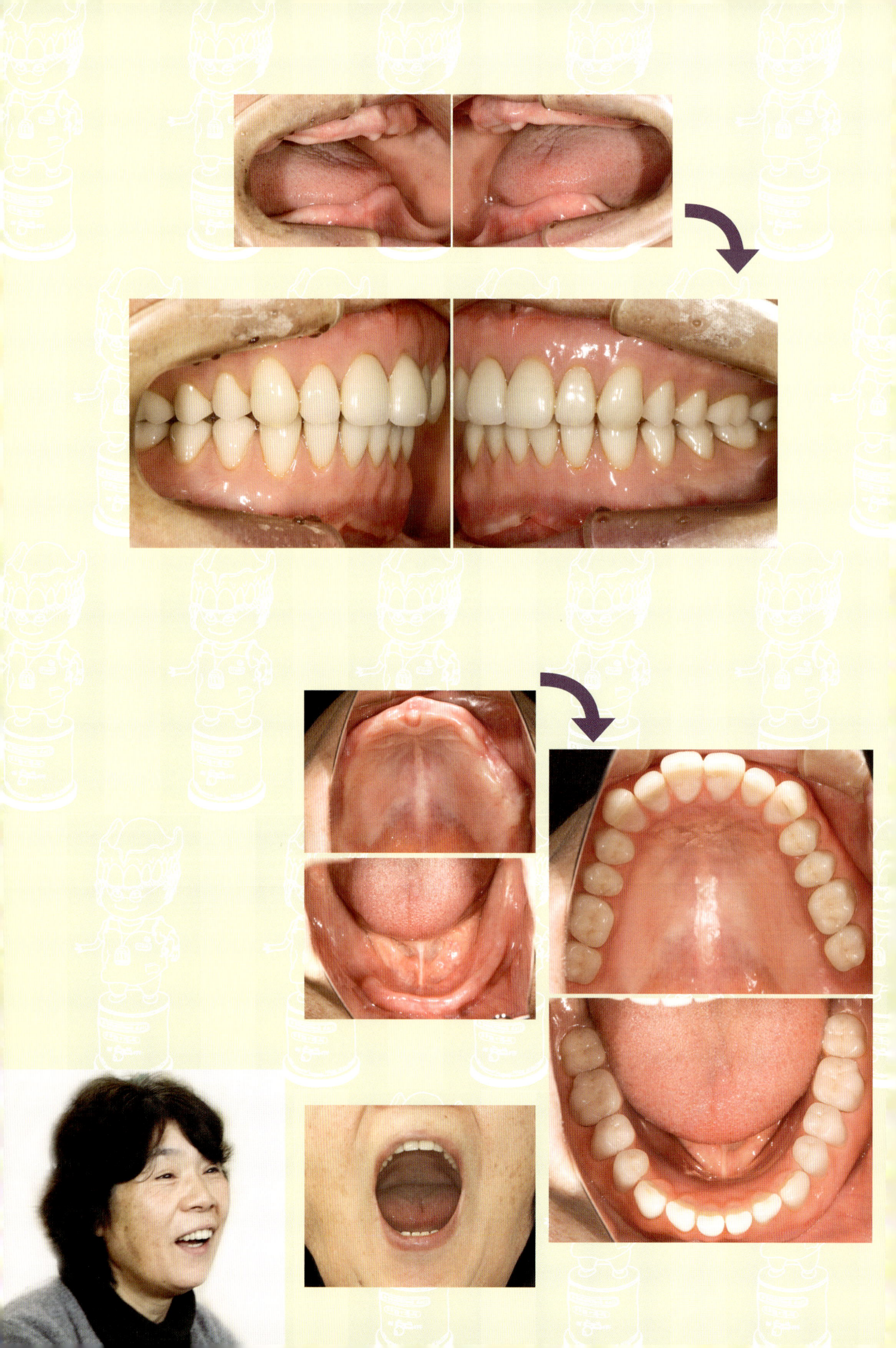

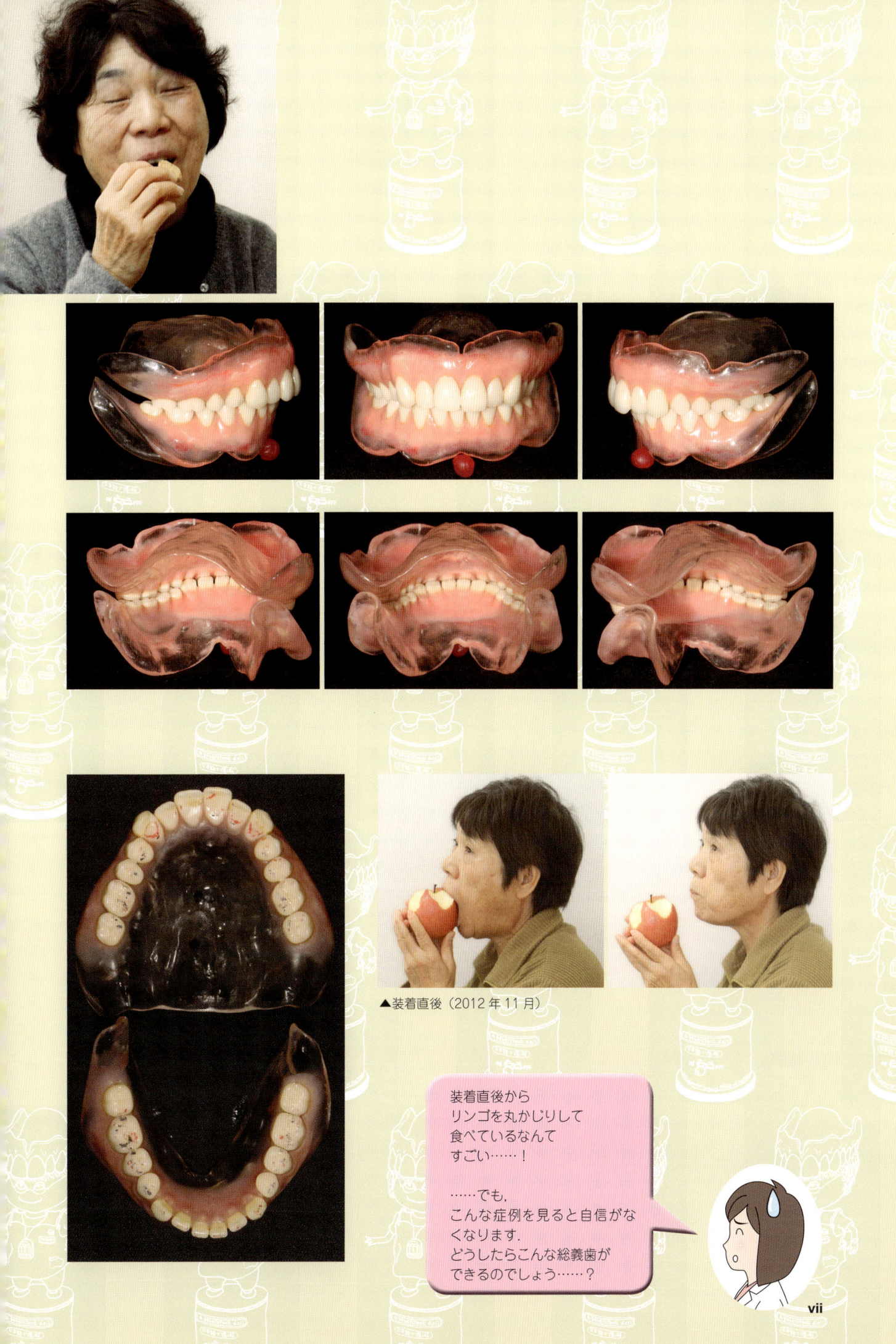

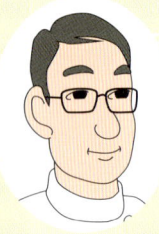
そもそも総義歯による補綴の目的・要件は何だっけ．

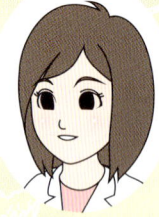
当然，無歯顎になった患者さんの咀嚼や発音という機能と，口元や顔貌の見た目を回復することですよね．

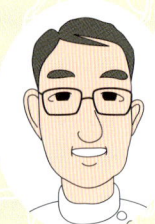
ちゃんと機能するには，義歯が精度よく作られていて，動かない・外れないことが必要ですね．

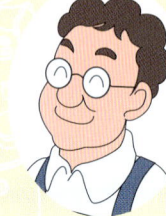
ラボサイドにはよく義歯の審美性も問われますが，美しい義歯であっても，簡単に外れたり，患者さんが痛みや違和感を感じるようでは使ってもらえません．

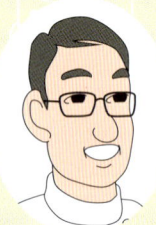
そうですね．
患者さんにとっては，まずは痛みを感じずに，外れずに，噛める義歯であることが絶対条件．
その状態をこの患者さんは「何ともない」と表現しているようですね．
さらに，できれば審美性のよい義歯であること．
チェアサイド・ラボサイドで正しいステップを重ねていけば，そんな義歯が誰にでもできますよ．

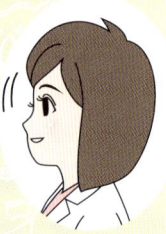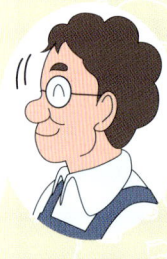

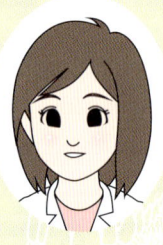
Dr.A子
歯学部卒業7年目の歯科医師．卒後，大都市部にあるインプラント中心の歯科医院に5年間勤務し，インプラント治療などには少し自信が持てるようになったが，総義歯の臨床経験はほぼ0だった．2年前に地元に戻りDr.O太郎の医院に勤務．総義歯患者にも相対するようになり，学生時代に学んだことをベースに対応したつもりだが，装着後も長期にわたり痛い・合わない・噛めないため調整が必要なことが多く，「なぜ総義歯はなかなかうまくいかないのだろう？」「インプラントに比べて不確実なことが多い…」と悩みつつ，前向きな性格なので，もっと総義歯を学んでみたいという気持ちも芽生え始めた．

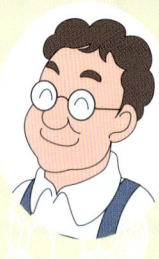
Dt. L男
大手ラボに20年間勤務後，都市部に個人ラボを開業して10年．この間総義歯に関する研究や臨床を中心に行ってきた．勤務時代から，多くの歯科医師のパートナーとして実務をこなすかたわら，歯科技工士の指導を行ってきた．Dr.O太郎とは義歯のセミナーで知り合う．

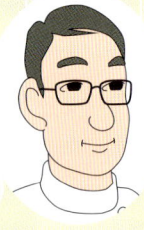
Dr.O太郎
出身地である地方の町に歯科医院を開業して15年．地元に根付いた幅広い診療を歯科医師1人・歯科衛生士3人で行ってきたが，昨年Dr.A子を雇用．土地柄高齢の患者が多いが，義歯関連の患者はその1/3程度のため，かつては自身も総義歯治療には悩み，先輩歯科医師やラボサイドとの情報交換に力を入れてきた．まずインプラントありきのDr.A子に，一般的な歯科医院で行う治療の全般について教えながら，自身も学び直す日々．

おしゃべりロボット
そして，案内役はワタシ．
これでも最先端科学の粋を集めて作られたロボットよ！
よろしくね〜

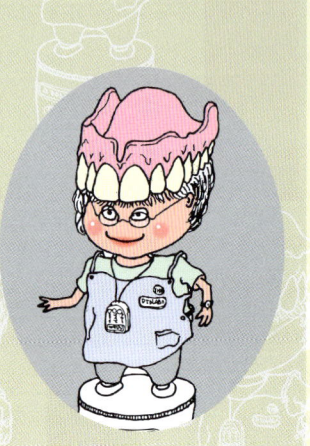

患者にとって総義歯が「何ともない」ということ

ここで紹介した患者が最終義歯の装着・使用を経て繰り返し述べている感想に，「何ともないわぁ」がある．どういうことか．

身体に何らかの不都合があり，自然でなく生理的でなければ，違和感が生じ，感覚としてひどい場合には「痛い」となり，そこまでの問題でなくとも不快感となり，何らかの気持ちの悪さや，自身の脳に対する身体からの愁訴となって，脳が意識として自覚することになる（自覚症状）．さらに何となく漠然とした感じがあり，部位や感覚の種類を特定できないが，不快な自覚症状としての不定愁訴まで，何らかの信号が生じる．

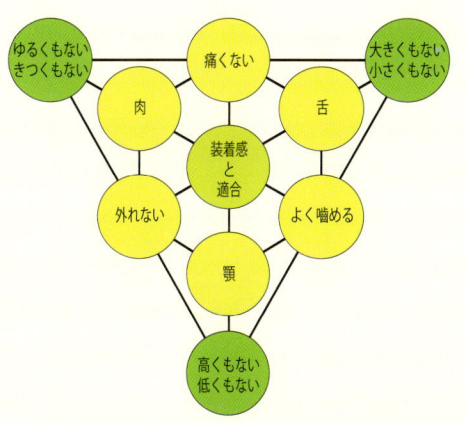

▲患者にとっての義歯の装着感と適合のデザインスゴロク

これらには，身体ではなく，言葉や音楽や色や形などが，視覚や聴覚から直接脳に伝えられ，それらのことが意識や気持ちとして理解できない，納得できないことによって違和感が生じ，高じての不定愁訴までさまざまある．

その逆に，意識して探しても気持ちにおいても身体においても何ら違和感がない状態であると，これを言葉で表現すると，「何ともない」に多くの人が行き着くことになるようだ．

歯を失って無歯顎となった口腔は，歯がそろった健康的な口腔に対しては非生理的であろうが，総義歯を装着することも決して生理的ではなく，総義歯は異物であるわけである．その異物に対して顎堤粘膜や口唇や顎，そして舌の粘膜，さらには動きを伴う中での筋肉や顎関節などが，それぞれの感覚で対応すると，きつくもない・ゆるくもない，大きくもない・小さくもない，高くもない・低くもないという要素に分けられる（図）．さらに，ここでは示していないが，ザラザラしている，ツルツルしているなどの表面性状としての感覚もある．それらのすべてに対して身も心も納得すれば，改めて口腔内にある総義歯を意識して何らかの違和感を得ようとしても得られない状況になり，その表現が「何ともない」ということになる．

患者にとっては本来は異物である総義歯を「何ともない」という状態に作り出さなくてはならないわれわれは，患者にしか感じられない感覚を自覚するように努める必要がある．そのためには，患者の新しく義歯を作りたいという思い，あるいは現在装着している義歯や口腔などに対しての違和感，すなわち主訴とニーズを十分に知ることによって，違和感を生じさせている原因を具体的に探り出し，試行錯誤にはなるが改善していくことになる．その目標が，患者の「何ともない」という言葉となる．

「何ともない」とは，動かず・痛くなく・噛めて・話せる総義歯であって初めて与えられる表現で，簡単な一言ではあるが患者の満足を表し，われわれが第一に取り組むべき重要課題と考える．

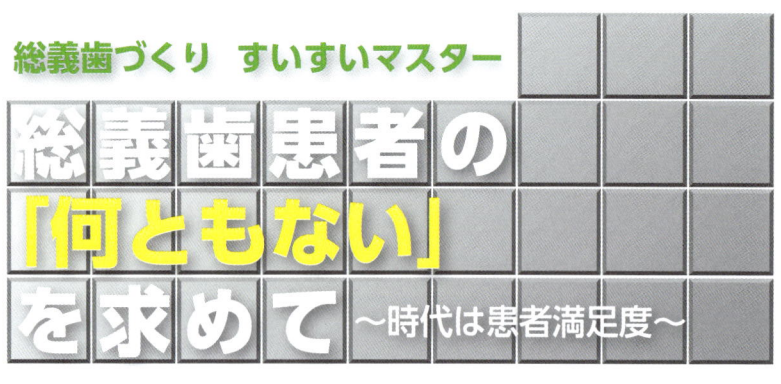
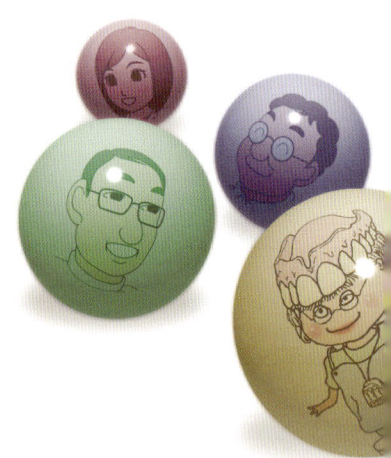

総義歯づくり すいすいマスター
総義歯患者の「何ともない」を求めて ～時代は患者満足度～

Smoothly master of the complete denture treatment & procedure to satisfy the edentulous patient's basic & ultimate need, 'Feeling Nothing' to wear.

Contents

Preface	iii

Graph 患者が満足する「何ともない」；痛くなく・外れず・噛める総義歯	v
患者にとって総義歯が「何ともない」ということ	ix

Part 1　誰でもできる　主訴・ニーズのラクラク把握＝わかる・みえる　診査・診断

Beginning of This Part　仕事と品質管理，そして顧客満足度	2
仕事の発生と変遷	2
工業化社会の変遷と"品質管理"の発生	2
顧客ニーズの把握から始まる品質管理	3
歯科医療・歯科技工におけるトータルな品質管理	4
1. 診査における患者の主訴・ニーズ（現状＆問題点）把握の重要性	6
2. 分ければラクラク見えてくる　患者の主訴・現症の分析——満足してもらえない……なぜ？　不具合はどこにある？	7
患者（＝顧客）の主訴・ニーズから読む問題点と原因	7
診査における現症の客観的な把握	12
3. 分ければラクラク見えてくる　現状・問題点の診断	14
分解すれば見えてくる問題点	14
上下顎の対顎関係からとらえる総義歯の咬合関係	16
Column　立体を切断面としてとらえるには……	21

Part 2　誰でもできる　痛くなく外れず噛める「何ともない」総義歯づくり

Beginning of This Part　患者が満足できる　痛くなく外れず噛める「何ともない」総義歯のメカニズム	24
0. 症例提示にあたっての術者のモノローグ	30
Key Word　「共通言語」	31
1. 初診～1つ目の本義歯装着までの経過	32
初診	32
治療開始のための診査	32
診査後の診療の流れ	36
本義歯装着	40
2. 1つ目の本義歯装着後の経過～再初診	42
1つ目の本義歯装着後の経過	42
総義歯再新製のための治療開始	45
3. 治療用義歯製作のための概形印象～規格模型製作	48
治療用義歯とは…	48
治療用義歯製作のための概形印象採得	48

ラボサイドにおける規格模型の製作に対する認識	50

4. 治療用義歯製作のための最終印象〜作業用規格模型製作　52

総義歯用印象材について……	52
本症例における治療用義歯製作のための最終印象採得	55
作業用規格模型の製作	58
Column　復習；口腔内のありのままを印象するには	59
Column　組織のありのままをとらえる印象法は？——無歯顎前頭面に見る各種印象法と骨および粘膜の関係	60

5. 治療用義歯製作のための咬合採得　62

総義歯製作における咬合採得の位置づけ	62
垂直的な咬合採得	62
水平的な咬合採得	64
Column　総義歯臨床における顆路測定とゴシックアーチの応用	68

6. 治療用義歯製作のためのワックスデンチャー試適　70

ワックスデンチャーにおける咬合関係の観察	70

7. 治療用義歯の装着　72

治療用義歯装着時のチェック	72
治療用義歯による治療とモチベーション	73

8. 治療用義歯による治療過程　74

Process A：静的な印象で粘膜に接着することで得られる安定（基礎維持）と，実際に義歯使用時での調整	74
Process B：動的な印象材を用いて辺縁をシーリングすることで機能的に脱離に対抗させる	76

9. 2つ目の本義歯製作のためのワックスデンチャー試適　80

ワックスデンチャー試適時（1回目）における審美的要求の芽生え	80
ワックスデンチャーの再排列→再試適	82

10. 2つ目の本義歯（最終義歯）装着〜経過観察　84

2つ目の本義歯（最終義歯）装着	84
装着後の機能確認および咬合調整	85
治療完了〜定期健診	87
症例を振り返って	89

Part 3　患者の情報をそのまま写す　誤差のないラボワーク

Beginning of This Part　無歯顎総義歯の成型精度を向上させるにはどのようなことが必要か	94
印象採得と成型精度	94
模型の製作	94
咬合床の製作	95
フラスコへの埋没とレジン塡入	96
Technical Note 1：無歯顎総義歯の成型精度を咬合させるにはどのようなことが必要か！？	96

1. 印象体への模型材の注入　98

総義歯用模型の条件	98
義歯用模型の精度向上のポイント……印象材の変形の復元とレジンの熱収縮の補正	99
Procedure 1：義歯用模型の精度を高めるボクシング操作	100
Technical Note 2：印象への模型材の注入について，大切なこと	100

2. 個人トレーの製作　102

部位・状態に応じた印象を得るための個人トレーの要件	102
症例に応じた個人トレーの製作	105
Procedure 2：粘膜面と義歯床とのより無圧的な関係を得るための個人トレー（インプレッションペースト用個人トレー）	106
Procedure 3：モデリングコンパウンドの裏装により粘膜面の被圧変位に対して調整を加えるための個人トレー（MCL [modelling compound lining] トレー）	106
Procedure 4：義歯床の外形採得を主眼とした個人トレー（Max Bosshartによるインプレッションペーストまたはシリコーン印象用個人トレー）	109
Technical Note 3：無歯顎総義歯　どのような印象採得が必要か	110

	Technical Note 4：どのような印象材があるのか	110
3.	**規格模型の製作**	**112**
	有歯顎時の解剖学的指標から探る無歯顎の咬合平面	112
	規格模型により仮想咬合平面；咬合再構成の目標位置が見える	113
	Column　規格模型誕生のエピソード	114
	Procedure 5：規格模型の製作	115
	Technical Note 5：規格模型にすることで作業用模型上に仮想咬合平面が決まる	117
4.	**咬合床の製作**	**118**
	基礎床の成型精度が決め手	118
	Procedure 6：適合のよい基礎床の製作―1. 光重合タイプのシート状レジンを用いた製作例	120
	咬合堤は有歯顎時の歯冠部再現が目標	121
	Procedure 7：適合のよい基礎床の製作―2. 市販のトレーレジンを用いた製作例	122
	Procedure 8：オリジナルの標準的ワックスリム（咬合堤）の製作法	124
	Procedure 9：標準的ワックスリムを用いた咬合床の製作法	125
5.	**人工歯排列**	**126**
	生体の形態・機能と人工歯の形・排列	126
	前歯部人工歯排列における生体に対する形態・機能の調和	127
	臼歯部人工歯排列における生体に対する形態・機能の調和	128
	人工歯排列にかかわる解剖学・生理学	129
	臨床における人工歯排列操作の基本	134
	Procedure 10：咬合床への生体の情報（リップサポートと有歯顎時の歯の植立位置）の移行	135
	Procedure 11：有歯顎時のイメージを形成するためのワックスシェルの製作	137
	Procedure 12：ワックスシェルを用いて有歯顎時の歯の植立時のイメージを形成する（排列の試作）ためのステップ	138
	Procedure 13：歯科医師により指示された人工歯を用いた本排列	140
6.	**歯肉形成**	**143**
	デンチャースペースを満たし適正なリップサポートを得るための有歯顎時の歯肉形態の再現	143
	Procedure 14：人工歯排列後のワックスデンチャー試適およびシリコーン印象材のウォッシュとアルタードキャストによる義歯研磨面（polishing surface）の形態の再現	144
	Procedure 15：polishing surface への歯肉形成	146
	Procedure 16：上顎義歯口蓋部の歯肉形成	147
	Column　総義歯製作における生体の形態と機能の再現	148
7.	**重合～咬合調整～研磨**	**150**
	床用レジンの熱膨張係数と重合成型精度の関係を理解する	150
	成型精度のよいレジン床を得るための重合操作	150
	Procedure 17：治療用義歯製作における埋没・重合操作の流れ	151
	咬合面の重合誤差を補正するリマウント後の人工歯削合～研磨	153
	Procedure 18：治療用義歯製作における人工歯削合の流れ	153
8.	**一手間でエステティックデンチャーへ――誰でも行える総義歯への審美性の付与**	**155**
	患者が総義歯に望む美＝装着時の"自然らしさ"	155
	義歯床の色による自然らしさ；美しさの表現	155
	歯肉と歯槽部粘膜の解剖学的特徴を"一手間"かけて表現するデンチャーカラーリング	156
	Procedure 19：数種のレジンのグラデーションによるデンチャーカラーリングのステップ	159
	Column　総義歯技工に不可欠な解剖学的知識	162

Supplement

1.	映像に残された A.Gysi の総義歯製作	165
2.	いればのたはこと　患者に喜んでもらえる総義歯治療――総義歯設計の基準とその原理について	173

References	164
Index	185

xii

Part1

誰でもできる　主訴・ニーズのラクラク把握＝わかる・みえる　診査・診断

Tsutsumi Takashi
Hiraoka Hideki

Beginning of This Part
仕事と品質管理，そして顧客満足度

仕事の発生と変遷

　10,000年ほど前にヒトが農耕や牧畜を発明することで，食料自給という生産革命を起こし，食べ物の生産性を飛躍的に伸ばした．これにより食料に余剰が生まれ，人口が増加することで，それまで自分や家族のためにのみ食べ物を得る目的で働いていたものが，生まれた余剰が他人に渡ることとなり，働くという行為が「他人のために」という"仕事"となり職業へと発展することで，社会の中で"分業"としてさまざまな職業が生まれ制度として今日に至っているように思える．

　さらに，ヒトが生活するためのエネルギーは木を燃やすことで賄い，そのため林や森林を切り開き，これらの切り開いた土地をさらに農耕や牧畜に活用し，それまで家族で行っていた仕事を他人とも共同で行うことによって生産性が向上し，社会的分業がさらに細分化される中で時間的な余剰も生まれ，文化や社会のシステムが構築され，思想や宗教とは別に，すべての人に共通して用いることができる技術や科学も積み重ねられたように考えられる．

　木が主たるエネルギーであったものが，化石燃料である石炭，そして石油を活用することですべての生産性が向上し，生活の質が向上することでさらに人口が爆発するように増加したという歴史的事実がある．石炭や石油を活用することができたのは，長年積み上げた技術や科学の知識や実践があってのことであるが，またそれを活用する過程で技術や科学はさらに進化することになったと考えられる．

工業化社会の変遷と"品質管理"の発生

　ヨーロッパあるいはイギリスにおいて1700年代中頃からの産業革命を発端としての工業化による工業革命や技術革新が進行し，ものづくりを取り巻く社会構造も大きな変化をすることになった．現在に至るまでには世界規模の大戦を経ているが，最初の軽工業を中心とした産業革命を"第一次産業革命（18世紀後半～19世紀中頃）"，電気・石油による重化学工業への移行を"第二次産業革命（19世紀後半～20世紀初頭）"，そして本格的な原子力エネルギーを活用するようになった第二次世界大戦以降からを"第三次産業革命（20世紀中頃～）"と呼び，さらに近年ではコンピュータの発展がそれに加わって社会の構造変化が大きく進んでいる．

　筆者（堤）は第二次世界大戦以降の第三次産業革命を可能にしたのは，ある面では"品質管理"と呼ばれる思考と実践によって，製造される品物の精度や耐久性の向上が得られ，それにより製品の安定性や安全性が向上することになってのことであろうと考える．さらに注目すべきは，それらの品質を確保・向上させながら"生産性"をも大幅に向上させたことであり，"品質管理"はまさにものづくりに革命をもたらしたといえる．

　"品質管理"は，アメリカのシューハート（Walter A. Shewhart. 1891～1967），デミング（William Edwards Deming. 1900～1993）らによって第二次世界大戦後に日本に伝えられて，石川　馨や唐津　一，そして田口玄一ら多くの先駆者により第一線での活動や普及活動が行われることにより，日本のものづくりが世界をリードすることになった．"品質管理"は1960年代には世界の製造業にも広く行き渡ることになったとされている．日本では製造現場の第一線におけるスタッフ全員での"QC（Quality Control）サークル活動"やトヨタ自動車で有名となった"改

善"活動へと発展し，すべての人びとの知恵が活用されている．改善は"KAIZEN"として世界で通用する言葉にまでなっている．

そして企業における品質管理は，製造部門にとどまらずに，すべての部門において全社的なQC活動として実践されることから，これらの活動はTQC（Total Quality Control）と呼ばれ，さらにはTQM（Total Quality Management）として発展し，こちらは1990年代にアメリカで広く実践され，おとろえぎみであったアメリカの製造業を大きく復活させたといわれている．

顧客ニーズの把握から始まる品質管理

品質管理とは，不良品を限りなくゼロにするために，シューハートやデミングが統計学を基礎にして構築したものである．それは，現実で生じていること，生じたことを数値的・定量的にとらえて分析し，可視化することで誰もがその生じている問題点をとらえられるようになって，解決に導く考え方である．その具体的な手法や実践方法については詳しくは説明しないが，その基本概念は「顧客のニーズを満たす，よい製品やよりよいサービスをいかに効率よく提供し，顧客満足度を高めるか」ということであり，これはヒトが働くということを，他人のための"仕事"として行うようになってから10,000年の年月を積み重ねてきた社会の結果ともいえる．

すなわちお客様がどのような製品やサービスを望んでいるかを知ることが大切であり，この顧客のニーズをまず十分に把握することから仕事は始まる．そしてこのニーズを実現するための作り方や細部の設計を行い，これを実際に作ってみることで，設計し求めた品質が製造された品物に得られているか，すなわち（顧客の要求品質＝設計品質＝製造品質）という関係に対してそれぞれの工程で十分に検査を行い，顧客の要望を満たしていない，あるいは設計した品質に達していなければ，これを手直しあるいは作り直して顧客にお届けする．さらに顧客の実際の使用時における状況や結果によっての評価を十分に調べて，問題があればその原因を調べ解決への道をつけ，次の製品作りに活用するという考え方である（**図Ⅰ-1**）．この方法論はシューハートサイクルまたはデミングホイールとして有名である．さらにこの考え方はさらにシンプルにされ"PDCAサイクル"として生産管理や品質管理などを円滑に進める方法として提唱されている（**図Ⅰ-2**）．

仕事は繰り返すことでの慣れによって「こんなものだ」「これで十分だ」という習慣になりがちであり，日々問題点を見つけだし改善することを継続することが最も大切であり，それを企業の文化として根付かせ実践しているのが先にも挙げたトヨタ自動車という存在だといえる．最善を尽くしても問題は発生するが，そのときにチャンスと考え徹底的にその問題解決にチャレンジすることで，その問題を根本からの解決を図るとともに，常日頃の見逃しそうな小さな問題も見つけ，現状で何らトラブルは発生していないがさらによりよい方法を模索するなど，その努力の

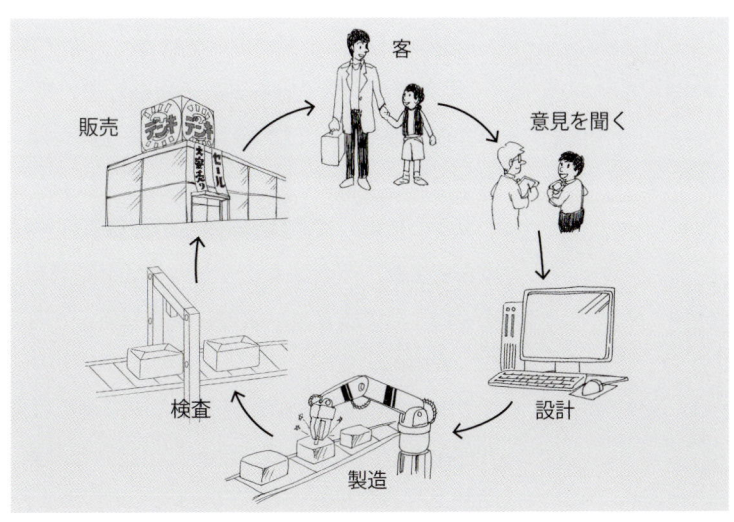

図Ⅰ-1　仕事のプロセス

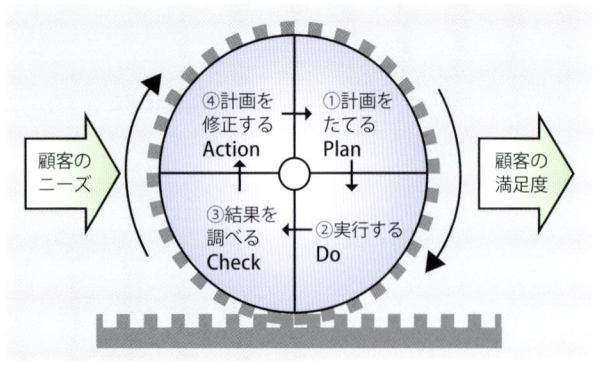

図Ⅰ-2　PDCA サイクル
見えないニーズ，見えない不良原因を設計段階でとらえる．

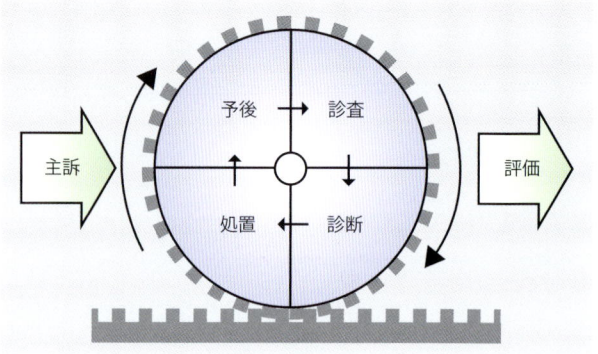

図Ⅰ-3　歯科医療のサイクル
最善の医療も患者の主観的評価によって満足度が決まる＝患者の主観的ニーズの分析と把握が重要．

事例は多くの文献などで報告されている．

　PDCAは歯科診療で実践されている診査・診断・処置・予後管理とほとんどが同一の思考であり（図Ⅰ-3），顧客を患者に置き換えることで，異業種ではあるがほとんどの事例が有用と考えられる．大きな仕事の流れのPDCAも大切であるが，その中の小さな工程であってもPDCAの考え方でその仕事をとらえると多くの改善するべきことが発見できる．

歯科医療・歯科技工におけるトータルな品質管理

　これらの品質管理の実践が第三次産業革命として現代社会を支えていると考えるが，さらにこの"品質管理"は田口玄一氏による"品質工学"へと進化を遂げて，これまで表現・顕在化されることなく潜在した，聞こえない・見えないニーズをいかにとらえるか．あるいは予見・予測されないような使用方法や状況，いわゆる想定外での使用による事故や故障に対してまでいかに対応した製品の設計をするかという「未然防止の方法論」が提唱されている．詳細はここで示さないが，

「製造の過程を工夫したり，検査を厳しくしたりしても，もともとの設計段階で対策が盛り込まれていない不具合に対しては無力である」

「人間は知らないことは予測できない．知らないことまで予測するという覚悟が必要である」

「人間の感覚は当てにならない．常識や科学的と思っていることがごく限られた条件でしか成り立っていないということを知っておく．すなわち視点を変えないと本質が正しく見えない」

「試作品で発生した問題点を対策しさえすれば製品開発は終了との考え方を転換する必要がある．市場では試作品で発生した以外の問題点が発生する」

「技術の本質は企業の理屈ではなく，顧客側の現実でものづくりを行う」

「現実に発生している事実を観察しその雑多な情報を含むデータの中から意味を持つ対象を選別し取り出して設計に組み込まなければ，見えない不良は防止できない」

などの概念や哲学だけでも知っておく必要がある．

　筆者の技術の構築は，これらの品質管理や品質工学の考え方（概念や哲学）を基盤として取り組んできた．それは4M――人（Man），材料（Material），機械（Machine），作業方法（Method）を手段としてよりよいものにする努力，さらに4W1H――どこで（Where），何を（What），いつ（When），誰が（Who），どのように（How）をより具体的に確実にチェックすること，そしてPDCA――歯科医師と患者のニーズとこれまでの現実の分析結果により目標の品質を決め設計と作業の計画を立てる（Plan）→設計と計画に基づき実行する（Do）→実行した結果が設計どおりであるかを調べる（Check）．ラボサイドでの結果，チェアサイドでの結果，患者側でのそ

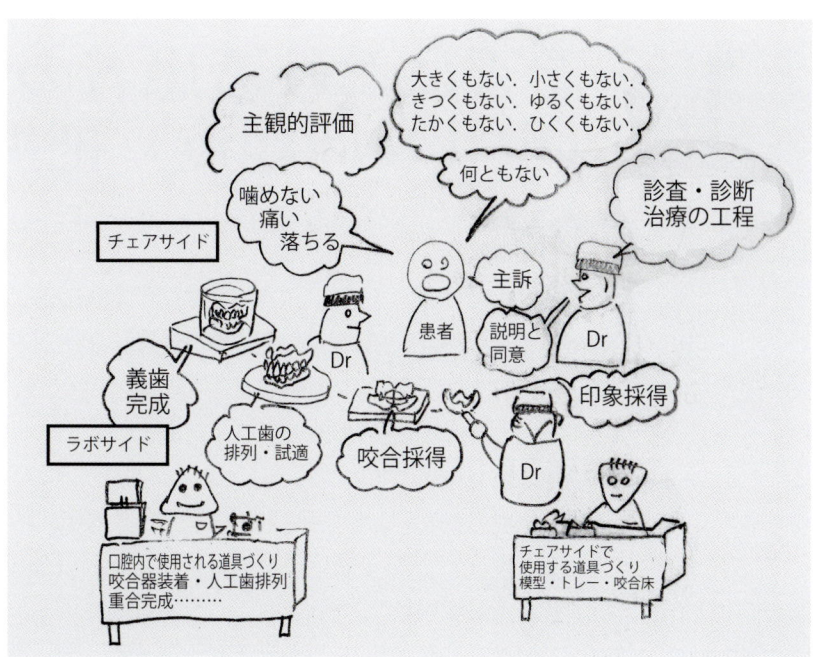

図Ⅰ-4 患者の主観的評価を得るチェアサイド・ラボサイドにおけるトータルな品質管理

のときの結果と予後での結果を調べて→現実を総括（評価・検討）する（Action）．

　最も重要なことは，歯科技工業務は独立したものではなく，本来は歯科医師の仕事の一部が"社会的分業"として分けられた業務であり，品質管理の立場では"一つながり"の仕事であり，決して分けられる作業ではない．したがって歯科技工物の製作は，トータルな品質管理（TQC）で対応しなければ決して成功しない．

　われわれの共通する"顧客"は"患者"であるので，チェアサイドは患者の主訴から始まっての，細部までの器質欠損の状況や生理機能の状態と，審美性や感覚的な希望や要望などを十分にラボサイドへ伝えなければならない．ラボサイドは努めてそれらの情報を入手し，歯科医師の目線で患者の情報を共有したうえで，歯科医師の考え方や要求に対して十分に理解し，まず最初に歯科医師がチェアサイドで使用するよりよい"道具"作りに取り組み，印象や咬合採得の精度を高めることで患者の主訴を解決し，さらにニーズを満たし，快適に「何ともなく」使用できる技工物を製作しなければならない（図Ⅰ-4）．

＊

　現在の社会は安全が最優先された中での"顧客満足度"の世界といえる．あらゆる"仕事"の成功か失敗かの評価は，自分の満足ではなく相手の満足が得られるか得られないかで決まる．これは，仕事が自分のためではなく他人のためになっての 10,000 年の積み重ねの結果といえる．特に総義歯に関しては，"患者の主観的評価"が"顧客満足度"となるので，歯科技工士や歯科医師側からの「学術的に正しく作った」「理論どおりにうまくできた」といった作り手側の評価を決して患者に押しつけられない．

　無歯顎ではそれまで歯によって行われていたリップサポート・咬合・咀嚼・発音といった機能を，粘膜面上に装着した総義歯ですべてを代行しなければならない．総義歯を顎堤粘膜にピッタリと密着させればバネを付与することなく使用することが可能になったのは，第一次産業革命のまっただ中の 1800 年であり，すでに 200 年以上の歴史がある．その後もその原理は変わることなく，義歯床はゴム床からアクリルレジンに置き換わるとともに，器材の発達は目ざましく，器材を正しく活用すれば成型精度は十分に得られる時代となっている．にもかかわらず顧客に満足が得られない総義歯があるとすれば，どこかで思い違いや，間違いが生じているはずである．この機会に「品質管理」や「品質工学」の考え方やアプローチの仕方を活用して考えてみることにしたい．

by Tsutsumi Takashi

1 診査における患者の主訴・ニーズ（現状＆問題点）把握の重要性

　ほとんどの患者は何らかの理由を持って歯科医院に出向く．この理由が主訴といわれるものであるが，この主訴は患者の主観での義歯あるいは口腔の不具合に対する最も主要な状況に対する訴えであり，この原因が何によるものかを分析し患者が満足する解決策を提供しなければ，患者の協力を得た治療や補綴処置は不可能といえる．

　すなわち患者の主観的な評価である主訴は，このとき患者にとっては絶対的に正しいことであり，この主訴が来院を決定しているわけであり，とても重要であるはずで，術者はこの患者の訴えに対しては，とにかく全面的に受け入れよく傾聴して十分に理解を示したうえで，専門家としての原因を分析し，主訴を肯定しながら説明を加え，その治療方法や手段を提示することで患者の信頼と主観的な同意を得ることができる．これは治療に対する本人の動機付けと積極的な協力の第一段階として重要であり，このアプローチがうまくいけばこの時点ですでに一つの「顧客満足」（この先生は自分のことをよく理解してくれている，親身な心遣いができて，十分な医療技術を持っている，治療を任せても安心だ…）を得ることができたことになる．歯科治療，特に義歯などの治療においては，患者の機能を用いての診断やトレーニングが大変重要であり，一つひとつの説明や処置であっても常に満足を得ておくことが最終的な高い顧客満足に結びつくはずで，大切なステップだといえるのではないだろうか．

　とにかく義歯，特に総義歯に関しては，患者の感覚によって患者自身がすでに一つの診査・診断をしているということ，それは主観的すなわち感覚的に自身のことを知覚し状況を観察したうえのことであり，情報としてはとても重要である．したがって「正しいこと」としたうえで聴き，理解を示したうえで，さらに必要な感覚に対して質問を加えることによって，患者もそのことに対して深く自覚することになり，そのやりとりは共感的理解となりうるものと考える．歯科医師が患者の目線（患者の主観）で診ることはとても大切と考える．

　それに加えて専門家としての客観的な診査を加えてより正しい診断へと結びつける．

　患者が歯科医師を信頼してこそ「本音の患者のニーズ」が出てくるはずである．主訴とニーズの把握こそが顧客満足度への近道といえる（図Ⅰ-5）．

by Hiraoka Hideki

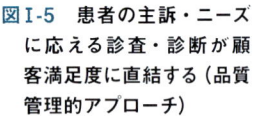
図Ⅰ-5　患者の主訴・ニーズに応える診査・診断が顧客満足度に直結する（品質管理的アプローチ）
　顧客満足度は患者の主観的評価で決まるが，初診時にすでに患者は主観的評価による主訴やニーズを持っている．その主訴やニーズをしっかりと受け止めたうえで診断と治療を示し，この時点で顧客の信頼を得る．

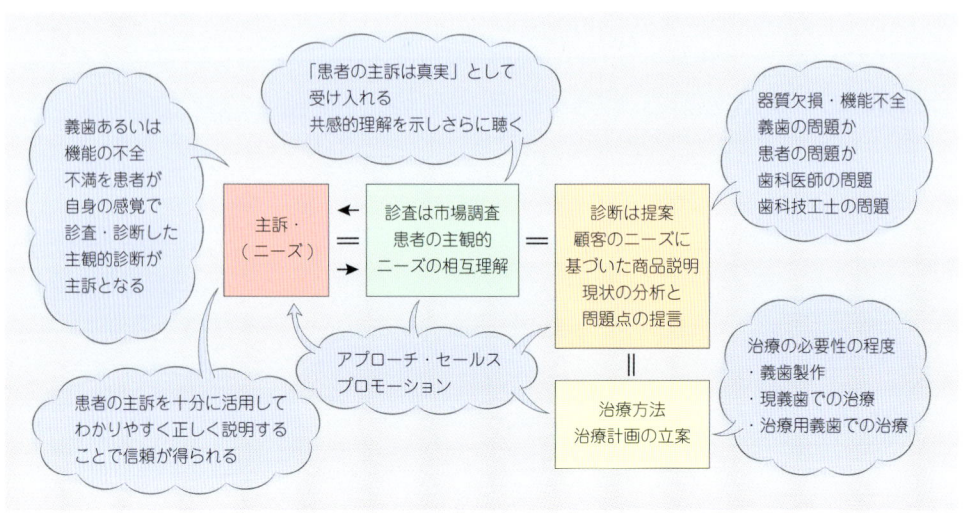

2 分ければラクラク見えてくる 患者の主訴・現症の分析
――満足してもらえない……なぜ？ 不具合はどこにある？

患者（＝顧客）の主訴・ニーズから読む問題点と原因

義歯の作り手であるラボサイドにおいても，個々の患者の主訴を知りえていることはとても重要である．筆者（堤）は長年，歯科技工指示書に患者の主訴の記入スペースを設け，歯科医師に書き込んでいただいてきた．

そしてそこに書き込まれた主訴を 2000 年に集計し，重複するものなどを整理して 100 項目とした．それらの内容は頻度は別にして

① 噛めない（27 項目）
② 外れる・浮く（11 項目）
③ 見栄えが悪くなった（22 項目）
④ 痛い（9 項目）
⑤ 違和感が消えない（7 項目）
⑥ 感覚がおかしい（10 項目）
⑦ 話せない（4 項目）
⑧ 全身の状態がおかしい（8 項目）

の 8 つのグループに分けることができ，これにより『義歯診査表』（**図 I -6, 表 I -1**）を作成した．この表は，患者の主観的な主訴の内容をより具体的に知ること，さらには個々の症例の主訴を知りうる手段として，患者に直接記入してもらうなどして，すでに 10 年以上活用している（基本的な項目や内容は変えていない）．

まず患者の主訴やニーズを「義歯の不具合」としてとらえたうえで，その義歯を通して不具合の原因が，「義歯そのものの形」にあるのか，「義歯と粘膜との関係」にあるのか，「義歯と機能との関係」にあるのか，「口腔や機能そのもの」にあるのかといったアプローチで問題点がどこにあるのかをしぼり込む必要があるが，初期の時点から総義歯の本質的な問題に対して簡単に触れ整理しておく．**表 I -2** には『義歯診査表』で挙げられた主訴に対して考えられる原因についてのワンポイントアドバイスをまとめた．

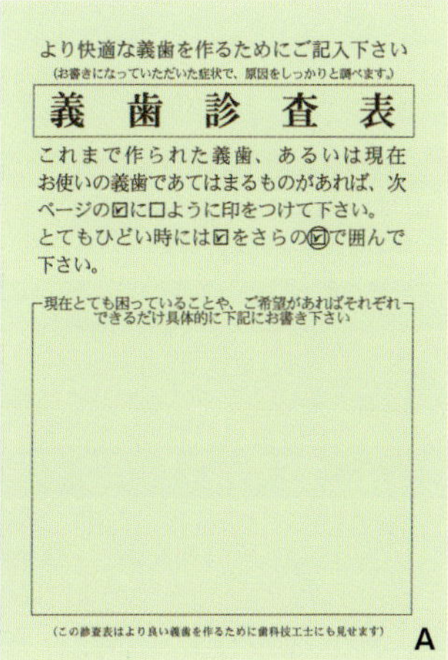
より快適な義歯を作るためにご記入下さい
(お書きになっていただいた症状で、原因をしっかりと調べます。)
義　歯　診　査　表
これまで作られた義歯、あるいは現在お使いの義歯であてはまるものがあれば、次ページの☑に☐ように印をつけて下さい。
とてもひどい時には☑をさらに○で囲んで下さい。
現在とても困っていることや、ご希望があればそれぞれできるだけ具体的に下記にお書き下さい
(この診査表はより良い義歯を作るために歯科技工士にも見せます)
A

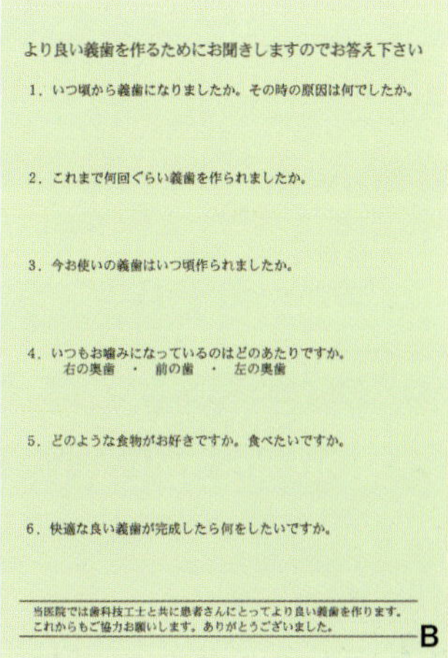
より良い義歯を作るためにお聞きしますのでお答え下さい
1．いつ頃から義歯になりましたか。その時の原因は何でしたか。
2．これまで何回ぐらい義歯を作られましたか。
3．今お使いの義歯はいつ頃作られましたか。
4．いつもお噛みになっているのはどのあたりですか。
右の奥歯　・　前の歯　・　左の奥歯
5．どのような食物がお好きですか。食べたいですか。
6．快適な良い義歯が完成したら何をしたいですか。
当医院では歯科技工士と共に患者さんにとってより良い義歯を作ります。
これからもご協力お願いします。ありがとうございました。
B

図 I -6 『義歯診査表』の 1 頁目(A) と 4 頁目(B)（二つ折りの書類の表紙と背）．
A を開いた 2 頁目と 3 頁目に 8 分類・100 種類の主訴を挙げてある（各主訴の具体例については表 I -1 参照）．

表I-1 『義歯診査表』の中で挙げられた8分類・100種類の主訴項目

各患者にとっての義歯の装着感・使用感に関する不満にあてはまる項目の□にチェックを入れてもらう．

「噛めない」
1. とにかく噛めない □
2. ・・・部分が早く当たり，その後全体が当たる □
3. 全体は当たるが，飲み込むとどちらかへ滑る □
4. 唇が閉じる前に，歯が当たる □
5. 口を閉じ，さらに噛み込まないと歯が当たらない □
6. カチカチと歯が当たる音がする □
7. 唇や頬をよく噛む □
8. 舌をよく噛む □
9. 肉は食べられるが，野菜や漬け物が食べにくい □
10. 麺類が食べにくい □
11. リンゴの丸かじりができない □
12. イクラなどがよく噛めず，こぼれる □
13. ナマコやアワビが噛み切れない □
14. うどんは食べられるが，そうめんは食べにくい □
15. リンゴを1/4に切っても噛めない □
16. 噛めるが飲み込みにくい □
17. 噛み込むと入れ歯が外れる □
18. 歯がよく欠けたり，割れたりする □
19. 前歯で噛むと入れ歯が外れる □
20. 右では噛むが，左では噛めない □
21. 左では噛むが，右では噛めない □
22. 食べ物を細かく切らないと，噛み砕けない □
23. 前歯しか噛んでいない，奥歯で噛めない □
24. 前歯で噛めない □
25. 家族と同じ食事が食べられない □
26. 食事に大変時間がかかるようになった □
27. 飲み込んだときに，何か歯がつかえる □

「外れる・浮く！」
28. ゆるくなった，浮き上がる □
29. 食事をすると入れ歯が外れる □
30. 食事はできるが，口を軽く開けていると外れる □
31. あくびをすると入れ歯が外れる □
32. 「あっかんべー」をすると入れ歯が外れる □
33. 歌を歌うと入れ歯が外れる □
34. 髭を剃るときに入れ歯が外れる □
35. 新しく作っても，すぐにゆるむ □
36. 食事中に食物が入れ歯の裏に入ってしまう □
37. 食事中に食物が頬の中にたまってしまう □
38. 何度も入れ歯が割れる □

「見栄えが悪くなった！」
39. なんだか顔が短くなった □
40. なんだか顔が長くなった □
41. 鼻の下がふくらんでいる □
42. 鼻の下がへこんでいる □
43. 鼻の下が長く見える □
44. 口紅が塗れない □
45. 顎が前に出ているようだ □
46. 顔が曲がってしまった □
47. 歯が大きい □
48. 歯が小さい □
49. もっと白い歯にしてほしい □
50. 歯が白すぎる □
51. 上の歯が見えすぎる □
52. 下の歯が見えすぎる □
53. 上下とも，歯が見えすぎる □
54. 歯がまったく見えない □
55. 歯ぐきの部分が見えすぎる □
56. 入れ歯を作り直したら，老けた □
57. 歯並びに自然感がなく，のっぺりしている □
58. 歯が前に出すぎている □
59. 唇が出っ張って見える □
60. 唇が薄っぺらくなった □
61. 頬をふくらませてほしい □
62. 口のまわりの皺が気になる □

「痛い！」
63. 入れ歯を入れているだけで歯ぐきが痛い □
64. 噛んだとき，歯ぐきが痛い □
65. 話をするとき，歯ぐきが痛い □
66. ときどき急に痛くなる □
67. 入れ歯がこすれて歯ぐきが痛い □
68. 舌が痛い □
69. 唇や頬が痛い □
70. 口の中が乾いて痛い □
71. 飲み込んだとき，舌の奥が痛い □

「違和感が消えない！」
72. 歯の間から空気が抜ける □
73. 口の中が狭くなった □
74. 上顎がザラザラして気持ち悪い □
75. 上顎がつるつるで気持ち悪い □
76. 上顎（口蓋）を抜いてほしい □
77. 食べ物が歯の間に詰まる □
78. 歯に食べ物がくっつきやすい □

「感覚がおかしい！」
79. 味がわからなくて，食事がまずい □
80. 食べ物の温度がわかりにくい □
81. 入れ歯を入れると，吐き気がする □
82. 長時間入れていると，顎が締めつけられる □
83. 入れ歯を入れていると，顎がしびれる □
84. お酒を飲むと，入れ歯を外したくなる □
85. 入れ歯が重い □
86. 入れ歯が大きすぎる □
87. 食事をすると，顎が疲れる □
88. 食事をすると，舌が疲れる □

「話せない！」
89. うまく話せない □
90. サ行の言葉が話しにくい □
91. ろれつが回らない □
92. 口笛が吹けない □

「全身の状態がおかしい！」
93. よだれが出る □
94. なぜか前屈みになる □
95. 身体が右に傾いてきた □
96. 身体が左に傾いてきた □
97. 顎の関節が痛い □
98. 肩や首筋が痛い □
99. 入れ歯を入れていると，肩が凝る □
100. ゴルフのスコアが急に悪くなった □

2 分ければラクラク見えてくる患者の主訴・現症の分析

表 I-2 『義歯診査表』に挙げられた主訴から考察される問題点と，解決のためのワンポイントアドバイス

主訴	ワンポイントアドバイス（問題と思われる点．←S) は解決のヒント）	
「噛めない」		
1. とにかく噛めない	→ ・「噛めない」という事実だけがわかる……噛めない理由は何だろうか？	
2. ……部分が早く当たり，その後で全体が当たる	→ ・早期接触（垂直・水平） ①咬合採得時特定の場所を強く噛みしめたことにより低く採得された結果，他の部分が早く当たる． ②中心咬合位と閉口位のズレ，咬頭傾斜角，ワイドセントリック… ③中心咬合位採得不良	
3. 全体は当たるが，飲み込むとどちらかへ滑る	→ ・前後的なズレが多いが，咬合位と嚥下位のズレ，ロングセントリック，Ⅱ級？　斜面での接触？	
4. 唇が閉じる前に，歯が当たる	→ ・咬合高径が高すぎる．	
5. 口を閉じ，さらに噛み込まないと歯が当たらない	→ ・咬合高径が低いのかもしれない．	＊要注意 義歯の咬合は咬合面と粘膜面．義歯床が少し浮いているなどの問題もある．
6. カチカチと歯が当たる音がする	→ ・咬合高径が高い ・咬頭嵌合位と閉口位のズレ	
7. 唇や頰をよく噛む	→ ・オーバージェット，特にオーバーバイトの不足 ・歯列の排列位置不良（水平・垂直） ・咬合高径の不足	
8. 舌をよく噛む	→ （同上）	
9. 肉は食べられるが，野菜や漬け物が食べにくい	→ ・チューイングサイクル終末位付近での歯の接触不足，接触不調和……特にリンガライズドなど形態的な問題も含む．	
10. 麺類が食べにくい	→ ・アンテリアガイダンスの不足・不調和	
11. リンゴの丸かじりができない	→ ・前歯部の支持力不足 ・義歯の接着・吸着（後方アーラインおよびレトロモラーパッド部でのシーリング）不足	
12. イクラなどがよく噛めず，こぼれる	→ ・下顎義歯咬合面が狭い． ・リンガライズドで食物が逃げる　←S) 押しつぶせる咬合面形状に	
13. ナマコやアワビが噛み切れない	→ ・咬合面に十分なスピルウェイやエッジがあるか． 　　　　　　　　←S) 陶歯が必要かもしれない……？	
14. うどんは食べられるが，そうめんは食べにくい	→ ・アンテリアガイダンスの不足・不調和 ・中心咬合位で前歯部を軽く接触させる	
15. リンゴを1/4に切っても噛めない	→ ・支持力，維持力の不足	
16. 噛めるが飲み込みにくい	→ ・咬合高径が高い．顎がしめつけられる？ ・中心咬合位と嚥下位のズレ．ロングセントリック　←S) 後方位への削合を行う．	
17. 噛み込むと入れ歯が外れる	→ ・（どこでどのように噛んだとき？） ・支持力・維持力の不足　←S) シーリング ・人工歯の形状　←S) レデュースドオクルージョン ・平衡側バランスの不足	
18. 歯がよく欠けたり，割れたりする	→ ・早期接触，咬頭干渉？　チューイングサイクル ・歯ぎしり，噛みしめ	
19. 前歯で噛むと入れ歯が外れる	→ ・前歯の支持力，後方の維持力　←S) シーリング ・人工歯排列位置	
20. 右では噛めるが，左では噛めない	→ ・支持力，維持力の不足 ・人工歯の排列位置か形状	
21. 左では噛めるが，右では噛めない	→ （同上）	
22. 食べ物を細かく切らないと，噛み砕けない	→ ・支持力，維持力の不足（大きく開口できない？）	
23. 前歯しか噛んでいない，奥歯で噛めない	→ ・臼歯部咬合が低い． ・中心咬合位？	
24. 前歯で噛めない	→ ・外れる，外れないが噛めない． ・アンテリアガイダンス過多または不足 ・前歯部の支持力不足，後方のシーリング不足	
25. 家族と同じ食事が食べられない	→ ・義歯の不良	
26. 食事に大変時間がかかるようになった	→ ・義歯の不良	
27. 飲み込んだときに，何か歯がつかえる	→ ＊16と同じかもしれない． ・咬合高径が高い．顎がしめつけられる？ ・中心咬合位と嚥下位のズレ．ロングセントリック　←S) 後方位への削合を行う．	

表 I-2 （つづき）

「外れる・浮く！」

28. ゆるくなった，浮き上がる	→	・顎堤の吸収→咬合の変化による． ・老化や病気，体重の減少（維持力不足）
29. 食事をすると入れ歯が外れる	→	・粘着性の食品（維持力不足） ・噛むと他方が外れる・浮き上がる（支持力不足）
30. 食事はできるが，口を軽く開けていると外れる	→	・支持力はある．接着力不足 ・脱離力……内面か 床縁か 人工歯か
31. あくびをすると入れ歯が外れる	→	・維持力不足と外側での長すぎる・厚すぎることによる脱離力
32. 「あっかんべー」をすると入れ歯が外れる	→	・舌側，特に舌小帯付近が長い ・接着，吸着の不足
33. 歌を歌うと入れ歯が外れる	→	・接着，吸着不足 ・ポストダム付近の封鎖
34. 髭を剃るときに入れ歯が外れる	→	・前歯部床縁の長さ・厚さ
35. 新しく作っても，すぐにゆるむ	→	・テクニカルエラー ・咬合位，噛み癖
36. 食事中に食物が入れ歯の裏に入ってしまう	→	・接着不足 ・人工歯排列位置 ・研磨面の豊隆
37. 食事中に食物が頰の中にたまってしまう	→	・人工歯排列位置，頰粘膜との密着性 ・咬合平面の位置，研磨面の豊隆
38. 何度も入れ歯が割れる	→	・シングルデンチャー ・顎堤吸収 ・被圧変位 ・噛みしめ，アンチモンソン

「見栄えが悪くなった！」

39. なんだか顔が短くなった	→	・咬合高径が低い
40. なんだか顔が長くなった	→	・咬合高径が高い
41. 鼻の下がふくらんでいる	→	・リップサポートが厚い・出すぎ
42. 鼻の下がへこんでいる	→	・リップサポートが薄い・内側に入りすぎ
43. 鼻の下が長く見える	→	・リップサポートが不足し，上顎前歯が下方（咬合平面）
44. 口紅が塗れない	→	・リップサポート 人工歯部 咬合高径が低い
45. 顎が前に出ているようだ	→	・咬合高径が低い ・人工歯排列
46. 顔が曲がってしまった	→	・片側の咬合が高い／低いことによる偏位 ・習慣性での偏位
47. 歯が大きい	→	← S) 顔の大きさを基準として 1/17・1/16 のサイズの人工歯を提示してみる．
48. 歯が小さい	→	（同上）
49. もっと白い歯にしてほしい	→	← S) 100-A1 を基準として提示してみる．
50. 歯が白すぎる	→	← S) 106-A3 を基準として提示してみる．
51. 上の歯が見えすぎる	→	・人工歯排列位置 ・咬合平面，咬合高径
52. 下の歯が見えすぎる	→	（同上）
53. 上下とも，歯が見えすぎる	→	（同上）
54. 歯がまったく見えない	→	（同上）
55. 歯ぐきの部分が見えすぎる	→	・歯軸 ・歯肉形成 ・咬合高径
56. 入れ歯を作り直したら，老けた	→	・咬合高径，リップサポート ・人工歯排列位置
57. 歯並びに自然感がなく，のっぺりしている	→	← S) 特に側切歯を内側に入れることによって排列に凹凸を付与する．
58. 歯が前に出すぎている	→	← S) 人工歯全体か切端か．リップサポートともに観る．
59. 唇が出っ張って見える	→	← S) 人工歯の位置か歯肉や辺縁のボリュームかを観る．
60. 唇が薄っぺらくなった	→	← S) 人工歯の位置・傾斜を観る．咬合高径が低い？
61. 頰をふくらませてほしい	→	← S) 歯肉だけか，歯列弓全体の拡大かを観る．
62. 口のまわりの皺が気になる	→	（同上）

2 分ければラクラク見えてくる患者の主訴・現症の分析

表 I-2 （つづき）

「痛い！」

63. 入れ歯を入れているだけで歯ぐきが痛い	→	・印象不良 ・重合不良 ・粘膜が硬くて薄い ・押される・強く吸い付いている（吸着義歯）
64. 噛んだとき，歯ぐきが痛い	→	・床縁が長い ・被圧変位で沈み込む　←S) 内面のリリーフ（どこで噛んでどこが痛いか？）
65. 話をするとき，歯ぐきが痛い	→	・床縁が長い・厚い　←歯肉の内か外か？
66. ときどき急に痛くなる	→	・被圧変位 ・噛みすぎ
67. 入れ歯がこすれて歯ぐきが痛い	→	・義歯が動く　←どのようなときに？　着脱時？
68. 舌が痛い	→	・人工歯排列位置（狭い） ・舌側の凹凸，鋭利……
69. 唇や頬が痛い	→	・出っ張りすぎ ・鋭利……
70. 口の中が乾いて痛い	→	・口腔乾燥症
71. 飲み込んだとき，舌の奥が痛い	→	・（床縁が）長い，あるいは噛みしめ時の早期接触

「違和感が消えない！」

72. 歯の間から空気が抜ける	→	←S) 隣接面かオーバーバイト・オーバージェットかを観る．
73. 口の中が狭くなった	→	・咬合が低い ・人工歯の排列位置 ・床の厚み
74. 上顎がザラザラして気持ち悪い	→	←S) 口蓋皺襞などがあれば除去・研磨する．
75. 上顎がつるつるで気持ち悪い	→	←S) 口蓋皺襞を付与……削って作るか，盛って作るか．
76. 上顎（口蓋）を抜いてほしい	→	←S) 口蓋のコアを作ってから削除・シーリング．
77. 食べ物が歯の間に詰まる	→	・歯肉形成
78. 歯に食べ物がくっつきやすい	→	・唾液の問題か　←S) 十分に光滑研磨を行ってみる．

「感覚がおかしい！」

79. 味がわからなくて，食事がまずい	→	・老化？
80. 食べ物の温度がわかりにくい	→	←S) 金属床義歯，無口蓋義歯に
81. 入れ歯を入れると，吐き気がする	→	・上顎義歯後縁の不適合
82. 長時間入れていると，顎が締めつけられる	→	・吸着義歯か ・噛みしめ
83. 入れ歯を入れていると，顎がしびれる	→	・オトガイ孔の圧迫
84. お酒を飲むと，入れ歯を外したくなる	→	・飲酒により脳がヒトから動物へ……？
85. 入れ歯が重い	→	・吸着義歯か ←S) 軽くする（コピーデンチャーを作ってみる）．
86. 入れ歯が大きすぎる	→	←S) まず辺縁部の厚みを調整．次に長さのチェック．
87. 食事をすると，顎が疲れる	→	・咬合高径が低い
88. 食事をすると，舌が疲れる	→	・咬合平面が高い

「話せない！」

89. うまく話せない	→	・咬合高径
90. サ行の言葉が話しにくい	→	・咬合高径，S字カーブ
91. ろれつが回らない	→	・義歯の維持 ・大きすぎる・舌房
92. 口笛が吹けない	→	・咬合高径が高い ・人工歯が出すぎ

「全身の状態がおかしい！」

93. よだれが出る	→	・咬合高径が低い．体質か．
94. なぜか前屈みになる	→	・咬合高径が低い
95. 身体が右に傾いてきた	→	・左右の高さのズレ
96. 身体が左に傾いてきた	→	同上
97. 顎の関節が痛い	→	・中心咬合位のズレ
98. 肩や首筋が痛い	→	・中心咬合位および咬合高径の不調和
99. 入れ歯を入れていると，肩が凝る		（同上）
100. ゴルフのスコアが急に悪くなった	→	・咬合高径 ・中心咬合位

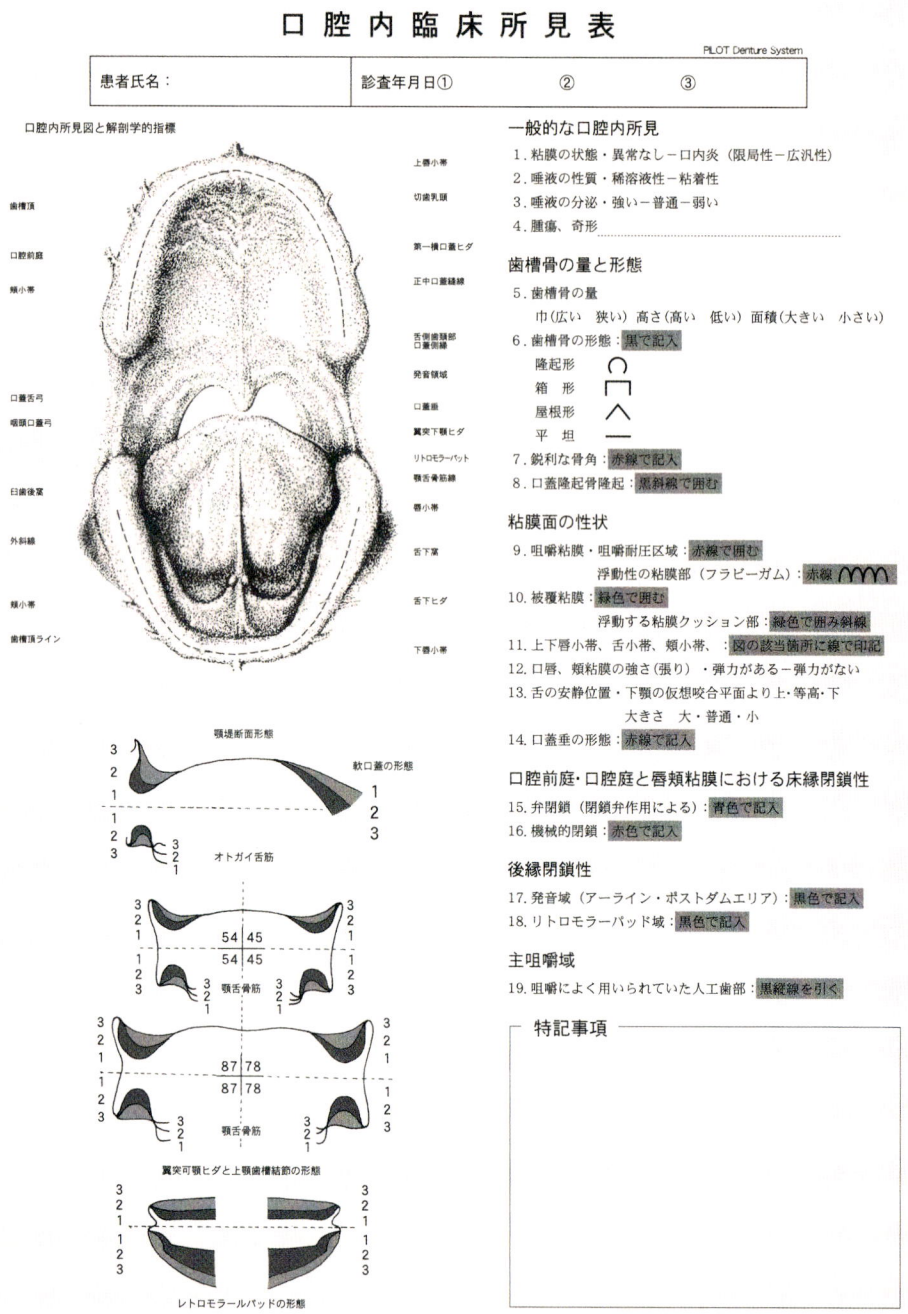

図 I-7 『口腔内臨床所見表』(PILOT Denture System による)

診査における現症の客観的な把握

患者が抱える問題点と原因を把握し（診断），適切な治療計画を立てるために，患者自身の言葉で表現された主訴を十分に聞きとるとともに，患者の現在の

・運動生理能力
・機能的ダメージ
・形態的ダメージ

の状態（現症）を術者が具体的に把握・評価していく過程が診査であり，そこには患者および術者のあやふやな経験や直感に拠らない客観性，そしてその記録が必要となる．

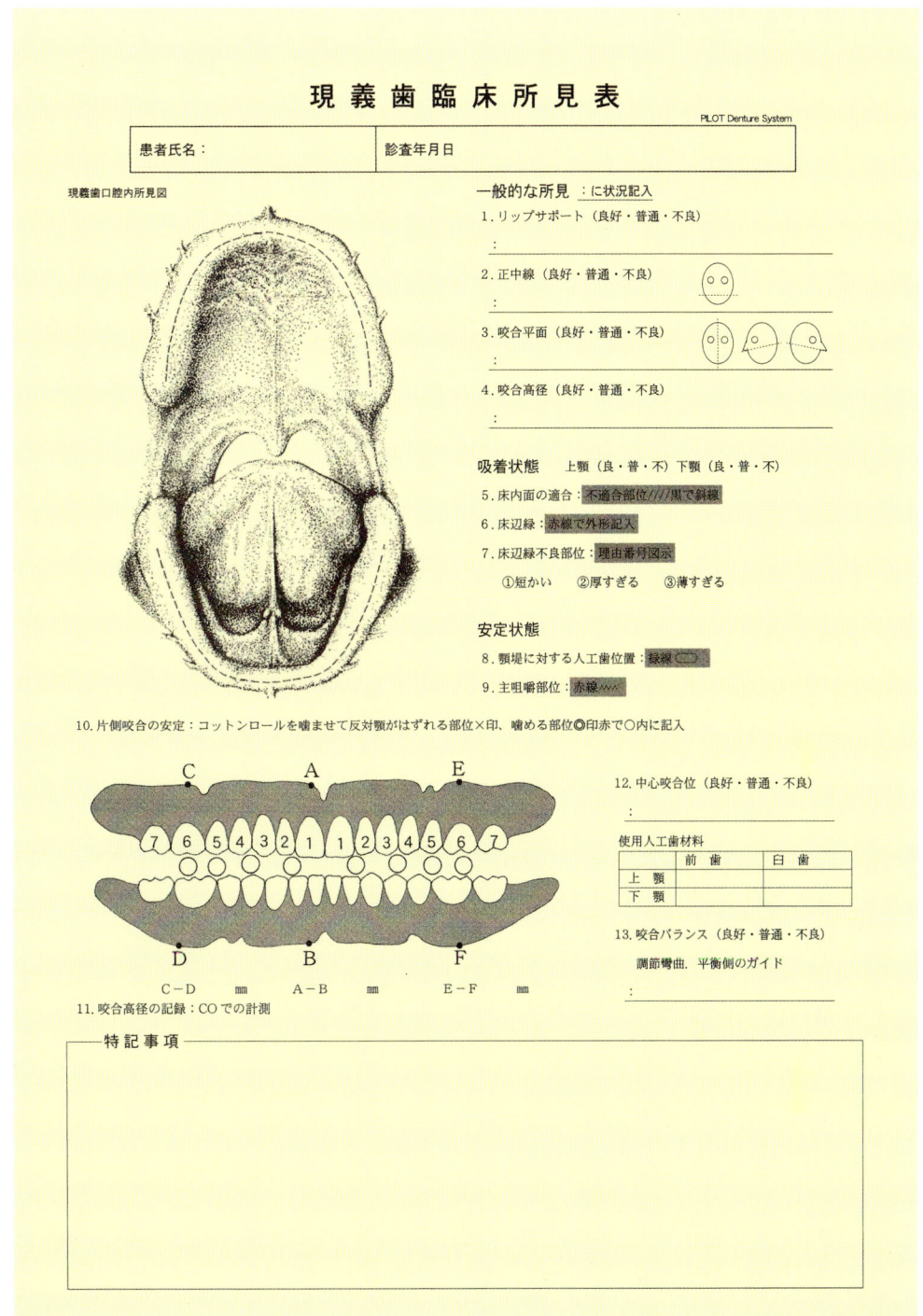

図 I-8 『現義歯臨床所見表』(PILOT Denture System による)

　そこで深水らが PILOT Denture System による総義歯治療の診査・診断において活用しているのが，『口腔内臨床所見表』(図 I-7) と『現義歯臨床所見表』(図 I-8) である．これらの所見表に基づいて口腔内および使用中の現義歯を診査し，患者により表現された主訴とあわせ考察することで，なぜ痛いのか（＝どうすれば痛くないのか），なぜここで不安定なのか（＝どうすれば安定するか），なぜここで噛めないのか（＝どこであれば噛めるか）など，問題と解決の糸口が可視化されていく．

　そしてこれらの情報をチェアサイドとラボサイドが共有することで，これから行う治療と製作する義歯のあり方——概形，材料，補綴物としての設計など——が患者と歯科医師の双方により確認され，同じ目標に向けた作業が行われることになる．

by Tsutsumi Takashi

Part1　誰でもできる 主訴・ニーズのラクラク把握＝わかる・みえる　診査・診断

3 分ければラクラク見えてくる 現状・問題点の診断

分解すれば見えてくる問題点

1．維持装置を持たない総義歯が口腔内で安定して機能できる原理

　難しいもの，あるいは難しいと感じるものは，雑多な要因が込み入っていたり，組み合わさった要因の一つひとつが不明瞭であることが多いので，分けて（分解して）考えてみることも問題解決に近づくための手段だといえる．

　総義歯の難しさもいろいろと分けてみるとよい．有歯顎では歯が歯根膜を介して歯槽骨に強固に植立していた釘植された関節であったものが，歯を失った後は，粘膜面に対して義歯床が唾液を介して密着することで，有歯顎が行っていた機能を代行させるところに，多くの難しさがあるように思える．そこでまず，総義歯が口腔内にとどまっていられる原理を分解してみると**表Ⅰ-3**のようになる．

　このように分解してみると，総義歯を粘膜面に快適に密着させることが，機能を発揮させるための維持力・支持力・把持力を基本的に増加させるということがわかる．そして広い面積を確保することと，まず軟らかいが決まった型を持っている咀嚼粘膜面を，変形や変位させることなく印象採得しなければならないことがわかる．

2．軟らかい粘膜面上で支持力を得るにはどのような処置が必要か

　広い面積の粘膜面の確保と，変形・変位のない印象採得によって，義歯床を粘膜面からの脱離力（反発力）を生じさせることなく静力学的に密着させること，そして落ちない・浮き上がらない・動かない関係を得たうえで，次にはこの維持力と反対方向の力，すなわち義歯床が咬合力や咀嚼力によって粘膜面に対して押しつけられる力に対してどれだけ痛むことなく抵抗できるようにするかという支持力が必要である．

　また，咬合力や嚥下時の咬合接触は，すべての歯あるいは両側臼歯部が均等に接触するので，その圧力で義歯床全体が粘膜に押しつけられ沈下するときに，粘膜面に硬いあるいは薄い部分（粘

表Ⅰ-3　維持装置を持たない総義歯が口腔内で安定して機能できる原理

	機能するための力	分解すると……	機能するしくみや原理	より機能するには	機能しない要素
1800年に義歯床を粘膜面に密着させることでバネなしで口腔内で使用（機能）することが発見された	維持力	接着力	・液体である唾液が粘膜や義歯床に対してぬれる ・表面張力（凝縮力）・毛細管現象	・より密着する（より適合する・より近接する） ・表面積が広い	・不適合 ・表面積が狭い
		粘着力	・唾液の粘りけ	・粘りけが強い ・接触面積が広い	・粘りけがない ・接触面積が狭い
		吸着力	・表面積のある板状の内部が陰圧となり，周囲から大気や液体が侵入しなければ，大気圧によって加圧（1cm²・1kg）	・陰圧が大きい ・表面積が広い	・大気が流入する ・表面積が狭い
	支持力	縦・圧力の負担力	・面積に分散，対圧縮力 ・圧力の均等負担	・圧力を面に対して垂直力とする ・被圧変位量を調整する ・面積を広くする	・すべり現象 ・一点に集中 ・面積が狭い
	把持力	横・圧力の負担力	・アンダーカットや凹凸によってつかむモーメントやベクトルに対する抵抗力	・粘膜面のアンダーカットや凹凸を用いる ・精密に適合させる ・外側力を用いる（唇・頬筋力）	・不適合
機能させない力	脱離力	反発力	粘膜面を加圧して印象を行い，その復元力が義歯床を押し出し維持力が失われる．		

表Ⅰ-4 総義歯症例難易度判断目安表（支持力と維持力，そして咬合の診断）

		① 顎堤		② 粘膜		③ 対顎関係		④ 舌と口腔周囲筋		⑤ 咬合	⑥ 唾液	⑦その他（麻痺の有無・精神不安・食習慣など）
						矢状面	前頭面					
1 良好	上顎	・歯槽骨：十分 ・適度なアンダーカット	上顎	・咀嚼粘膜：十分 ・十分な弾力あり		・平行 ・Ⅰ級	・平行	舌	適正な大きさ 位置正常	・中心咬合位：安定（一点に集まる） ・チョッパータイプ ダイレクトクローズ	・粘着性 ・適量	
	下顎	・床面積：十分	下顎					口腔周囲筋	口腔前庭に十分スペースあり			
2 やや良好	上顎	・歯槽骨：あり ・アンダーカットなし ・床面積あり	上顎	・咀嚼粘膜：あり ・弾力：あり		・ほぼ平行	・ほぼ平行	舌	やや大きい 位置正常	・中心咬合位ほぼ安定（1mm程度のずれ）	・粘性 ・ほぼ適正	
	下顎		下顎					口腔周囲筋	口腔前庭スペースあり			
3 やや難症例	上顎	・歯槽骨：吸収 ・使用できない大きなアンダーカット	上顎	・咀嚼粘膜：不足 ・フラビーガム：小さい ・弾力：少ない		・わずかに傾斜 ・Ⅱ級	・わずかに傾斜	舌	舌が少し大きい 舌が少し後方にあり	・中心咬合位：少し不安定（2mm程度のずれ） ・グラインダータイプ	・粘性なし ・ほぼ適正	
	下顎	・床面積：小 ・顎骨：十分	下顎	・骨隆起：あり				口腔周囲筋	部分的に緊張あり			
4 難症例	上顎	・歯槽骨：吸収大 ・アンダーカット：なし	上顎	・咀嚼粘膜：少ない ・フラビーガム：中程度		・後方にスキーゾーンあり ・Ⅲ級	・交叉咬合 ・左右の吸収差大	舌	舌が大きい 舌が少し後方にあり	・中心咬合位：多少不安定（3mm程度のずれ）	・漿液性 ・少ない	
	下顎	・床面積：小 ・顎骨：あり	下顎	・弾力：ない				口腔周囲筋	部分的に緊張 口腔前庭浅い			
5 超難症例	上顎	・歯槽骨：なし ・アンダーカット：なし	上顎	・ほとんど被覆粘膜 ・フラビーガム：大きい		・上下ともに前方吸収	・上顎が極端に小さい ・傾斜が大きい	舌	舌が極端に大きい	・中心咬合位：不安定（4mm程度のずれ） ・強いくいしばり	・口腔乾燥症	
	下顎	・床面積：極小 ・顎骨：小さい	下顎	・非常に硬い粘膜 ・口蓋面に大きな浮動性粘膜あり				口腔周囲筋	強い緊張 口腔前庭なし			

膜の被圧変位量や厚みによるもの）があって早期に小さなエリアで強く早期に接触する部位があれば，この部位を診査のうえ義歯床内面を削り取るか，印象時にリリーフ処置（選択的加圧印象；印象材を硬い粘膜で加圧すること）をしておかなければならない．

　咀嚼時については，咀嚼する部位のみに食品が咬合面に載せられて，それを噛み砕くあるいは噛み切ることになるので，その片側部位で生じる咀嚼圧に対しては，直下粘膜面の圧力が加わる部位を中心にしての十分な支持力があればよいが，それがなければその部位から遠方床縁部位までの間の粘膜面部で強く早期に接触する部位があれば，そこを支点として回転力が発生するので，まずその部位の義歯床内面を必要量削除調整することになる．

　顎堤がよく保全されている，十分な咀嚼粘膜がある，唾液が粘着性である，あるいは対顎関係が平行であり咀嚼力が支持面に対して垂直的である，など患者の形態的・生理的な条件がよければ，維持力の中での吸着力を得る必要はないが，総義歯の安定する条件が悪いと判断されたり，患者からより外れにくい総義歯を求められた場合には，外れようとしたときに大気圧の力によって瞬間的に吸着力が生じるように，義歯床辺縁部に脱離力が生じない力関係でのシーリングを行う必要があり，この方法は Part2 において解説するので参照いただきたい．

3．問題を分けて，総義歯症例の難易度を知る

　上述のように，難しく感じることは分けて見ることで全体がよく観えるのではと考え，その要素を7つに分けて『総義歯症例難易度判断目安表』（表Ⅰ-4）を作成している．

　そして総義歯の仕様を決める咬合採得に関しては咬合採得と外見所見のチェックリストを作ってある（表Ⅰ-5．実例は Part2 で示す）．

表Ⅰ-5　咬合採得と外見所見のチェックリスト

基礎床の確認（印象の確認ともいえる）
1. 模型上での精度（適合性）：辺縁の位置，形状は良好か．浮き上がりはないか．ガタツキ・ピッチングはないか．
2. 口腔内での維持力（接着度）：引っ張っての牽引力はあるか（上下・左右・前後）．外れ難さ．
3. 口腔内での支持力（被圧変位度）：各部位（各方向）への加圧での動きは，外れ難さ．
4. 口腔内での外形辺縁（調和）：長さ・厚み（形状）・特に各小帯部のスペースと方向．
5. 開口時・舌・口腔周囲筋機能時（安定度）：機能時に浮き上がったり・落ちることはないか．

上顎咬合床（咬合平面は自然感のあるリップサポートによる審美性と体幹軸との調和が重要）

6. 上唇リップサポートの確認と調整（口唇の面積，鼻唇角，鼻唇溝の調和・自然感）
7. ［前方基準］前歯切縁（長さ）の確認と調整（上顎前歯切縁の見え方）
8. ［前歯部咬合平面と顔貌の調和］の確認と調整．
   ①顔の輪郭（全体の顔立ち・容貌・左右対称性・非対称性・下顎角・オトガイのずれ）
   ②両瞳孔線（水平か傾斜しているか）
   ③左右の耳の位置（高さと奥行）
   ④口裂（水平か傾斜しているか）
   ⑤人中（垂直かどちらかに傾斜しているか）
   ⑥体幹軸と顔全体とのバランスがとれた正中を求める．
   ⑦頭蓋正面観のセファログラム（パノラマ）
9. 後方基準点の確認と設定（耳珠の上縁・中・下縁）
10. 矢状面基準の確認と調整（前方基準点・鼻翼下縁と後方基準点と左右のバランス）
    ①カンペル平面か補綴学平面か
    ②前歯部咬合平面との調整
    ③頭蓋側面観のセファログラム

下顎咬合床（下顎咬合堤は人工歯排列位置基準として重要となる）

11. 下唇リップサポートの確認と調整（口唇の面積・オトガイ唇溝の調和・自然感）
12. ［前方基準］前歯切縁（長さ）の確認と調整（ドライ-ウェットライン・切縁の見え方）
13. ［後方基準点］レトロモラーパッドの確認と設定（上縁・1/3・1/2）
14. 舌と頰粘膜によるニュートラルゾーンに咬合堤が位置しているか，確認と調整（舌房，舌の高さ・位置）．

咬合高径プロフィール（Ⅰ・Ⅱ・Ⅲ級）によって計測値が変化する．

15. 旧義歯・現義歯の咬合高径の確認．
16. 解剖学的咬合高径（審美性）の確認と調整（セファログラムの分析）
17. 生理学的咬合高径の確認と調整（安静位・発音・嚥下・タッピングなど）
18. 有歯顎時の写真の確認

上下顎の対顎関係からとらえる総義歯の咬合関係

　上下顎の対顎関係については，診査によってまず有歯顎時の歯の植立位置と機能の関係を想定しておく．

　歯をすべて失った無歯顎患者の咬合再構成においては，まず顔貌の回復と咬合機能の回復となるが，有歯顎時にどのような歯がどこにどのように植立していてどのような嚙み合わせであったかの確認や想定も重要である．現義歯が装着された患者の現在の顔貌での人工歯排列位置が適切であるか，そして咬合高径では低位咬合であったり逆に高すぎることはないかなどの検討を加えて，問題があればワックスなどで実際に調整を加えたうえで観察することが必要である．

　有歯顎での分類では，正常な歯列（正常な顔貌）がほぼ70～75％，上顎前突が20～25％，

3 分ければラクラク見えてくる 現状・問題点の診断

基準線の印記と人工歯の選択と一次咬合採得 （写真が大きな情報になる）

19. 正中線の確認と印記（体幹軸と顔貌に調和させる）その他の基準線の確認と印記
    ①口角線
    ②スマイルライン・スピーキングライン
20. 外観の所見と人工歯の選択（ツースインディケーターの活用 Dentsply）
    ①体型：細身型・スポーツマン型・肥満型
    ②顔型：前頭面　4つの基本形態

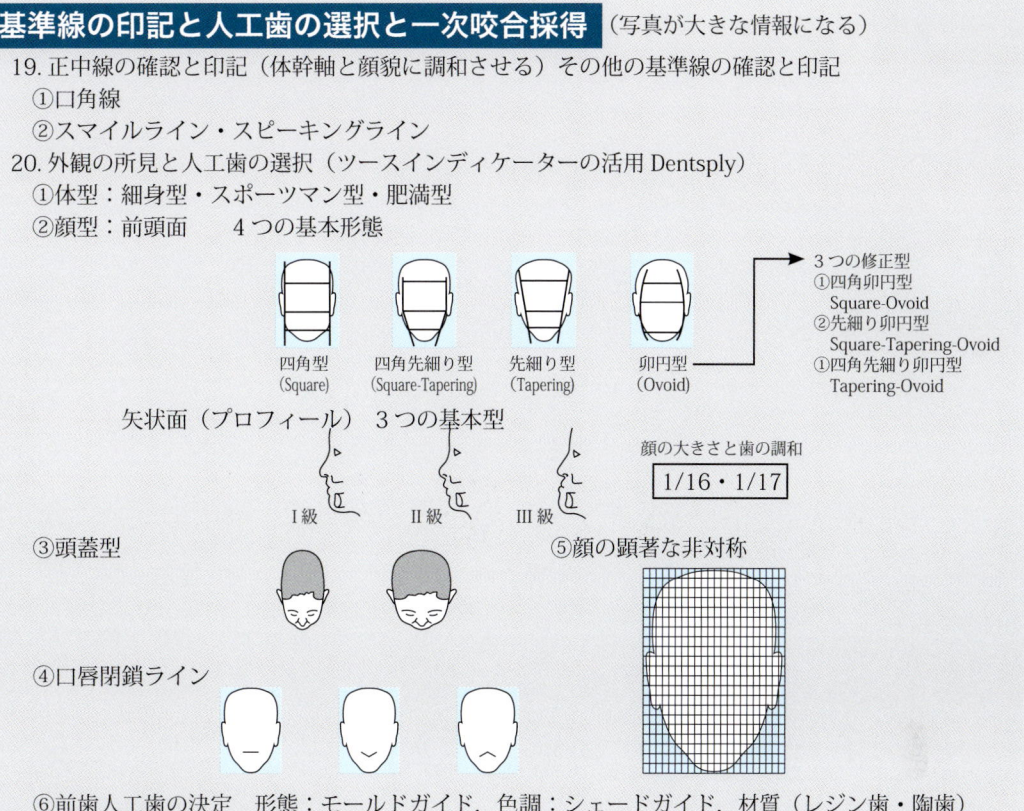

    ③頭蓋型
    ④口唇閉鎖ライン
    ⑥前歯人工歯の決定　形態：モールドガイド，色調：シェードガイド，材質（レジン歯・陶歯）
    ⑦前歯人工歯の仮排列
21. 一次咬合採得咬合床での咬合採得

二次咬合採得 （最も誤差の許されない重要な位置）

22. 片側咬合の支持・維持の確認と主咀嚼側および主咀嚼部位の確認
23. 水平的顎位の確認と設定（チェックバイト）
    ①ゴシックアーチ
    ②タッピング（左右前後の均等接触が重要）
    ③嚥下位（左右前後の均等接触が重要）
24. フェイスボウトランスファーおよび矢状顆路角の計測使用咬合器の決定
25. 臼歯人工歯の決定（人工歯名とサイズと材質（レジン歯・陶歯））
    ①咬合曲面の決定
    ②咬合様式の決定

その他

26. 口唇頬・舌粘膜 polishing surface（研磨面）の印象

反対咬合は 4～6％であり，これらの傾向と目安を持って対応することと，患者の有歯顎時の顔貌写真などを必ず入手すべきといえる（表 I-6）．

　歯を失う過程での習慣的な咬合機能の異常もあるが，有歯顎時にⅡ級-1類でオープンバイトによって水平被蓋が 5mm 以上であった場合には有歯顎時においても下顎位が不安定であったことが予測され，無歯顎ではさらに中心咬合位が不安定となっていることが多いので要注意である．また逆にⅢ級の骨格性の下顎前突症例では，対顎関係による上顎歯喪失後の上顎の前歯部顎堤の吸収が大きくなり正常な顔貌回復に対しては維持・支持ともに難しくなる傾向がある．いずれにしても患者の有歯顎時を形態的にも機能的にも正しく知りうることは咬合再構成に際して重要であり，十分に診査のうえで基準を想定しておくことが大切である．

表Ⅰ-6 診査で想定する無歯顎の上下顎対向関係

有歯顎時対顎関係	有歯顎模式図（アングルの不正咬合分類図）	特徴	発生比率 (Angle)	発生比率 (Strack)
第Ⅰ級		上下顎歯列弓の近遠心関係が正常な場合	69.2%	74%
第Ⅱ級		下顎歯列弓が上顎歯列弓に対して正常より遠心に咬合する場合 第1類：両側性下顎遠心咬合で，上顎前歯の前突を伴い，口呼吸	12.4%	20%
第Ⅱ級		第2類：両側性下顎遠心咬合で，上顎前歯の後退を伴い，正常な鼻呼吸．スピーの彎曲は強い．	14.2%	
第Ⅲ級	（本図は骨格性反対咬合）	反対咬合には歯性，骨格性，機能性のものがある．Ⅰ級では上下顎歯列弓の位置関係は正常だが，前歯部が反対となる歯性によるもの，下顎歯列弓が上顎の歯列弓に対して正常より近心に咬合する場合の骨格性下顎はしばしば舌側に傾斜している．	4.2%（3.86% 須山）	6%

1. 矢状面観の観察

矢状面観の歯槽堤の対向関係および咬合平面に対する顎堤の傾斜は，総義歯の力学的安定および不安定の目安となる（図Ⅰ-9）．

1) 上下顎の顎堤が平行の場合

上下顎の顎堤が平行な症例（図Ⅰ-9-A）であれば，その平行関係に平行となる咬合平面を設定し，この咬合平面に人工歯を排列することで顎堤に対して咬合圧や咀嚼圧を垂直に伝達させることができるので問題は少ない．顎堤が吸収していても平行関係が保たれていれば難症例とはなりにくいといえる．

2) 上下顎の顎堤が前方に傾斜している場合

前歯部顎堤が臼歯部に比較して大きな吸収が生じて前方への傾斜が大きい症例（図Ⅰ-9-B）では，咬合や咀嚼時にそのベクトルが義歯を前方へ押し出す力（推進現象）となり，義歯が不安定となり，その動きによって痛みが生じたり義歯が外れやすくなったりと難症例となりやすい．

吸収が大きいこととその部位が偏るということは，有歯顎時においても力学的に不利な咬合であったか，噛み癖としてその方向や部位に対して力の偏りがあったことを示している．上顎であればいかに咬合力や咀嚼力の圧力を顎堤で分散するかということになり，被圧変位量の調整が重要となる．そして可能であれば，義歯床後縁部の延長とシーリングが必要となる．下顎においては，これも可能であれば，顎舌骨筋付着とその動きの中での舌下部の延長とレトロモラーパッド後方周囲の両方のシーリングが重要となる．

上下顎とも顎堤が前方に傾斜している場合（図Ⅰ-9-B-a）が最も難症例となりやすい．上顎のみまたは下顎のみの顎堤が前方に傾斜している場合（図Ⅰ-9-B-b,c）は，まず咬合平面を傾斜し

3 分ければラクラク見えてくる 現状・問題点の診断

無歯顎対向関係模式図	特徴（Gert Harken）
	1. 側方から観察した前歯部唇面彎曲はほぼ垂直である． 2. 前歯部彎曲と咬合平面とはほぼ直角の関係をなす． 3. 上顎歯槽結節部間距離は下顎臼歯部顎堤の舌側間の幅とほぼ一致する．
	1. 側方から観察した前歯部唇面彎曲は下顎が常に後退している． 2. 前歯部彎曲と咬合平面とがなす角度は，下顎側が常に鋭角である． 3. 下顎臼後三角の舌側間の幅は，上顎歯槽結節部間距離より広いことはない．
	1. 側方から観察した前歯部唇面彎曲は，下顎側が常に前突している． 2. 前歯部彎曲と咬合平面とがなす角度は，上顎が常に鋭角である． 3. 下顎臼後三角の舌側間の幅は，上顎歯槽結節部間距離より広い．

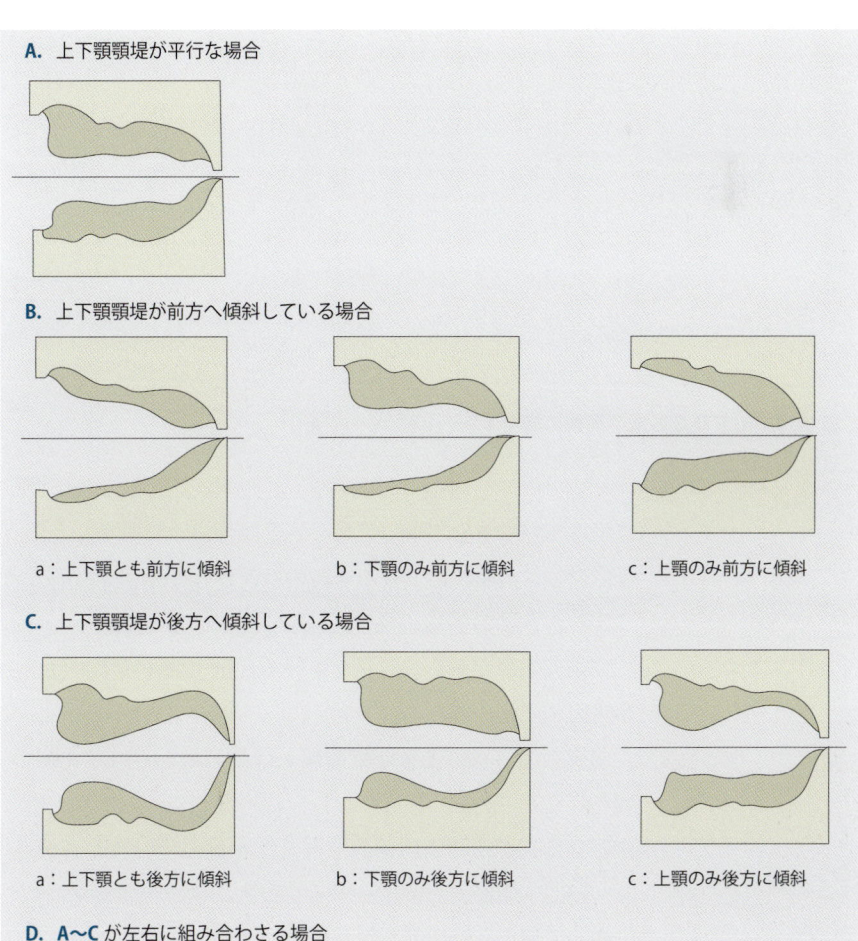

図I-9　上下顎堤の矢状面観の観察
A〜Cの各状態に対する人工歯排列位置のとらえ方については図III-13にて後掲（130頁）．

A. 上下顎顎堤が平行な場合

B. 上下顎顎堤が前方へ傾斜している場合
　a：上下顎とも前方に傾斜　　b：下顎のみ前方に傾斜　　c：上顎のみ前方に傾斜

C. 上下顎顎堤が後方へ傾斜している場合
　a：上下顎とも後方に傾斜　　b：下顎のみ後方に傾斜　　c：上顎のみ後方に傾斜

D. A〜Cが左右に組み合わさる場合

19

110° 90° 70°
歯槽頂で観るか
ゾーンで観るか
ridge line
稜線で視るか
zone
咬合圧で受け止められる
地域で観るか

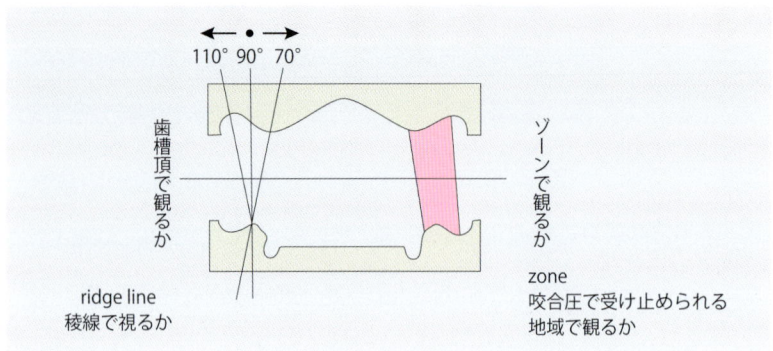

図Ⅰ-10　上下顎堤の前頭面観の観察

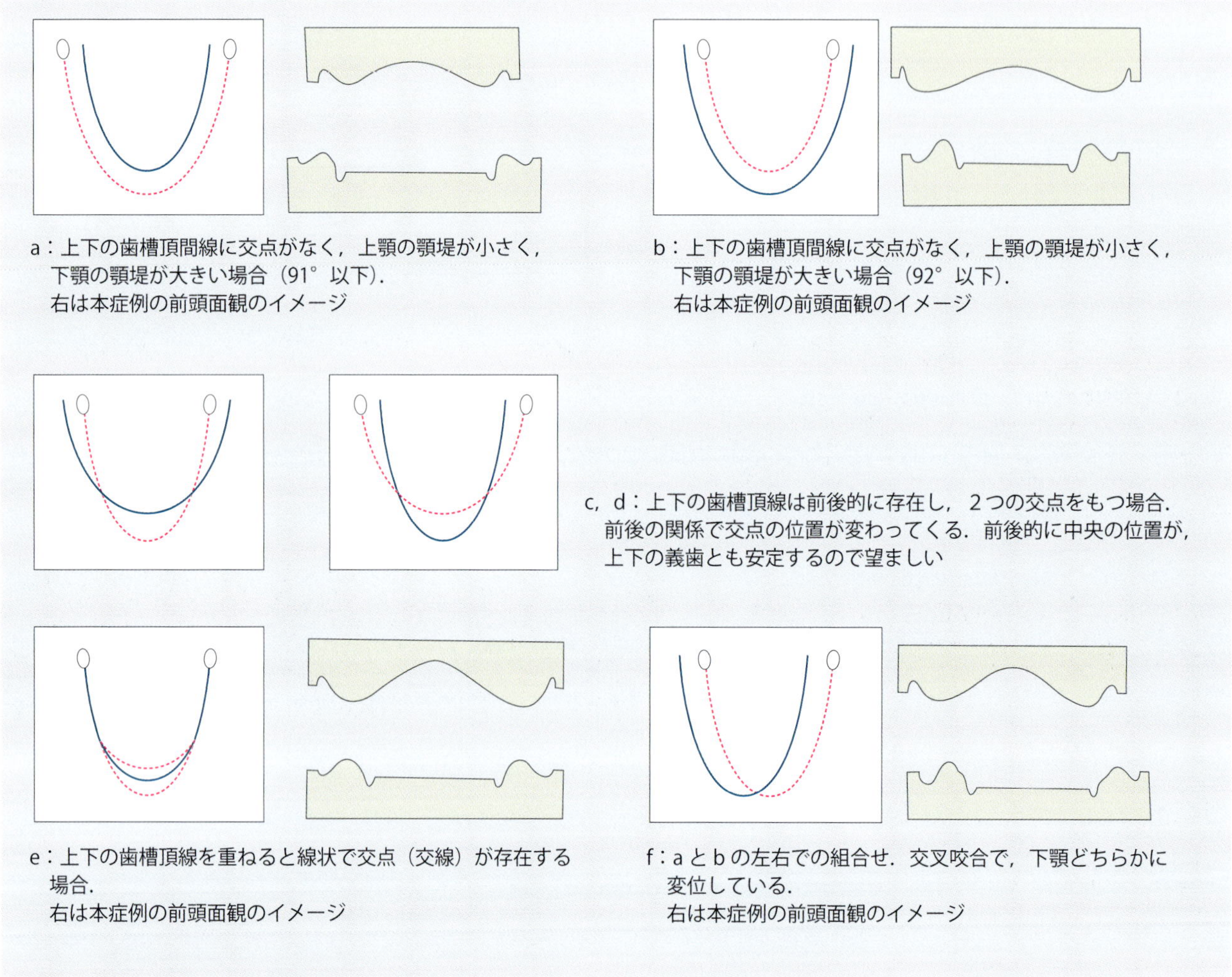

a：上下の歯槽頂間線に交点がなく，上顎の顎堤が小さく，
下顎の顎堤が大きい場合（91° 以下）．
右は本症例の前頭面観のイメージ
b：上下の歯槽頂間線に交点がなく，上顎の顎堤が小さく，
下顎の顎堤が大きい場合（92° 以下）．
右は本症例の前頭面観のイメージ
c，d：上下の歯槽頂線は前後的に存在し，2つの交点をもつ場合．
前後の関係で交点の位置が変わってくる．前後的に中央の位置が，
上下の義歯とも安定するので望ましい
e：上下の歯槽頂線を重ねると線状で交点（交線）が存在する
場合．
右は本症例の前頭面観のイメージ
f：aとbの左右での組合せ．交叉咬合で，下顎どちらかに
変位している．
右は本症例の前頭面観のイメージ

図Ⅰ-11　上下顎堤の水平面観の観察（——上顎，----下顎）

ている顎堤に対して少しでも平行となるように調整したうえで，人工歯排列時に傾斜している顎堤に対して咀嚼時および咬合時のベクトルが垂直となるように対応すること．

3）上下顎の顎堤が後方に傾斜している場合

臼歯部顎堤が後方へ傾斜している症例（**図Ⅰ-9-C**）は，臼歯部の遊離端義歯などでのダメージが主因と考えられる．

義歯の前方への大きな推進現象は生じないが，この吸収形状を十分に考慮せずに人工歯の排列を行うと可動する義歯となり，痛みやさらなる顎堤の吸収に結びつくので，顎堤の吸収形態に合わせた人工歯の調節彎曲を与えてやはり支持面に垂直圧としての咬合圧や咀嚼力の伝達を行い，特に下顎後方のスキーゾーンには小さな人工歯で対応したり，人工歯は排列しても3mm以上離して噛めない状況を作り出すなどの工夫を要する．

2. 前頭面観の観察

通常上下顎の歯槽頂間を結び，咬合平面上の前頭面観における稜線（ridge）の角度を観察するが，舌側や頬側へ大きく傾斜して吸収している顎堤もあるので，圧を受け止められる zone（耐圧面）として観る方法もある（図Ⅰ-10）．いずれにしても，咬合高径の設定および下顎では頬棚ならびに舌側辺縁部の位置や形状，上顎では口蓋の形状や印象結果によって臨床結果に大きな変化が生じる．さらに人工歯排列位置と人工歯の大きさや咬合面の展開角の与え方によって作用方向が変わるはずである．

立体的な型や空間の認識を正しく行うには，やはり最小単位として顎堤の支持面を上下・左右・前後に分解してまずそれぞれの形状をとらえて，それぞれの解（有利な力を受ける方向）を見つけておき，それを再度組み合わせることで，各部位に対する対応が行える．

3. 水平面観の観察

上下顎を水平面的に重ね合わせ，上下の歯槽頂間線を観察すると，
- 上下の歯槽頂線は前後に平行的に存在し重ならず，交点がない症例（図Ⅰ-11-a,b）
- 上下の歯槽頂線は前後的に存在し，2つの交点をもつ症例（同図-c,d）
- 上下の歯槽頂線の一部が線状で重なり，2つの交点をもつ症例（同図-e）
- 上下の歯槽頂線は左右に平行的に存在し，1つの交点をもち，下顎がどちらかに偏位している症例（同図-f）

などがある．

顎堤に対する観察はどうしても力学的な関係から行ってしまうことが多いが，義歯は患者が舌と頬と顎堤との関係の中で使用する道具であることを忘れずに，器質欠損してしまってはいるが解剖学的な指標（アナトミカルランドマーク）を十分に観察し，有歯顎時の歯の植立位置を想定することで生理的なマウスボリュームとデンチャースペースの情報として十分に組み合わせることが大切である．

また図Ⅰ-11には，水平面観における上下顎顎堤の関係が a,b,e,f のような症例については，前頭面観のイメージもあわせて示す．同一症例であっても，断面位置は数限りなくある．人工歯を排列する部位でこのイメージを得て空間を認識する．

上下の顎堤については，対向関係だけでなく，大きさや形状，そして粘膜の厚さや性状においても多種多様であるが，各症例の傾向をまず認識することが大切である．

Column
立体を切断面としてとらえるには……

模型の断面形状を観察するには，型取りゲージ（シンワ測定社．＃77970）を使用すると，模型を切断せずに必要な部位の形状を把握することができる．ここでは咬合平面を基準として沿わせた前頭面からの観察写真を示しているが，咬合平面を人工歯咬合面として沿わせると観え方が違ってくる．また矢状面観の歯槽頂部での観察を行うと，スキーゾーンなどが明確となる．

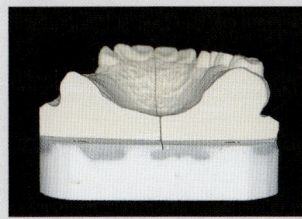 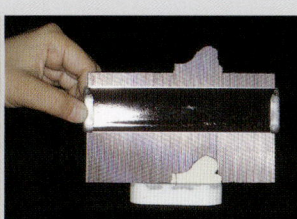 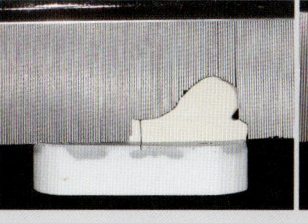

① 上顎模型後方面観　② 型取りゲージを模型に沿わせる　③，④ 型取りゲージの針により示された 7|7 部の形状．左右の顎堤の吸収度合いが確認できる

by Tsutsumi Takashi

Part2

誰でもできる　痛くなく外れず噛める「何ともない」総義歯づくり

Tsutsumi Takashi
Hiraoka Hideki

Beginning of This Part
患者が満足できる 痛くなく外れず嚙める「何ともない」総義歯のメカニズム

～自然現象の正しい認識がなければ，総義歯は口腔内に違和感なく維持・支持されない
　＝患者満足は得られない～

　歯をすべて失った無歯顎であっても，義歯床を粘膜面に密着させると外れることなく，口腔内で十分に機能することを発見したのは，世の中が産業革命に興奮する1800年と伝えられている．象牙を手作業で削りだしていた時代から，ゴム床をフラスコの中で成型する技術革新があり，さらにゴム床がアクリルレジンへと置き換わり，そして今日は，コンピュータの力を借り，いわゆるCAD/CAMによって切削加工に戻る工法も示されている．

　この間の加工材料とその加工法による成型精度には，飛躍的な向上がなされている．しかし，総義歯が粘膜面に密着することで維持され支持され機能する原理は変わっていない．にもかかわらず，特に難症例とは思われない症例であっても，「痛くなく・外れず・嚙める」義歯を患者に提供することは難しいと多くの若手歯科医師は感じているようである．

　総義歯が粘膜面に維持・支持される原理はまったく変わっていない．これは，ヒトの身体にはこの3万年以上大きな変化がないということと，維持・支持される原理が自然現象によって成立しているからであり，言葉を選べば「変えることができない」とも言える．そしてその原理をより発揮させるための義歯床の成型精度も向上している．にもかかわらず，総義歯で患者の満足を得ることが難しいのはなぜか……？

　本パートでは，筆者（堤）がこの問題に対して，かつて総義歯臨床経験の少ない若手歯科医師であった平岡秀樹先生の協力を得て，臨床での実践の中でその成功への近道はないかと模索してきた取り組みを幹に，患者に満足してもらえる総義歯作りのためのノウハウを整理していくが，まずは生体や材料における自然現象としての性質と物理化学的な関係を正しく認識しておく必要がある．そして最も重要なことは，生体には身体の内外から受けた刺激を感じとる感覚の働きがあり，刺激が生理的な範囲を超えれば，違和感や不快感や痛みとして発現することになり，患者にとっての不満に直結するということである．

　吸着義歯という表現があるが，吸着とは「吸い付く」という現象である．吸盤を例にすると，吸盤が内部と外部との気圧や水圧差によって対象物に対して押しつけられることによって張り付き，外れにくくなる力を吸着力とよぶわけだが，この力は，周囲からわずかでも大気や水が侵入すれば瞬時に消失する．やわらかい粘膜上において大きな吸着力を発生してしまうと，大気圧によって義歯床が粘膜面に押しつけられて義歯床辺縁が食い込んだり，逆に陰圧となった粘膜部が義歯床側に吸い付けられてうっ血状態となり違和感や痛みを生じることとなるようだ．また吸盤と同様に，どこか一部の辺縁からの大気の侵入があると，義歯の吸着力が失われて維持力は急激に減少あるいは消失する．義歯床に小さな穴が開くと落ちると言われるのはこのタイプの義歯であるといえる．

　吸着義歯は，術者としては成功したと感じるが，大きすぎる吸着力が発生すると，それを装

着する患者にとっては，違和感が不快感に結びついたり，長時間装着していると痛くなり装着できなくなることもある．また義歯装着時に義歯床辺縁や小帯部に修正などを加えると吸着力が失われ外れやすくなって不良義歯となりやすい．

　吸着義歯は，印象採得時に印象材の圧力によって粘膜面を加圧しすぎたり，義歯床辺縁部をボーダーモールディングして辺縁部粘膜を必要以上に加圧印象することで作られてしまうことがある．あるいはレジン重合時の熱収縮が大きいものや，熱収縮を石膏の硬化膨張で十分に補正していないときなど，いずれも製作された義歯が収縮して口腔内原型よりも小さく仕上がったときにもその傾向が表れる．どの程度加圧すると大きな吸着力が生じての違和感や痛みが発生するかなどは，顎堤の形状や粘膜面の被圧変位量や咀嚼粘膜や被覆粘膜の面積や付着状況によっての組み合わせや，患者の感覚差によって大きく左右されるので明確ではないが，いずれにしても，印象時の加圧状態や義歯の成型精度が患者の義歯装着感に大きな影響を与えている要素であることを正しく認識しておく必要がある．

　吸着して外れないことはとても大切ではあるが，患者にとってより好ましい義歯は，生理的な粘膜面の状態で義歯床が無圧的な関係で密接することで，唾液による接着が得られ何ら違和感が生じない（＝何ともない）関係が保たれ，義歯がその粘膜から外れようとした，まさにその瞬間にのみ吸着力，すなわち大気圧による大きな力が義歯床を粘膜面に押しつける，「外れようとしたときにのみ吸着し，外れない義歯」であるといえる．

　臨床では，咀嚼粘膜が十分にあり弾力に富んでいる，顎堤がしっかりと保全され把持力に富んでいる，唾液が粘着性に富んでいる，神経や筋機構も健全で顎関節の動きにも全く異常はない……といった症例は多くはなく，何らかの問題が顕在あるいは潜在していることが数多いのが現状である．どこに問題があるのか，何が問題なのか，何が難しくしているのかを認識して分析しておく．複合した難しさのままでは決して対応できない．complex や complicated な難しさから simple な難しさにして解決を図っていきたい．

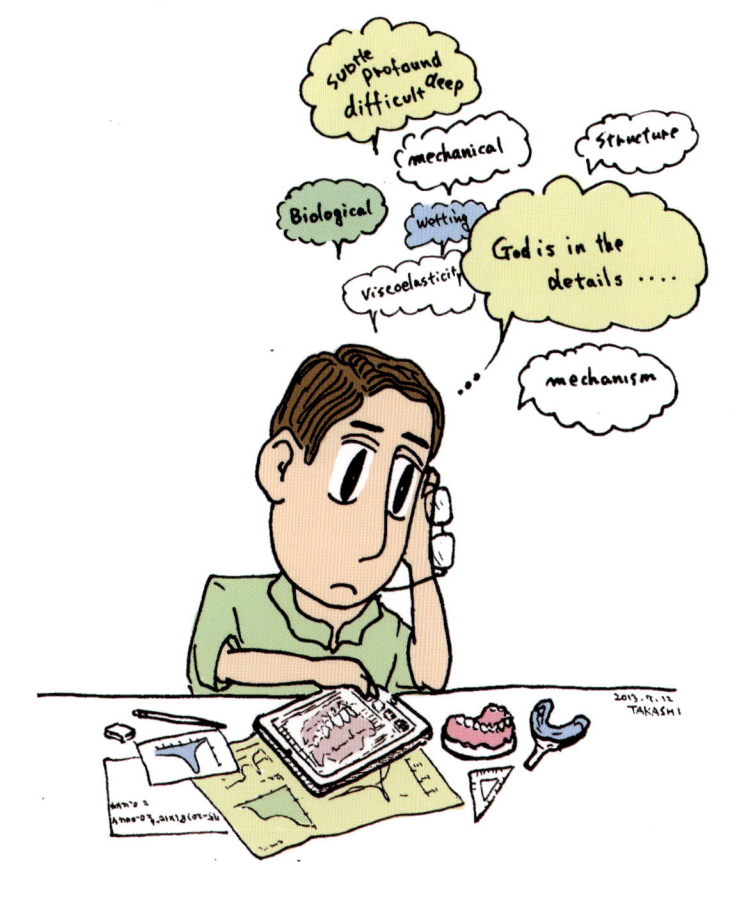

by Tsutsumi Takashi

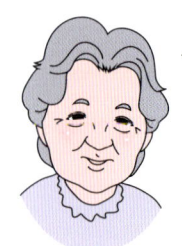

Part2 誰でもできる 痛くなく外れず噛める「何ともない」総義歯づくり

総義歯って歯が全部ないのに どうして落ちたり浮いたりしないの？

どうして食事もできて お話も・歌まで歌えるんですか？

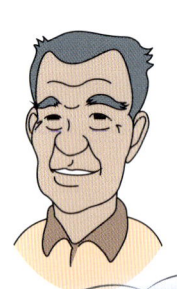

粘膜には，骨に強固に接合して動かない咀嚼粘膜と，筋肉に強く接合して口唇や頬粘膜に付着して動きやすい被覆粘膜があります．舌は特殊粘膜という名称になります．
さらに歯肉頬移行部（口腔前庭円蓋部）などの中間位置にも，どちらにも強く接合しない被覆粘膜もあります．
これは，舌や頬，口唇が自在に動きやすくするためです．

歯を失うと，粘膜が歯のあった部分を覆ってくれます．歯を支えていた歯槽部は顎堤として残ることになります．

口腔には唾液（液体）があり，粘膜全体にぬれて薄く覆ってくれます．

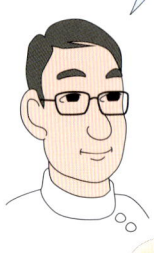

液体は固体に対して「**ぬれる**」という性質があるので，ガラス板とガラス板の間に水を入れるとピッタリと密着し接着します．同じ原理で，粘膜面とよく合った義歯床が作られると，液体である唾液が粘膜面と義歯床をピッタリ密着させて接着します．

毛細管現象で管が細いほど水が高く上がるのと同じで，水の表面張力（の作用？）でもあります．コンタクトレンズもこの原理で接着しています．

義歯が粘膜面にピッタリと密接していればいるほど強い力で接着します．
そして，面積が広ければ広いほど，強く接着することになります．

総義歯の辺縁から空気が入ってしまうと接着力が失われるので，義歯の辺縁においては，軟らかい粘膜部位でこの粘膜の動きを妨げないところを，脱離力（反発力）が生じない程度に全周をわずかに押さえて密着封鎖します（**辺縁封鎖**）．

ですから，軟らかい粘膜を加圧して変形させないように型採りをすることが大切になります．
そして総義歯を粘膜にピッタリと合わせる成型精度が大切なのです．

Beginning of This Part

粘膜は粘弾性をもち，少し硬い粘膜やとてもやわらかい粘膜，そして厚いところ・薄いところがあり，圧力によって変形・変位しやすいです．
これを粘膜の被圧変位とよび，変位する量も，局部や全体で違ってきます（**被圧変位量**）．

この端の形をメニスカスというよ．大気が入っていく形だね．

【液体のぬれ，**表面張力**（毛細管現象）によるガラス板の接着と破壊のメカニズム（メニスカス）】

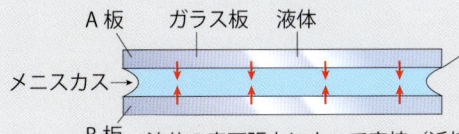

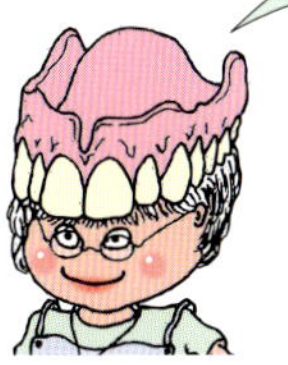

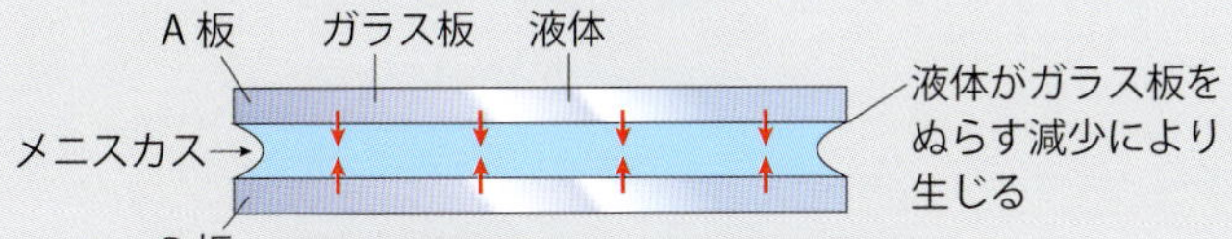

A板　ガラス板　液体
メニスカス→
B板
液体がガラス板をぬらす減少により生じる
液体の表面張力によって密接（近接）したガラス板は外れない．

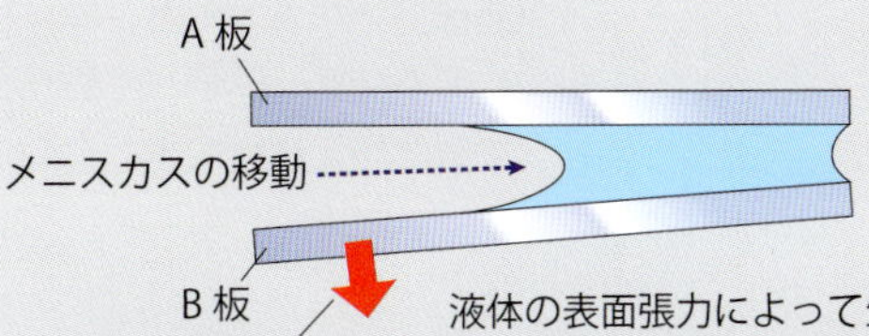

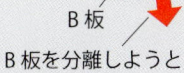

A板
メニスカスの移動
B板
B板を分離しようとする大きな力
液体の表面張力によって生じている接着力よりも強い力でガラス板の辺縁から外すと，メニスカスによる辺縁の封鎖が壊れてしまうことによってガラス板は外れる．

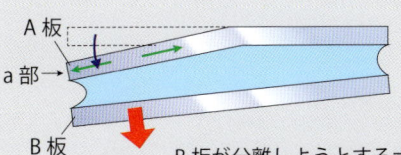

A板
a部→
B板
辺縁のメニスカスが破壊されなければガラス板の接着力は維持される．
B板が分離しようとする大きな力によってB板が下方に引っ張られたときにガラス板のa部が下方に追随したならば，液体の辺縁部の表面力は維持され，メニスカスによる辺縁の封鎖が壊れることがなくガラス板は外れない．

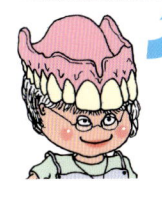

管が細いほど管の中の水は高く上がるよ．

隙間が狭いほど水の付着力が大きくなるからね．

【毛細管現象】

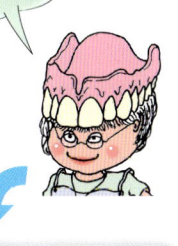

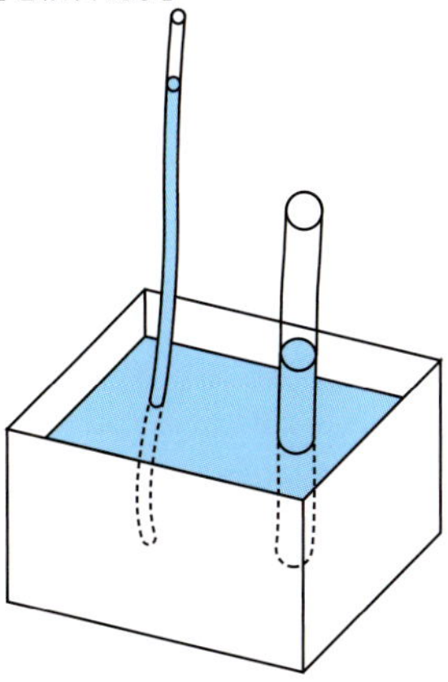

A板が粘膜，B板が義歯床ととらえてね．

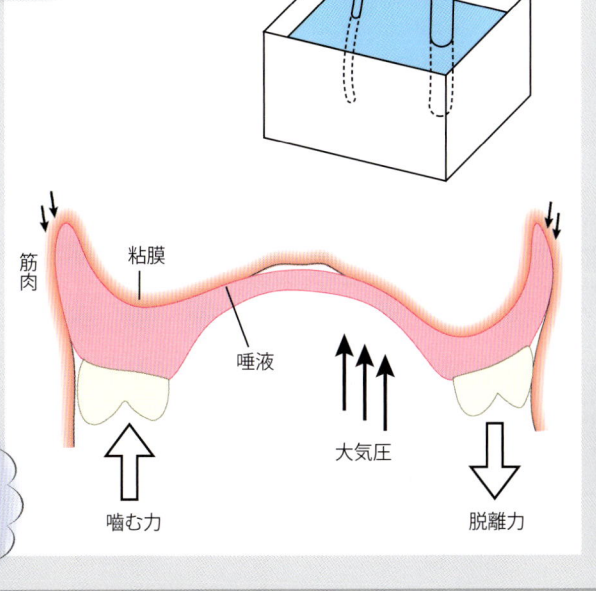

表面張力と毛細管現象で唾液があれば義歯は接着するんです．
しかも，唾液は水と異なり粘性があるので粘着力も加わって，さらに強い力で．

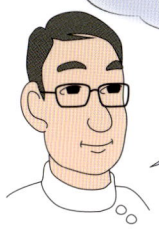

もっと外れないようにするには，辺縁から内面に大気が入らないようにして，メニスカスがこわれないようにします．

筋肉　粘膜　唾液　大気圧　噛む力　脱離力

27

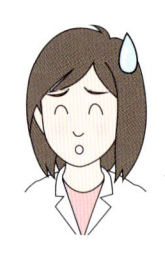

Part2　誰でもできる　痛くなく外れず噛める「何ともない」総義歯づくり

外れにくい無歯顎，外れない総義歯にするためには印象はどんなことに注意すればよいでしょう？

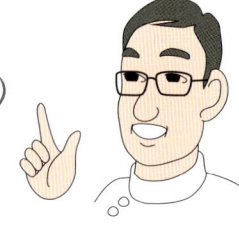

唾液によるぬれ，毛細管現象，表面張力の力は不快感がないので常時はこの力を活用しよう．

吸盤のように義歯と粘膜面に隙間をあけ，辺縁から空気が入らないように辺縁の粘膜を強く加圧封鎖した義歯の隙間の空気が押し出されると，内部の圧力が下がり，大気圧で義歯が粘膜に押しつけられ吸着するよ．

そして外れようとしたときのみ大気圧による吸着力が生じるようなしくみを与えるよ．

義歯に小さな穴があいたり，辺縁のシール（封鎖）が少しでもなくなると義歯は接着していないので外れやすい・外れる．

常時強い力で吸着すると陰圧によるうっ血や，逆に辺縁の粘膜が加圧され，不快感や痛みとなるよ．

外そうとする力『脱離力』が発生しにくいしくみを与える．辺縁を過剰にしない．支点を作らない．義歯床内面は粘膜面と無圧的関係を得ること．

粘弾性と弾性のある粘膜を変形や変位なく無圧的関係で型採りしよう．
①圧力が最小限での無圧的印象は接着する．➡流動性のある印象材を用いる．密閉して内圧が高くならないように．狭いところ，深いところにはシリンジで印象材を注入．トレーの印象材は適量，十分な道路と加圧はゆっくり．可塑性のある印象材は一瞬でトレーを圧接する．もしも加圧された粘膜があったとしても，もとの状態に戻れる十分な時間を与える．
②印象を外す（取り出す）ときに，トレーとの剝離による変形は絶対に起こさない．できれば硬くなる印象材を用いる（インプレッションペースト・石膏など）．
③「接着」のための印象と「吸着」のための印象は分けて行う．**接着先行**．
④支点の除去・処理は確実に．
⑤最後に辺縁を封鎖する辺縁から大気が入らなければ，外れようとするときに吸着する．辺縁封鎖は辺縁の内側を使用して行う．

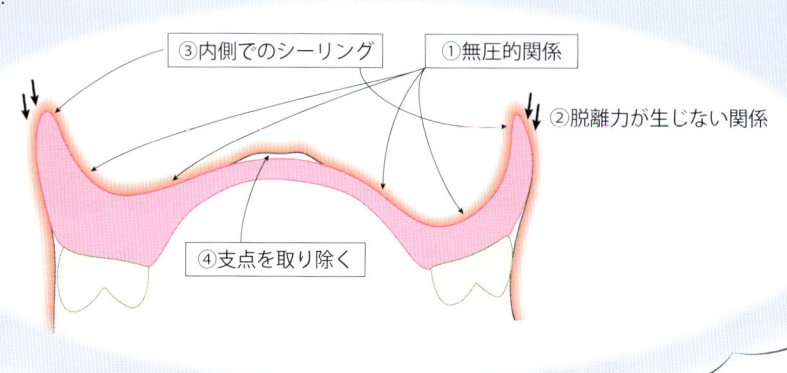

③内側でのシーリング　①無圧的関係
②脱離力が生じない関係
④支点を取り除く

総義歯の維持に接着力が強くかかわっていること，そして吸着力を得るには義歯床の辺縁封鎖が重要であることがわかったね．
ここで，義歯の維持力と床縁の設定位置および形態の関係を復習してみよう．

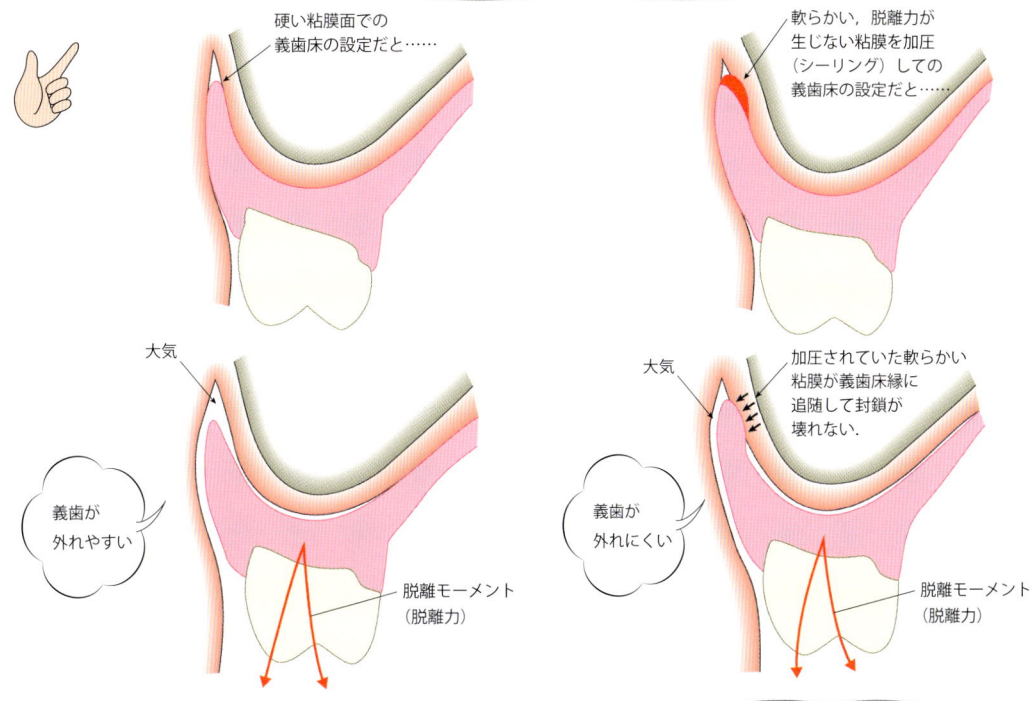

硬い粘膜面での義歯床の設定だと……

軟らかい，脱離力が生じない粘膜を加圧（シーリング）しての義歯床の設定だと……

大気

加圧されていた軟らかい粘膜が義歯床縁に追随して封鎖が壊れない．

大気

義歯が外れやすい

脱離モーメント（脱離力）

義歯が外れにくい

脱離モーメント（脱離力）

硬い粘膜部に義歯床縁が設定されていたら，義歯に脱離モーメントが生じたとき，床縁の粘膜が追随することがないため，唾液のメニスカスが破壊されて大気が流入して接着が失われるよ．

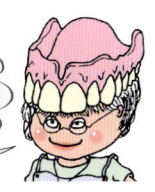

やわらかい粘膜に脱離力が生じないレベルで義歯床縁が加圧されていれば，義歯に脱離モーメントが生じて義歯が顎堤から離れても，床縁に軟らかい粘膜が追随していくので大気が流入できないよ．

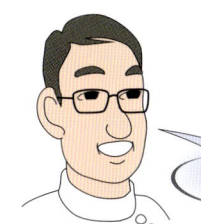

つまり義歯床縁は，脱離力が生じない程度に，やわらかい粘膜面を加圧した形・位置にするということですね．

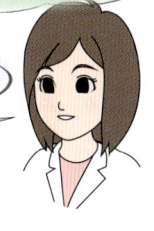

維持力が得られる義歯床縁の原理がわかってきたね．
さらに，義歯の維持機構には，基礎維持と閉鎖維持という２つの概念があるね（ウーリッヒによる）．

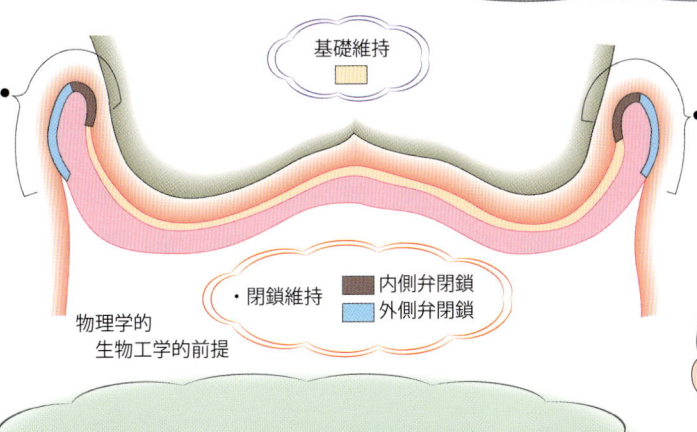

基礎維持

・閉鎖維持　内側弁閉鎖　外側弁閉鎖

物理学的
生物工学的前提

内側弁
外側弁

基礎維持というのは，義歯床が被覆する領域内の粘膜面に発生する力だよ．
閉鎖維持というのは，義歯床縁と粘膜面に発揮される力で，顎堤側の内側弁維持と，頬舌側部の外側弁維持があるよ．

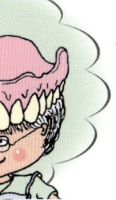

義歯床縁は顎堤側の内側弁と，頬舌側部の外側弁によって機能的に封鎖されるよ．

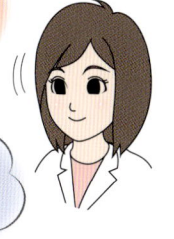

Part2　誰でもできる　痛くなく外れず噛める「何ともない」総義歯づくり

0 症例提示にあたっての術者のモノローグ

　以降，本パートでは，生体や材料における性質と原理を生かして，チェアサイド・ラボサイドで進めていく，痛くなく外れず噛めて"何ともなく"患者に満足してもらえる総義歯作りの諸要件――知識，技術，仕事の流れ，そして患者とのかかわりなど――について，本書冒頭のGraph（v頁）で示した症例に基づいて再考していきたい．

　総義歯製作は一般的にチェアサイド・ラボサイドで分担されることが多いが，その双方が，自身について＆相手について「 なぜ ，何を，どこまで，どうやって，どういう順序・時間経過で，どのように進めていくのか？」を把握し， 相手の視点と 共通言語 を生かして自身の仕事に取り組むことで，患者を中心としたチームワークはいっそう堅固かつスムーズとなる．

　筆者（平岡）の医院があるのは地方の小さな町であるが，とりわけ当院において特に無歯顎・総義歯の患者が多いということはなく，それだけに総義歯治療にはその都度苦労することも多い．そのため，漠然とした苦手意識も感じていた．ここで紹介するのも，総義歯の技工を堤　嵩詞氏に依頼して 5, 6 症例目の無歯顎・総義歯患者である．この頃は開業して 8 年になり，堤氏との共通言語を得，「総義歯についても学び直して，自分の治療技術としてきちんと身に付けたい」と思うようになっていた．そこで堤氏に相談し，氏の 歯科技工士としての 観え方 や 考え方 を受け入れながら，筆者自らの意志で方向を定め，治療を進めていくことにした症例である．

　2009 年 8 月に 10 年使用中の現義歯破折により当院を来院，さらに新義歯製作を希望されたため，現義歯を修正しながら利用して咬合の安定を図り，同年 12 月に硬質レジン歯による本新義歯を装着したが，顎堤の状態もよく，咀嚼力をより発揮できるようになったことで人工歯の著しい摩耗が認められた．

　そのため装着 2 年 7 カ月の 2012 年 7 月からさらに 2 つ目の本義歯（陶歯使用）製作のための治療を開始した．後者の総義歯治療にあたっては，堤氏のアドバイスを得ながら新たに治療用義歯を製作し，咬合のトレーニングを行っていった．患者は終始機嫌よく治療に応じてくれていたが，最終義歯のワックスデンチャー試適時に初めて審美性に関する要望を訴えたため，再排列を行うとともに研磨面（polishing surface）にカラーリングを施したエステティックデンチャーを適用することになった．

　筆者にとっては 2 つのステージにわたった治療において，堤氏とのやりとりを経ながら，患者のさまざまな変化に気づかされた症例であるため，時系列で供覧したい．
　　　　　　　　　　　　　　　　　by Hiraoka Hideki

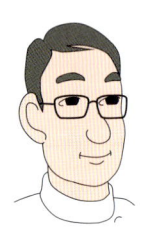

Dr.A 子は歯科医師歴 7 年だね．歯科医師として，インプラント・義歯にかかわらず，全顎的な咬合の再構成を行っていくべき時期にきていると思うよ．

はい……がんばります．でも，同じ無歯顎治療でも，歯槽骨にインプラント体を固定したうえで上部構造で咬合を再構成していくインプラント補綴と違って，柔らかくて動きのある粘膜の上で維持されたうえで咬合を作っていかなくてはならない総義歯補綴は，確実性に欠けるような気がして，イマイチ自信がありません…．当初の平岡先生の気持ちがよくわかります……．

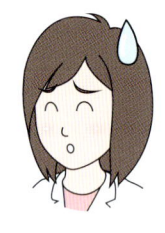

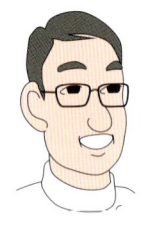

インプラントによる無歯顎治療は，クラウン・ブリッジに近い手法と言えるかもしれないね．でも，総義歯を学ぶと全顎的な咬合再構成のとらえ方が訓練できるから，インプラント治療にも役に立つよ．逆に，インプラントの考え方は総義歯には応用しにくいと思うけれど．

そうですね．私も総義歯をもっと勉強したくなってきています．私が採る無歯顎の印象から，機能する義歯の形を作り出してくれる歯科技工士さんとの連携についても学んでいきたいです．

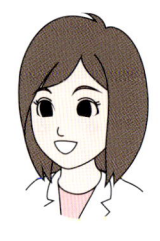

Key Word

「共通言語」

ヒトは言語を用いてコミュニケーションを行う．それは，報告や連絡や相談など，同じ環境や時間を共有した中で，複数の人間間における共通の認識の活動である．一方，文化は，社会や会社や家庭，地球や国や地域などにおいて形成されており，同じ言葉であっても，社会での認識，会社での認識，家庭での認識…と，そのニュアンスや意味することが変化していく．

歯科医師の立場，歯科技工士の立場，歯科技工士であっても，技工を総合的に行っている者，いわゆるセラミストや，インプラントや義歯に特化して行っている者，自費技工，保険技工，といった違いにおいても，同じ専門用語であったとしても，その言葉の意味するものの深さや広がりに大きな差異がある．自身と相手が同じ言葉を用いていて，同じように認識していると思いがちであるが，その言葉によって考えること・視えることに大きな違いが生じているという現実がある．

その言葉によって同じことが考えられる，同じモノが見えるというのが，「共通言語」を持つということになる．

——共通言語による「なぜ」の共有

「なぜ」という言葉は，意味の追求である．生物であるヒトの生態の一部が失われ，人工物でその欠損を補い，機能をも回復するという行為，特に総義歯においては，歯がすべて失われた中で咬合の再構成を行い，総義歯そのものを口腔内に維持・安定させなければならない．

そのために行われる印象採得や咬合採得，そして人工歯排列，重合，削合とは，自然にないものを作り出すということであり，作り出したものが生体と調和しなければならない．その作り出すという技術や方法の中に「なぜ」そうしなければならないのかの意味を，まず歯科医師と歯科技工士が言語を通して共有する必要がある．

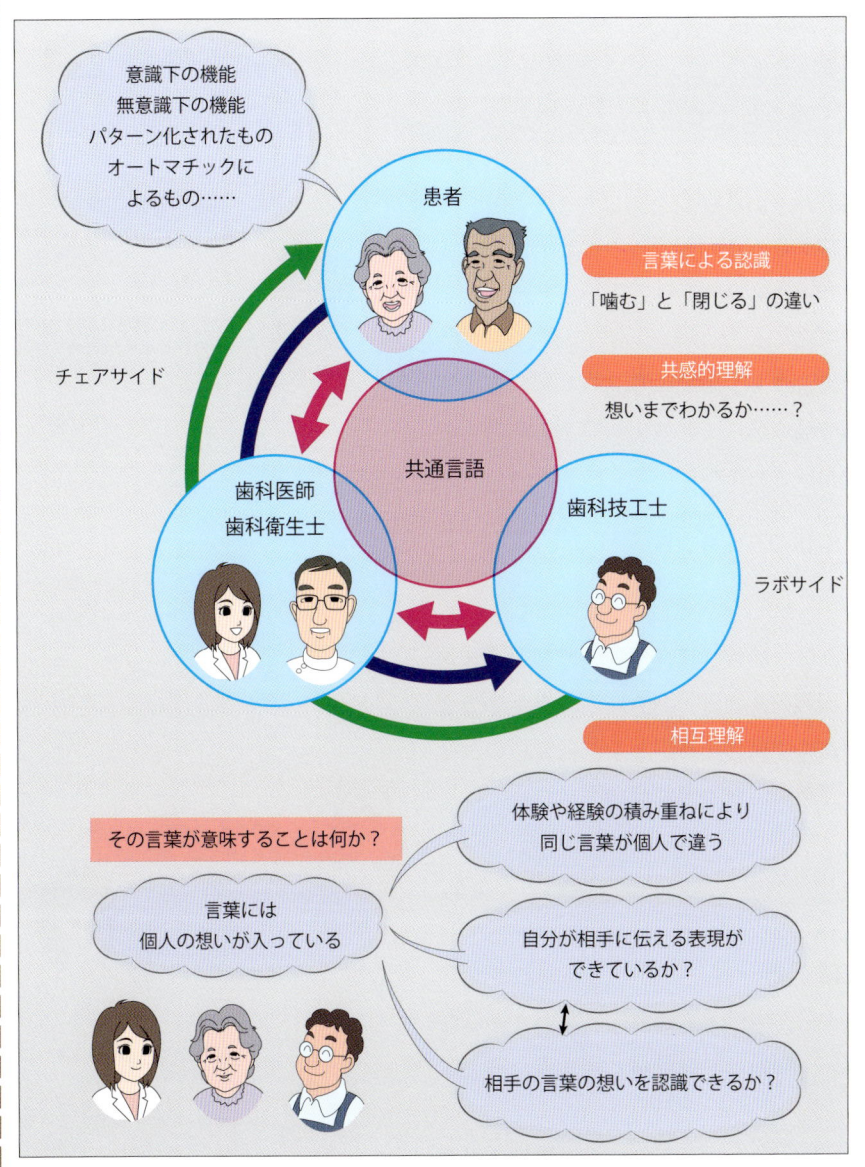

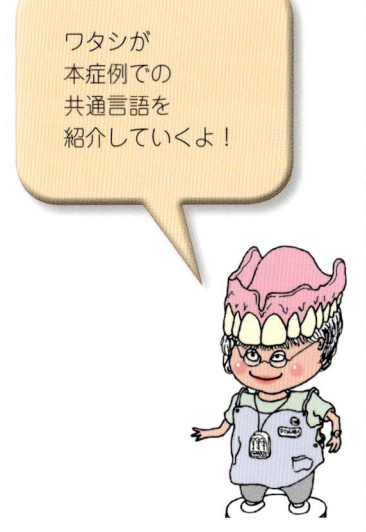

●歯科治療における患者・チェアサイド・ラボサイド間の共通言語の意義

1 初診〜1つ目の本義歯装着までの経過

2009年8月13日〜11月27日

by Hiraoka Hideki

症例の概要
初診日：2009年8月13日
患　者：初診時61歳の女性
主　訴：昨夜，下の入れ歯が割れたため，応急処置的に修理してほしい．その後，新義歯を作ってほしい．
医学的特記事項：なし
職　業：無職（郵便局を退職後，自宅で農業などをしている）．
性　格：明るくおおらかで話し好き．

▎初診（2009年8月13日．この日は修理しただけなので，写真などはない）

　他院で10年ほど前に調製された下顎義歯が前日に破折したので，修理を希望して来院．この日は正中部で割れている下顎義歯を応急的に即日修理した．明るく話し好きな患者は，筆者が技工室で修理を行っている間も，スタッフに

- この義歯が初めて作った総義歯であること
- 10年くらい特に困らず使い続けていること
- 人工歯がちびてる（摩耗している）ことや，今回パキッと割れてしまったことから，義歯にも寿命があるのかという疑問を感じてきたこと
- 修理してもらえばこの義歯もまだ使えそうだが，こういうものは作り直してもいいものかしら？

など，いろいろ話しかけてきたそうだ．
　現義歯では床の破折以外にも，摩耗により人工歯のすり減りが特に前歯部で著しく，上下がはまりこむような形で噛み込んでいるのが認められることを筆者が話したところ，新義歯製作を希望された①．

▎治療開始のための診査（2009年8月18日〜9月3日）

1. 資料の採取

　診査のための資料として，通常のように，顔貌写真，現義歯非装着・装着時の口腔内写真，パノラマX線写真，現義歯非装着・装着時のスタディモデルを採取するとともに，顎運動観察のための動画を撮影した．各資料および顎運動観察による所見は以下のとおりである．

① 顔貌の診査（図Ⅱ-1）②
　大きな左右の下顎偏位もなく，現義歯が馴染んでいることが確認できる．上顎義歯前歯部はかなりはっきり見える．

② パノラマX線写真による診査（図Ⅱ-2）
　下顎左側に骨硬化像がある．顎骨は十分．歯槽骨も部分的に吸収があるがしっかりしている．顎関節部は下顎窩，下顎頭ともに健常と観える．

③ 口腔内および義歯の診査
　3」と下顎左側臼歯部には歯槽骨の吸収が見られるものの，歯槽骨，咀嚼粘膜ともに十分で，顎堤条件としてはよい．対顎関係も左右・前後的にもずれは少ないものと思われる③．粘膜は健康であるが，一部左下に小さな褥

---

① 問診から得られる情報が一番多いように思うよ．
　ここで，患者さんの主訴やニーズをどれだけ真摯に聞（聴）きとるか，術者の思い込みや押しつけをせずに患者の主観（要望・想い・本音）を知ることが重要だよ．そして，担当歯科医師だけでなく，歯科衛生士，受付など歯科医院の全スタッフが個々の患者さんの声を聴くこと．

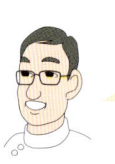

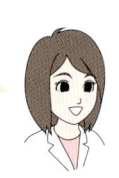

　術者が患者さんの声を傾聴することで，気持ちや感性が通じ合っていくことが重要であることはよくわかりますが，歯科医院は人対人の場だから，この段階で患者さんが「合う」と思えた医院に通ってくれることが大事ですね．

② 顔貌の診査では何を見ればよいでしょう？

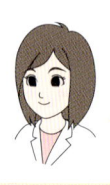

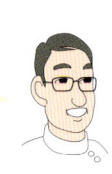

　患者さんのお顔にはすべてが表れていると思うよ．
　義歯の審美性やプロポーションだけを見るのではなく，そこに表れている義歯への不満や不調や不具合……逆に喜びや楽しさや満足感も見なくては．

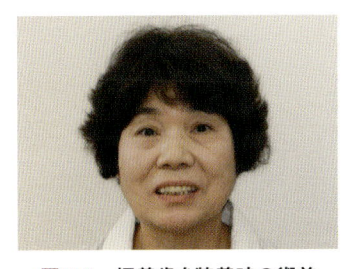

図Ⅱ-1　旧義歯を装着時の術前の顔貌（2009年8月27日）
大きな左右への下顎偏位もなく，義歯がなじんでいる．上顎義歯前歯部がかなり見える．上唇がめくれているか？

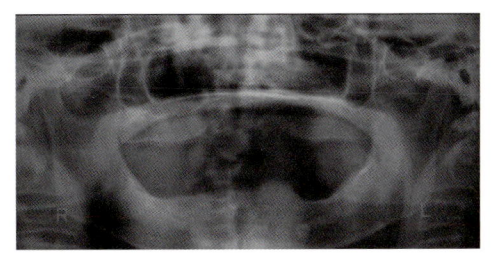

図Ⅱ-2　術前のパノラマX線写真（2009年8月18日撮影）
下顎左側に骨硬化像がある．顎骨は十分．歯槽骨も部分的に吸収があるがしっかりしている．顎関節部は下顎窩，下顎頭ともに健常のようだ．

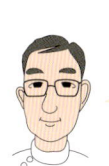

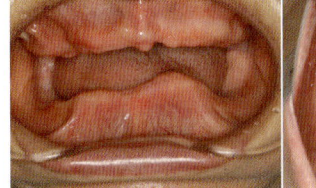

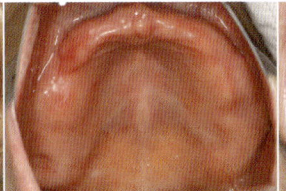

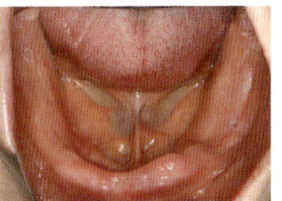

図Ⅱ-3　術前の口腔内（旧義歯非装着時）（2009年8月27日）
下顎左側臼歯部と $\overline{3|}$ 部分に吸収が認められるが，歯槽骨・咀嚼粘膜ともに十分あり，顎堤条件はよい．下顎左側に褥瘡があるが，患者本人は気にしていない．

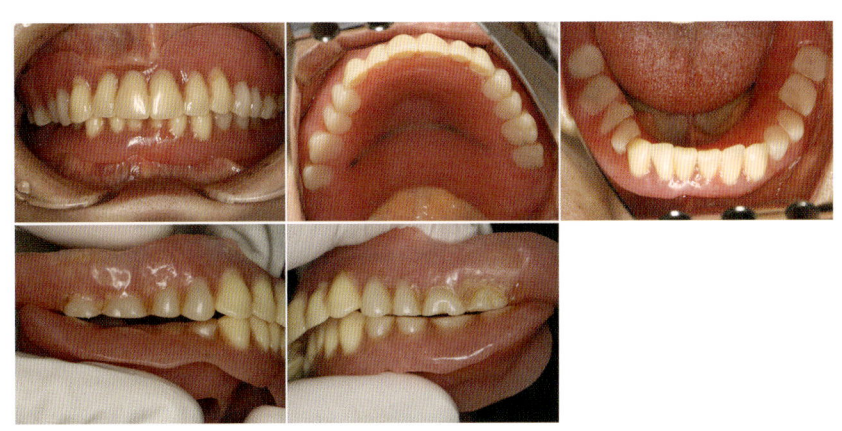

図Ⅱ-4　術前の口腔内（旧義歯装着時）および義歯の咬合状態（同日）
上下顎義歯とも臼歯部人工歯の摩耗が著しい．咬合平面はアンチモンソンとなり，前歯部と後縁部に接触圧痕が見られる．特に右側臼歯部の人工歯摩耗が著しく，右側が左側より低位となり，下顎がわずかに右側に偏位している．
上顎義歯では右側前歯部の床縁が破損している．下顎義歯後縁は，人工歯摩耗による咬合高径低下と咬合接触喪失により削れているが，前後の咬合接触によって咬合支持が保持されている．これによりうまく咬合関係が維持されているようだ．

③
顎堤の対顎関係が義歯の難しさを左右する大きな要因だから，十分チェックしよう．
①矢状面観では上下顎が平行であるか，あるいはそうでないか．
②前頭面観において対顎が75～115°であるか，それ以上またはそれ以下か．

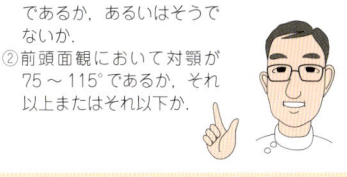

④
レジン歯の摩耗の原因は2通りに分けられるよ．
①よく噛めて食物の咀嚼時の摩擦による摩耗．すなわち最もよく噛んでいるところが最も摩耗するよ．
②歯ぎしりなど，空口時の歯と歯の接触による摩耗．

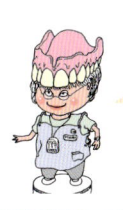

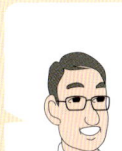

この症例では，$\overline{6|}$ 相当部で最も噛めているね．パノラマX線写真の歯槽骨と顎堤粘膜の状態から，その部位での顎堤の支持力が形態的にもよくわかるよね．
義歯に最初に与えた被蓋関係によって摩耗の方向が決まるんだ．

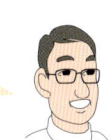

⑤
義歯が破折したら，その原因を十分にチェックしよう．補強線などが入っていなければ，破折部でほとんどピッタリ合わせることができるけれど，接合する前に，まず破折したまま口腔内に装着してみよう．
粘膜に合わせてみて，破折部に間隙が生じれば床の不適合によるものと考え，破折部を即時重合レジンなどで修理後，リベースの処置を加えるよ．

瘡は見られる（図Ⅱ-3）．

現義歯については，上下顎ともに臼歯部の人工歯（レジン歯）の摩耗が著しい④．咬合平面はアンチモンソンとなっており，前歯部と後縁部に接触圧痕が見られる．人工歯の摩耗による咬合高径の低下，咬合接触の喪失のため，下顎の後縁が削れて咬合関係が維持されているように思われる．上顎は右側前歯部の床縁が破折している（図Ⅱ-4）⑤．

④ スタディモデルによる診査

スタディモデル製作のための印象は，アルジネート印象材とシリンジを用いて辺縁まで大きく採って，解剖学的な指標が含まれるように採得した．義歯装着時の状態の印象も，同様に大きく採得した．

これらのスタディモデルは規格模型として調製され（図Ⅱ-5, 6）⑥⑦，どこまで咬合挙上するのか？　安定する床縁をどこに設定するのか？と考え

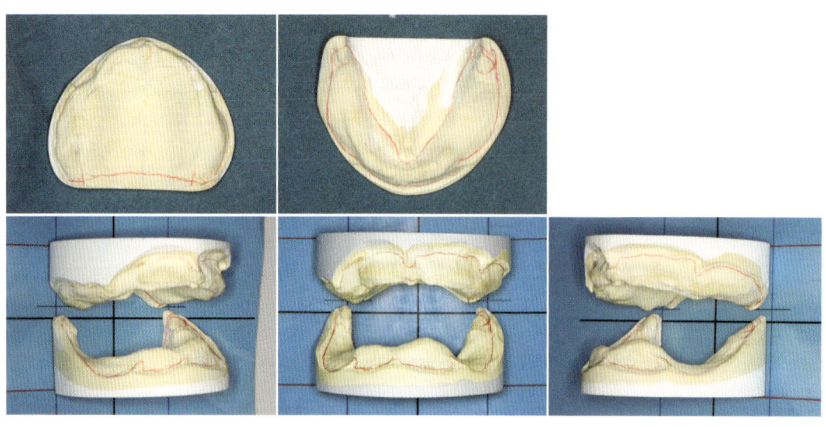

Part2　誰でもできる　痛くなく外れず噛める「何ともない」総義歯づくり

図Ⅱ-5　義歯非装着時の口腔内のスタディモデル（規格模型）（2009年9月3日）
歯槽骨は全体的に十分にある．

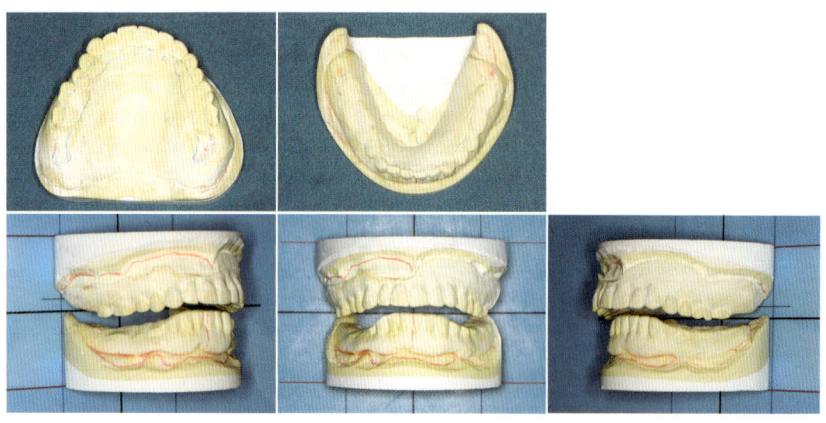

図Ⅱ-6　義歯装着時の口腔内のスタディモデル（規格模型）（同日）
大きなクリアランス，アンチモンソン，床縁の不足などが認められる．

ていくための資料として使用した．

　⑤　顎運動の観察による診査

　実際に患者の噛み方の運動を観察すると，下顎の開閉口終末位との咬頭嵌合位には"ずれ"があり⑧，咬頭嵌合位（人工歯は摩耗で接触していないが上下の義歯の最大接触位）は義歯により固定されている．そこから前方，側方への滑走運動はできない．咀嚼運動の食物の切断圧断はある程度できるかもしれないが，臼磨（咀嚼運動）は難しいと思われた．

　床の内面と粘膜部の適合はよく，外れたりしない．

2. ラボサイドとの連絡

　上記の資料を技工指示書（図Ⅱ-7．筆者の場合，特に総義歯症例ではカルテよりも技工指示書に記載することのほうが多い……）とともに堤氏に送って患者の現状を提示し，治療の段取りを打ち合わせた（堤氏のPTDLABOはコマーシャルラボであるため模型などは宅配便にて送り，症例についてのディスカッションはファクシミリや電話により行っている）⑨．

　その結果，まず現義歯を修正し，そこから得られる情報をもとに義歯を新製することとした．この時点での目標は「無理のない咀嚼運動の獲得」ができればよいとした．

　具体的には，摩耗により低下した咬合高径の回復は必要であり，咬合高径を挙上すると噛むのが安定するまでにかなりの咀嚼訓練の期間と粘膜面の調整も必要になってくるだろう．それならば床縁の延長も可能であり，より義

⑥
共通言語
●規格模型

　規格模型は日本人の平均的な歯の数値を基準にして，軟組織指標から模型の基底部までの寸法を規格化することによって，模型をより観察しやすくするものだよ．
　また，仮想の咬合平面などもイメージしやすいため，模型上での診断と，咬合床の製作にも使用すると効果的だよ．

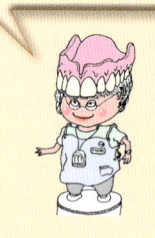

⑦
　規格模型または咬合器に装着した模型上で，
・対顎関係がどのようになっているか
・その関係に対して現義歯の咬合平面はどのような状況にあるか
などを観察することで，多くの情報が得られるよ．
　問題があれば，その状況を重ねて考えることで，解決の仮説が立てられるね．

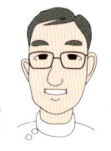

⑧
　よく噛める・よく咀嚼できると，食べ物と人工歯との摩耗が行われ，人工歯と人工歯の接触そのものが失われるよ．すると人工歯だけではなく顎堤にもダメージが生じ，中心咬合が失われて，どこで噛んでいいのかがわからなくなる．
　そしてスムーズなチューイングサイクル（咀嚼運動）ができなくなって，上下の義歯がロックしたり，逆にズレたりすることがあるんだよ．

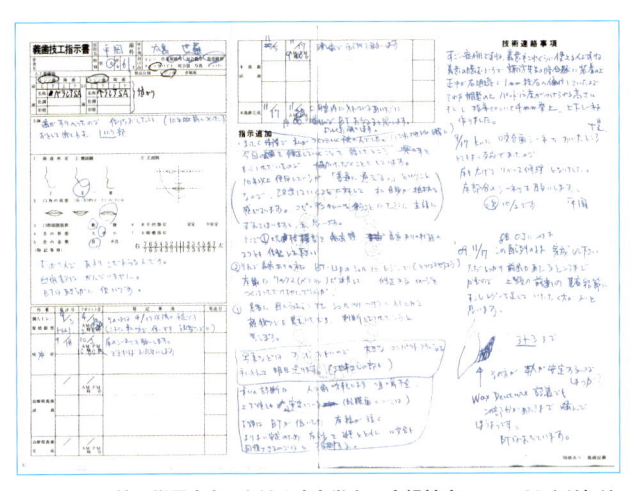

1 初診〜1つ目の本義歯装着までの経過

図Ⅱ-7 技工指示書上における咬合挙上，床縁拡大についてのやりとり
人工歯咬耗による咀嚼不全があるが，このまま規格模型上にて咬合挙上と床縁の延長により咬合を安定させたいという治療計画に対し，堤氏からは，諏訪先生のKenアーティキュレーター咬合器で右側顆頭部も1mm挙上のうえ，指導ピンでの4mmの咬合挙上を図る咬合面シーネの適用が提案されている．

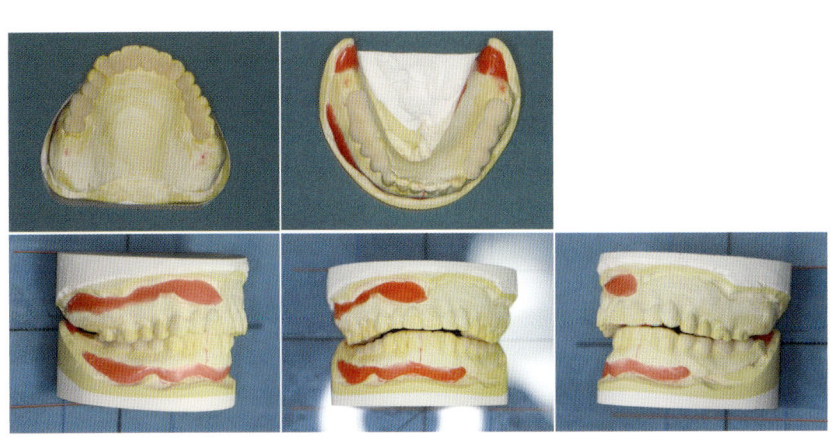

図Ⅱ-8 咬合挙上を図るための咬合面シーネの製作および床縁の修正（2009年9月17日）
咬合器上で即時重合レジンにより人工歯に機能咬頭を施し，対合できるところまで咬合挙上を図った．床縁はレトロモラーパッドを覆うように拡大を図っている．

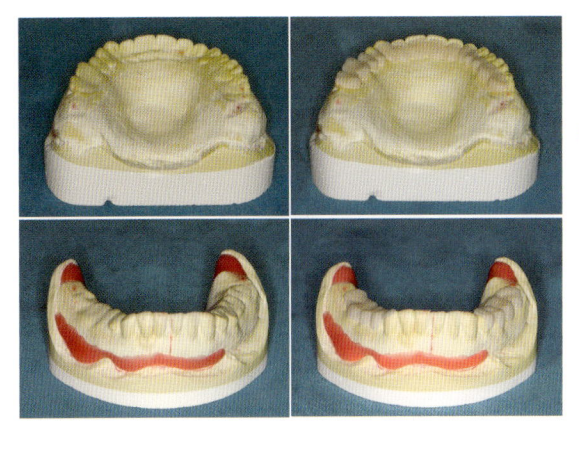

図Ⅱ-9 旧義歯装着時の模型（左）と咬合面シーネを付与した義歯装着時の模型（右）．
いずれも規格模型上での比較．
人工歯の摩耗によりアンチモンソンになった歯冠の回復と床縁不足部の延長を目的としてワックスが付与されている．

歯床も安定させたい．そこで，
- 安定した咬合接触と，スムーズな滑走運動をすること
- 義歯床のさらなる安定

などの具体的な新義歯製作の目標をラボサイドと共有し，治療を開始した．
　義歯修正にあたっては完成義歯のイメージを持つために，摩耗した咬合面に即時重合レジンで歯冠部を修正したシーネを製作し（図Ⅱ-8，9）[10][11]，床の修正量は模型上に表して進めることにした．

---

⑨

共通言語
● 「みる」ということ

見ても視えないけれど，視えると見える．数多く繰り返し意識を持って見続けると，あるとき見えてくるよ．分けてみる（分析）・比べてみる（比較）・そして重ねてみること．

共通言語
● 「書く」こと・書いたものを見るということ

感じたこと・考えたことを書くことで，理解度がわかるよ．そして書いたモノを見ると，主観と客観を行き来できるということ．

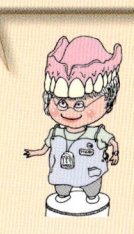

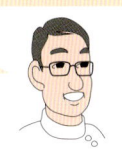

技工指示書にもできるだけ書き込むことは大切だよ．カルテは自身のために書くものだけど，技工指示書に書かれたことは，歯科技工士との共通言語になるよ．

文字に起こすことで自分が考えていることを認識します．日記のようです．

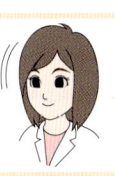

⑩

義歯は維持力・支持力ともに義歯床が粘膜面とよりよい関係（＝適合がよい）であることと，義歯床面積が違和感・脱離力がない状態で，広いほど有利だよね．

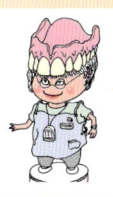

そのために咬合挙上・床縁拡大が必要な場合，患者さんの同意があれば現義歯や旧義歯をあずかって（異常がなければコピーデンチャーを作って），模型上で改善していこう．
　ベテランの先生たちは，口腔内で即時重合レジンなどを使って口腔内で義歯を修正されるけれど，まず模型上でパーツを作るとよりよくわかるよ．

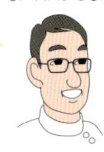

人工歯の摩耗が偏った形態変化を示していたら，残っている形や摩耗の少ない歯，または新品の人工歯のイメージの咬合面シーネを作って回復を図ろう．

⑪

咬合面シーネが施されたことで，摩耗により失われた咬合面の形態が回復されていますね．
ワックスで回復された義歯床縁のイメージもよくわかります．

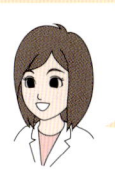

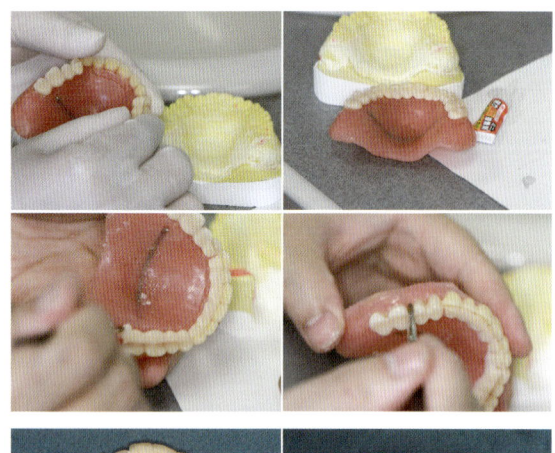

図Ⅱ-10 チェアサイドにおける咬合面の修正（同日）
咬合面シーネを施した義歯を患者に装着し，チェアサイドにおいて削合→レジン添加を繰り返して調整していく．

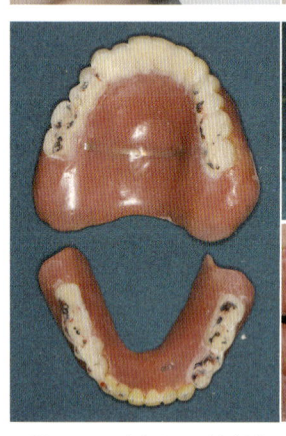

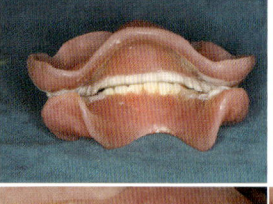

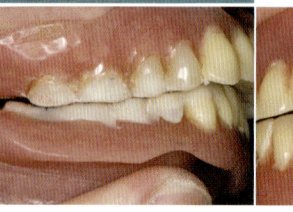

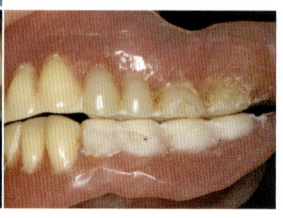

図Ⅱ-11 咬合および床縁修正後の義歯（同日）
前歯部はシーネにより接触しており，臼歯部も咬合が図られている．

診査後の診療の流れ

1. 現義歯の修正による咬合治療

2009年9月17日

咬合面シーネを試適した咬合治療について患者の了解を得たうえで，シーネを即時重合レジンで固着し修正を行った．1時間ほどかかったが患者の負担を少なくするよい方法だと実感した．

咬合面を機能的形態に変えたことにより前方・側方の運動ができるようになったことを確認して帰宅していただく．咬合高径を挙げても，本人の許容範囲であるならば患者は使用できる．規格模型の平均値の基準を軟組織のランドマークから，その許容範囲の判断目安を導き出していることを学んだ（図Ⅱ-10）⑫．

9月26日・10月2日

食事について，術前とは感覚は違うが無理なく食べられていることも確認した．咬合由来の褥瘡が下顎左側臼歯部に見られたので削合調整を行い，十分な咬合支持力が得られるように床の延長をしていくことを患者に伝えた．その後，上顎義歯の修理は口腔内で直接行い，下顎義歯は修正用のレジンシーネを模型上で製作して行った⑬．

10月6〜26日

軽微な褥瘡やレジンで修理した後の粗糙な部分，咬合面の早期接触などを

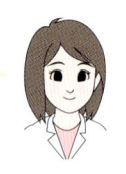

---

⑫ 規格模型の応用ですね．（Part3-3「規格模型の製作」112頁〜参照）

義歯を調整するときは，咬合面→粘膜面の順でやったほうがうまくいくことが多いよ．
この症例では，床の辺縁を延長後，粘膜面に粘膜調整材（コーソフト）を裏装した義歯で咬合調整を進めているね．

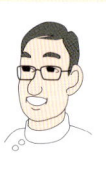

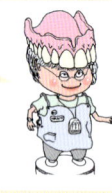

義歯には表（咬合面）と裏（義歯床内面）があって，どちらも関節と言えるよ．
"表"は人工歯と人工歯が対合する関節．
"裏"は義歯床内面と粘膜面による関節．

⑬ 義歯の改造は，経験を積んだ歯科医師であれば当たり前かもしれませんが，私のように経験の浅い歯科医師には難しいです．

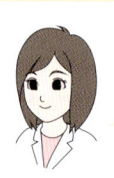

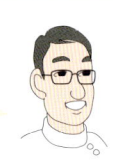

そういう意味でも，レジンによるシーネの応用は，時間も読めるし，経験の浅い歯科医師にとっても取り入れやすい方法かもしれないね．

丁寧に修正していくようにした．患者が舌感の悪さや粘膜の痛みを訴えることはなかった．上顎歯槽結節頬側の床縁の延長などをできる範囲で少しずつ行った（図Ⅱ-11）14．

咬合挙上への患者の適応も良好に進んでいたが，2週間ほど経過したところで不安定な開閉口運動をしていることが観察された．口腔内を丁寧に見ると，臼歯部の咬合面同士の噛み合わせがぎりぎりで当たっていて，前歯部のオーバージェットも大きくなっているのが観察された（図Ⅱ-12, 13）．つまり，この2～3週間の間に下顎の後方への移動が起こっていた．

これは咬合高径を挙上したことによって，下顎顆頭位置が少しずつ本来の下顎窩におさまってきたことによるものと考え15，咬合状態をこの開閉口終末位の位置に修正した．口腔内で咬合採得した義歯を咬合器に装着し，即時重合レジンを用いて上顎の臼歯部咬合面は内方へ，下顎臼歯部は外方へ修正し，噛み合うようにした．また前歯部は，下顎人工歯唇頬側面にレジンを盛り上げ，オーバージェットが1mm程度となるようにした（図Ⅱ-14～16）1617．修正後，患者の開閉口運動および前方・側方への運動が無理なく行えることを確認した．

ほとんどの修理はチェアサイドにおいて筆者が行ったため，研磨面の表面もガサガサで，即時重合レジンを付与した咬合面も摩耗していきそうであった．患者にはこの時点の義歯で最終印象と咬合採得を行っていくことを伝えた．

---

14 初心者にとって，咬合面と粘膜面の調整が一度でできないのは当たり前だよ．そんなときは，何回かに分けて行えばやりやすいと思う．一度に行おうとして無理に進めると，患者さんにとっても負担になることが多いからね

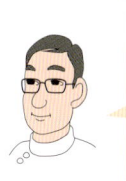

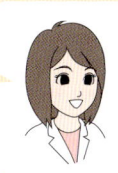

やはりその都度患者さんの主訴と希望を確認することが大事ですね．それによって歯科医師は，治療をそのまま進めるかどうかも決めなくてはならないし．

15 咬合高径を挙上することで，前噛みが解消されたと考えられるね．

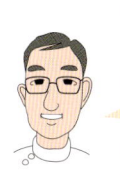

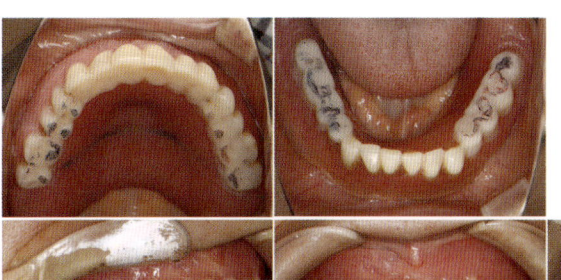

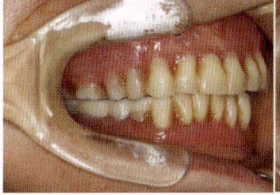

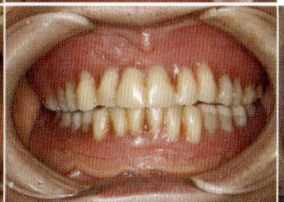

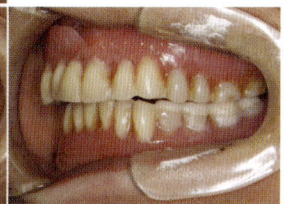

図Ⅱ-12 咬合調整開始4週間経過時の口腔内（2009年10月22日）
臼歯部の咬合面同士の噛み合わせが不安定になり前歯部のオーバージェットも大きくなっていて，咬合挙上により下顎が後方へ移動したことが考えられた．
図Ⅱ-4（33頁）の正面観と比較すると，上下の正中がほぼ一致している．

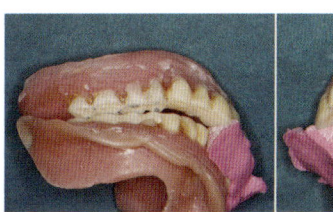

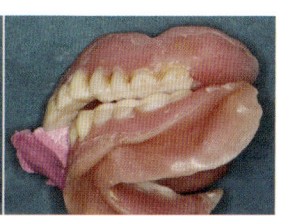

図Ⅱ-13 同時期の義歯の上下顎の咬合状態（同日）
オーバージェットは8.8mmと大きくなっている．臼歯部は外れそうになっている．

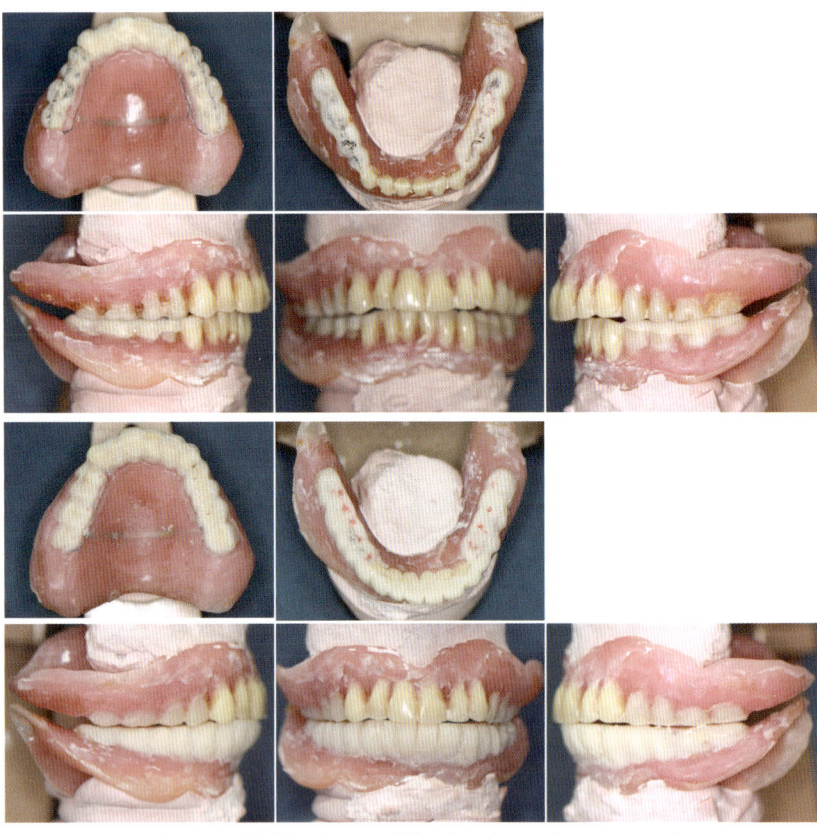

Part2　誰でもできる　痛くなく外れず噛める「何ともない」総義歯づくり

図Ⅱ-14, 15　患者の咬合習慣に合わせた義歯の修正（2009年10月26日）
義歯を咬合器に装着し，即時重合レジンを用いて上顎臼歯部の咬合面は内方へ，下顎臼歯部は外方へ修正し，噛み合うように修正した．前歯部は，下顎人工歯唇頬側面にレジンを盛り上げ，オーバージェットが1mm程度となるようにした

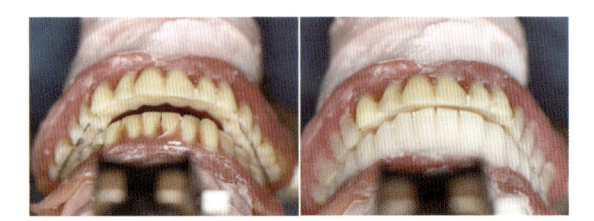

図Ⅱ-16　修正前後のオーバージェットの状態（同日）
オーバーバイトは1.0mm，オーバージェットは2.0mmを目安に前歯の被蓋を修正した．

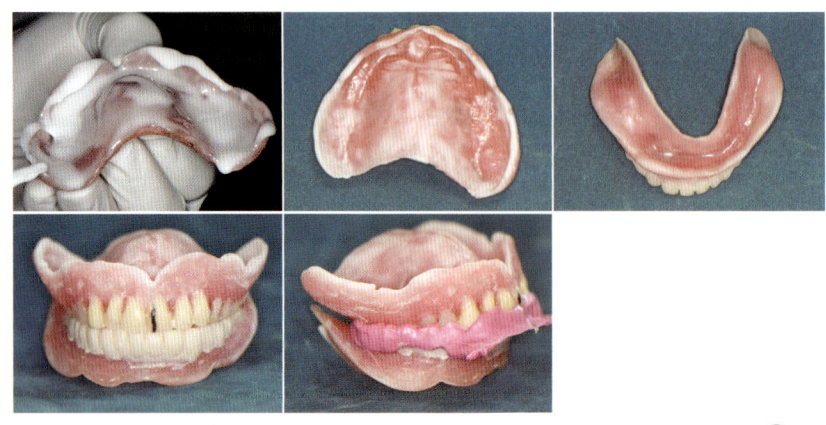

図Ⅱ-17　上下顎義歯とティッシュコンディショナーによる最終印象（2009年11月5日）⑱
上顎は1日，下顎は3日ぐらいかけてダイナミック印象を採得した．

⑯
図Ⅱ-14〜16の義歯の修正は，チェアサイドで行われているんですね．

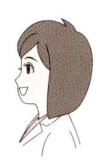

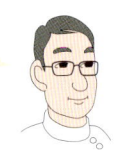

即時重合レジンは，歯科医師にとってはワックスなどより身近な材料だよね．石膏やワックスよりも使う機会が多いので，ちょっとした義歯形態の修正は，昼休みなどにチェアサイドでできる範囲の仕事だね．

⑰
下顎義歯前歯部を前に出した形になったけれど，上顎の基底結節部に即時重合レジンを盛って咬合を回復していたら，違った展開になっていたかもしれないね．
・適切な歯列の位置
・確実な中心咬合位
・十分なオーバージェット
・適切なオーバーバイト
を同時に与えるのは難しいのかも……．

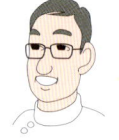

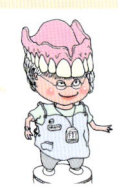

⑱
ティッシュコンディショナーの使用にあたっては，どんな粘性（流動性）のものをどんな処置のときに用いるかが重要だよ！
①流動性の高い状態（初期流動性〜クリーム状．＝トレーへの塗布・口腔内挿入）…無圧的に粘膜を変形させない＝印象採得材として使用．
②，③粘弾性が生じた状態…開放型で力を緩衝し，均等に伝達する（機能圧の均一化・疼痛緩和）＝粘膜調整材として使用．
④密閉型で粘膜と共に変形する＝動的機能印象材として使用．

すなわちここでの最終印象には，混和してすぐの，サラサラした液状のティッシュコンディショナーを使っているよ（下のグラフの①）．

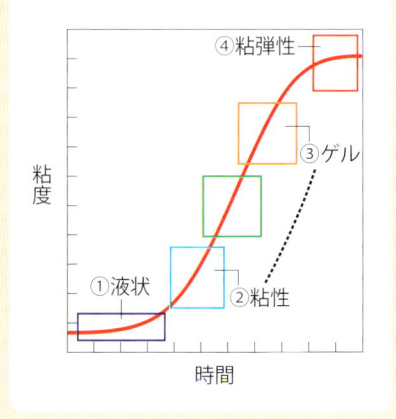

粘度／時間
①液状　②粘性　③ゲル　④粘弾性

38

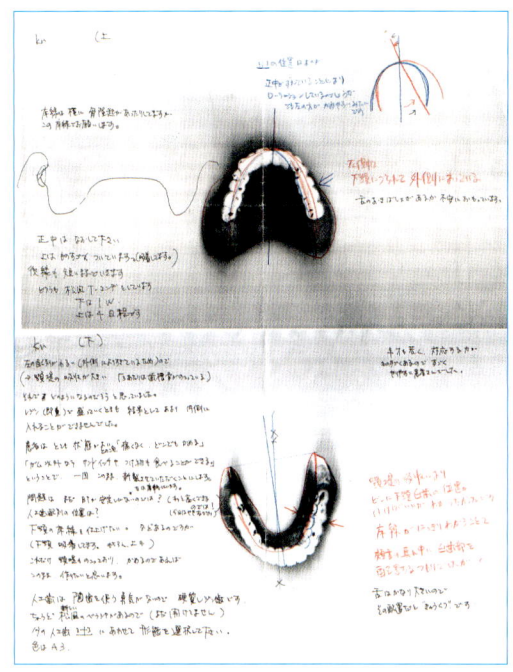

図Ⅱ-18 印象後の義歯をラボサイドに送る際に添付したメモ（2009年11月5日）
義歯をコピーした用紙に，前歯の位置，方向，排列，人工歯などについての筆者の所見を書き込んだ．

図Ⅱ-19 堤氏によるメモ（2009年11月17日）
筆者が感じている疑問・希望に対して簡潔に回答されている．

2. 最終印象・咬合採得

10月29～11月5日

全体的に落ち着いていたので上下顎とも最終印象に入る．

上下の義歯を印象体として細部の修正を加え，ティッシュコンディショナー（松風）をライニングすることによって粘膜面のダイナミック印象を行った（図Ⅱ-17）⑱⑲．

翌日，患者が来院したところで印象状態に問題がないことを確認し，咬合採得材にて咬合採得を行った．またデンチャースペースの確認のため3Mインプリント Ⅱ インジェクションタイプも口裂から流し込んで観察できるようにした．

この義歯がそのまま印象体となるため正中線の記入も行ったうえで，義歯をコピーした用紙上にさらに修正したい点などを書き添え（図Ⅱ-18），印象体である義歯，咬合採得記録体，写真を記録した媒体（コンパクトフラッシュ），技工指示書などと一緒に堤氏へ送付した．この時点では，①粘膜面の印象，②使用可能な咬合高径，③上顎中切歯の位置，④とりあえず使えている状態の義歯，の4点のみを情報として送り，「下顎床形態などはこの状態がよいと思っていないが，今回はここまでで行き詰っている状態である」ことも正直に伝えた．

3. ワックスデンチャー試適

11月17日

ラボサイドにて製作された作業用模型，咬合器に装着のうえ人工歯を排列した基礎床とメモ（図Ⅱ-19）が堤氏より届いた．メモには簡潔に要点のみ

---

⑲ ティッシュコンディショナーには
①粘膜の状態を整える
②義歯を用いたダイナミック印象材として使用する
の2つの用途があるけれど，ここでは②として使われているね．
　ダイナミック印象も上下顎を一度に行う必要はないよ．アポイントメントに合わせて行うほうが楽だよ．

共通言語

●ダイナミック印象（dynamic impression）

「動的印象」ともいわれるけれど，旧義歯や治療用義歯などに長時間流動性が持続する印象材や粘膜調整材を裏装して，日常機能時の粘膜と義歯床に対する粘膜の動態を記録する印象法だよ．

以前は口腔内温度で粘性を示すコンパウンドなどがよく用いられたけれど，近年では粘膜調整材であるティッシュコンディショナーが使用されることが多いよ．ティッシュコンディショナーを使用するときも，ベースとなる義歯の形状や調整材の厚みやフローのコントロールが重要で，さらには咬合との関係も大きな要素になるよ．

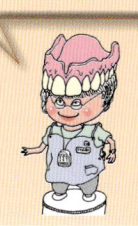

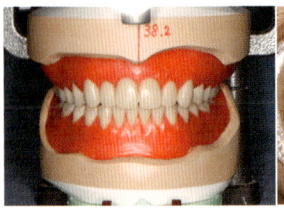

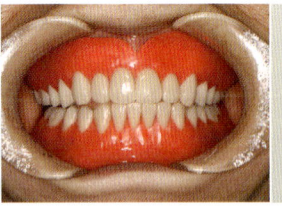

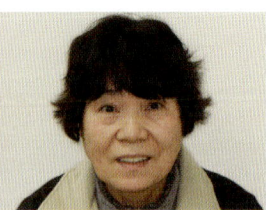

Part2 誰でもできる 痛くなく外れず噛める「何ともない」総義歯づくり

図Ⅱ-20 ワックスデンチャー試適（2009年11月17日）⟨20⟩
咬合器上と口腔内での状態．左に動いて噛んでいる．

図Ⅱ-21 試適後の堤氏とのやりとり（2009年11月18, 19日, Fax）⟨21⟩
現状とゴールの確認，試適での問題点などについて述べられている．

⟨20⟩
図Ⅱ-20のワックスデンチャーを見て，咬合器上と口腔内での違いがわかるかな．

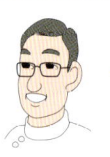

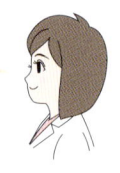

……あ，咬合器上では合っている上下の正中が，口腔内では下顎が左にズレているように見えます．

そうだね．旧義歯または現義歯を最小限修正して，その義歯を治療用義歯として活用（印象体・咬合体として）新義歯を製作すると，やはり以前の義歯の情報の影響が大なり小なり残った新義歯になってしまうということかな．

⟨21⟩
歯科技工士さんとは，コストの問題も含めて情報交換されているのですね．

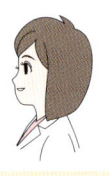

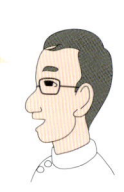

技工料金や時間のことなどを，忌憚なく発信しあえる関係は大切だよね．行ったことには費用がかかるなど，歯科医師がコスト意識を持てるようにきちんと伝えてくれるのはありがたいと思うよ．これも大事な共通認識だよね．

記され，いつも堤氏から聞いている内容が当たり前のように並んでいた．
ワックスデンチャーは
①舌房を広くする
②かつて歯が植立していたであろうところに
③左で噛みやすいが顎は右にある
などに留意して作製されていたので，ワックスデンチャーの試適を行った（**図Ⅱ-20, 21**）．問題なく硬質レジン歯による本義歯完成へと進む．

本義歯装着

11月30日

本義歯装着（**図Ⅱ-22**）．今まで入っていた義歯の粘膜面と咬合高径はその

40

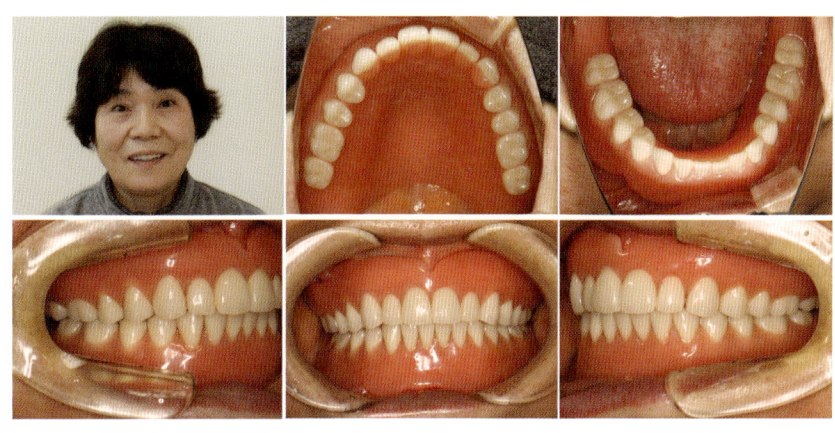

図Ⅱ-22 新義歯装着時の口腔内と顔貌（2009年11月30日）
患者は「何ともない」と言うが，この時点でも左側へのズレが認められる．

ままですんなりと装着できた．つぎはぎばかりの印象体とは異なり，当然のことではあるが，装着感は格段によくなった．

12月1日

本義歯装着翌日．患者は，「柿をまるごと食べられた！　前はグチャグチャ噛んでいたけれど，シャクシャクって！　ごはんがおいしい！　味がするの．もうびっくり！」㉒などと興奮して感想を述べた．これらの感想をまとめると

- 歯切れがよいので噛む力がいらない
- 味覚が違う．噛むことで味わえる
- 今までの義歯とは本当に違う

とのことである．患者の満足を得ることができた．患者の声から，人工歯の形態や排列位置などによっても主観的な評価が変わることを理解した．

咬合高径・人工歯排列・床粘膜面および研磨面など㉓，義歯の重要な部分でラボサイドとの緊密な連携をとりながら進め，また学んだ症例である．

●今日（2014年8月），ここまでの治療を振り返って

この頃の筆者は，理想と現実の中で治療を進めていくことが多かった．患者に「よい義歯を使ってほしい」と考えて，各種講習会や書籍，雑誌で見る美しい左右対称性をもつ義歯を勉強して，理想と考えていた．しかし現実には，患者の反応を見ながら旧義歯の修正を行うことで「理想とは違う！　でも患者は受け入れてくれる！」という感覚で，一歩ずつ階段を上るようにこわごわと治療を進めていた．

当時，歯科医師としては，他の患者やチェアタイムのことも気にしながら，「無理だ」と思うこともあったが，「今やらなければいつ総義歯をやるんだ？」と自問しながら臨んだ．

少し時間が経った現在の筆者から見ると，修正の不十分さなども見えていないことが気になるが，患者の言葉を真摯に聞いて，また各時点の反応を注意深く観察することによって次の工程を決めて前に進むことが大事であることを学んだ症例でもあると思う．総義歯治療では decision making が多いので，「時間と頭と心を遣うことは当然」ということもこの頃気づいた．

㉒ よく噛めると咀嚼効率・歯ごたえが変わるだけでなく，味まで変わるんですね．

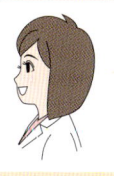

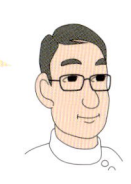

「切れ味も味のうち」ではなく，咬み切る・噛み砕ける義歯では十分に味わえなくて，噛みつぶす・押しつぶすことができるようなスピルウェイが十分な咬合面を作ることによって，食物から味が押し出され，それが唾液と混ぜ合わされることで味覚も向上するようだよ．

㉓ 義歯床は裏表が一体で機能するわけで，粘膜との関係では，きつすぎない・ゆるすぎない適度な密着性が得られ，咬合は高すぎない・低すぎないところで，上下の咬合関係が作られる必要があるね．

それには審美的な条件を満たしたうえで，舌と口唇や頬粘膜が，咀嚼や発音などの機能時において必要な役目を果たす・果たしうる位置に人工歯をまず排列することが必要となるよ．すなわち"咬合"よりも，まず舌や頬が働きやすい位置を設定することが大切．

舌が食べ物を咬合面に乗せ，頬が落ちないように支え，そして下顎運動によって人工歯と人工歯の間にある食物を咬み切る・噛み砕く・噛みつぶしていく．これを繰り返す中で唾液と混ぜ，食品の中の味成分を押し出して……というチューイングサイクルを十分に意識しよう．

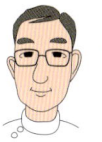

Part2 誰でもできる 痛くなく外れず噛める「何ともない」総義歯づくり

2　1つ目の本義歯装着後の経過〜再初診

2009年11月30日〜2012年7月17日
by Hiraoka Hideki

1つ目の本義歯装着後の経過

2009年11月末に新義歯（当院で調整した1つ目の本義歯）を装着した後の経過は，3〜6カ月ごとの定期健診において確認できた（**図Ⅱ-23**）．

患者は義歯を快適に使用しつつ，ケア（毎食後の洗浄と，就寝時の義歯洗浄剤への浸漬）もていねいに行っている．定期健診時には，上顎義歯の臼歯頬側に歯石が見えることもあったので，クエン酸を使用して歯石除去などのプロフェッショナルクリーニングを行っていた㉔．

1. 経過観察のポイント

定期的な健診の目的は，使用中の義歯を問題なく使っていけるように清掃などを行うことと，患者がどのように使用しているかを観察することである．筆者にとって，この患者に対して観察すべきポイントは以下の3つであった．

・噛み合わせ…中心咬合位（咬合，咀嚼する位置）はかなり広いエリアである．これだけ使いこなされている義歯においては，中心咬合位は患者に合った状態にピンポイントに収束していくのだろうか？──患者は「どこでも噛める」と言うが，実際には一番安定して噛みやすい咬合収束位があるのではないか，そしてそれは顆頭安定位ではないかと考えた㉕㉖．

・床の形…旧義歯を修正改造していく過程が不十分だったことにより，下顎義歯の床外形は左右でアンバランスになっている（**図Ⅱ-23，24**）㉗〜㉙．使用にあたってこのことによる問題はないのだろうか？──時間などの関係で手を入れることができなかったが，施術側としては悔いているところである．

・人工歯の摩耗…装着時には全く想定していなかったが，装着後3カ月の時点で $\frac{6|}{|6}$ の咬合接触が弱いことが観察された（**図Ⅱ-23-B**）．さらに装着後7カ月の時点では，50μmの咬合紙が引き抜けるほどになっていた（**図Ⅱ-23-C**）．旧義歯も摩耗が著しかったことから，レジン歯の摩耗を観察していくこととした．人工歯の摩耗により顎位が変化することも考えられる．

2. 機能運動時の顎位の考察

上記のような視点に立って本患者の観察・考察を行っていくことにしたが，ポッセルトの図形をイメージすると，咬頭嵌合位，開閉口路終末位は一致していくものと思っていた㉖ので，リラックスしているポジションから機能運動を行っていく際の顎位を観察して記録しようと考えた．記録には写真と模型を用いた．

噛み合わせについて……上顎の正中に対して下顎の正中は装着当初，一致していることもあったし，左に1.5mmほどずれることもあった．これは3

㉔

クエン酸による義歯洗浄は，40℃ぐらいの250cc程度の温水にスプーン1杯入れ，義歯を浸漬して5〜10分程度すると歯石が軟らかくなるので，探針やスケーラーで除去します．シリコーンポイントなどで削ると傷ができるので，できるだけエンジンは使わないようにしているよ．

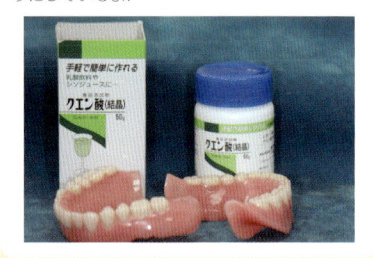

㉕

義歯の場合，顆頭の生理的な位置である中心位と，歯の接触位置である咬頭嵌合位が一致することを1つの目的として顎位を決定するよ．

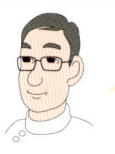

㉖

共通言語

●ポッセルトの図形[1]　Posselt's figure

1952年ポッセルトが切歯部における顎運動の矢状面記録と水平面的な運動記録を組み合わせた立体的な下顎限界運動範囲として発表した図形だよ．

「立体的」であることがポイントで，すべての高さにおけるゴシックアーチの描記板に印記される水平的な動きを積み重ねたものともいえるよ．

これによって下顎安静位，中心位，咬頭嵌合位，習慣性運動路などの言葉の意味と概念，相互の関連性が示されたよ．

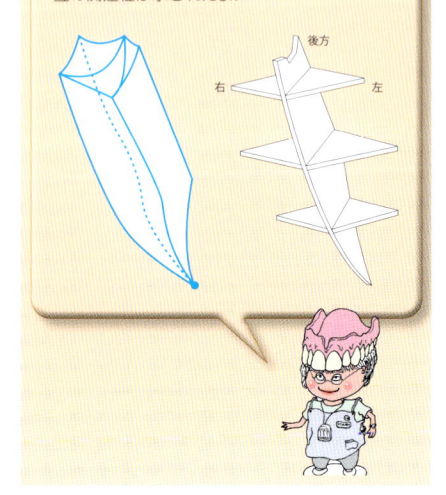

A：装着直後（2009年11月30日．咬合面観は12月8日）．正中のズレが認められる．

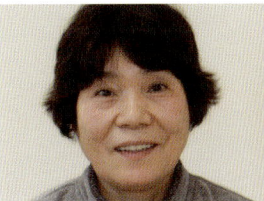

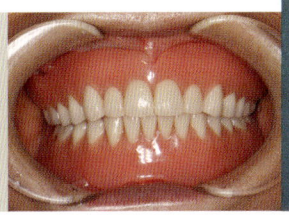

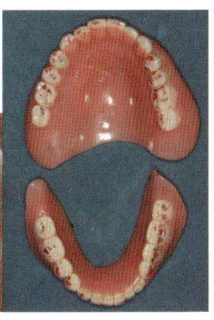

B：約3カ月後（2010年3月18日）．$\frac{6|}{6|}$の咬合接触が弱くなっている．正中が一致してきた．

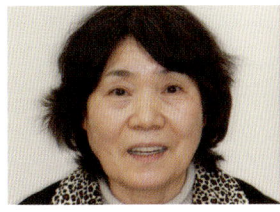

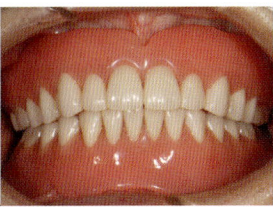

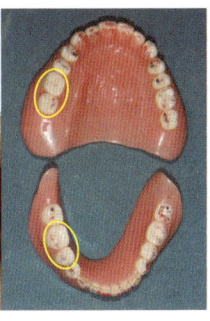

C：約7カ月後（同，6月29日）．$\frac{6|}{6|}$の咬合接触がさらに弱くなっている．正中は一致している．

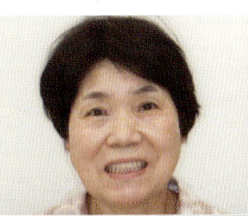

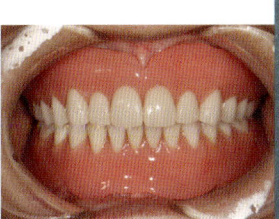

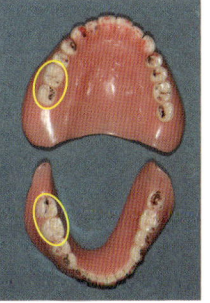

D：約1年後（同，12月1日）．正中は一致してきたが，わずかにズレている．

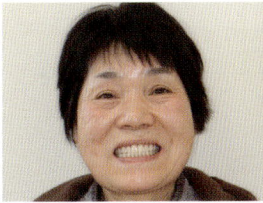

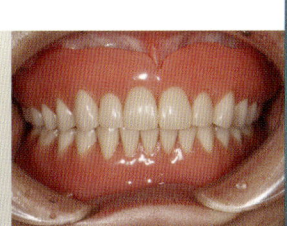

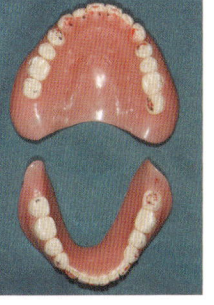

E：約2年後（2011年12月7日）．正中は一致している．

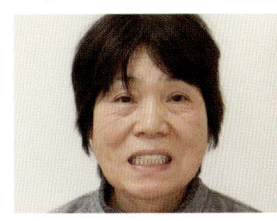

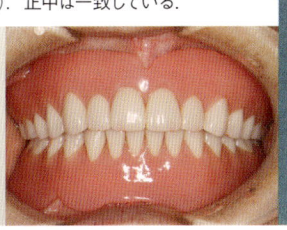

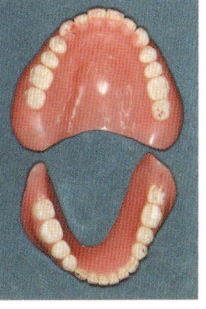

図Ⅱ-23　1つ目の義歯装着後の経過

💬 27

■義歯の左右対称性について——
　ヒトの身体は完全な左右対称（シンメトリック）にはなっていないのに，ヒトの目や脳は左右対称であることに対してバランスや美しさを感じてしまうね．だから機能的には十分に使用できている義歯に対しても，目が肥えてくると不満や不安を感じてしまう．
　美しさが感じられるシンメトリックや，より美しいと感じうるわずかにアシンメトリック（意図的に設けた左右非対称）な義歯床や印象体を得るには，"impression taking"ではなく"impression making"が必要となるよ．すなわち術者がその形を「このように作り込んでいく」過程が必要になるんだ．
　impression makingの技能を身につけるには，術者が歯の形を知る，自分のものにするということと同様に，正常で美しい歯列の形，そして歯肉や口腔前庭円蓋部の形を知っておくことが重要だよ．

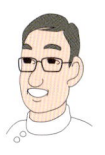

💬 28

　無歯顎の口腔前庭円蓋部や口腔底部の被覆粘膜は，歯や咀嚼粘膜を失うことによって，本来あるべき形から変化したマウスボリュームに適応するという生理機能によって，変化適応（アダプテーション）して左右非対称になっていることもあるよ．
　このような状況では，ティッシュコンディショナーなどを用いて術者が形態を復元適応させたうえでの型採りが必要になるよ．

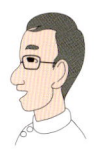

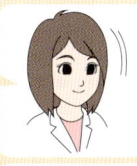

　ティッシュコンディショナーと治療用義歯を用いた治療の適応症ということですね．

　そうだね．治療用義歯はそれを行う過程で機能や形態を診断し，施術を評価できる治療法だから，術者にとって難易度が高い症例では選択する意義があると思うよ．

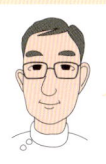

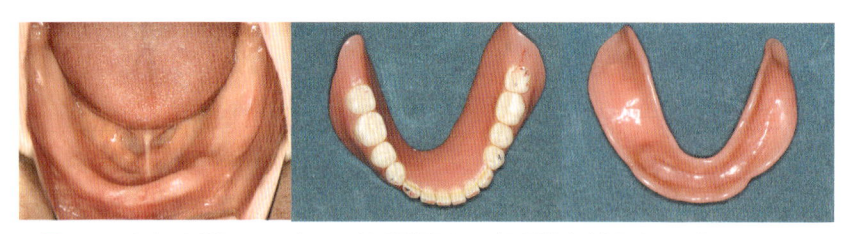

Part2 誰でもできる 痛くなく外れず噛める「何ともない」総義歯づくり

図Ⅱ-24 左右の形状がアンバランスな下顎顎堤および下顎義歯（本写真は装着2年後の状態）27〜29

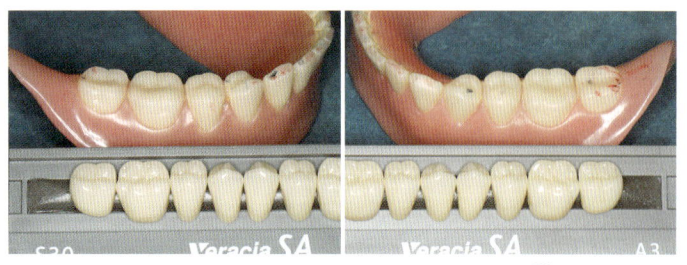

図Ⅱ-25 装着2年経過後の下顎義歯臼歯部人工歯の状態 31
咀嚼によるレジン歯の摩耗が著しく，$\frac{6}{6}$は咬合接触がないほどである．下は同じ人工歯の新品（ベラシア）．

29
義歯の外形でのバランスを得ようとすれば，口腔前庭円蓋や口腔底の被覆粘膜のimpression makingを行う必要があるよ．
長くもなく短くもない，厚くもなく薄くもない中での機能的形態の作り込みが必要になるんだ．

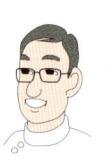

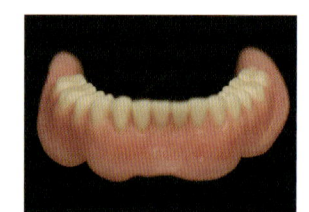

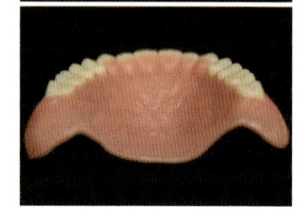

▲食物による人工歯の摩耗はアンチモンソンとなる．

カ月ほどで正中が一致したので旧義歯に与えた顎位はほぼ正しいのだろうと推察した．ただ，中心咬合位がピンポイントで収束する人もいれば，前後左右1mmほどの広いエリアになる人もいる．この患者の場合は，病的な状態ではなく，生理的な位置に収まっていると考えた．

・**床の形について**……床外形の左右差により使用に不都合がないかと危惧したが，患者は不満を訴えることはなかった．

本患者の義歯の"使いこなし"への順応性は素晴らしい．「人間は道具を使いこなしているから人間なのである」とはいうが，各人の順応性には大きな幅がある．本患者は受容性が高い人だろうと思う．噛むことなどに困っていない．山本の総義歯咀嚼率判定表 30 などでチェックするとほぼなんでも食べられるようだ．

・**人工歯の摩耗について**……人工歯摩耗の進行は非常に早い．3カ月後，6カ月後，1年後，2年後と観察すると，しだいに咬頭がなくなり（主咀嚼部位の上下機能咬頭）のすり減りが明らかになってきていた（図Ⅱ-25）31．硬質レジン歯は材質的によりよく開発されたものであるが，摩耗などにより耐用の限界はある．本患者の咀嚼力と食生活での使用方法であれば，2年ぐらいが耐用年数なのではないかと推察した．

また，旧義歯も摩耗が激しかったことから，咬合高径の低下と顎位も前方への移動が考えられたので，咬合高径を保持することがこの患者にとって生理的な健康状態を維持することになると筆者は考えていた．

患者の食事の内容なども教えてもらい，特別な嗜好品などがないことや，職業上特別な咬合習慣はないこともチェックしている（酢のものを頻繁に食べたり，大工のように釘をくわえたりして，口腔内が酸性環境下にあるようなことはなく，歯を食いしばるようなこともない）．

30
山本為之先生の判定表は，都会の患者さん向けかなとも思います．
地域によって常食される食材や食べ方が異なるので，患者さんの咀嚼を評価するときは，各地域での食習慣も考慮するようにしたいです．

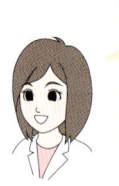

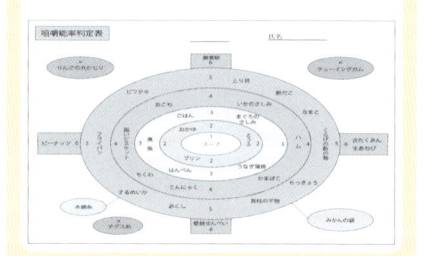

3. 総義歯の再新製の決定

　患者も短期間の間に義歯上の人工歯の形が変わってきていることに気づいているので、装着後2年時の定期健診の際に「それは、人工歯にも耐用年数はありますよ。でも、せっかくうまく使いこなせている義歯を作り直してまた難しくなってしまうこともあるので、よく考えましょう」程度に話したところ、患者は義歯の作り直しへの興味を示した.

　豊田らによると、「コンプリートデンチャー補綴の臨床的意義」は

①病的変化の予防と健常状態の維持

②異常な状態の診査や治療

③形態と審美性の改善・回復

④機能の改善回復

⑤精神的抑制の解放と社会生活の回復

である〔豊田静雄ほか：標準補綴学総論・コンプリートデンチャー. 医学書院, 東京, 2004.〕[2].

　本患者においても、60歳代と年齢も若い今の状態をできるだけ長く維持できるように、咬合高径の保持、人工歯の摩耗への対応を真面目に考えて、経過2年6ヵ月で再新製のための治療を開始することにした.

総義歯再新製のための治療開始

> **症例の概要**
> 再初診：2012年7月17日
> 患　者：64歳の女性
> 主　訴：人工歯の耐用年数が過ぎたようなので、新しい義歯を作ってほしい.
> 医学的特記事項：なし. 健康で若々しい.
> 職　業：無職（もと郵便局勤務. 現農業）
> 性　格：明るくおおらかで話し好きで、治療に対しても非常に協力的.

1. 新義歯製作の目標…「咀嚼に耐えうる義歯の製作」

　総義歯治療を再び開始するにあたっては、患者にとって適正な咬合高径を保持し、咀嚼に耐えうる義歯を作ることを目標とした. そのための手段として

・咬合高径の変化を少なくするために、人工歯は陶歯を使うこと

・陶歯は調整が難しいので、初めにレジン歯を用いた治療用義歯（プロビジョナル義歯）を製作・装着して、機能を取り込み、より使いやすい最終義歯の形を絞り込んでいくこと

・そのことにより義歯の形（床概形）なども今のものとは変わっていくこと

などを患者に提案し、了解を得た.

2. 再治療開始にあたっての診査・診断

　患者は健康で若々しく、全身的な問題はない. 治療のための通院にも問題はない.

　口腔内については顎骨、歯槽骨もあり、咀嚼粘膜は十分にある. 2009年12月に装着した義歯も十分に使いこなしていることから、義歯に対する適応能力もあるものと思われる（図Ⅱ-26〜29）[32]〜[34].

　模型診断も診査の対象であるが、模型については後述する.

---

(31) 人工歯の摩耗について経験的に理解していることは？

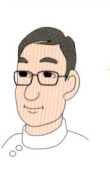

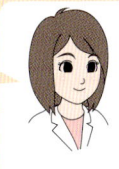

摩耗しやすいのはレジン歯→硬質レジン歯→陶歯の順です. 摩耗の原因は、
①食物の中の線維性のものが人工歯の咬合面を剥走？することによるもの
②人工歯同士を擦り合わせる咬合習慣によるもの
③酸蝕
ぐらいでしょうか.

　そうだね. いずれも程度の差はあるけれど、よく噛める義歯の人工歯ほど摩耗が生じるよね. 咀嚼時の食品による大きな摩擦力に耐える材質となれば、陶歯か金属歯しかないかもしれないけれど、食いしばりや歯ぎしりの習慣があると陶歯ではリスクもあるよ.

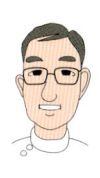

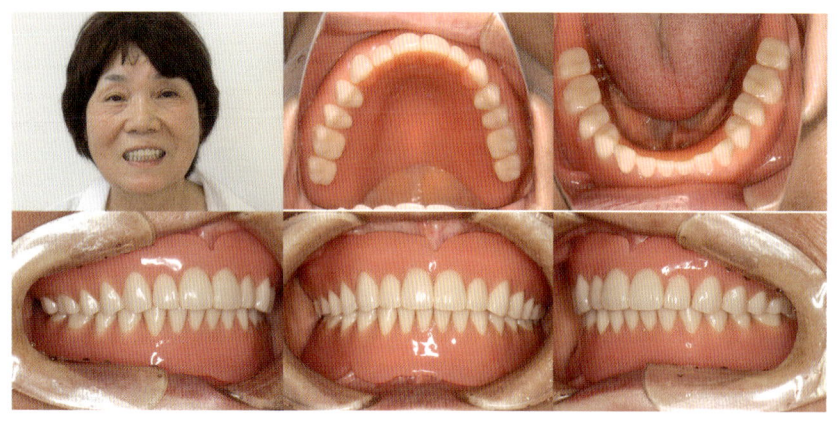

Part2 誰でもできる 痛くなく外れず噛める「何ともない」総義歯づくり

図Ⅱ-26 総義歯装着2年7カ月後の再初診時の顔貌および口腔内（義歯装着時）（2012年7月17日）
しっかりと噛んでいて、人工歯は摩耗しているが、なじんでいる．

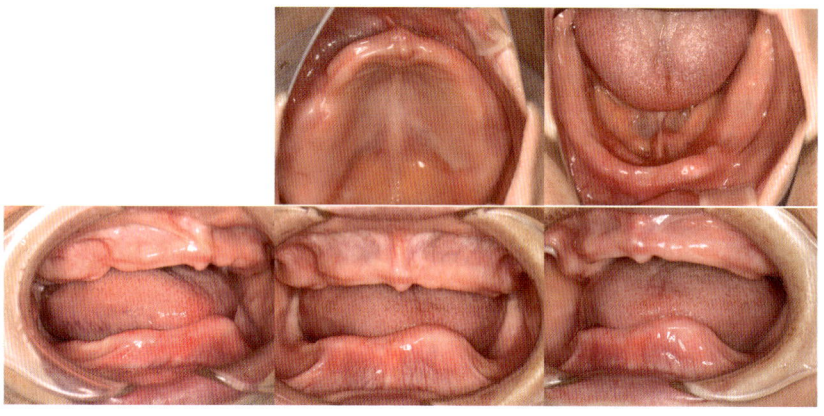

図Ⅱ-27 総義歯装着2年7カ月後の再初診時の口腔内（義歯非装着時）（2012年7月17日）
特に変化はなく、粘膜も健康な状態である．

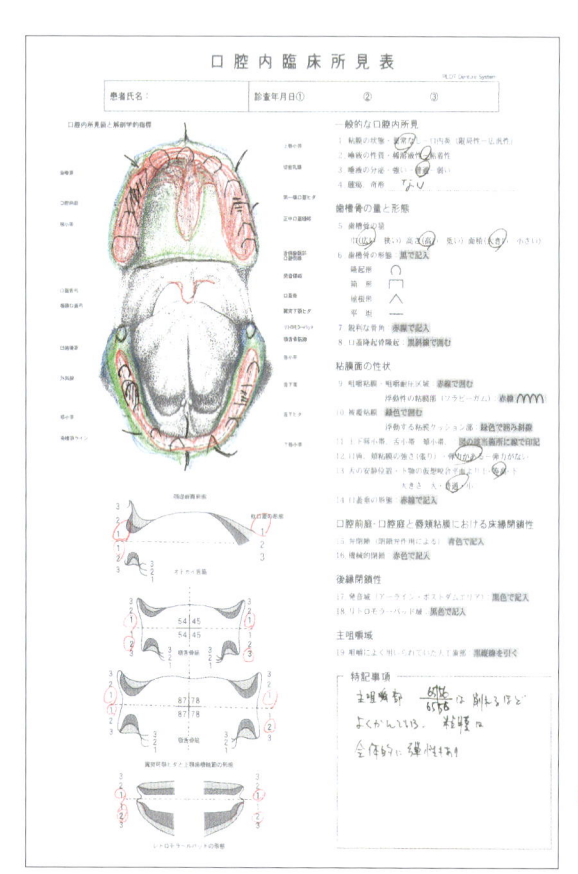

図Ⅱ-28 総義歯装着2年7カ月後の再初診時の口腔内臨床所見表 ㉜㉝

㉜
「口腔内臨床所見表」（図Ⅱ-28）では、咀嚼粘膜部分を赤で、被覆粘膜部分を緑で塗り分けられているね．これらの粘膜は性状が異なり、印象では採り分ける必要があるため、こうして図式化して術者が意識しておくことは有用だよ．

㉝
経験豊富な歯科医師であれば、患者さんを見ただけで図Ⅱ-28，29のようなことが頭に入るのでしょうね．でも、経験が少ない術者にとっては、図示したり文字で書き込むことによって確認ができて、初めて意識を持つことができるように思います．

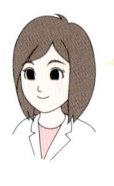

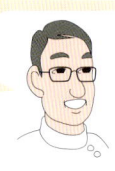

そうだね．総義歯は口腔内で一番大きな補綴物であって、口腔周囲組織との関係においても、大きさや形が大事だから、印象採得を実施する前に十分にその大きさや形状をイメージするためには、口腔内の視診や触診に加えて、X線写真などの所見をまとめておくことも大事だよ．

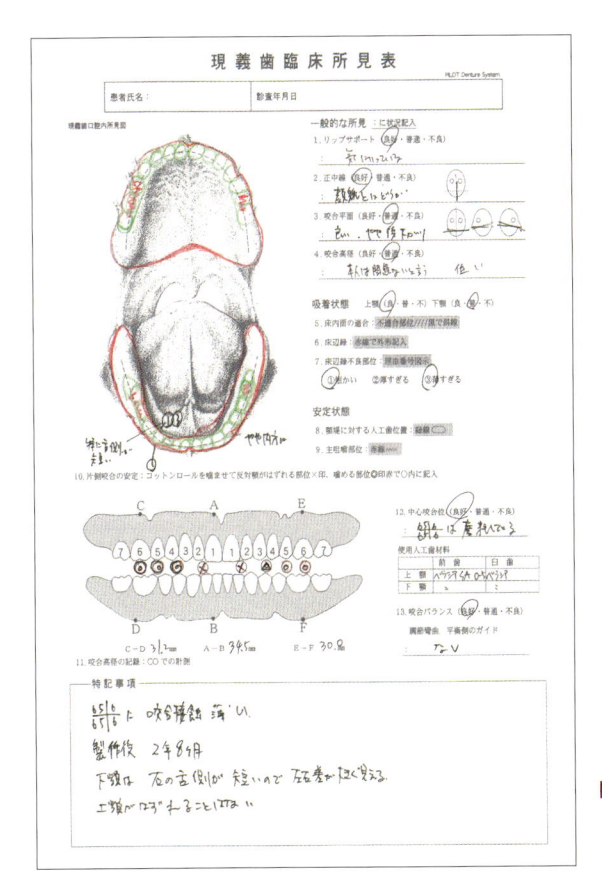

2 1つ目の本義歯装着後の経過〜再初診

図Ⅱ-29 総義歯装着2年7カ月後の再初診時の現義歯臨床所見表 (33)(34)

(34) 現状を知るための診査を行うと問題をとらえやすいから，現在入っている義歯を見直すことも大事なんですね．

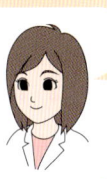

図Ⅱ-30 本症例における維持力と支持力，咬合の診断に基づく『総義歯症例難易度判断目安表』(35)

1つ1つあてはめると難易度はそれほどでもないと思われた．咬合については治療用義歯を用いて詰めていこうと考えた．

診査の結果から，症例の難易度を『総義歯症例難易度判断目安表』にて大まかに分析したところ（図Ⅱ-30），現義歯より使いやすく耐久性のある義歯を製作できる症例としてとらえることができ(35)，治療に臨むことにした．

(35) 難易度が高くないとわかると，よしできる！という気になりますね．

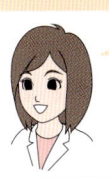

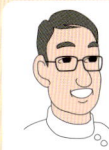

もちろん，診査を経て診断をしたから治療を完全になしうるというものではなくて，この表もよりよい治療を行うために難しさを分析し，方向付けなどを行うための「目安」だけど，術者にとっての難易度が最初にわかることは臨床的に意義が大きいよ．
途中で変更が生じても，難易度の目安を持って治療に臨むことで，術者の気持ちのうえで楽になることを私も経験的に感じているよ．
ただこの「総義歯症例難易度判断目安表」はあくまでも"目安"だし，記載には術者の主観も入るから，絶対的なものではないよね．この症例の治療もこの先そんなにスムーズにいくかな……？

47

3 治療用義歯製作のための概形印象〜規格模型製作

2012年7月20日

by Hiraoka Hideki

治療用義歯とは……

　当院における総義歯再新製のための治療（以下，2nd treatment）においては，治療用義歯を用いた治療過程を経ながら，本患者の咬合に応じた形と機能を最終義歯に取り込んでいこうと考えた．

●なぜ治療用義歯が必要なのか

　歯科における補綴物は，天然歯の欠損に対して，機能と審美を具備した人工物を装着して欠損部を補う一手段である．それと同時に，人間が使用することを満たした道具でもある．

　さまざまな条件を必要とする最終作品を製作する前に，試作品を作り改良を加えながら，（患者と術者の）要望を満たすものとしていく．その結果として，患者にとってよりよいものが生まれるという，"ものづくり"としては当然な方法を義歯づくりに応用したのが治療用義歯である．

　この症例では患者は一見問題なく使用しているが，どんどん人工歯が摩耗（咬耗）していることと，床縁の形態および咬合高径が本来の患者固有のものではないように考えていたことから，これらの問題点解消のために治療用義歯を用いて治療を進めていくことに決めた．

治療用義歯製作のための概形印象採得

2012年7月20日

　粘膜の印象を採るのは難しい．変形しやすい膜状の組織である粘膜を印象することとは，粘膜の形状そのままを採ることなのか，その下にある骨組織を踏まえて採ることなのか，口腔前庭円蓋や口腔底も含めた辺縁も義歯の形になるものなのか……㊱㊲．

　機能する・機能できる義歯の形を粘膜面から写し取るのは難しいため，今回はできる限り圧をかけないで，粘膜の"ありのまま"を印象することを心がけ，2012年7月20日に概形印象採得を行った．

1. 使用器材

- 既製トレー：上顎は網トレー（ハヤシ），下顎はシュライネマーカー（ヨシダ）
- ソフトプレートワックス（ジーシー）
- アルジネート印象材（モリタ）
- 自動練和器らくねる（ジーシー）
- 重量計量器（タニタ）

㊱ この先のステップで歯科医師がチェアサイドで行うことは，
・診査・診断
・印象採得（概形印象・精密印象）
・咬合採得（垂直的・水平的）
・ワックスデンチャー試適（機能的・審美的）
・完成義歯装着
・咬合調整
だけど，それぞれをできるだけ漏れや抜けがないように詰めていこう．
　各工程は深く考えずにただ淡々と行えばよいのではなく，それぞれの作業の意味・大切さを十分に知ったうえで「正しく行う」ことを徹底しなくてはならないよ．

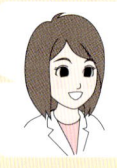

はい！

㊲ 大きくもなく小さくもない，きつくもなくゆるくもないという機能を発揮する総義歯の形を満たしうる形状と粘膜の関係を写し採るのが印象採得の目的だよ．

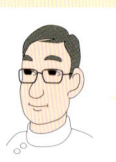

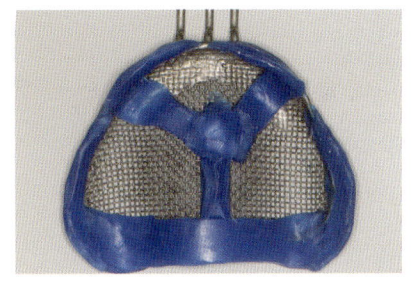

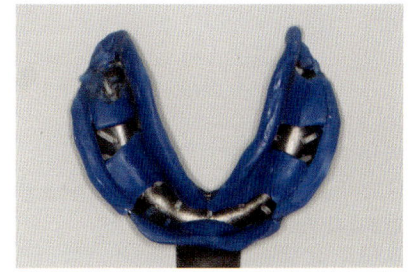

図Ⅱ-31　トレー（上顎：網トレー，下顎：シュライネマーカー）へのストッパーの付与
ソフトプレートワックス（ジーシー）を用いて，トレー辺縁と硬い粘膜部分にストッパーを付与しておく．
トレー辺縁は口腔前庭部をほぼ満たす形としておく．

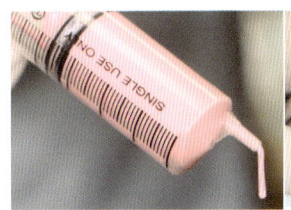

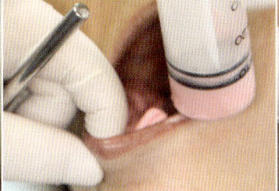

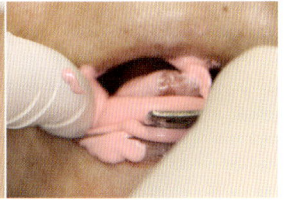

A,B：メーカー指定より水を20％多くしたアルジネート印象材を，シリンジを用いて口腔前庭や口腔底へ注入する[38]．

C：印象材を盛ったトレーを口腔内に挿入し，硬化を待つ．硬化まで極力圧がかからないように保持することが重要．

図Ⅱ-32　概形印象採得

[38] アルジネート印象材の混水比は各メーカーの製品によって流動性などの物性が異なるので，性状の目標を「マヨネーズ状」の粘度としよう．

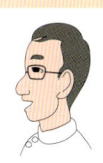

- シリンジ50mL（テルモ）
- メスシリンダー
- 水．

2．概形印象採得の手順

　メーカー指示よりも水を多くした軟らかいアルジネート印象材[38]と，それを支える既製トレーを用いる．

　① **既製トレーの選択**……口腔内をよく視診して大まかに合う既製トレーを試適し，選択する．

　② **トレーへのストッパーの付与**……粘膜をありのままに印象するには，できるだけ無圧的に行うことが重要である[39]．したがって軟らかいアルジネート印象材を使用するため，トレーが所定の一時に固定されにくい．したがってストッパーの付与が必要となる（**図Ⅱ-31**）．

- ストッパーは，咀嚼粘膜の中でも骨と強固に付着している硬い部分（口蓋や，歯槽堤上で硬いところ）を選んで3点以上に設定し，安定を図る．
- アルジネート印象材が軟らかいので，厚みをとるために口腔内温度で形が変わるソフトプレートワックス（ジーシー）を使用する．
- 口蓋や歯槽堤の硬い部分にワックスを押し当て，固定部を作る．その後氷水を入れたカップなどに入れてストッパー部分を固める．
- 4mm幅に切ったソフトプレートワックスでトレーの辺縁を形作る．歯肉頬移行部よりやや短め（1～2mm程度）に位置するように調整していく．
- 粘膜で押しつけるためトレーの口腔前庭部の辺縁形態にも気をつける．軟らかいアルジネート印象材はコシがないので，口腔前庭部から押し出されないように受け皿として形作る．

[39] **共通言語**
●無圧的印象

　印象材を使用しての型採りを"無圧"で行うことは不可能だよね．"無圧的"という考え方は，印象材を粘膜面に対して十分に密着させることができたならば，そのときに生じた圧力を印象材が硬化するまでの間にいかに解放するかという意味だよ．
　手技としては，印象材でランドマークを満たせた時点からは圧を加えない，逆に抜くほどに保持するということになるね．

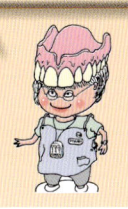

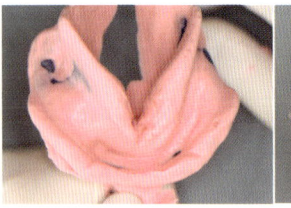

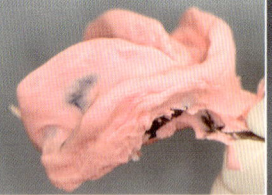

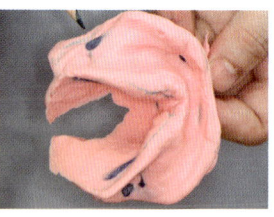

Part2 誰でもできる 痛くなく外れず噛める「何ともない」総義歯づくり

図Ⅱ-33 無圧的印象により採得された下顎の概形印象体（2012年7月20日）
過不足なくランドマークを満たせるようアルジネート印象材を限りなく無圧的に行き渡らせてある㊵．右は粘膜鉛筆でランドマークを確認しているところ．

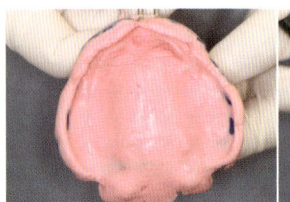

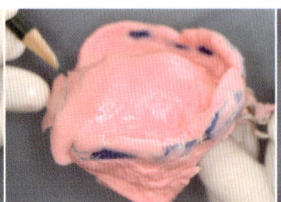

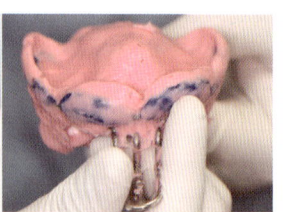

図Ⅱ-34 同，上顎の概形印象体

㊵ 辺縁は薄く採れていても問題はなく，むしろ無圧的に採れているということだよ．ただ，石膏模型にする際に変形しやすいので要注意．

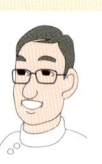

③ **シリンジによる口腔内への印象材の注入〜トレーの挿入**……口腔前庭部円蓋と口腔底部，深い口蓋中央部などの印象材が届きにくいところにはシリンジを用いて印象材を置き，その後からトレーに乗せた印象材を軽くそっと挿入する（図Ⅱ-32）．軽く機能運動も入れ，辺縁の形態なども印象しておく．

④ **無圧的印象**……所定の位置に置いて力を抜いて圧がかからないようにして硬化を待つ．

うまくいくと細かな粘膜のしわの状態までしっかりと見える．軟らかいアルジネート印象材で印象するときは，とにかく押さえすぎないようにする㊴㊵．

また印象時にトレーがずれたりすると，本来の印象の目的を達成できないため，ストッパーをつけて位置が安定できるようにした．

⑤ **トレーの撤去**……印象体の歪みは撤去時に無理な力をかけることで生まれる．撤去時にはエアガンで辺縁から空気をそっと入れ粘膜を歪ませできるだけ力をかけないで印象体を外すようにした．印象材は軟らかく繊細なものなのでやさしく丁寧に扱う．

口腔粘膜はそのやわらかさゆえにちょっとしたことで褥瘡ができるように，印象体に歪みが生じるとそれが後々まで補綴物に影響するので，どの工程も大事ではあるが，最初の模型のベースとなる概形印象には特に気を付けるようにしている㊶．

⑥ **印象面の確認**……印象面（図Ⅱ-33，34）にランドマークが明瞭に採得されているかを精査して石膏模型としていく．

ラボサイドにおける規格模型の製作に対する認識

本症例のスタディモデルは，ラボサイドにて規格模型として調製した（図Ⅱ-35）．

㊶ 概形印象もとても丁寧に行うのですね．

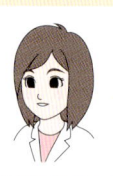

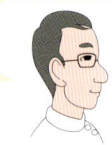

"概形"印象とはいっても，これがすべてを決定する最初のステップだから，個人トレー製作のための印象というような気持ちではなく，十分に時間をかけてじっくり行わなくてはならないよ．
私も，難しい症例では片顎（下顎だけ・上顎だけ）でも1時間のチェアタイムを使ってしまうことも多々あるよ．
「印象で採った形」=「床と粘膜との関係」になるので，これがよりよいものになるように気を遣わなくてはね．

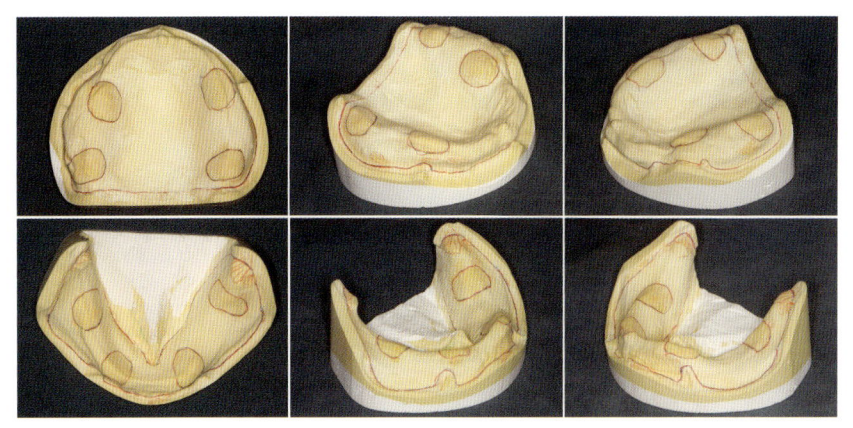

図Ⅱ-35　ラボサイドにより規格模型として調製されたスタディモデル（2012年8月2日）
上顎歯槽結節が大きくて，下顎のレトロモラーパッドを押していること，咀嚼粘膜は広くて健康であること，下顎左側の吸収は予想より進んでいるが，歯槽骨・下顎骨は十分にあることなどが観察される．
写真中の○は個人トレーのストッパーを付与する位置（硬いと思われる粘膜上に設置）．

42　規格模型はその都度製作する．そして修正しよう――この繰り返しが観察力を向上させるよ．手間がかかっても仕方ない．個人トレーのためにも規格模型を作ろう．

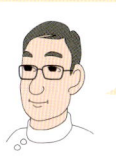

　規格模型とは，口腔内のイメージを一定の状態で観察し分析をしていくための模型である．口腔内のランドマークのうち歯が欠損しても変わりにくい点を基準として立体的に規格化していくことで，口腔内のイメージを持てるようになる（詳細についてはPart3-3；112頁参照）42 43．

43　口腔内をイメージするには，形としては解剖学的ランドマークの印記が必要だよ．粘膜面の柔らかさなどをイメージするには，加圧的な印象と無圧的印象の2種類で比較できることが望ましいね．

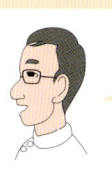

1. 規格模型製作のための基本

　上顎の場合
　① 左右どちらかの中切歯根尖相当部（A点）と翼突下顎ヒダの起始点，の3点をとる．
　② A点から8mm，翼突下顎ヒダの起始点より25mmを模型の基底平面とする．

　下顎の場合
　① 上顎と同様に左右どちらかの中切歯根尖相当部（B点）と臼後結節最上点の3点をとる．
　② B点より12mm，臼後結節最上点から30mmを模型の基底平面とする．

2. 模型診断

　模型からも，
- 上顎歯槽結節が大きく，下顎のレトロモラーパッドを押していること
- 咀嚼粘膜は広く，健康な状態であること
- 上下顎ともに口腔前庭円蓋部などの被覆粘膜は変位することなく，適切な口腔前庭を形成していること
- 下顎左側は思ったより吸収しているが，それでも歯槽骨・下顎骨とも十分にあり，咀嚼に対して抵抗できうる状態であること

が読み取れ，支持力は期待できそうだと思われた．またこれまでの経過よりもきちんと手順を踏んで進めていけば，維持力も期待できるものと考えた44．

44　支持力と維持力の両方がそろわないと総義歯は安定・機能しないよ！

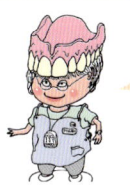

Part2 誰でもできる 痛くなく外れず噛める「何ともない」総義歯づくり

4 治療用義歯製作のための最終印象 〜作業用規格模型製作

2012年8月2日
by Hiraoka Hideki

総義歯用印象材について……

　歯科用として種々の印象材があるが，目的に応じて種類を変えて印象採得を行っている㊺．

　筆者は歯学部を1994年に卒業した．「義歯の概形印象はアルジネート印象材で，本印象は個人トレーを使用してシリコーン印象材で採得する」と講義・実習で学んだ．それ以来「そういうものだ」として，まったく疑問にも思わず，そのまま過ごしてきたが，実際に義歯の治療を行っていくうちにさまざまな方法があることを知った．

　アルジネート印象材，シリコーン印象材，モデリングコンパウンド，石膏印象材，酸化亜鉛ユージノール系印象材，動的印象材としてティッシュコンディショナー，またアルタードキャストやフレンジテクニックなども含むとワックス系印象材なども，現在手に入る歯科用印象材であろう．

　義歯用の印象材が具備すべき条件としては，おおまかに言えば
　① 対象を変形・変性させずにそのままの形を転写できること
　② 対象に対して必要とする圧を加えた形を転写できること
　③ 印象採得後，変形・変性させずに模型を製作できること
の3点である㊻．

1. 各種印象材の特性

　完璧な材料はなくそれぞれの長所・短所はあるが，印象材は印象採得時の性質として大きく分けて，"静的印象材"と"動的印象材"に分けることができる．

　"静的印象材"はさらに，
・"粘弾性"を持つアルジネート印象材，シリコーン印象材（硬化すると弾性体になる）
・"可塑性"を持つ石膏印象材，酸化亜鉛ユージノール系印象材とコンパウンド（硬化すると弾性はない）
と分類できる．

　"動的印象材"はティッシュコンディショナーとワックス，コンパウンド（体温軟化タイプ）で，長時間の間での機能（動いている・および動かした状態）を写し採ることを目的とする．

2. 印象材選択にあたっての物性の確認

　総義歯の印象は粘弾性を持つ粘膜の印象となる（静的印象）．粘弾性のあるものをいかに変形させずに印象するか？──フローがよく粘膜となじみが

㊺
印象材はそれぞれの素材によって物性や特性が違うので，術者がこれらの性質を十分に知っていることが重要だよ．

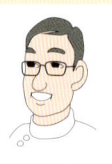

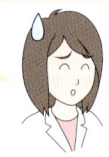

でも石膏印象は，時代遅れというか，知らないというか，私も歯学部時代教わりませんでした．
　酸化亜鉛ユージノール系印象材も種類が減っているみたいだし，よいものが残るとは限らないということでしょうか．それも印象材選択を難しくしているように思います．

㊻
共通言語
●義歯床用印象材の条件

　下顎運動や発音・咀嚼などの機能を行う際に，舌，口唇，頬，筋肉は大きく可動し，それに伴って下顎そのものが動いて，筋肉に強固に付着した被覆粘膜が動くことになるね．
　義歯の印象においては，その動きの中でどの形を採得するかという問題と，そのような状況下でさらに片側で噛むという行為などによる義歯の脱離を防止するための辺縁封鎖などを満たすために，印象材が粘膜面の動きを採得するということと，粘膜面を加圧して（シーリングを行う）その形を採得するという条件が加わることになるよ．

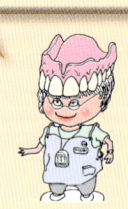

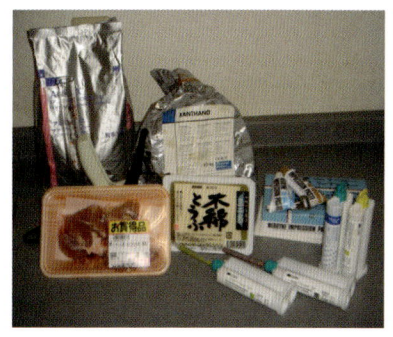

図Ⅱ-36 実験に使用したもの
印象物：木綿豆腐と鶏もも肉．
使用印象材：混水比20％増のアルジネート印象材，4種類のシリコーン印象材（ヘビー，レギュラー2種，インジェクション），酸化亜鉛ユージノール系印象材（インプレッションペースト），石膏印象材（キサンタノ），モデリングコンパウンド

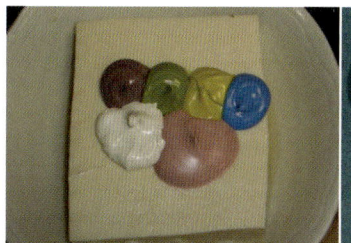

A：木綿豆腐上に各種印象材を付与　B：硬化後の各種印象材における再現性

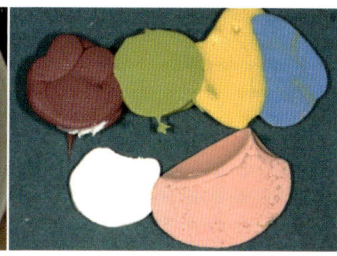

図Ⅱ-37 木綿豆腐の表面性状の再現

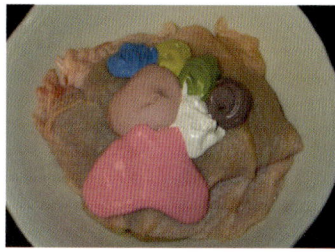

A：鶏もも肉上に各種印象材を付与　B：硬化後の各種印象材における再現性

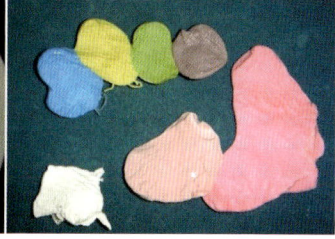

図Ⅱ-38 鶏もも肉の表面性状の再現

表Ⅱ-1 各種印象材による再現性・操作性確認のための実験

印象材 特徴	アルジネート 印象材 *	シリコーン印象材 **	石膏印象材 ***	酸化亜鉛ユージノール系 印象材 ****	モデリング コンパウンド
流れ （フロー）	粉液比を変えれば さまざま	販売されている種類が多い	よい（◎）	よい	よい（ただし適正な 温度管理が必要）
硬化までの時間	―	5〜6分	3分	6分	短い
印象対象物の変形・変性	―	―	硬化熱をもつ	―	熱が必要 （火傷に要注意）
操作性	粉液比による	よい	悪い	ほどよい	―
木綿豆腐を印象した際の表面性状	・なし（豆腐含有のにがりが反応するためか，採れない）				
			・水分が多いと辺縁が表れにくい．		
鶏もも肉を印象した際の表面性状					
			・一番シャープに凹凸が表れる．		
欠点		押すと印象体が変形する． 時間軸と同様にだんだん硬化する．	とにかく垂れるので， 誤飲させないように要注意．	刺激臭・味あり．	

*：メーカー指定より水を20％増やして練和，**：ヘビー，2種類のレギュラー，インジェクションの各タイプ，***：キサンタノ，****：インプレッションペースト．

Part2 誰でもできる 痛くなく外れず噛める「何ともない」総義歯づくり

よく圧が加わりにくいものを用いる……頭ではイメージできるが，結局どれが適しているのかがわからないので，各種印象材を木綿豆腐と鶏もも肉に流してその性状の再現性を比較する実験を行ってみた (図Ⅱ-36〜38，表Ⅱ-1).

3. 無圧的印象のための印象材の検討

総義歯において義歯床に発現する維持力のうち最も重要なのが基礎維持[47][48]であり，静的印象にて粘膜が無圧的に採得される印象面が基礎維持の基本となる．いかに咀嚼粘膜面をあるがままに再現するか？ であるが，粘弾性を有する粘膜の印象は難しい．繰り返すが粘膜面を力をかけて変形させないために，できるだけ無圧的印象とすることが必要と考えた．

前述の実験においては，木綿豆腐・鶏もも肉とも，硬化がシャープ[49]な石膏印象材と酸化亜鉛ユージノール系印象材を用いた印象においては，表面性状が明瞭に現れた．また両印象材においては，細部までの印象を無圧的（弱圧的）に採れることを実感し，アンダーカットや皺を利用した機械的維持も期待できるかもしれないと考えた．

筆者の感覚では，いくら力をかけても力が粘膜に伝わらず，抜けていくような感覚の石膏印象が最もよいと判断した．ただし，石膏印象材の場合，上顎では咽頭に流れ込む可能性があるので，第2選択の酸化亜鉛ユージノール系印象材を使用したいと考えた．

このように本症例においては，それぞれの印象材の特性を合わせ考えたうえで，

・上顎……個人トレー＋酸化亜鉛ユージノール系印象材（インプレッションペースト）
・下顎……個人トレー＋石膏印象材（キサンタノ）

で治療用義歯製作のための精密印象採得を行うこととした．

石膏印象材も酸化亜鉛ユージノール系印象材も，粘性流体としての加圧性弾性を持つシリコーン印象材などとは異なり辺縁は出にくいので，スタディモデルから辺縁の位置を決め，口腔内で確認のうえ，印象採得を行っていくことにした．そして辺縁位置に関しては，動的印象の部分（機能印象）なので，治療用義歯使用中に機能を写し（移し）取っていくことに決めた．これは治療用義歯後になるため後述する．

47

6. 舌・口唇・頬の筋力による機能的維持（筋平衡）
   4. 外側弁維持
   3. 内側弁維持
   1. 基礎維持
   2. 真空力維持
   5. 機械的維持

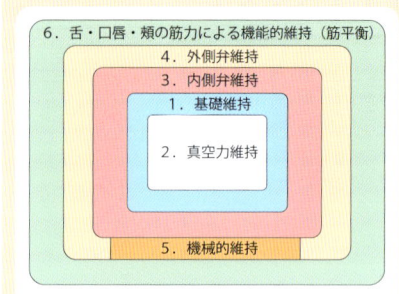

▲総義歯における義歯床に発現しうる維持の種類と発現機構

義歯を維持するうえで，何よりも基礎維持が重要．基礎維持が得られたうえで，真空力維持，内側弁維持，外側弁維持，機械的維持，筋平衡が有用となるよ．

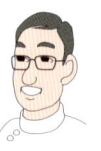

48

共通言語
●維持力の種類

①基礎維持…義歯床面が唾液を介して粘膜と無圧の関係で精密に近接した適合関係により得られる．面積が広くなるほど大きくなる．
②真空力維持…粘膜全体の被圧変位量の厚みで硬い粘膜部の義歯床に空室を作ることで，咬合により義歯床が粘膜面に加圧されると真空状態になり維持力が増す．
③内側弁維持…床辺縁内側部の軟らかい被覆粘膜面（基礎維持面）を，脱離力とならない程度に加圧してシーリングすることで，粘膜との密着により外気の侵入を防止できる．
④外側弁維持…床辺縁外側部の軟らかい被覆粘膜面を印象材の粘度によって脱離力とならない程度に加圧し，粘膜の反発力で床縁を包み込むことで，外側からの外気の侵入を防止できる．
⑤機械的維持…義歯が脱離する方向での顎堤によるアンダーカットおよび拮抗するアンダーカットにより得られる．
⑥舌・口唇・頬の筋力による機能的維持…口腔周囲筋とその粘膜の機能圧によって義歯を顎堤方向に加圧する（筋平衡）．

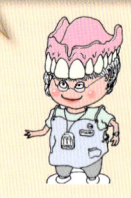

図Ⅱ-39 スタディモデルと個人トレー製作についての堤氏の意見（2012年8月2日，Fax）
個人トレー製作については，使い粘膜上に大きめのストッパーを付け，上顎は1.0mm，下顎は1.5mmリリーフして製作すること，床縁の長さは試適しながら確認することなどが示されている．

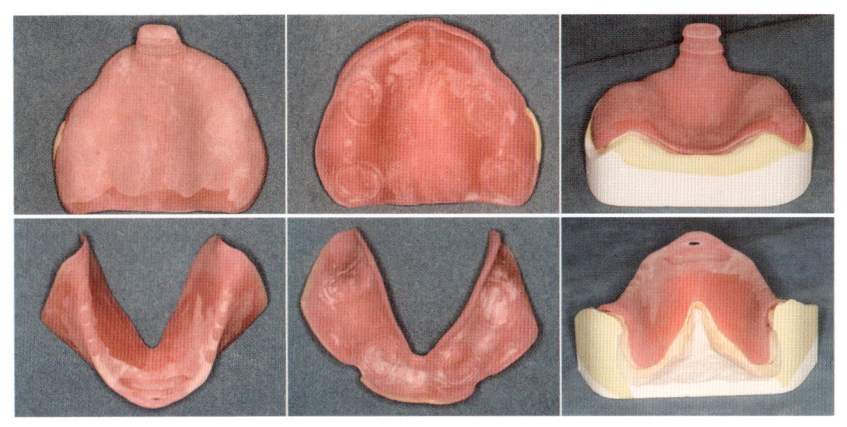

図Ⅱ-40　上下顎個人トレー
　粘膜面に上顎ではバイトワックス（1.0mm），下顎ではパラフィンワックス（1.5mm以上）を圧接し，大きなストッパー用に硬い粘膜部の3，4カ所を切り抜いてトレーを製作する．
　上顎トレー：酸化亜鉛ユージノール系印象材用，1mm程度のスペース．
　下顎トレー：石膏印象材用，1.5～2mm程度のスペース．

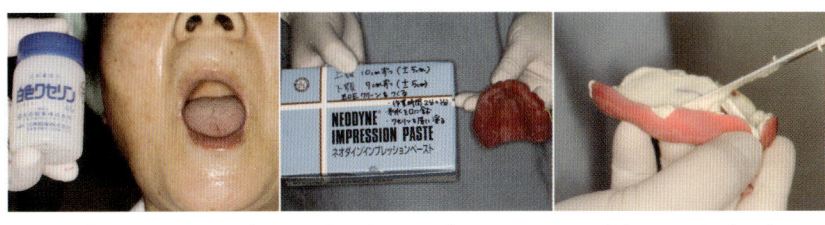

A：インプレッションペーストは皮膚に付着しやすいため口唇周囲にワセリンを塗布する．
B：ネオダインインプレッションペースト（箱上に使用上の留意点をメモしている）と上顎個人トレー．
C：個人トレーにインプレッションペーストを過不足なく盛り上げる．

図Ⅱ-41　上顎印象採得の前準備（2012年8月2日）

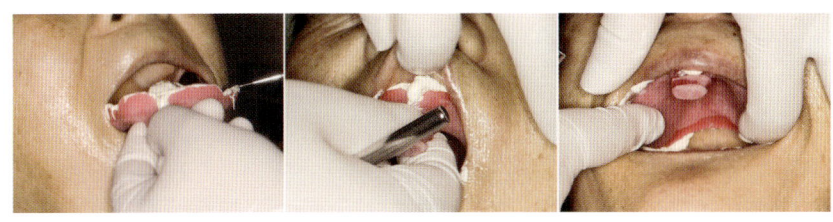

図Ⅱ-42　個人トレーの口腔内への挿入・固定（同日） 〈50〉

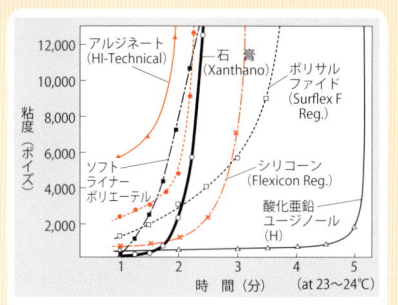

〈49〉
▲各種印象材の時間経過と粘度変化（富岡健太郎：歯科ジャーナル，**6**(4)：1977．より）[3]

　他の印象材と比較して，石膏印象材のグラフの線は，最初の水平な期間が長く，その後急に立ち上がっていますね．

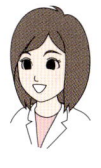

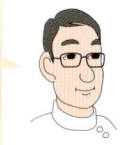

　それは，塑性流動性が大きく，硬化がシャープであるということ．
　一方，硬化後は弾性がないため印象材撤去時に破損しやすく，石膏模型と結合しやすいため分離剤の使用が必要といったデメリットもあるよ．

〈50〉
　可塑性物性を持つ印象材は，ゆっくりと粘膜面に押しつけるのではなく，定位置を確保したら素早く印象面に対し垂直一方向に，一気にストッパー部まで圧を加えることが重要だよ．そうすることで印象材が細部まで流れ込むからね．その後，粘膜面が復元する時間まで正しくトレーを保持しよう．

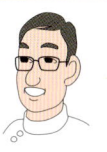

本症例における治療用義歯製作のための最終印象採得

2012年8月2日

1．個人トレーの準備

　最終印象採得においては，デンチャースペースを十分に採りたいので，既製トレーではなく個人トレーを使用している．個人トレーは，スタディモデルの規格模型と同時に製作を依頼する．この個人トレーは，この印象材に応じた印象採得が行えるように配慮された形となっている（**図Ⅱ-39，40**）．

　上下顎ともトレー辺縁が長すぎることによって小帯など筋肉に付着した可動粘膜の動きを邪魔しないことを確認し，その前準備としての削除・追加などの調整を行っていく．

2．酸化亜鉛ユージノール系印象材＋個人トレーによる上顎最終印象採得

　① **前処置**……特に酸化亜鉛ユージノール系印象材は顔の表面に着くと非

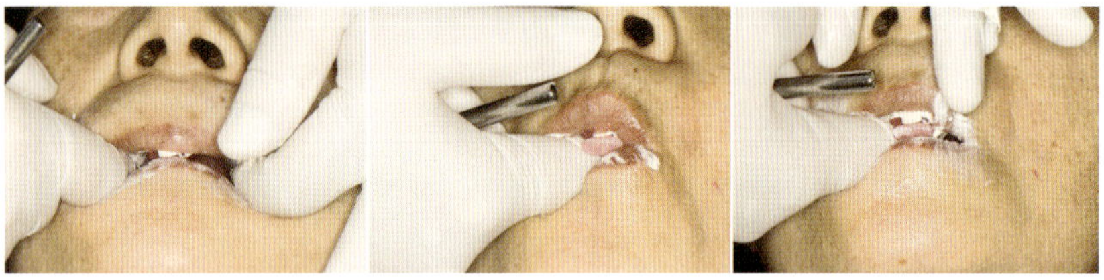

A：ガッと押さえ込む. B：指を吸うように吸啜運動を行わせ，頬粘膜を押さえ込む. C：上唇小帯をつまんで動かす.

図Ⅱ-43 上顎精密印象採得
トレーをしっかり保持したうえで機能運動も取り込んだ印象とする.

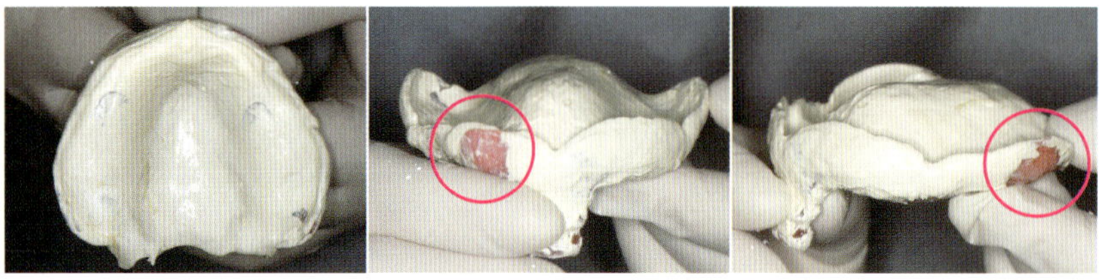

図Ⅱ-44 口腔内から撤去した上顎印象体(51)
印象材の量は多くもなく少なくもなく，咀嚼粘膜を覆うだけ入れる．トレーを口腔内に挿入した後，ストッパーまで「ガッ」と強く押さえ込んで，余剰な印象材をあふれさせてもよい．写真中，○部分は足りないと思ったが，咀嚼粘膜については問題ないと考えた.

常に取りにくいので，まず口唇の周りにワセリンを塗布しておく（**図Ⅱ-41**）．また材料的に温度が高いと早く硬化するので，口腔内の温度を下げるために，氷水などを30秒～1分間ほど含んでもらっておく.

② **印象材の準備～口腔内への挿入**……メーカー指示どおりに酸化亜鉛ユージノール系印象材を練和し，トレーに過不足ないように盛り上げ口腔内に挿入する（**図Ⅱ-42**）(50).

③ **個人トレーの保持・機能運動**……所定の位置まで個人トレーを入れたら，動かないよう固定する．酸化亜鉛ユージノール系印象材は流れもよいし固まるのも時間があるため，しっかりとトレーを保持しながら，吸引や口唇をとがらせたり，小帯を印象に明記するために口唇を手指にて引っ張るなどのできる範囲の機能運動も行っておく（**図Ⅱ-43**）.

④ **個人トレーの撤去**……硬化後の印象を外す（**図Ⅱ-44**）(51)．この際，エアを印象体辺縁から入れ，トレーと印象材に応力がかからないようにすることも重要である.

3. 石膏印象材＋個人トレーによる下顎最終印象採得

下顎は石膏印象で採得する．印象材が非常に可塑性のある材料であるため，粘膜全体の細かなしわまで採ることができると思う.

① **前処置**……下顎は石膏印象であるが，こちらも唾液などを十分に流すために含嗽をして，温度を下げるように氷水をふくんでおいてもらう.

② **印象材の準備～口腔内への注入**……メーカーの指示どおり石膏印象材(52)であるキサンタノを計量し，ポリエチレンの袋に入れる．計量した水を注ぎこみ袋の中で練和する（**図Ⅱ-45**）．かなりサラサラであっても石膏は硬化する．袋の端をはさみなどで切り，口腔内にケーキの生クリームを絞り出す要領で入れていく.

③ **個人トレーの保持・機能運動**……口唇頬粘膜や舌が誤飲を防ごうと緊張すると，既製トレーではデンチャースペースが十分に取れないので，個人

(51)

硬化すると硬くなる印象材は弾性変形がなくて破折しやすいけれど，破折させずに印象体を外すことさえできれば，その印象材の信頼性は高いと言えるよ.

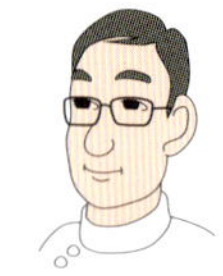

(52)

共通言語

●古くからある印象材

☆ワックス；最古の口腔内印象材
口の中の印象を採る方法を初めて発表したのは，プロシアの歯科医師 Phillipp Pfaff で，1756年にお湯で温めたワックス（蜜蠟）を用いた印象採得法を述べているよ．一方，日本ではそれより以前に木床義歯が作られていて，願成寺（現和歌山県）の尼僧仏姫（1538年死去）が使用していた黄楊製の上顎義歯が現存する最古の木床義歯とされているね.
木床義歯の製作においても，蜜蠟に焼石膏の粉末を水で練って加えたもの（当初は蜜蠟に石灰やゴマ油を混ぜたもの）が印象（模型）材として使用されていたようだよ

☆石膏印象材
石膏印象については，誰が開発したのか，それがいつだったのかの記載はないけれど，いずれにしても，1756年登場のワックス印象に対して，少し遅れて模型材として使用されていたようだよ.
印象用石膏の組成は，主成分としては普通石膏で，これに硬化膨張調節剤として硫酸カリウム，硬化時間調節剤としてホウ砂，さらに強度調節剤としてデンプンが加えられているよ．このデンプンが混入されたものは，印象体を熱湯に入れればデンプンが膨張して印象体が壊れ，容易に模型を取り出すことができるよ．Gysi も総義歯の印象採得に石膏を使用した後，熱湯に入れて模型を取り出していたよ（Supplement 1，165頁～参照）.

［Phillips,R.W.（三浦維四ほか訳）：スキンナー歯科材料学 第5版．医歯薬出版，東京，1985[4]．／笠原 浩：入れ歯の文化史 最古の「人工臓器」．文藝春秋，東京，2000[5]．／川原春幸・武田昭二：歯科技工士教本 歯科理工学．医歯薬出版，東京，1984[6]．を参考］

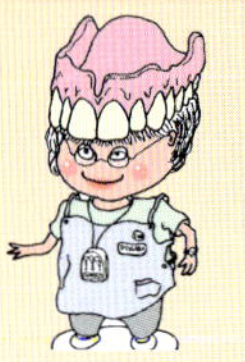

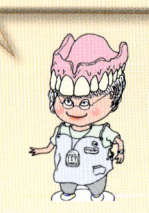

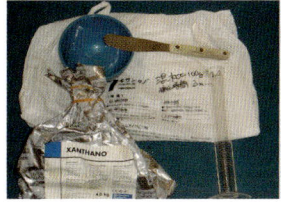

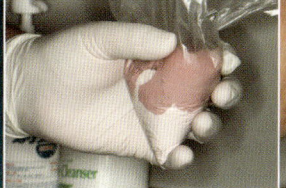

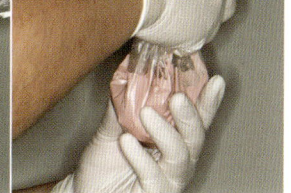

4 治療用義歯製作のための最終印象〜作業用規格模型製作

A: 石膏印象材キサンタノ
B, C: 計量してポリエチレン袋に入れたキサンタノに，計量した水を注いで，袋の中で練和する．

図Ⅱ-45　下顎精密印象に用いる石膏印象材（キサンタノ）の準備

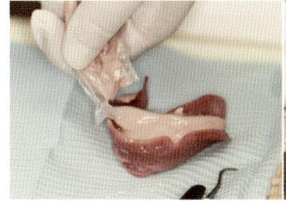

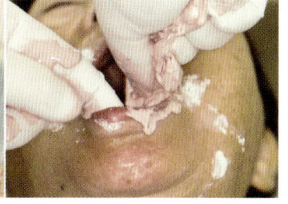

A: キサンタノ練和後，ポリエチレン袋の端をはさみで切り，トレーに盛りつける．
B: 口腔内へのトレーの挿入

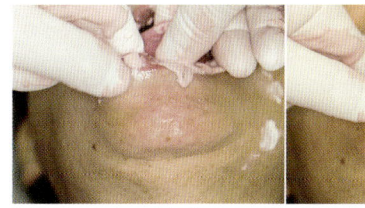

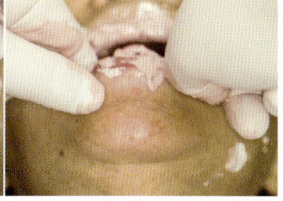

C, D: トレーを保持したうえで機能運動を行わせ印象材の硬化を待つ．

図Ⅱ-46　下顎精密印象採得

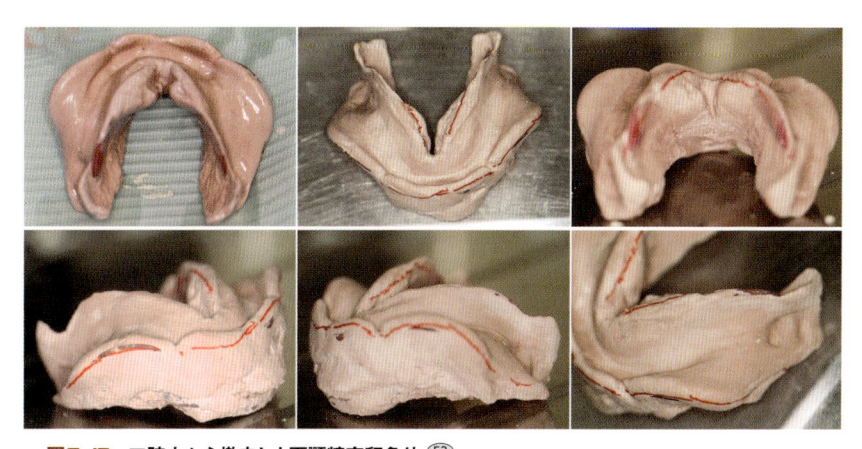

図Ⅱ-47　口腔内から撤去した下顎精密印象体 53
全体が辺縁まで採れている．石膏模型にする際のボクシングのための辺縁ラインを赤ペンで記した．ボクシングの後に離型材としてワセリンを薄く塗布して，石膏を流し，作業用模型を製作する．

トレーを使用している．上顎と同様にしっかりとトレーを固定したうえで機能運動をさせて硬化を待つ（**図Ⅱ-46**）．

④　**個人トレーの撤去**……下顎においても応力が残らないようにそっとエアを入れて外していく（**図Ⅱ-47**）．

Gysiが1930年代に撮影したフィルムにも石膏印象の様子（**Supplement 1**．165頁〜）が残っているように，石膏は非常に古い材料[52]であり，その後多くの印象材が登場したため，臨床や教育の場においては目にすることがほとんどなかった．使用時には誤飲や破折などへの注意は必要であるが，目的によってはよい材料である．使用目的および方法におけるそれぞれの違いを意識したうえで印象材を選択していくことが大事だと考えている．

> 53
> レトロモラーパッドを含んだ口腔前庭円蓋部および口腔底部なども辺縁まで正しく採れているよね．

> 全体的に十分に採れていますね．石膏印象にトライしてみたくなります．

> 可塑性のある印象材は一気に垂直方向に加圧することが重要であることはわかったよね．
> 石膏印象材は特に可塑性が大きいから，トレーをストッパー部まで一気に十分に圧接しないと，被覆粘膜部に十分に印象材を満たすことができなくて，辺縁部の浅い形の印象となってしまうから要注意だよ．

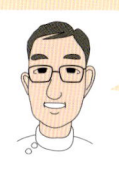

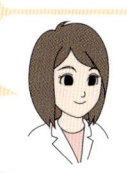

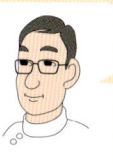

57

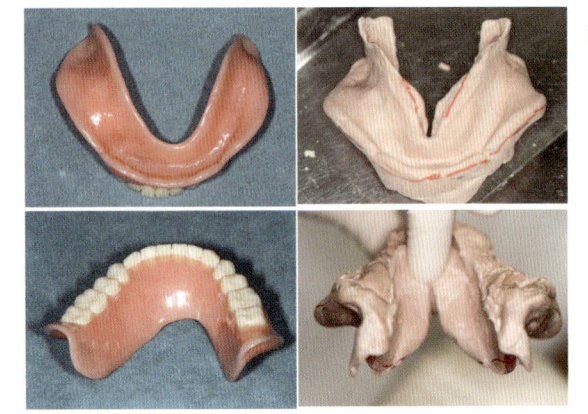

Part2 誰でもできる 痛くなく外れず嚙める「何ともない」総義歯づくり

図Ⅱ-48 使用中の下顎現義歯（2009年11月末装着）と、今回採得された下顎最終印象 ㊴㊵

外形が全く異なり、舌小帯からほぼ左右対称になっている。まるで同一症例ではないようだ。

図Ⅱ-49 最終印象への堤氏のコメント（2012年8月3日、Fax）

ストッパー付きのトレーによる下顎前歯部の印象の甘さと、レトロモラーパッド部は採れていても、この患者の対顎関係の場合、前方部しか使えないかもしれないことが指摘されるとともに、治療用義歯への咬合高径付与についても提案されている。

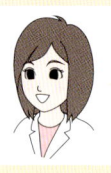

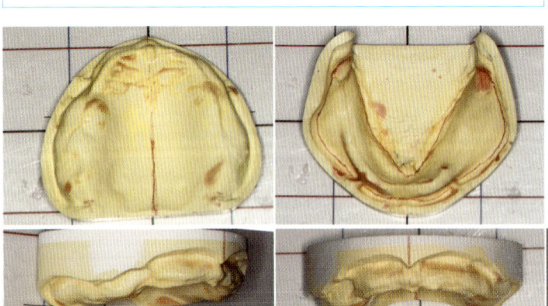

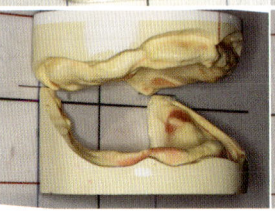

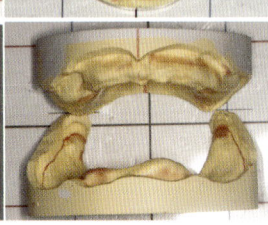

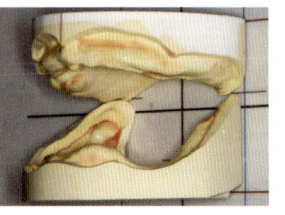

図Ⅱ-50 作業用規格模型

㊴
下顎では顎舌骨筋線部および外斜線部を越える口腔底および口腔前庭円蓋部の被覆粘膜に対して適切な圧を加えて印象採得することができれば、歯槽骨部までではなく下顎骨体までの印象になるよ。そして下顎骨に大きな顎変位などがなければ、ほぼ左右対称の形になるよ。

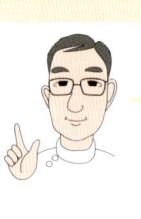

㊵
下顎の現義歯と最終印象体の形はかなり違いますね（図Ⅱ-48）。

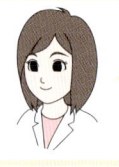

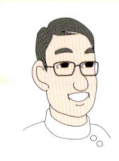

現義歯（1つ目の本義歯）は、旧義歯の修正と使用を繰り返しながら形態を求めていったよね。旧義歯を使用しながら新しい義歯を製作すると、どうしてもそれまでの形にとらわれてしまうということもあると思うよ。
新義歯を製作するにあたっては、概形の作り直しから始めることが必要になることもあるし、旧義歯を修正しながら進めるほうが患者さんにとって受け入れやすいこともあるよ。

義歯の作り方は一つではないということですね。患者さんと相談しながら選択する必要がありますね。

作業用規格模型の製作

上下顎とも口腔内から撤去した印象体に対して硬石膏を流して模型を製作してラボサイドに送り、作業用規格模型の調整と咬合床製作を依頼する。

2009年11月から使用している現義歯においては、下顎義歯床の形態が左右で非対称であったが、今回採得された下顎印象体はほぼ左右対象な形態となり、レトロモラーパッドも状態もきれいに採れており㊴㊵、筆者自身は非常にうまくいったと思っていた（**図Ⅱ-48**）。しかし堤氏からは、ストッパー付きのトレーをうまく使いこなせていないことによる印象採得の甘さを指摘されることとなった（**図Ⅱ-49, 50**）。

Column 復習；口腔内のありのままを印象するには

粘膜面は基本的にやわらかい．さらにそのやわらかさには弾性と粘弾性が混在しているが，無歯顎となると，それらの粘膜面と義歯床での関係によって義歯が外れないという維持力とよく噛めるという支持力を創り出す必要がある．

患者の口腔内の粘膜上に乗った，あるいは粘膜面に包み込まれた義歯床の重さは，咬合や咀嚼時に噛むことによって粘膜面に強く押しつけられるとき以外は，粘膜面に対し重くても40g程度であり，唾液という液体を介して物理的な大きな力関係はなく接着していることが大切である．その関係が患者にとっては「何ともない」，つまり義歯が口腔内にあることさえ忘れるといった快適性に結びつくわけである．義歯の辺縁が長すぎたり出っ張ったりすることがない，すなわち脱離力が生じない適切な大きさであれば，口を大きく開けたり，話したりしても十分に機能するはずである．

接着と支持に最も関与するのは咀嚼粘膜といわれる比較的弾性のある粘膜であり，この粘膜が適切に印象され，正しく模型が製作され，義歯床が精度よく作られていれば，口腔内にある唾液が粘膜面と義歯床にまず接着し，両者は唾液を介して快適に接着することになる．それではこの適切な印象とは一言でいえばどういう印象なのか．それは**粘弾性を有したやわらかい咀嚼粘膜面を変形させることなくあるがままに型採りする**ということである．

地球上における液体は固体に対して「ぬれる」という性質を持つ．やわらかいが固体である粘膜を変形させることなくあるがままに型採りするための印象材は，理想的には液体の性質を持ったものが最も好ましいことになる．大きな圧力を加えることなく，加わることなくいかに印象材を粘膜面に対してまず接着させるか，そしてそのまま印象材が固まればよいわけであるといえる．㊾中の「各種印象材の時間経過と粘性変化」のグラフにもその要点が明確に示されている（本頁で再掲）．

可能な限り液体に近い状態で適切な量をトレーに盛り，塗りつけて，粘膜に加わる圧力を最小限としていかに素早く口腔粘膜に接着させるか，そのことがグラフには時間（分）によって示されているが，油断すると重要なことを忘れてしまう．このテストは23〜24℃の室温内で実施されているということである．診療室の室温は何度だろうか？ 患者の口腔内温度は？ ということになる．

印象に対して成果を出している歯科医師は，常に印象材や混和水などを冷蔵庫で保管し，練和からトレーに盛って口腔内に挿入されるまでがとにかく素早い．さらに患者の口腔内を氷水で冷やしておくなどの準備も手抜かりはない．さらに，トレー面は粘膜面に対して平行にして，無理な圧は加えない．粘膜面を変形あるいは変位させるのは，トレーと印象体を変形させることなく外すときのみである．

もう一度このグラフをしっかりと見てほしい．酸化亜鉛ユージノールや今はほとんど使われることのないポリサルファイド（ラバー）印象材以外はほとんどが90秒ほどで急激な硬化反応を示す．こんな時にもし口腔内にトレーを挿入しているとしたら，粘膜を加圧して変形させてしまう．

何度も言うが，快適に接着する義歯の印象採得を行うには，**印象材が「液体」のうちに口腔内に，それもそっと挿入するべきである．**

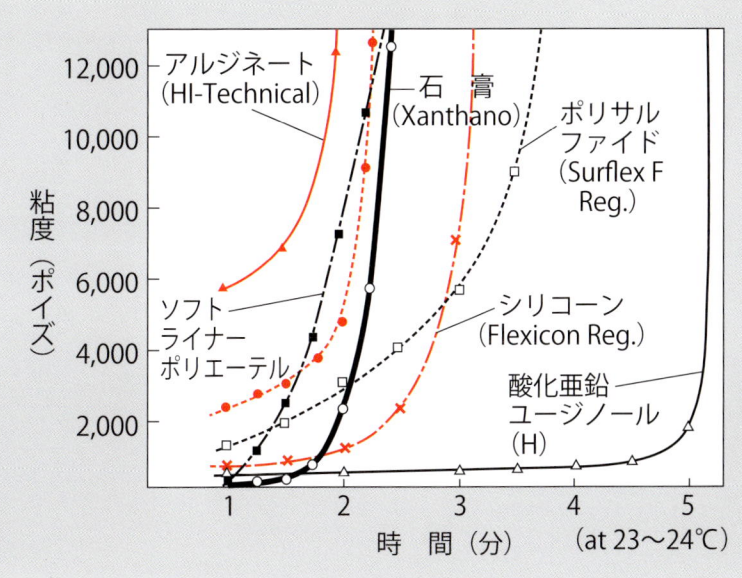

各種印象材の時間経過と粘度変化（再掲）▶
〔富岡健太郎：歯科ジャーナル，**6**(4)：1977.[3]より〕

Column

組織のありのままをとらえる印象法は？——無歯顎前頭面に見る各種印象法と骨および粘膜の関係

——やわらかい粘膜をいかにとらえるか

①は上顎の無歯顎前頭面の模式図であるが，無歯顎粘膜は，舌という特殊粘膜以外は，咀嚼粘膜と被覆粘膜の2種しかない．咀嚼粘膜はある程度の弾性を有し，そのほとんどが歯槽骨に対して強固に接合されて自ら動くことはないが，その厚みや粘膜下組織を有するなど部位によってやわらかさや被圧縮性を示す．すなわち被圧変位や被圧変位量は大きく変化するといわれている[7〜9]．

被覆粘膜はいわゆるやわらかい粘弾性の大きな組織であり，歯槽面などは強固に歯槽骨に結合されている．そして口唇や頬の粘膜は非常に活動性のある筋肉に強固に結合され筋肉の動きに対してともに稼働する．その大きな動きを可能にするためか，口腔前庭円蓋や口腔底部の被覆粘膜は骨にも筋肉にも接合することなく，すう疎な状態となっている[10]．

これらの被覆粘膜は筋肉の動きのみに追従するだけではなく，嚥下などでの口腔内が陰圧になったときには内部に大きく吸引され床面や歯に押しつけられることにもなる．

——印象と粘膜面の変形・変位の関係

粘弾性という性質は個体の弾性という性質と液体の粘性という性質を合わせ持った性質であり，弾性体のように変形するが，その回復はタイムラグが生じる[11〜13]．粘膜に対して10分間 $5g/mm^2$ で圧迫して得られた変位量は，10分間で90%が回復し，100%回復するには，4時間が必要であるとKyddが報告している[14]ように，印象時に印象材の圧力で変形変位した粘膜は，印象材が硬化してしまう時間内では回復しきれずに，変形や変位したままで型採りされてしまうという大きなリスクがある．

それでは，印象材でいかに粘膜面を変形・変位させずに型採りを行うか——ここでは，粘膜面下の組織や骨に対するイメージ，そしてトレーや義歯床とのスペースや印象材の流動性や粘性に対しての物理学的な関係を十分にイメージできるようにと考え，各種の概念図を示してみた．

いかにわずかな咀嚼粘膜の変形や変位が義歯床との接着性に対して悪影響を与えうるか，あるいは脱離力として働くかといったことを力学的な関係において把握しておくことが重要である．

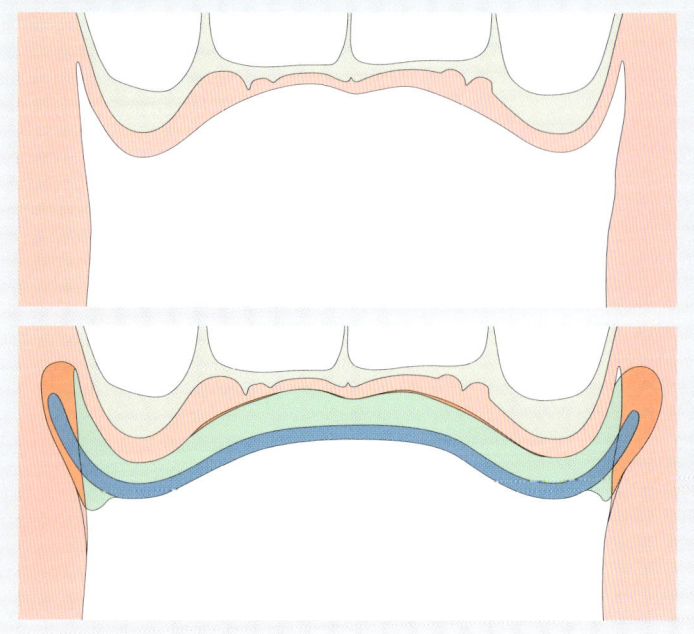

①あるがままの無歯顎口腔前頭断面の骨と粘膜の概念図

②標準混水比のアルジネート印象材の概念図

③混水比10〜25%増の，マヨネーズ状のアルジネート印象材による無圧的印象の概念図

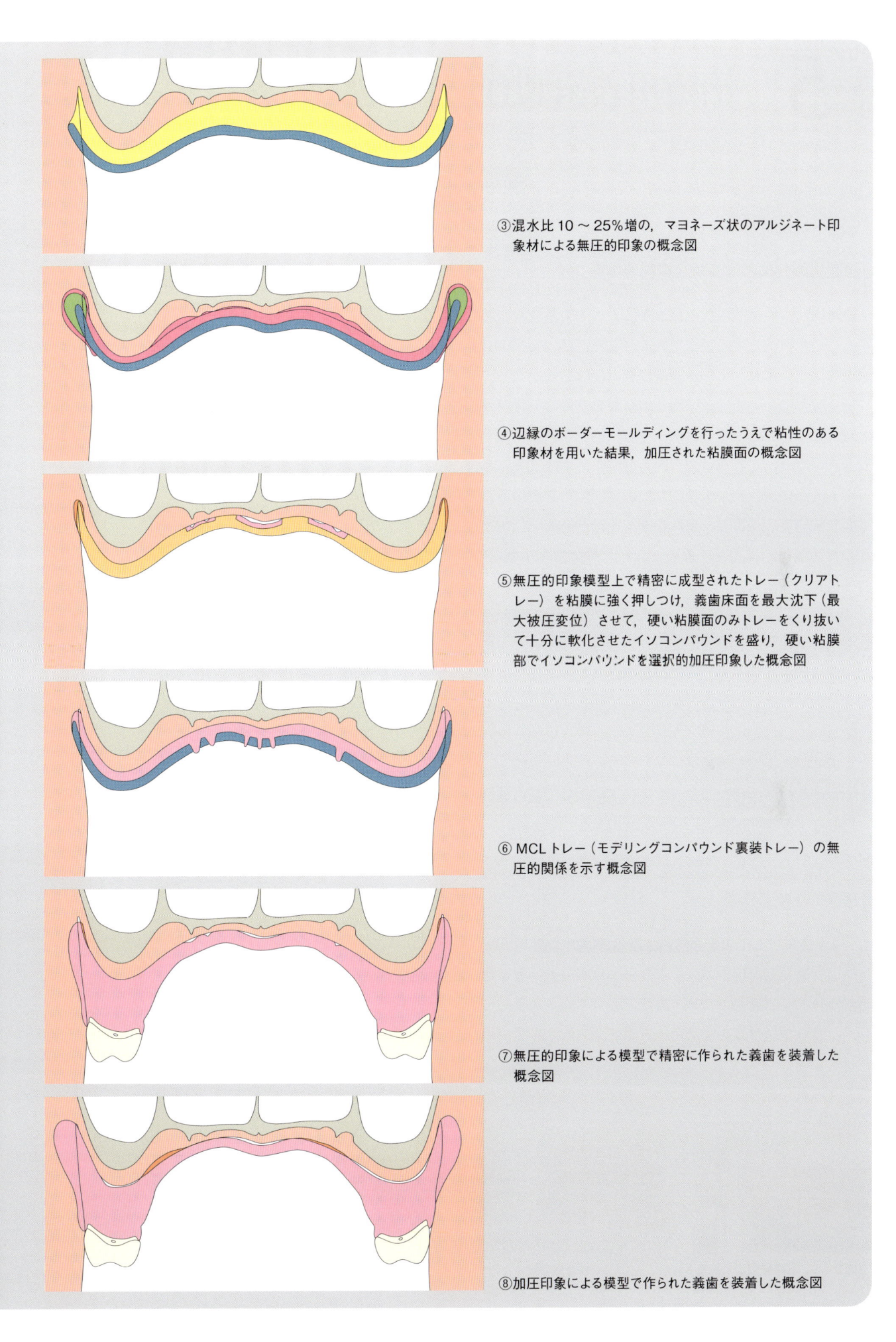

④辺縁のボーダーモールディングを行ったうえで粘性のある印象材を用いた結果，加圧された粘膜面の概念図

⑤無圧的印象模型上で精密に成型されたトレー（クリアトレー）を粘膜に強く押しつけ，義歯床面を最大沈下（最大被圧変位）させて，硬い粘膜面のみトレーをくり抜いて十分に軟化させたイソコンパウンドを盛り，硬い粘膜部でイソコンパウンドを選択的加圧印象した概念図

⑥ MCLトレー（モデリングコンパウンド裏装トレー）の無圧的関係を示す概念図

⑦無圧的印象による模型で精密に作られた義歯を装着した概念図

⑧加圧印象による模型で作られた義歯を装着した概念図

5 治療用義歯製作のための咬合採得

2012年8月10～24日
by Hiraoka Hideki

総義歯製作における咬合採得の位置づけ

　総義歯は，無歯顎になったことによって失われた口腔の機能と形態を回復することを目的とする道具である．機能回復においても形態回復においても，適正なスペースとしての空間が口腔内には必要となる．

　咬合採得においては，口唇と頰粘膜を支えるリップサポートと，舌の動きに対して十分対応できる舌房，さらに最適な嚥下機能と発語（音）を行える咬合高径など，これらは患者固有のマウスボリュームの確認と言える．そして審美的な前歯排列と生理的な臼歯排列位置を決めるための目安となる咬合平面を決めていくこと，また顆頭安定位と筋肉の調和が得られた中での上下顎の対顎関係の採得をすることなど，かなりの仕事量になる（16頁の「咬合採得と外見所見のチェックリスト」参照）．

　「総義歯は"印象採得"と"咬合採得"で決まる」と言われるように，とても大切なステップと考えている．咬合採得は術者がさまざまな観察をしながら決定すべき事項が多く，咬合採得にあたっては，上下顎の①垂直的位置関係と，②水平的位置関係（すなわち下顎位）に分けてとらえる．すなわち，
　①垂直的位置関係はワックスリム咬合床（以下，ワックスリム）を用いて
　　　形態的な上下顎間関係
　②水平的位置関係はゴシックアーチによる下顎の運動の診断も含めた位置
　　　的な上下顎間関係
を記録・採得する．

垂直的な咬合採得

1. ワックスリムによる垂直的な咬合採得の手順

　ワックスリムを用いて，まずリップサポート，そして口腔内全体のマウスボリュームや舌と頰の関係の確認，咬合平面，前歯の位置を見ていく．

　① **ワックスリムの確認**……ラボサイドにて作業用規格模型上で製作された適合のよいワックスリム（図Ⅱ-51）⑤⑥が口腔内にどのように収まるかど

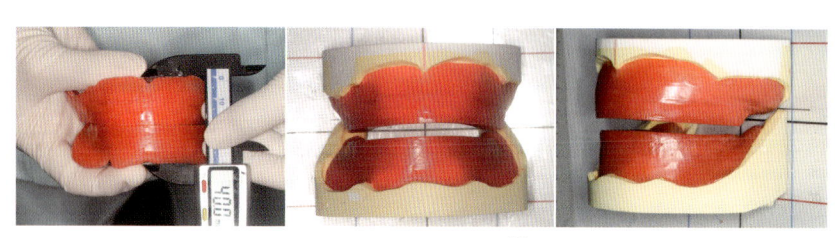

56

▲規格模型と咬合床の関係

図Ⅱ-51　規格模型にて製作されたワックスリム咬合床⑤⑥
　ワックスリムを入れて写真を撮ると合わない．規格模型は上下的・左右的にイメージできるが，前後的には他の模型の要素が必要．やはり模型だけでなく顔貌なども参考にしたい．

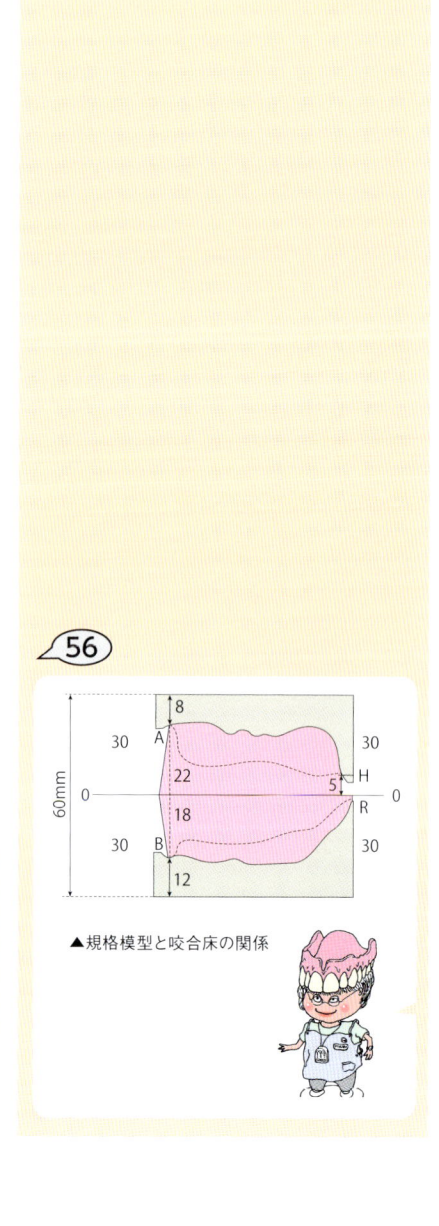

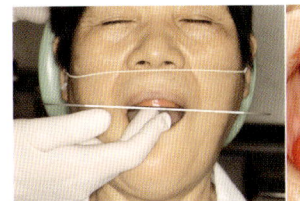

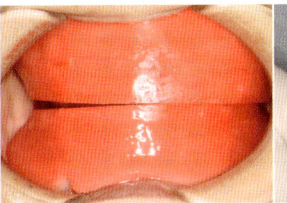

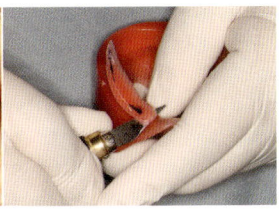

図Ⅱ-52　ワックスリムを装着しての咬合平面の確認（2012年8月10日）
リップサポートは良好だが咬合平面は左下がりだった．通常は上顎を修正するが，このリップサポートを壊したくなかったので，下顎の咬合調整を行った．

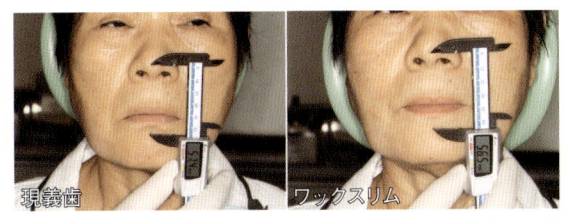

図Ⅱ-53　ワックスリムを装着しての鼻下点-オトガイ間距離の確認
鼻下点-オトガイ間距離は，現義歯装着時で57.4mm，ワックスリムで56.5mmと1mm近く低くなっている．ワックスリムのほうが高く見えるが，下顎が前方に出ているため，計ってみると低い．

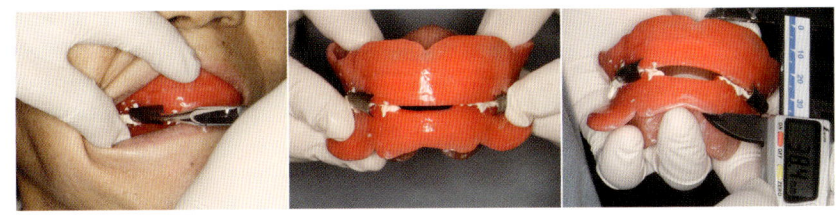

図Ⅱ-54　位置関係を固定して口腔内から取り出したワックスリム
インプレッションペーストをわずかに入れて上下のワックスリムをステンレス製のフィキシングメタルで固定した．顎間関係は 40 → 38.4 と低くなっているが，36〜38〜40 の範囲なので問題はないと考えた．

57　旧義歯・現義歯・咬合床などの定点計測による比較は重要だね．ただし，"外側"と"内側"両方からの比較が必要だと思うよ．

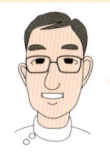

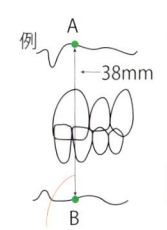

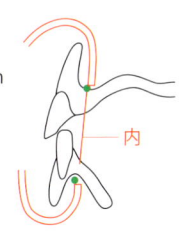

うかでまず印象の良否を確認するところから始める．

咬合採得に用いる基礎床が最終的な義歯床に近い精度であればあるほど，正確な情報を得ることができる．ここで問題があれば，印象採得において何か問題があったことを疑う．この工程はここまでの作業の確認にもなり，次のステップを保証するものになるので，大変重要と考える．

② **各部の位置関係・状態の確認**……咬合床を装着した状態で，リップサポート，舌房，咬合平面，前歯の位置などを患者とともに確実に確認していき，同意を得る（図Ⅱ-52, 53）57．

2. 本患者における垂直的位置関係の観察と咬合採得（2012年8月10日）

ワックスリムを確認すると，上下合わせた前歯部の高径は40mmと規格模型にて製作された平均値どおりであることがわかるが，模型に入れて写真を撮影しようと思うと前後的に合わずに模型基底部間が60mmの間に入らない．また上下の模型で前後的な位置のずれが見られる58．

上顎のリップサポートなどは問題なかった．上下ワックスリムを口腔内に入れると左のみが接触する．また咬合平面を確認すると左が下がっているようだ（図Ⅱ-52）．本来なら上顎を修正するところだが，装着時のリップサポートがよいと感じたのでそのままのボリュームを保っていくことを選んだ．したがって下顎の左側を1mmほど削り，患者に「後ろで噛んでみて下さい」

58　この状態から，上下顎の対咬関係で気づくことはあるかな？

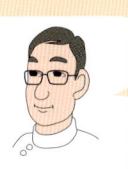

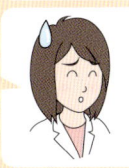

……？

後でわかってくるよ．続けて見ていこう．

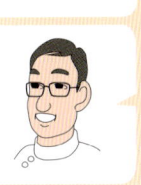

と伝えた．その位置に直径1mmほどの素麺状にしたアルーワックスを下顎臼歯部蠟堤上に置き，軟化後軽く閉口させて印記し，その位置をインプレッションペーストでさらに印記したうえで，フィキシングメタルで固定した（図Ⅱ-54）．

一塊として取り出したワックスリムを見ると，下顎が低くなっておりまた前方に位置しているようである．旧義歯を入れた状態とワックスリムを入れた状態の顎間距離を測ると1mmほどワックスリムを入れたほうが低い．この患者は顎が前後的に大きく動き最大咬合接触位で嚙む人なので，この位置が中心咬合位であるという自信はなかった．

ワックスリムを用いての垂直的位置は大まかに採得してOKとした．水平的位置すなわち下顎位はゴシックアーチにて確認するために，咬合床へのゴシックアーチトレーサーのセッティングをラボサイドに依頼した．

水平的な咬合採得

ゴシックアーチは下顎窩と下顎頭と口腔内の描記板と描記針での3点の支持関係のうち，下顎頭の安定した位置と顎運動を診断・記録するものである59 60．通常は矢印のような形が描記でき，その先端付近（0.5～1.0mm）にタッピングポイントがあることが見られる．通常であれば患者にリラックスした姿勢をとってもらいながら行うが，初めての患者ではなかなかうまくいかないことも多い61 62．本患者においても，描記の練習をしてもらったが1度目はなかなかうまくいかず，試行錯誤を繰り返すことになった．

1．1度目のゴシックアーチ描記 （2012年8月24日）

左側の咬合平面の修正をラボサイドで行っていたので，まずそれを確認し，人工歯の選択のためツースインディケーターを用いての確認などをして，正中線なども描記して人工歯排列のため基準を記録した（図Ⅱ-55，56）．

ゴシックアーチ描記の練習時間もとったが，矢印の形にならず，十字を書

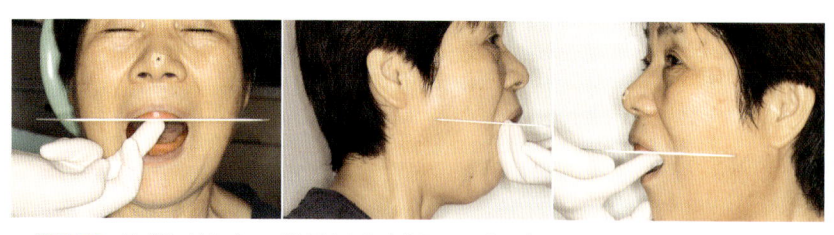

図Ⅱ-55 ラボサイドにおいて修正された咬合平面の確認（2012年8月24日）
左下がりが解消されている．カンペル平面も良好である．

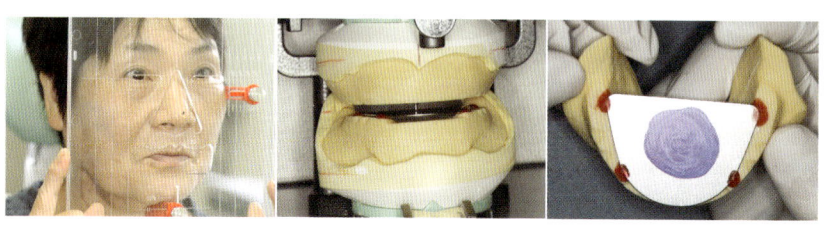

図Ⅱ-56 トゥースインディケーターを用いた前歯部人工歯形態とサイズの検討およびゴシックアーチトレーサーを付与した咬合床
トゥースインディケーターは顔の大きさの1/16を基準に歯の大きさを選択するものである．

---

59 共通言語
●ゴシックアーチ

ゴシックアーチとは，任意の咬合高径における最後方の左右側方運動および前後運動によって描かれる運動路のことで，中世のゴシック様式建築の梁（アーチ）構造に似ていることからGysiが"ゴシックアーチ"と名付けたとされているよ．

ゴシックアーチはポッセルトの図形（42頁）のある高さを水平断したものの最後方の動きで，アペックスは任意の咬合高径をとったときの顆頭安定位と推測されるよ．つまり，ゴシックアーチをいろいろな高さで採って重ねて立体化すると，三次元的なポッセルトの図形になるということだね．

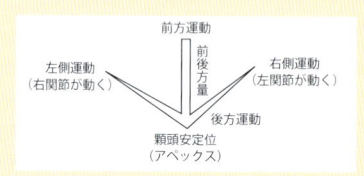

▲通常見られるゴシックアーチ

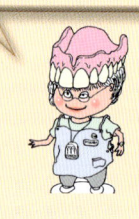

60
ゴシックアーチ描記の準備として，ゴシックアーチの基礎床もきちんとしたものを製作することが重要だよ．硬い歯が当たることを想定して，スタイラスと描記板が外れずにきちんと「カチカチ」するように製作しておくこと．

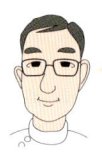

61
ゴシックアーチ描記の練習は，診察用チェアの上ではなく，足が床に付くように普通のイスに座ってもらって，背中を起こした姿勢で行ってもらうと，安定した運動を行いやすいね．

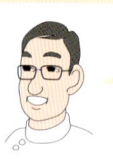

私は，カチカチカチカチ…と嚙んでもらってから，下顎を前後・左右と動かしてもらって，またカチカチカチカチ…と繰り返してもらっているよ．

62
ゴシックアーチトレーサーでの動きは，患者さんにとっては通常ありえない運動であり，意識によって前方や左右の方向への動きを可能とするよ．描記板上で自在な動きを指示しても，アペックスと同様の外形は印記できるよ．

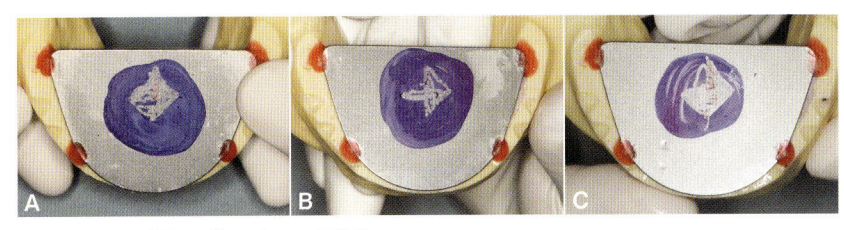

5 治療用義歯製作のための咬合採得

図Ⅱ-57　1度目のゴシックアーチ描記
何回も練習してもらったが，描かれるゴシックアーチに再現性がない．タッピングポイント（赤い点）は前方運動の直線上に必ずある．前後的なアペックスの確認が取りにくい（A，B）ので，自由運動を行ってもらい，できた菱形の後方点をアペックスとした（C）.

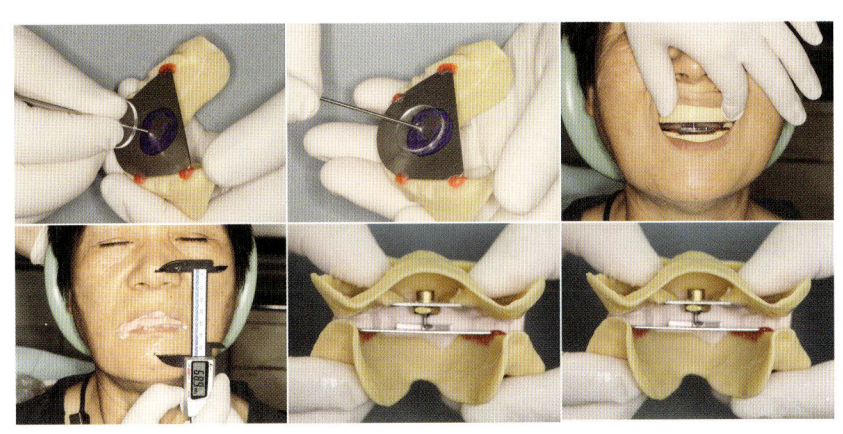

図Ⅱ-58　困難なゴシックアーチの記録
セントリックロックディスクを付けたがセントリックホールに入らず固定できない．咬合高径も高くなってしまう．とりあえずこの位置で固定したが，描記針はディスクから浮いている．セントリックホールに入らないということは，再現性がない，もしくは間違えた顆頭安定位を選んだということになる．

63
通常しない動きを患者さんが初めて行って描記されたゴシックアーチということで，図Ⅱ-57を見るとまだ形が不安定ですが，後方への動きはかなりあるようですね．これは典型的なⅡ級のゴシックアーチです．また左関節のほうが顆頭安定のエリアが広いと推測できます．

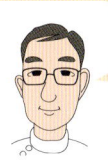

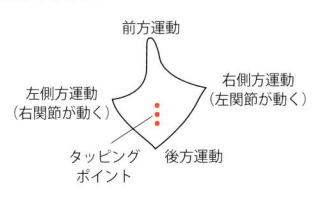

前方運動
左側方運動（右関節が動く）
右側方運動（左関節が動く）
タッピングポイント
後方運動

64
共通言語
●ゴシックアーチトレーサーの構成

ゴシックアーチトレーサーの基本的な構成は描記板と描記針だよ．これらに加えて，描記針を咬合器で垂直に位置づけるためのポジショニングディスクと，中心を口腔内で固定するためのセントリックロックディスクがセットになっているよ．

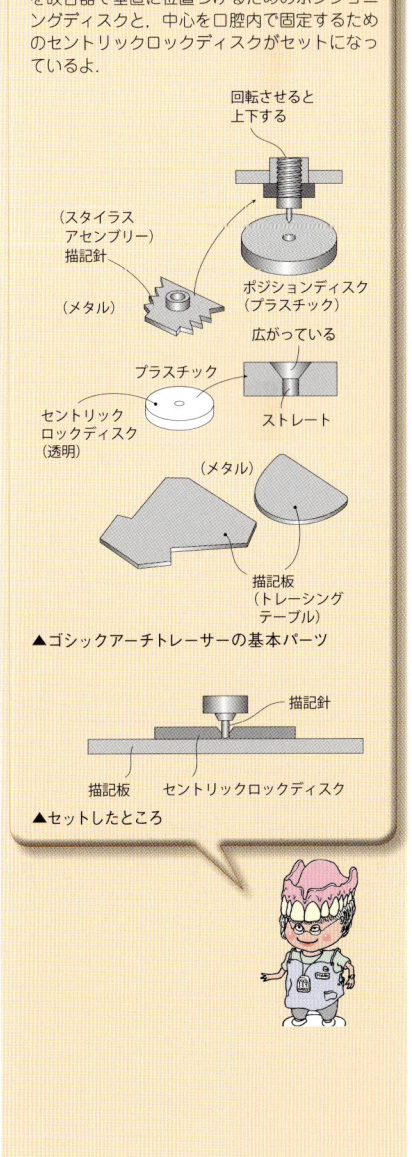

回転させると上下する
（スタイラスアセンブリー）描記針（メタル）
ポジションディスク（プラスチック）
広がっている
プラスチック
セントリックロックディスク（透明）
ストレート
（メタル）
描記板（トレーシングテーブル）

▲ゴシックアーチトレーサーの基本パーツ

描記針
描記板　セントリックロックディスク
▲セットしたところ

くような描記となる．1時間以上かけて練習したところゴシックアーチらしきものが見えたのでタッピングポイントを記録すると，それも前後運動の位置の中に数点描記される．収束しないのだ（図Ⅱ-57）63．

タッピングポイントはアペックス付近だと思っていたので，そこにセントリックロックディスク64のホールを置いて収束位を取ろうとしたが，実際に口腔内に入れてみると，咬合高径も高くなり，患者は相当難しそうである．それでも何とかその位置をキサンタノで記録したが，後で確認すると描記針がディスクから浮いていた（図Ⅱ-58）．……完全な失敗である．再現性を持たない位置は顆頭安定位とは考えられない．

筆者もこの時点では何が起こっているのか，どのようにすればよいのかがわからなくなって，この日の治療は終了して，考えてみることにした．

当初は，中心咬合位を決定するためにゴシックアーチを活用しようと考えた．わかると思って採用したわけだが，ますます混乱してしまうことになった．

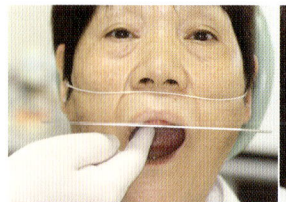

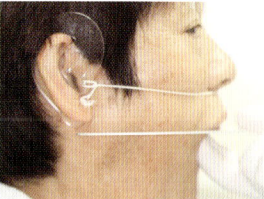

Part2 誰でもできる 痛くなく外れず噛める「何ともない」総義歯づくり

図Ⅱ-59 咬合平面の再チェック（2012年8月29日）
平面が修復されている（上顎結節が大きいことから，カンペル平面よりやや後方下がりに設定した）．

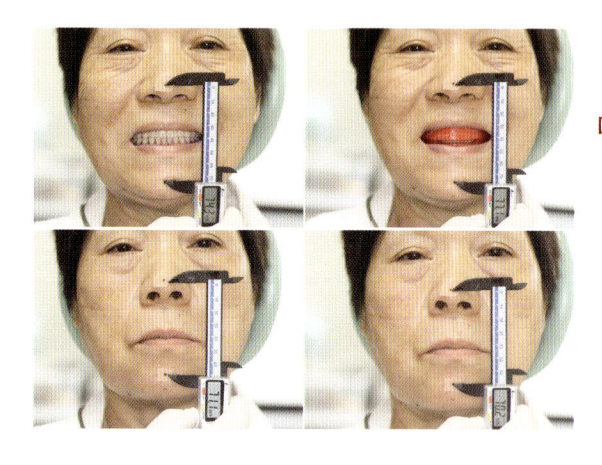

図Ⅱ-60 咬合高径の再チェック
鼻下点-オトガイ間距離は，スマイル時は現義歯装着時74.3mm（A），新義歯用咬合床装着時71.1mm（B）で，閉口時は現義歯装着時71.1mm（C），咬合床装着時70.2mm（D）．どちらも新義歯の距離が短く見えている．写真を見ると下顎が前方に位置して前噛みになっている．

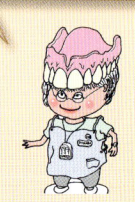

2．2度目のゴシックアーチ描記 （2012年8月29日）

前回の診療から5日たったが，筆者はまだ混乱していた．しかし診療時間は限られているので，この日は

①咬合平面の確認（図Ⅱ-59）
②咬合高径の記録（図Ⅱ-60）
③その咬合床の固定，記録
④ゴシックアーチの再チェック
⑤もしディスクホールに入らないようなら，0.5〜1mm前方の位置で記録(成書に示されている)

を行うことに決めた．前回ゴシックアーチ描記に手間取ったので，診療前は「こんなにできるだろうか？」とも思ったが，その都度の選択は早めにすることで診療に臨んだ．

この日も，上記の①〜③まではスムーズに行えたが，④のゴシックアーチ描記については，やはり(最)後退位では「窮屈で無理」という状態であった．やはりできないので1mm前方で入れてみたが（Gerberのコンフォートテスト[65]），まだ収まりにくい．……結局，患者に違和感が少なく再現性のあるアペックスから1.7mmほど前方のところでディスクを固定しその位置を記録した（図Ⅱ-61）．

3．水平的な咬合関係の考察

この時点で堤氏からは，本患者の上下顎関係がⅡ級である可能性を指摘された（図Ⅱ-62）が，筆者自身は今ひとつ理解できずにいた．その後の臨床において考察を進めていくにあたって，下顎が後方に移動することがイメージできるようになり，描かれたゴシックアーチの形も筋の支配が強いⅡ級タイプのものであることがわかるようになるのだが……．今考えてみると，1度目のゴシックアーチも正しく採れていたのだと思う．患者は筆者の指示どおりちゃんと運動を行ってくれているのに，筆者の理解が足りずに，異なる

[65]
共通言語
● Gerberのコンフォートテスト
ゴシックアーチで検討された水平的咬合関係の違和感をチェックする検査だよ．ゴシックアーチのアペックスを顎頭安定位として決定し，セントリックロックディスクのセントリックホールに入れて，その下顎位で2〜3分保持する．
このとき患者さんが窮屈さを訴えたら，ディスクを0.5mmもしくはそれ以上前方にずらして，もう一度固定して確認するよ．

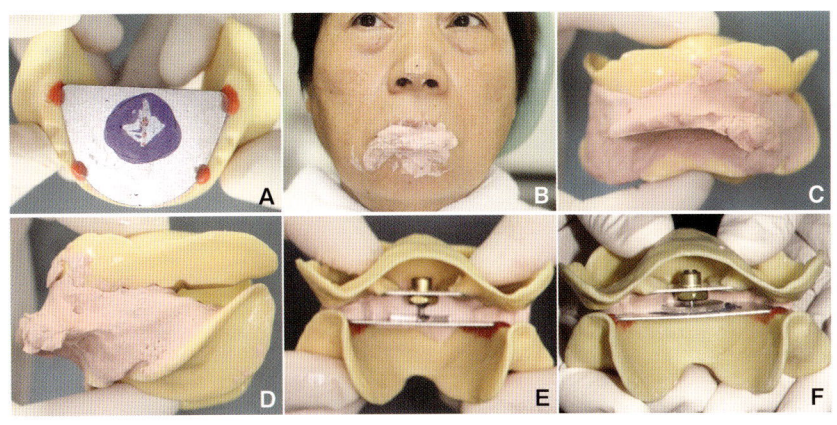

図Ⅱ-61 2度目のゴシックアーチ記録（2012年8月29日）
アペックスでは再現性がないため，1.7mm前方の点を基準にしてディスクを付けてキサンタノで固定．
Eではセントリックロックディスクのホールに描記針が入っておらず浮いている状態だが，Fでは描記針がホールに入っている．患者が窮屈さを訴えないところで固定している．

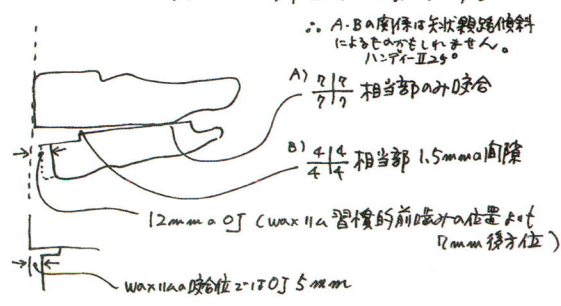

図Ⅱ-62 ゴシックアーチ採得後の咬合床をラボサイドに送った際の堤氏の意見およびこの時点の咬合器上の模型の状態（2012年8月30日，Fax）
本患者の上下顎関係がClass Ⅱである可能性と，咬合床での習慣性下顎位（咬合位）と顆頭安定位の関係がよくわかる症例であることが示唆されていたが，筆者自身はまだよくわかっていない．

> **共通言語**
> ●習慣性咬合位と筋肉位
>
> 習慣性咬合位（habital occlusal position）は，習慣的な閉口運動の終末位．
> 筋肉位（muscular position）は咀嚼筋群が協調活動した状態で下顎安静位から閉口することによって得られる咬合位だよ．[Brill, 1959]

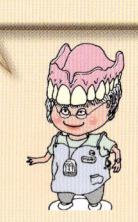

アペックスに誘導していこうとしていたのだ．

　本患者においては，1つ目の義歯（現義歯）を作る際にも，咬合高径が低く前噛みしている状態から始まり，咬合高径を回復させると下顎は大きく後退した．そのため，この患者も通常のⅠ級の上下顎関係の人と同様に，アペックス（＝中心咬合位）は下顎が後方にあるものという思い込みと，前噛みはさせてはいけないという気持ちが強かったので，患者の現状と一致していなくても，施術側である筆者は最後退位を選択しようとしていた．その意味でも，総義歯治療では情報が次の診断につながるので，情報をありのまま正しく診断に取り入れることの大切さを，自戒も含めて思っている．

　その後，Anna Dubojska先生（ポーランド，Lods大学）よりGerber Resistrationの研修も受け，ゴシックアーチが診断に必要であること，またゴシックアーチだけでなくフェイスボウとも組み合わせて顆路を見ることが必要であることなどへの認識を強くしている．

Column 総義歯臨床における顆路測定とゴシックアーチの応用

　筆者は以前から咬合位を定める一手段としてゴシックアーチを利用していたが、いつも一定の形になるわけではなく、不定形が出てきたときの読み取りなどについては、本症例に取り組んでいた頃にはまだ理解していなかった。それでも臨床においてもっと活用できるのではないかと感じることもあり、症例に応用するようにしていた。またこの時点では、フェイスボウは使用することはあったが、顆路描記は全く利用していなかった。

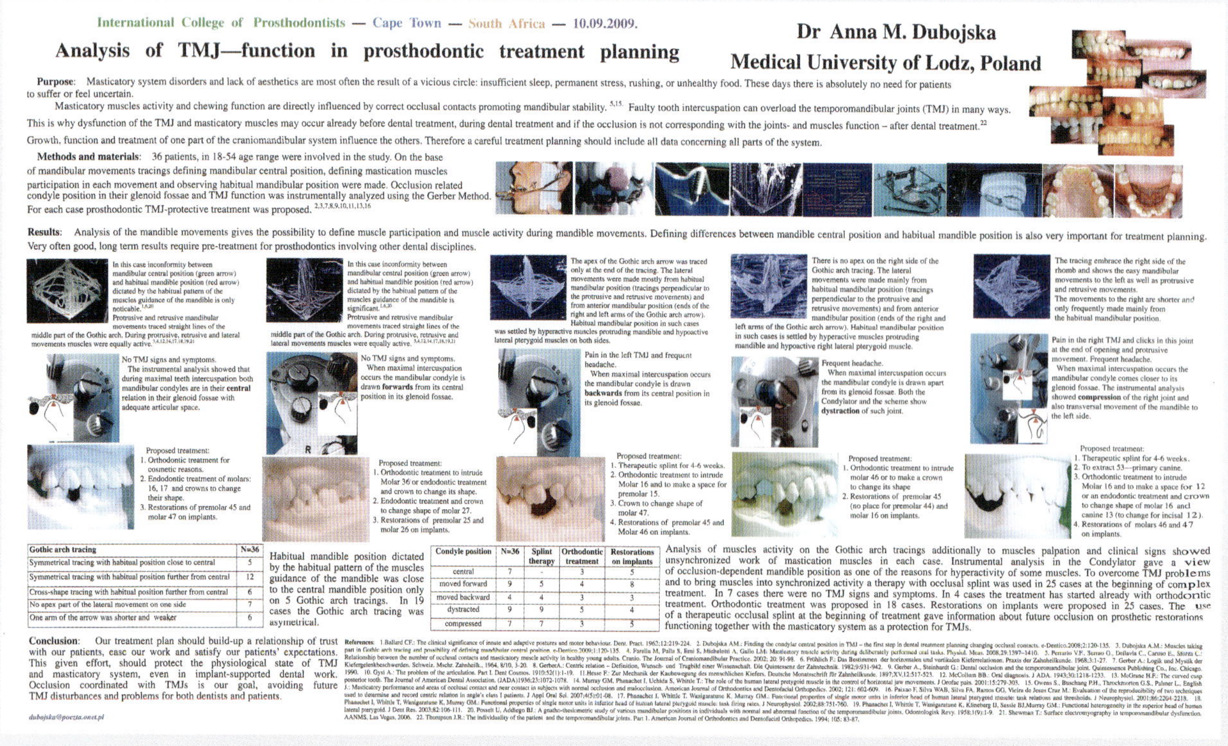

——臨床で生きるGerber Theory

　2013年1月にスイスチューリッヒで行われたハンズオンセミナー「コンディレーター咬合器を用いた顎機能の診断と治療について」（講師：Dr. Anna Dubojska〈ポーランド・Lodz大学〉、Dt.Max Bosshart〈スイス・Dental Technology Center〉、主催：Gerber Condylator Service社、日本取扱：リンカイ）に参加して、コンディレーターの使用において、これらの情報が生体の機能をいかに咬合器上に再現し、臨床応用しうるのかを学んだ（①〜③）。その後も臨床の中で実践することで、Gerber教授が臨床においてコンディレーターをいかに活用しようとしていたかを日々実感している。

　Gerber教授はGysi教授の後、スイス・チューリッヒ大学歯学部補綴科の教授に任命され、いわゆるGerber Theoryとして、コンディレーター咬合器、コンディロフォーム人工歯などを開発し頭蓋下顎機能の研究を行った。

　Gerber Theoryでは、患者の診査に顆路測定・ゴシックアーチの採得なども用いて、顎機能の診断をすることにより、個々人に合った総義歯の設計などの治療計画を立てることを目的の一つとしている。Gerber Registrationは、口腔外での顆路の測定と、口腔内でのゴシックアーチ採得によりその動きをコンディレーター上にて連動することによって顎運動を把握することを目的とする（④〜⑥）。実際に顆路の描記を行い顆路の矢状方向の軌跡を詳細に視ることができるので、角度の測定のみではなく、その動きとゴシックアーチを立体的に組み合わせて顎運動を推測し、他の診査（問診、X線写真、模型分析など）と合わせて機能について評価することで、その後の治療に生かされていく。

——ゴシックアーチから何を読み取るか

　総義歯の咬合採得には、前述したとおり、①垂直的な咬合高径の採得と、②水平的な下顎位置の決定がある。

　①垂直的な咬合高径では、模型上の各ランドマークの測定に基づくいわゆる平均値的な「規格模型」そして「咬合床」を用いて生理的に受け入れ可能な患者の咬合高径を決める。

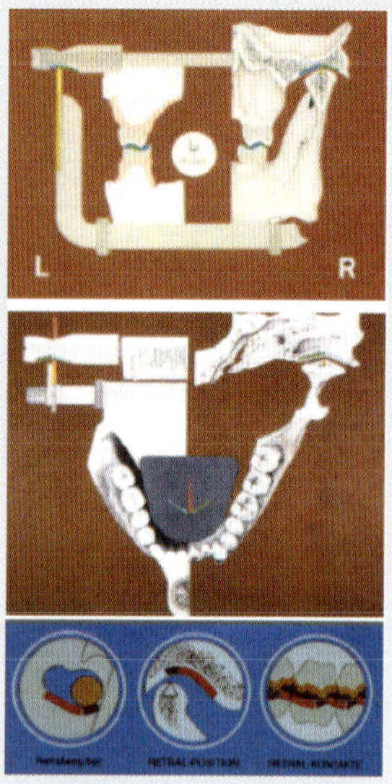

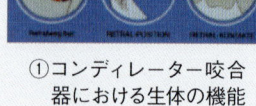

①コンディレーター咬合器における生体の機能の再現
［スイス・Condylator Service社パンフレットより］

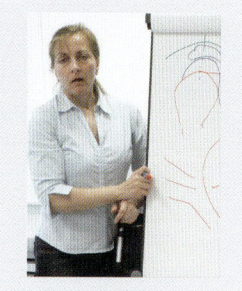

② Dr. Anna Dubojska

③ Dr. Dubojskaによる補綴治療計画における顎関節機能に関する研究発表（Dr. Dubojskaのご好意により掲載）

ゴシックアーチを用いた②水平的な位置の決定は，この垂直的な咬合関係の採得後に行う．それまで，ゴシックアーチはこの後の水平断面における咬合採得において顎位決定のため使用されると考えていたが，実際に使用してみると，本患者のようにいわゆる定形でないものも多く，それが意味するものは何かを術者が理解する一助としても診ることができる．
　⑦〜㉑に，筆者が経験した代表的なゴシックアーチ例をいくつか提示する（これらは顎関節の状態を診るためのもので，有歯顎・無歯顎のものが混在している）．

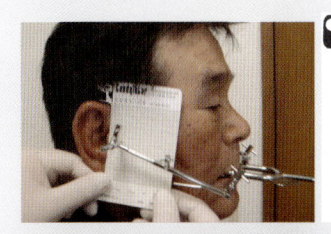

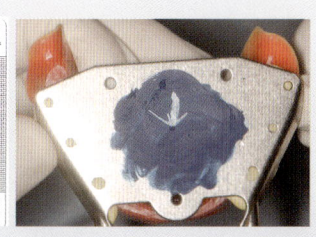

④〜⑥ Gerber Registration システム

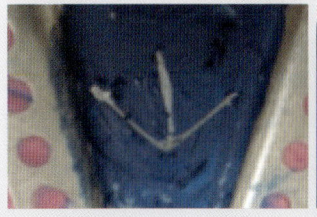

⑦正常に近い像

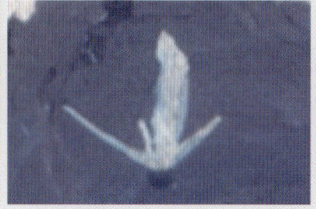

⑧左関節の動きが弱い．右の側方運動路と左の運動路では右の関節の動きが大きく左関節の側方運動時の動きが小さい．左咀嚼となることが多い．

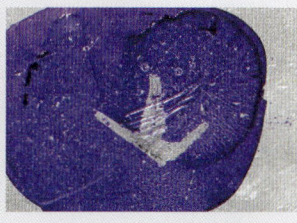

⑨アペックスが前後運動の延長上にない．右の関節は後方に位置できる．右顎関節円板の前方転移が疑われる．

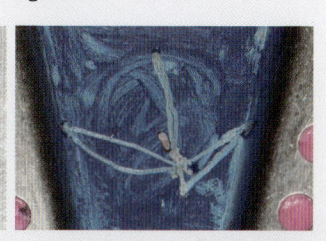

⑩左側方運動時に右の顆頭が1mmぐらい前方に出ないと側方に動かない．右の関節に異常がある（関節円板の前方転移が疑われる）．

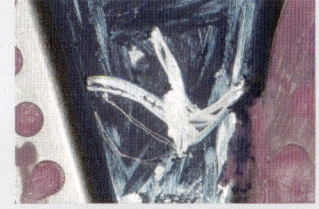

⑪同じく右関節の動きが悪い．前方運動時に右の関節が前に出にくい．Dr.Dubojskaによると「関節として機能していない」．

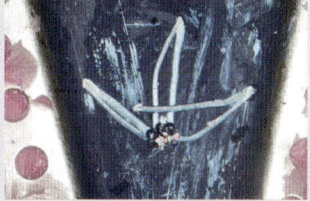

⑫左関節のBennett運動が見られる．左関節の緩みがある．左関節がディスクよりズレている．

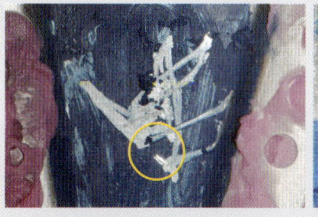

⑬歯の誘導がきつく，習慣性咬合位のほうが強い．すなわち神経-筋肉の回路が強い．左関節の働きは機能しない．左方向に動くときの運動路の断裂（○部）は右関節のクリックを表している．

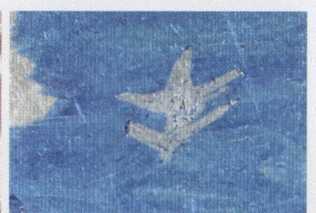

⑭長年にわたる関節への負担でセントリックらしきものが2カ所見える（1つは偽関節となっているのかもしれない．咬合治療の必要性を感じる）．

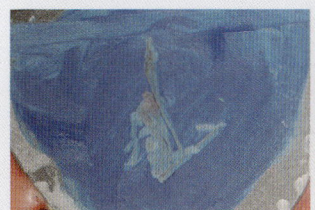

⑮右関節が動かない．

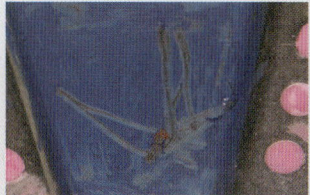

⑯顆頭安定位が不安定

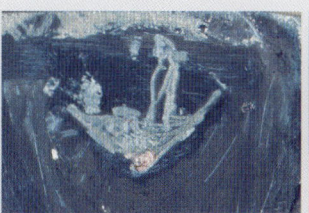

⑰描記がギザギザしている．スムーズな軌道では動かない．筋-神経-骨の連携がとれないようである．

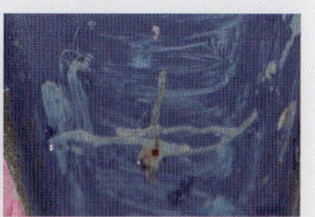

⑱ゴシックアーチを描けない．咬合高径の誤りを疑う．

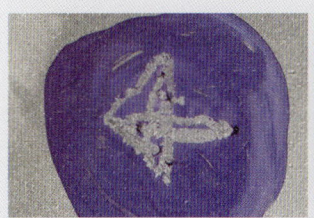

⑲筋の支配が強い．

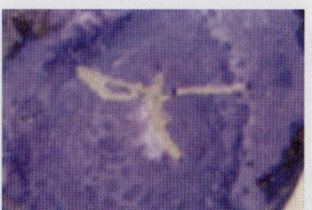

⑳習慣性咬合位と顆頭安定位が一致していない．

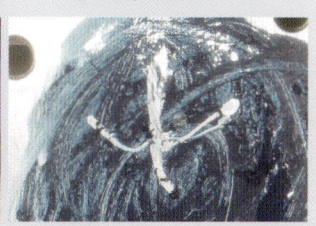

㉑Ⅱ級咬合の典型像．後方に大きく動く．

6 治療用義歯製作のためのワックスデンチャー試適

2012年9月7日
by Hiraoka Hideki

ワックスデンチャーにおける咬合関係の観察

咬合採得後，ラボサイドで治療用義歯製作のためのワックスデンチャーが製作され（**図Ⅱ-63**）⁶⁷，2012年9月7日に試適を行う．筆者はこの試適はすんなり終わると考えていた．実際に口腔内に入れると，審美面については患者からも「問題ない」「いい感じ」と評価が得られ，筆者も納得した．

1. 落ち着かない咬合位……治療用義歯により探っていく必要性

しかし咬合関係をチェックすると，また下顎がひとりでに前方に出てきて噛もうとする（**図Ⅱ-64**）．この患者の顎位については，この後で製作する治療用義歯を実際に使用していく中で観察のうえ決定するべきだと考えてはいたが，前回ゴシックアーチを採って得た顎位でも決まらない．ゴシックアーチは診断には有効でも，治療の中にそのまま取り入れるのは難しいものであると考え，治療用義歯による顎位決定が必要であることを強く確信した．

本患者においてはとにかく「ここだ」という一定の咬合位にはならないようだ．それでも別に義歯について不安定感を訴えるわけでもなく，「どこでも噛める」人ではあるため不満はない．とにかく全体の歯が当たって，安定する位置を探しながら噛んでいるような印象を受けた．噛める範囲であれば，人工歯排列において当たっていない前歯の接触を求めて前方に移動して噛もうとする．

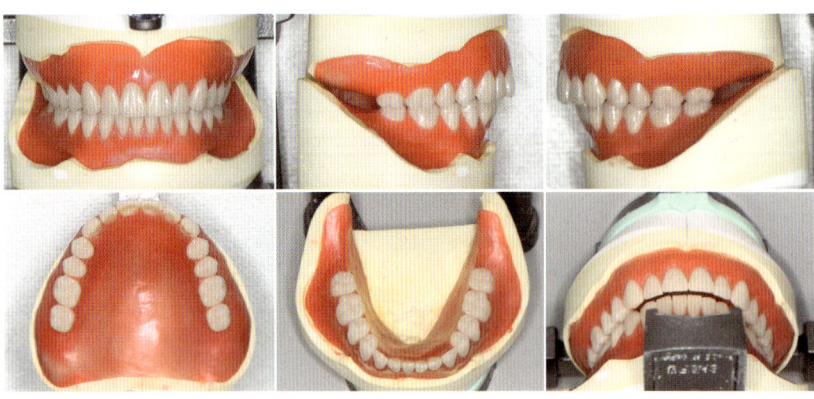

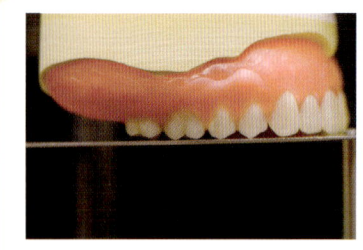

治療用義歯の人工歯排列においては，原則として調節彎曲を与えず，平面状に排列します．

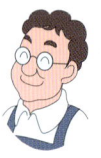

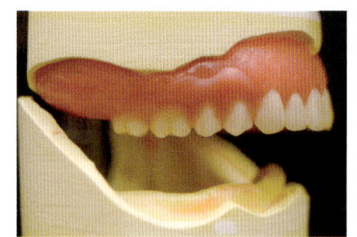

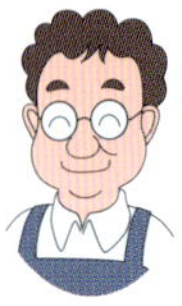

模型上で観ると，この患者さんの対顎関係はⅡ級だと思います．

図Ⅱ-63　治療用義歯用のワックスデンチャー
通法どおり前歯部は接触していない．オーバーバイトは1mm，オーバージェットは2mmとした．下顎義歯の後縁はレトロモラーパッドまで覆っている．

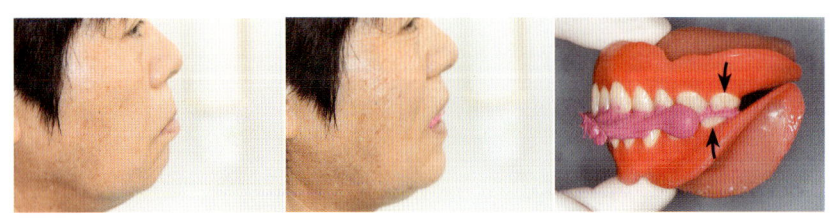

図Ⅱ-64　ワックスデンチャー試適（2012年9月7日）
ワックスデンチャーを口腔内に入れると，ゴシックアーチで採得した後方位は噛めず移動してしまう．

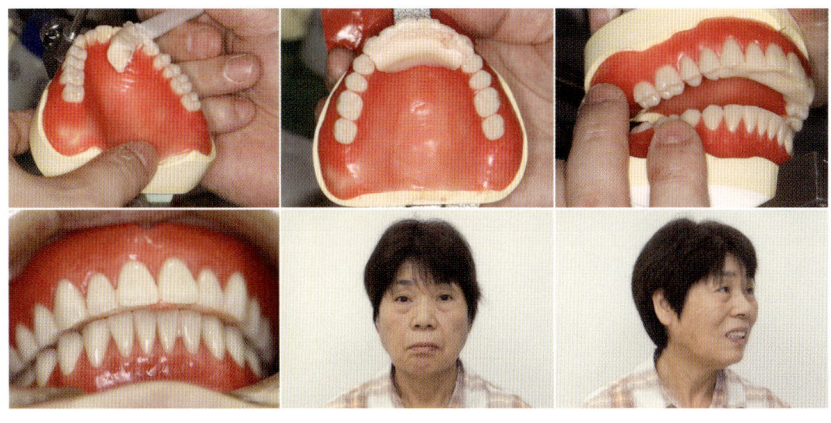

図Ⅱ-65　咬合シーネによる前歯部への咬合接触の付与（2012年9月7日）
前歯部舌側に即時重合レジンで棚状のシーネを作り，前方も後方も接触するようにしたワックスデンチャーを改めて試適するとうまくかみ合い，患者もその状態を気に入った．

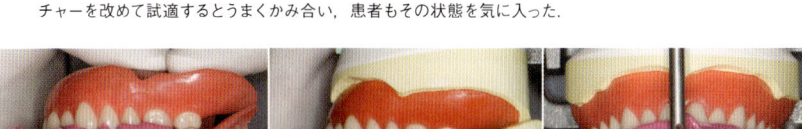

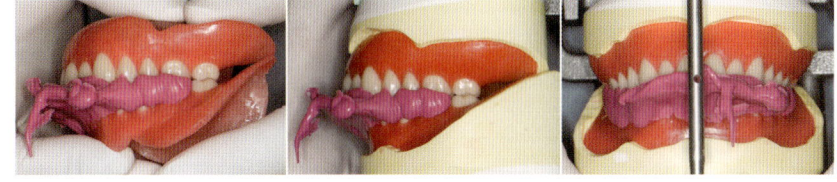

図Ⅱ-66　チェックバイト
チェックバイトしたものはそのまま咬合器に戻すことができた．

2. 咬合シーネによる前歯部接触の付与

このワックスデンチャーの前歯部には通常どおりの被蓋が与えられていたため，前歯部の咬合接触はなかった．ゴシックアーチにより採得した顎位に対しては再現性があると思っていたので，その位置の確認をすることで治療用義歯のスターティングポイントを確かめようと考え，前歯部の口蓋側に取り外しができるよう咬合シーネを即時重合レジンで付与し，上下人工歯が前歯部でも臼歯部でも当たっているという状態にした（図Ⅱ-65）．

上下義歯を咬合器上で噛ませて安定するように固定したうえで口腔内にて確認したところ，はたしてその顎位で噛みあった．患者に確認しても「大丈夫．問題ない」「やはり前歯が当たるほうがいいわ」68 という感想だったので，そのことをラボサイドに伝え，治療用義歯製作を依頼した（図Ⅱ-66）．

3. ゴシックアーチと機能時の咬合関係の相違について

噛み合わせがある程度の範囲内にあり，ゴシックアーチで採得した位置（アペックスより1.7mm後方）はその範囲の中でも後方にあるのだろうと考えて，この位置が治療用義歯の咬合位決定の始まりであると確認した．しかしその一方で，この患者はいろいろ正直に筆者に教えてくれる人であり，咬合が本人にとって楽な位置に落ち着けばそれが一番よいことなので，ゴシックアーチに頼らなくてもよいと思うようになっていた．

今考えると，ゴシックアーチに表れた水平的咬合関係と患者にとって安定する水平的咬合関係の相違は，解剖学的な顆頭安定位と筋支配による神経-筋機構の習慣性の顎位との違いだということが理解できる．この頃はまだ「ゴシックアーチの診断をする」のではなく「ゴシックアーチ描記をやってみた」という感じだったが，診断のあいまいさを確認することとなり，術者としてゴシックアーチをどこまで診断に取り入れるか考える機会となり，「やってよかった」と思っている．

68

この患者さんは，なぜ前歯部に咬合接触を求めるのでしょう？

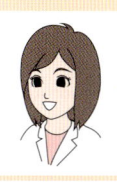

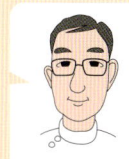

口腔粘膜の感覚受容器は口腔の前方部に密集していて，横口蓋ヒダやその後方の口蓋は圧感覚に敏感と思われるよ〔田崎雅和：口腔粘膜の感覚神経終末と義歯．ザ・クインテッセンス，21：701～709，2002．〕15)

これはあくまでも私の仮説だけど……圧に対する感覚受容器が口腔の前方に集中しているのであれば，Ⅱ級の対顎関係では，硬口蓋部にはその情報が伝わりにくいことになるよね．だから，前歯部に接触を与えることで，患者さんは「噛んでいる」という実感を持てるのではないかな……．

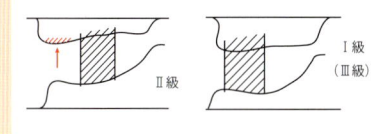

Ⅱ級　　Ⅰ級（Ⅲ級）

Part2　誰でもできる　痛くなく外れず嚙める「何ともない」総義歯づくり

7　治療用義歯の装着

2012年9月18日

by Hiraoka Hideki

　本症例の治療用義歯は，クリアな床とし，フラットテーブルではなくレジン歯を用いると決めラボサイドにて製作されたものである（図Ⅱ-67）69 70．
　フラットテーブルを付与した治療用義歯では，テーブル上に描かれた軌跡により任意の咬合高径(垂直的顎位)における水平的顎位が示され，またその動きを読み取ることでチューイングサイクルを推測することができる．しかし一方で，患者が身につけた旧義歯の情報を全てキャンセルして時間をかけて機能回復を図っていくので，治療が長期にわたることにもなる．本患者は「嚙める」人であり，水平的顎位もゴシックアーチの中心付近にかろうじて求めることができたので，フラットテーブルではなくレジン歯を用いることにした．
　2012年9月18日　治療用義歯装着（図Ⅱ-68）．

治療用義歯装着時のチェック

1．非機能時のチェック

　治療用義歯を口腔内に試適し，各方向からチェックする．粘膜には極力力がかからないように無圧的に印象採得を行い，精度のよい重合成型を行ったため，実際に装着してみると，義歯は安定し動くこともなく，接着もよい．すんなりと入るという感じがする．装着して違和感などがないことが確認できた．すなわち静的な状態にあるとき，機能していないときは問題ない．
　治療用義歯は，さらにここから実際に機能（咀嚼・発語・嚥下など）をしたときによりよく使えることを確認し，不具合があれば調整を加え，最終義歯がより快適な使用できるようにすることを目的にする．

69

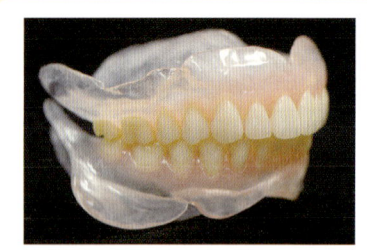

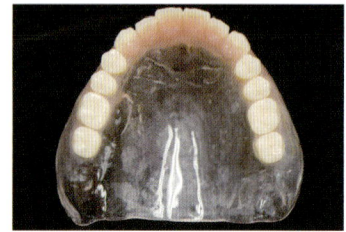

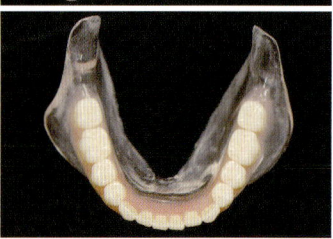

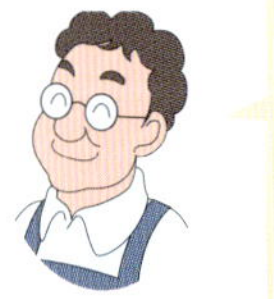

最も大きなサイズの人工歯が排列されているけれど，下顎の最後臼歯後方のレトロモラーパッドまでに不自然なスペースが生じているようです．このときは明確には意識されていなかったのでしょうか．

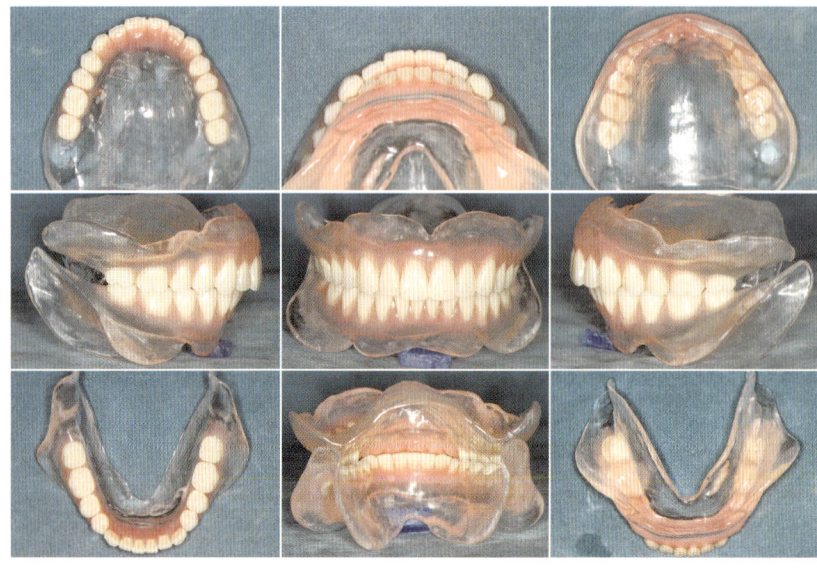

図Ⅱ-67　ラボサイドから到着した治療用義歯

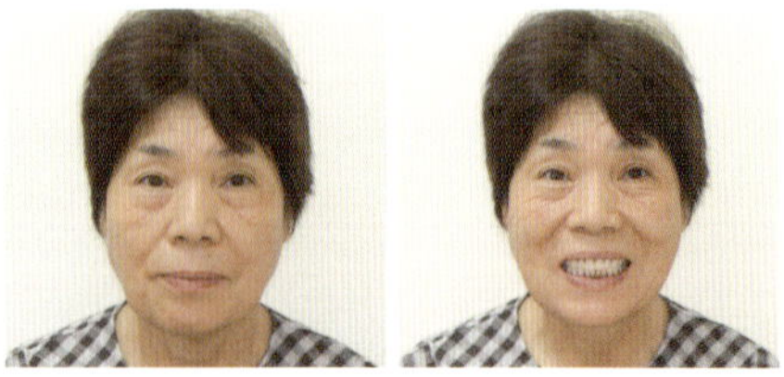

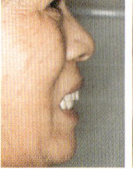

A: 治療用義歯を装着して閉口したところ
B: 同，口唇のみ開口時
C: オーバージェットの状態 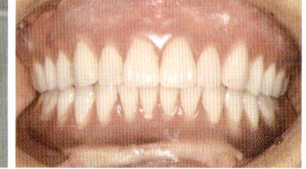
D: 上下顎の正中は一致している

図Ⅱ-68　治療用義歯装着状態（2012年9月18日）

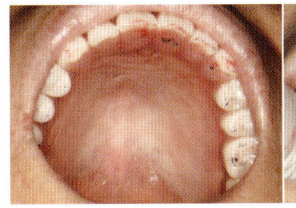

A：上顎義歯装着時の咬合面．維持状態は良好．
B：6|6 のあたりに強く押して圧をかけると口蓋の中央部に白い貧血状態部分が確認される
C：貧血部分のマーキング．
D，E：その場で削合調整．
F：調整後．強い圧をかけても貧血帯は確認されなくなった．

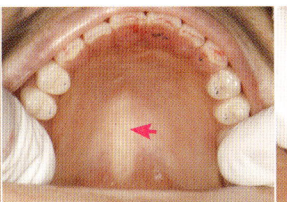

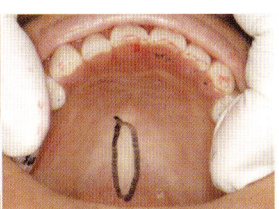

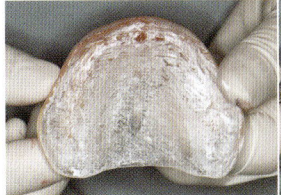

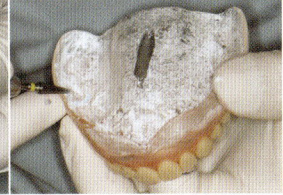

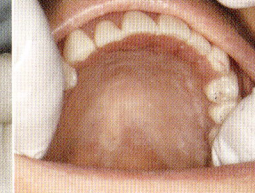

図Ⅱ-69 チェアサイドにおける上顎透明義歯床の調整

2．機能時のチェック

① **開閉口状態の確認**……装着後，軽く噛ませて安定を確認し口唇の開閉口状態の確認，また最大開口させ脱離の検査を行う．このとき上顎義歯が落ちてきたり下顎義歯が浮き上がったりすれば，床辺縁が長すぎることを疑う．

② **運動状態の確認**……義歯を装着した状態で，カチカチカチというタッピング運動，左右側方運動をしてもらう．本患者においては，噛み合わせの安定する位置を探しながら動かしているようでもあった．

③ **発音・発語状態の確認**……発音はどうか，話しにくくはないかなど，患者自身の主観と，術者がその意味するところを十分に聞き取れるかの客観も含め確認し，また噛み合わせなどの際の違和感なども確認していく．

④ **嚥下状態の確認**……少量の水を飲んでもらい嚥下の検査．嚥下するときは口腔周囲筋および顎舌骨筋部などが機能して緊張する．そして上下の歯が接触する．下顎が後退するときもあるので違和感の有無なども聞いていく．その場ですべて処置するのではなく，その状態に適応できるかどうかを患者と話すことが大事だと感じている．

⑤ **粘膜の状態の確認**……義歯床を透明にしてあるのは義歯床の適合状態と圧迫したときに貧血帯を見るためである．粘膜の下には骨組織があり粘膜の厚みも一定ではないので，使用中に褥瘡ができたり，強く当たって貧血している部分を支点にがたつきの原因になることがある．

この患者は咀嚼粘膜も豊富で厚みも十分な人ではあるが，透明な義歯床の上から確認すると，咬合面から強く力を加えると口蓋中央部のところが白くなり貧血症状が認められた（**図Ⅱ-69**）．初日はここだけを視覚的に確認し，PIP ペーストを使用して削合した．

治療用義歯による治療とモチベーション

患者から問題がないことを聞いた後，これからこの義歯は，装着しながら改良していくことによってより快適で機能的なものになっていくことを説明する⓻⓻．それまでは不都合が生じることもあることなども話すが，「希望を持って一緒にやっていきましょう」と声掛けすることにしている．

---

⑦⓪ 通法の総義歯の咬合では，前歯部には咬合接触は与えませんが，この症例では，レジン床材で前歯人工歯舌側に基底結節を付与して咬合接触を与えていますね．

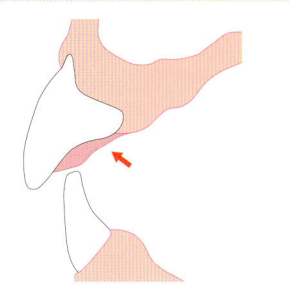

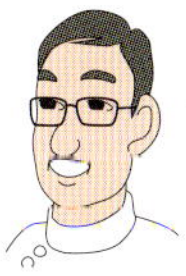

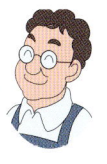

⑦① 治療用義歯を装着しながら改良していく治療で作っていくのは，機能性と患者さんにとっての快適性が得られる義歯の形だね．
すなわち「大きくもなく小さくもない」「きつくもなくゆるくもない」「高くもなくゆるくもない」義歯と，それによる咬合．

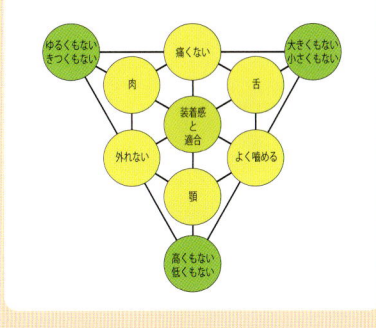

⑦② 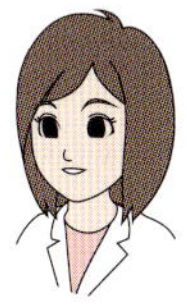 治療用義歯による総義歯治療では，治療への患者さんのモチベーション維持が一番重要で一番難しいのではないでしょうか．術者が患者さんに寄り添うことも大事だけど，逆に患者さんが術者に寄りかかりすぎてもいけないし……．

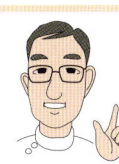

結局のところ，人と人との距離感が本当の意味での難しさ，総義歯臨床の難しさと言えるからね．

8 治療用義歯による治療過程

2012年9月18〜10月24日
by Hiraoka Hideki

治療用義歯による治療過程は,

Process A：静的な印象で粘膜（咀嚼粘膜部を中心に）に唾液によって接着することで得られる安定（基礎維持）と，実際に義歯使用時の調整

Process B：動的な印象材を用いて辺縁をシーリングすることにより機能的に脱離に対抗させる…すう疎な辺縁被覆粘膜部をティッシュコンディショナーで軽く抑えることによって脱離に対抗する吸着力・把持力（内側弁維持）の獲得

を分けて考えて進めていく 73 .

本症例においては，Process A → Process B の過程を約5週間で行った（A：約1週間，B：約4週間）.

Process A: 静的な印象で粘膜に接着することで得られる安定（基礎維持）と，実際に義歯使用時での調整

具体的には，ここまでの印象の過程は，粘膜に接着することを目標にていねいに積み上げてきたものである．ここまでは咀嚼粘膜を中心にした静的な印象であったので，それ以外の粘膜に対して，実際の機能時における辺縁部の過長や床下の粘膜圧迫によって褥瘡または痛みなどを生じる不適合を見ていく．

2012年9月20日（治療用義歯装着2日後．図Ⅱ-70）
患者は上顎正中部と下顎頬側辺縁部付近（右側外斜線部）の痛みを訴えて

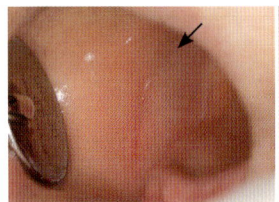

73
Process A 無圧的な印象で粘膜に唾液を介して接着することによる基礎維持の獲得

Process B 軟らかい粘膜をティッシュコンディショナーで軽く抑えることで脱離に対抗する内側弁維持の獲得＝わずかなシーリング

治療用義歯による治療プロセスでは，Process A で基礎維持を，Process B で内側弁維持を得ていくよ．

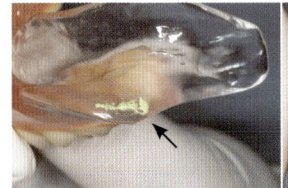

A：下顎右側頬粘膜に生じた褥瘡．
B：褥瘡部にビタペックス（黄）を塗布．
C：下顎治療用義歯を装着し，義歯内面にビタペックスを転写．
D：転写された褥瘡部分．
E：褥瘡部分の調整．
F：上顎治療用義歯．同様に痛みを訴えている正中部の褥瘡を転写．

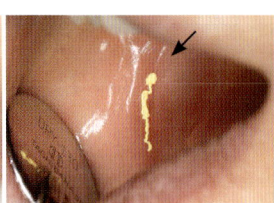

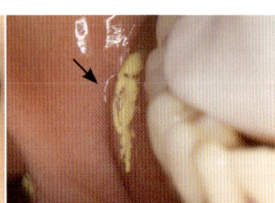

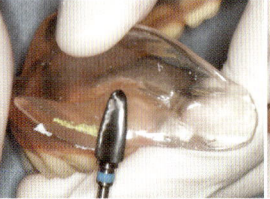

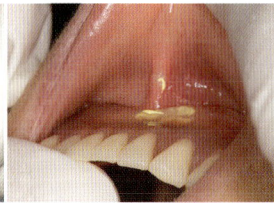

図Ⅱ-70 治療用義歯装着2日後の調整（2012年9月20日）74

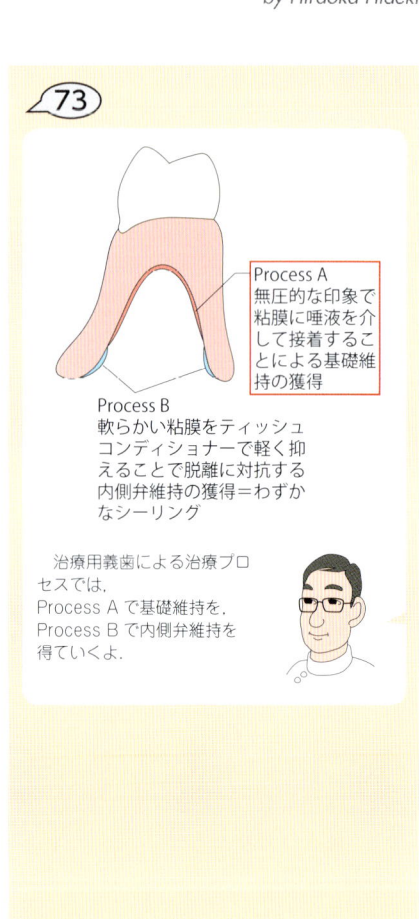

74
無圧的印象なので，咀嚼時の義歯床の沈下によって粘膜が骨と床との間に挟まったためじゃないかな．

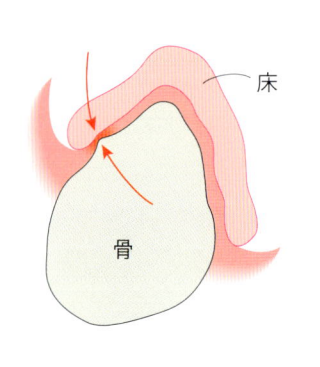

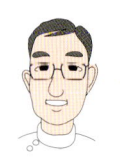

来院[74].

上顎上唇小帯と下顎右側頬側部に，義歯辺縁に沿って褥瘡が見られる[73]．義歯床縁の過圧・過長と診断し，根管治療薬であるビタペックスを褥瘡部に塗布して義歯内面に転写してその部分を削合した[75]．特に下顎義歯は床の大きさが減るのが怖くやや少なめに削合した．

咬合面に関しては大きな早期接触や干渉などはない．食事も（少しの痛みはあるが）大丈夫とのことである．

9月21日（同装着3日後．図Ⅱ-71）

上顎正中部の痛みは解消されたが，小帯の動きを阻害した部分と頬側の外斜線に圧迫が見られ，下顎両側の頬側床辺縁部の痛みは続いている．下顎義歯にフィットチェッカーを用いて確認しながら過長部を削合する．頬小帯の走行を観察してその部分を調整し，臼後結節近くの後方部は頬粘膜と舌下部粘膜による辺縁封鎖などをイメージしながら削合していった．

この時点では床縁を盛ることはしないで削合による調整だけを行った．

9月25日（同装着7日後．図Ⅱ-72）

痛みは全く感じない．咀嚼していても痛くない．食事もできる．1週間という短い中で新しい義歯に慣れる患者の適応能力は素晴らしい．粘膜の静的印象に対して削合する過程はこれでよいと判断した．

咬合関係も大きな干渉はないと判断したが，現在問題は生じていないものの細かい干渉を解決したいと考え，ラッピングペースト（ジーシー．細粒）を用いて口腔内自動削合を行った[76]．自動削合後，患者の感想は「軽くなった感じ」ということで咬合関係も良好と考えた．

この段階で，Process A（静的な印象で粘膜に接着することから得られる安定の獲得）は達せられたと考える．治療用義歯による治療では，ここから義歯をよりよく使いこなせるように改造（impression making）していく．

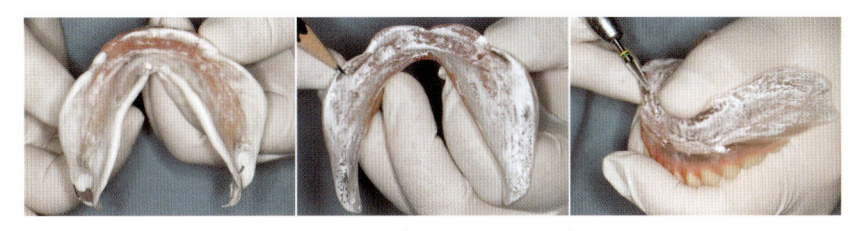

図Ⅱ-71　治療用義歯装着3日後の調整（2012年9月21日）
頬側床縁部の痛みが続いているため，フィットチェッカーにより確認しながら過長部を削合した．

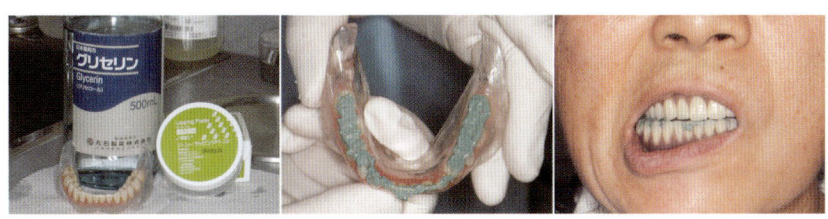

A：使用器材．グリセリンとラッピングペースト（ジーシーグリーン）．
B：下顎治療用義歯咬合面にラッピングペーストを塗布．
C：治療用義歯を装着し，自動削合を行う．

図Ⅱ-72　治療用義歯装着7日後（2012年9月25日）
痛みもなく機能しているが，さらに細かい咬頭干渉の改善を図るため口腔内自動削合を行った[76]．

---

[75] 床縁はフィットチェッカーでチェックするよ．床縁が長くて褥瘡が生じていたら，粘膜にマーキングペーストを置いて過長部を削っていこう．
ビタペックスは細いシリンジの先から黄色のペーストが少量出るので，褥瘡が小さいときのマーキングにもなるよ．

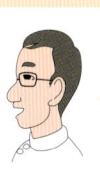

[76] わずかな早期接触，咬頭干渉は，咬合紙などで見えないこともあるので，ラッピングペーストを用いて口腔内で自動削合を行うよ．

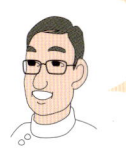

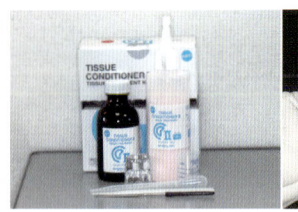

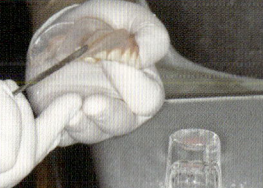

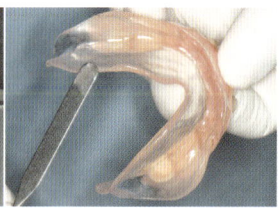

Part2 誰でもできる 痛くなく外れず嚙める「何ともない」総義歯づくり

A：辺縁のシーリングに使用した
　ティッシュコンディショナー

B，C：少量のためダッペングラスで混和し，下顎義歯辺縁部にだけ置く

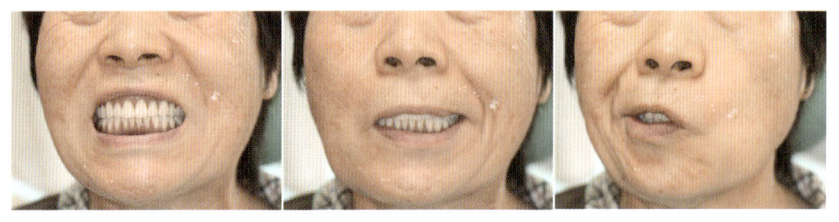

D〜F：治療用義歯を装着しての機能運動．

図Ⅱ-73　治療用義歯装着14日後のティッシュコンディショナーを用いた辺縁のシーリング（内側弁の付与）（2012年10月2日）

図Ⅱ-74　義歯床縁のシーリング⑦についての堤氏からのFax

　この患者の場合は側方運動をするときに義歯が脱離しやすくなるようなので，床縁付近のすう疎な組織を，痛みがなく，脱離力が生じないという2点に注意して押さえることによって，咀嚼時（片側咬合）に反対側辺縁からの大気の流入によって接着力が失われるため生じる脱離に対して耐えうるようにしていくことを試みた（内側弁の付与）．当然そのほかにも患者の訴えに対して解決はしていこうと思っていたが，この後は痛みなどもなく褥瘡などは見られなかった．

Process B：動的な印象材を用いて辺縁をシーリングすることで機能的に脱離に対抗させる

…すう疎な辺縁粘膜部をティッシュコンディショナーで軽く押さえることにより脱離に対抗する吸着力・把持力（内側弁維持）の獲得

10月2日（同装着14日後．図Ⅱ-73）：内側弁の付与

　患者に聞くと，特に問題はないようである．義歯の接着も十分にある．食事なども大丈夫とのこと．
　下顎義歯については，フィットチェッカーを入れて確認したところ，内面にはほぼシリコーン適合材が入らないぐらい適合している．しかし義歯床の辺縁はシリコーン適合材がやや厚みのある状態で印記されていることがわか

⑦

共通言語

●辺縁（ボーダー）の「シーリング」

　義歯床辺縁が適正な位置にあるもの，そして義歯床と粘膜面が無圧的な関係で唾液を介して接着している――その義歯床辺縁部のすう疎な軟らかい部分に対して，印象材およびティッシュコンディショナーの粘弾性によって加圧し，義歯に対して脱離力が全く生じないレベルで変位（圧接）させるのが「シーリング」だよ．

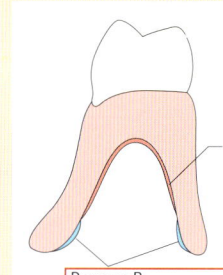

Process A
無圧的な印象で粘膜を唾液を介して接着することによる基礎維持の獲得

Process B
軟らかい粘膜をティッシュコンディショナーで軽く抑えることで脱離に対抗する内側弁維持の獲得＝わずかなシーリング

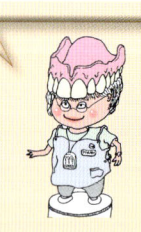

⑧

共通言語

●辺縁（ボーダー）の「モールディング」

　ボーダーのシーリングに対して，義歯床縁に流動性のある印象材やティッシュコンディショナーを適宜盛りつけて口腔内に入れ，口腔粘膜の圧力によって形を与えるのが「ボーダーモールディング」だよ．その印象材をどれぐらいの粘度で，どれぐらいの量を，どこに盛ったかによって，そして盛られた床縁の形もその完成度によってさまざまなものに（ある程度まで，いくらでも深く・太くなってしまう）なるよ．

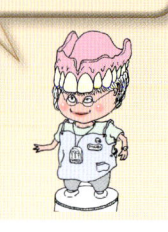

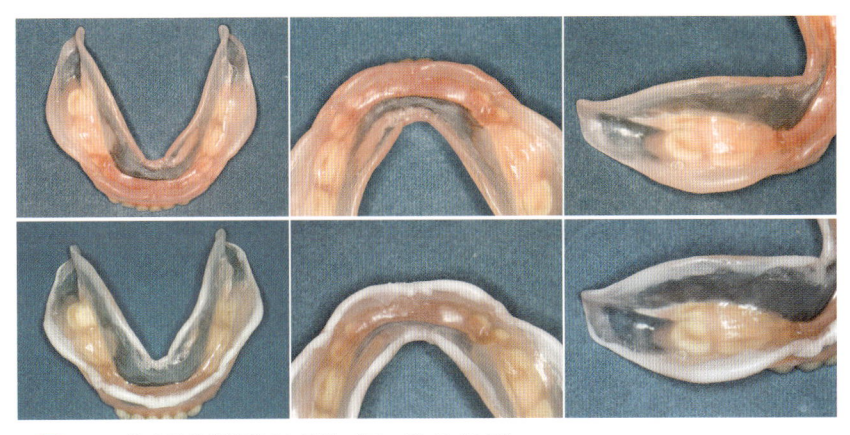

図Ⅱ-75　治療用義歯装着 22 日後（同，10 月 10 日）
美しいが当たりの判別が難しいピンクのティッシュコンディショナーの上から白いティッシュコンディショナーを施した．

る．この被覆粘膜部分を痛みの出ない程度に粘膜を押さえた状態で適合させることができれば，下顎義歯はより外れにくくなると考えた．顎堤を軽く把持するイメージで辺縁を押さえること（床辺縁のシーリング77 78 ）16)を考えた（図Ⅱ-74）．

シーリングの材料としてはティッシュコンディショナーを用いることにした79．使用する量は少ないのでダッペングラスで混和し，適度に稠度が出たところで辺縁部位内側に塗り付けて，義歯床全体を十分に粘膜面に加圧した．最初はピンクのティッシュコンディショナーがきれいなので使った．

患者に「食事の際，義歯と粘膜の間にイチジクやトマトなどの種が入らないことを確認してほしい」と頼んでこの日の診療を終えた．

10 月 10 日（同装着 22 日後．図Ⅱ-75）

前回辺縁をわずかに押さえたことより義歯は外れにくくなっているかと思ったが，患者は「何ともない．特に変わったことはない．トマトの種なども入らない」ということであった．

咀嚼機能はよい．接着については，術者の主観としては前回と変わらない．辺縁の押さえ込みはまだ余裕があると考えてティッシュコンディショナーを追加した．前回使用したピンクのティッシュコンディショナーでは適合状態を判別しにくいので，その上から白いティッシュコンディショナーを施した．

患者の粘膜の厚みは十分にあること，押さえ込みできるすう疎な粘膜の部分があることから，ティッシュコンディショナーは前回よりもやや多めに置いた．ポリマーがモノマーを膨潤する時間を長めにして，稠度もさらに粘性が高めになるようにした．このとき基礎維持を阻害しないように咀嚼粘膜面などの内面に入り込まないように気を付けた．

そのまま装着してしばらくしてから患者にたずねると「横に動かすときに少しかかる感じがする」ということなので，側方運動の干渉を再度咬合紙により確認して ｜3 4 6 をわずかに削合し，その後再びラッピングペーストを用いて口腔内自動削合を行った．

義歯においては，①顎関節，②粘膜と義歯床，③上下咬合面，の 3 つが天然歯の組織が持つ関節のような役割をしていると考える．関節なのでそこには余裕があり，それを"遊び"と表現することが多い．側方運動時に患者が

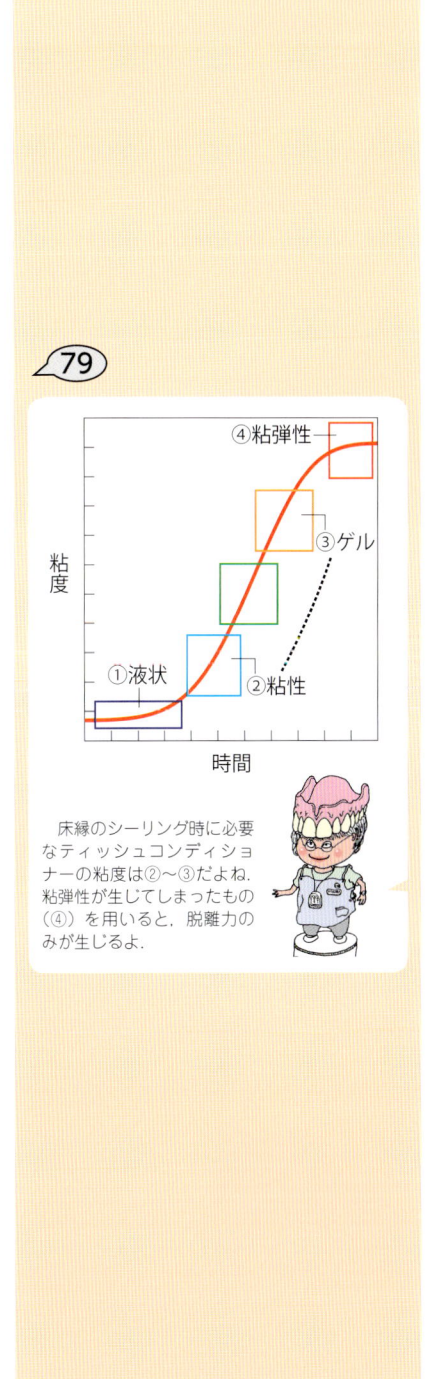

79

床縁のシーリング時に必要なティッシュコンディショナーの粘度は②〜③だよね．粘弾性が生じてしまったもの（④）を用いると，脱離力のみが生じるよ．

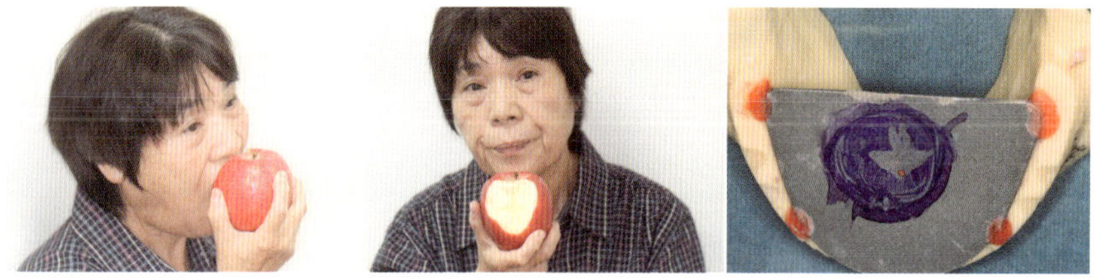

A,B：治療用義歯を装着してのリンゴの丸かじり

C：この時点でのゴシックアーチ

図Ⅱ-76　治療用義歯装着28日後（2012年10月16日）

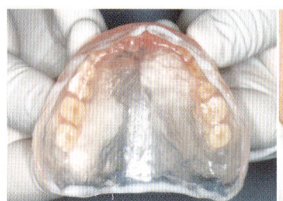

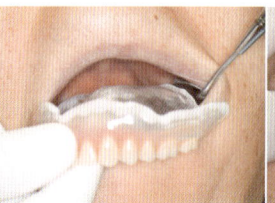

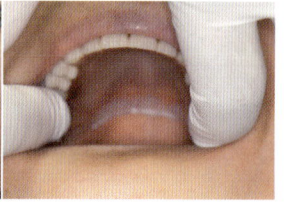

図Ⅱ-77　上顎義歯辺縁のシーリング（同日）
あくまでも内側に入れすぎないようにわずかな量だけ入れる．床後縁はポストダムをイメージする．

⑧⓪
ゴシックアーチトレーサーセッティングのキーポイントは，義歯床の前後・左右の中央に描記針が位置するとともに，描記板に対して垂直にすることだよ．
何度も描記していると描記針の先端が摩耗してくるので，新品と取り替えるべきだよ．

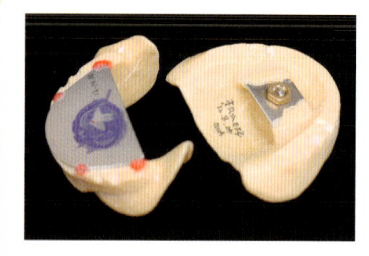

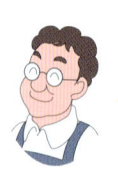

⑧①
ティッシュコンディショナーは被覆粘膜部のみをシーリング（粘膜の反発で脱離力が生じないレベルで微圧）されていますね．爪の跡からも，簡単に外せないレベルになっていることがわかりますが，上唇小帯はティッシュコンディショナーが小帯粘膜の動きを十分に印記できていないようです．

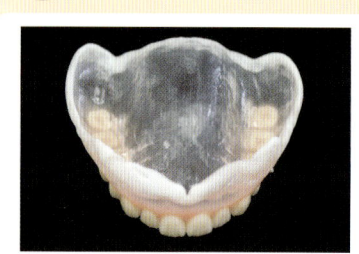

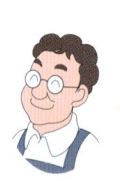

⑧②
接着維持を最大限発揮させるには，咀嚼粘膜面は最初の無圧的印象面のままにします．もしここにティッシュコンディショナーが流れ込むと，流れ込んだ厚みだけ粘膜を加圧していることになります．
ここでは，舌小帯，頬小帯部は動きまでがシャープに印記されていますね．

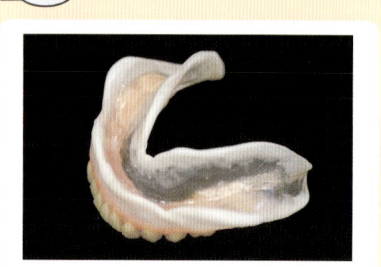

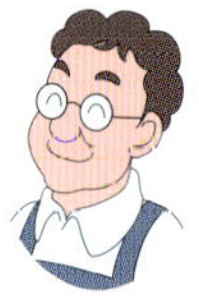

感じた咬合干渉は，下顎義歯の安定がよくなったことにより，"遊び"が少なくなり，そのため咬合接触についても明確に感じ取れることになったためと解釈した．より天然歯の代替として機能が高くなっているように感じた．

10月16日（同装着28日後．**図Ⅱ-76，77**）

前回の治療以降の感想を患者に聞くと，「格段によくなった」「小さな苺で栗も食べることができた」とのことなので，この日はテストでリンゴを食べてもらった．

皮を剥いて4つ切りにしたものだけでなく，丸ごと皮付きのまま（丸かじり）でもサクサク食べるので筆者も驚いたが，患者は「リンゴを食べられるのは当然．リンゴより硬い柿も，木からもぎ取ってそのまま食べている」と言う．機能の回復が見えたところで何か記録しておきたくて，ゴシックアーチを再度記録した⑧⓪．

機能回復状況はよいが，本義歯製作用の印象体となるのも治療用義歯の役割であるので，上顎義歯も辺縁をティッシュコンディショナーで押さえて治療を終える．

10月23日（同装着35日後．**図Ⅱ-78**）：**上下顎外側弁の形態付与**

噛むことは問題がなく，接着も良好で，患者も現状に満足している．術者としては上下顎臼歯部頬側のボリュームがほしいと思ったので，その部分にはティッシュコンディショナーを少し盛り上げて，他の部位も少し外側にティッシュコンディショナーを盛った．これで一日過ごしてもらい，翌日チェックのうえ，治療用義歯をそのまま印象体としてラボサイドに送ることにした．

10月24日（同装着36日後．**図Ⅱ-79，80**）

義歯の吸着は非常によく，上顎義歯は外すときに爪を立てるため傷がついている⑧①．下顎義歯はそのまま傷なく外すことができた．外すときにはい

8 治療用義歯による治療過程

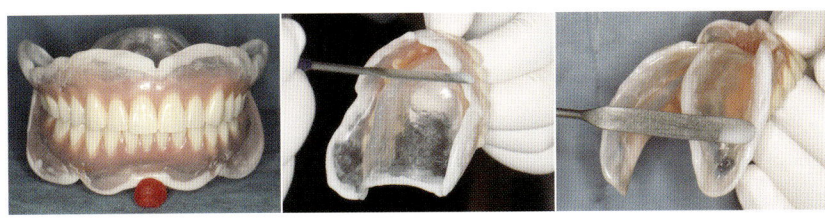

図Ⅱ-78 治療用義歯装着35日後の最終調整（外側弁の形態付与）（2012年10月23日）
適合はよいが，ティッシュコンディショナーを上下顎臼歯部頰側に少し盛り上げ，他の外側部分にも少し盛り，研磨面がより頰粘膜に沿うよう形作った．

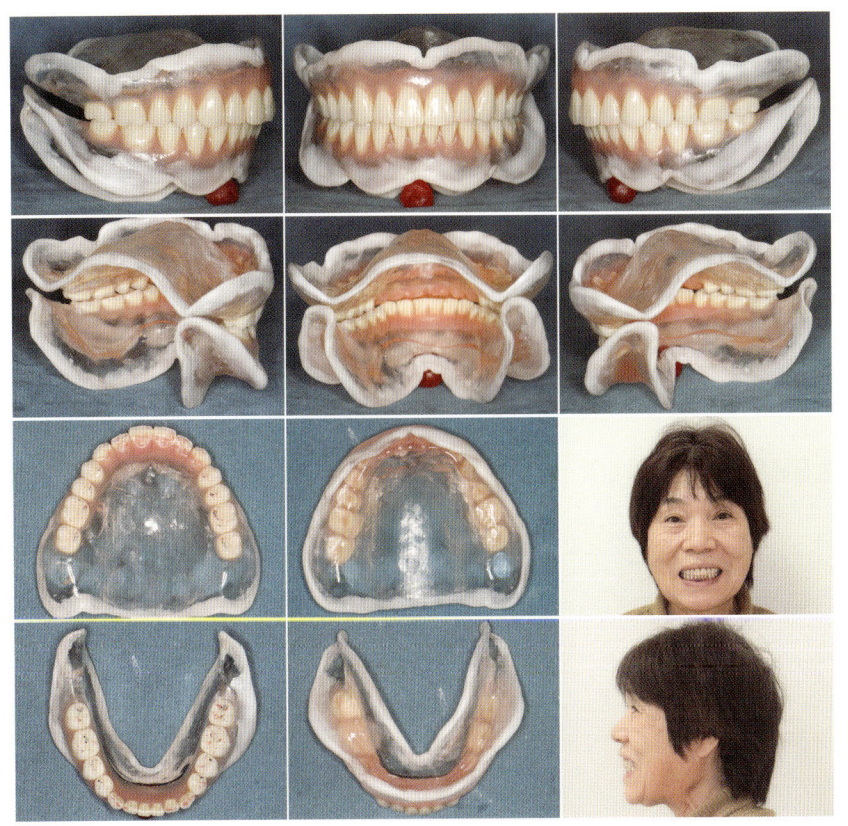

図Ⅱ-79 治療用義歯の最終形態および装着時の顔貌（2012年10月24日）

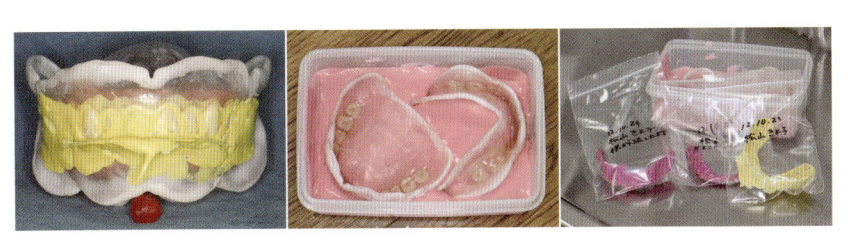

図Ⅱ-80 ラボサイドへの治療用義歯の送付（同日）
黄色はマウスボリュームの確認のために使用したインジェクションタイプのシリコーン．ラボサイドには治療用義歯をタッパーに入れてアルジネート印象材で固定して送る．

つでも応力がかからないようにエアでそっと外さないとならないと思った[82]．ここまで問題なく来ていたので，この義歯内面の段差が致命傷になるエラーだったら…と思うところであったが，ラボサイドで修正できる範囲とのことであった[83]．

その他写真や咬合採得したシリコーンバイト材などとともにラボサイドに送り，本義歯製作工程を進めていくこととなった．

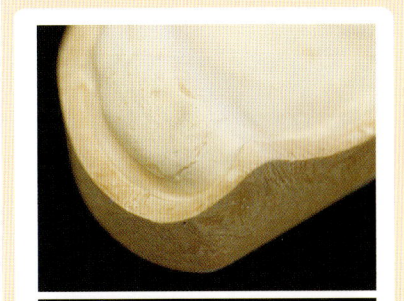

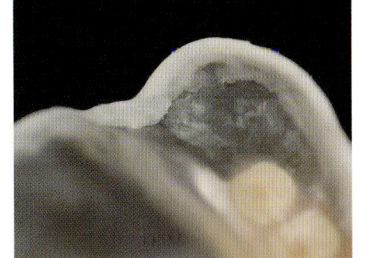

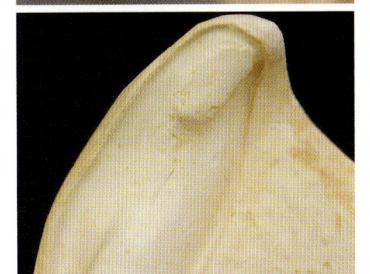

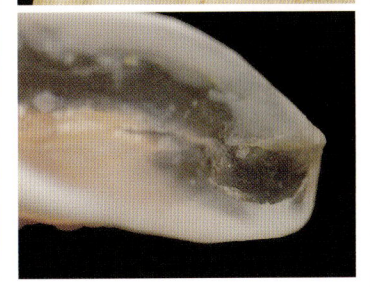

[83]
ティッシュコンディショナーによってシーリングされた部位と粘膜面の関係です．義歯全周の軟らかい被覆粘膜が加圧されることによって，義歯を外す力が加わったときのみ吸着することになります．

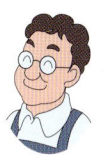

Part2 誰でもできる 痛くなく外れず噛める「何ともない」総義歯づくり

9 2つ目の本義歯製作のためのワックスデンチャー試適

2012年11月2日・13日

by Hiraoka Hideki

ワックスデンチャー試適時（1回目）における審美的要求の芽生え

2つ目の本義歯製作のためのワックスデンチャーは，2012年10月24日まで約5週間使用していた治療用義歯を印象体として，I級の咬合関係において，陶歯（前歯部；ブレンド陶歯〈松風〉，臼歯部；ベラシアSAポーセレン〈松風〉）を用いて製作された（84〜86）．この間，ラボサイドで印象体として治療用義歯を預かるため，患者には一時的に旧義歯(2009年11月27日装着)を使用してもらっていた．

2012年11月2日 ワックスデンチャー試適（初回）

患者は義歯が新しくなることがうれしそうで，ワックスデンチャーの人工歯排列状態も了解した（**図Ⅱ-81**）．その場で発語のチェックなども行い，患者にもこのまま本義歯を作っていくことを確認した．

1. 隠れた主訴の発現

しかし試適後，ワックスデンチャーを外し，旧義歯を装着してもらおうとしたところ，患者から不意に「前の入れ歯だと，口元が凹んでいる感じで，ほうれい線がものすごく出るんよ．最近ちょっと嫌だと思っていた…」と言われた．あわてて旧義歯の上顎前歯部の床にコーソフトでボリュームを付与してみると「これこれ！」と満足そうになる．

本患者はこれまで審美的な希望は一切言わなかったので筆者は驚いたが，「若い頃の写真とかがあると，そのイメージに合わせて人工歯を並べること

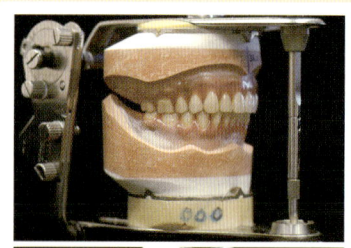

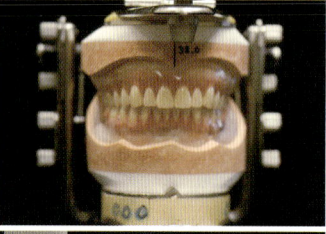

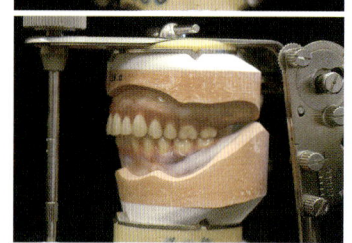

84

治療用義歯製作時点で咬合関係はⅡ級だったのにⅠ級として排列しているので，レトロモラーパッド部になんとなく違和感を感じます．

85

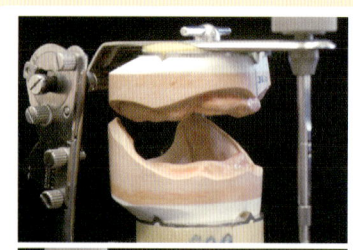

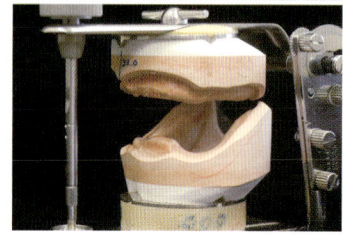

こんな対顎関係であっても，ラボサイドにⅡ級であるという認識がないと，Ⅰ級の人工歯排列になってしまいます．

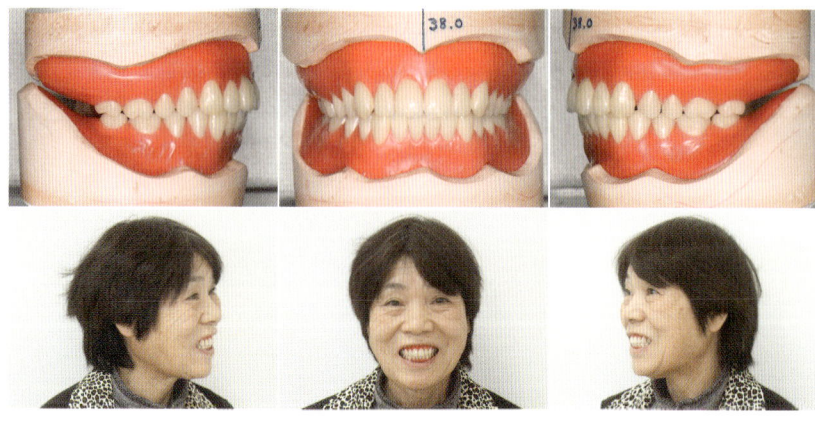

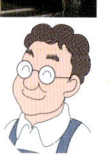

図Ⅱ-81 本義歯用ワックスデンチャーおよび試適時の顔貌（2012年11月2日）
臼歯部は平均的な人工歯排列となっている．
患者はこのワックスデンチャー自体は気に入ってくれたが，暫間的に使用している旧義歯に対し審美面での問題を初めて訴えた．

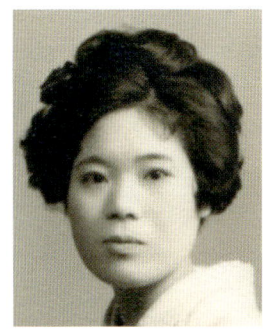

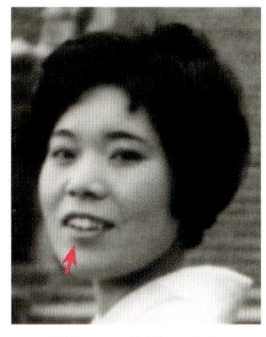

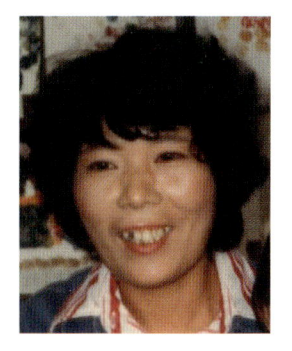

図Ⅱ-82　患者が持参してくれた20歳代，30歳代の写真
　口元の見た目が現在の義歯装着時の状態と明らかに異なっている．オトガイ唇溝が強調されていて，まさにⅡ級の口元である．

もありますよ．よかったら次回写真を見せてください」と提案してみたところ，患者は強い興味を示し，「そう？　じゃあすぐに持ってくるわぁ！」と言って一度自宅に戻り，すぐに写真を持って引き返してきた．

　筆者は患者に「20歳代，30歳代，40歳代，50歳代と，各年代の写真を見せてほしい」と言ったのだが，患者が持参したのは20〜34歳ぐらいの間の写真であった（図Ⅱ-82）．

　患者はこの日まで審美的なこだわりは一切表に出さなかった．しかしこの日の患者の反応から，この患者の本当の主訴としては「きれいになること」がかなり上位にあったことに筆者も気が付いた．そして，筆者がここまでそれを汲み取れていなかったことにも愕然とした．

　女性で健康できれいな人で……患者が美しさを望むのは当然である．しかし隠れた主訴にこの時点で初めて触れたことに，筆者自身は（多少オーバーであるが）狼狽した．

2. 隠れた主訴の整理→前歯部排列の再検討

　患者が持参した若い頃の写真を見てみると，確かに口元のイメージが全く違う．上顎左右の犬歯が唇側に転移しているように見受けられたので，筆者が「あぁ，八重歯みたいだったのかな」と言うと，患者は「いや，断じて八重歯ではなかった」と否定した．

　「では，糸切り歯がちょっと強調されている感じ？」と聞くと，「そうそう！そんな感じだったわぁ！！」と合わせてくれた．そこで，現状のワックスデンチャーで本義歯製作に進むのではなく，これらの写真を情報としてワックスデンチャーの人工歯を排列し直して，もう一度試適を行うことにした．

　患者から預かった写真を模型などと一緒にラボサイドに送り，再排列になったことを謝るために電話でいきさつを述べると，堤氏からあっさり「了解です．一度標準的に並べたものを乱排列するほうが理にかなっています」と言われてホッとした．

　患者がいつから審美的な要求を持っていたのかわからない．たまたまこの試適一日目だったのか？　それともずいぶん以前から要求として持っていたのか？——それでも，治療が終わった今となってはこの希望をすくい上げることができて「本当によかった」と安堵している．

86

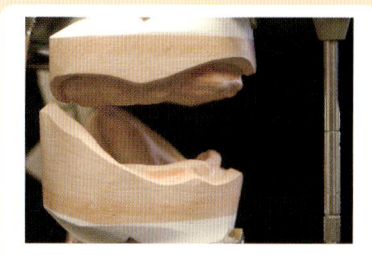

明らかにⅡ級の対顎関係

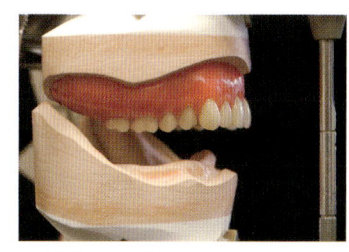

上顎人工歯を排列してみると……

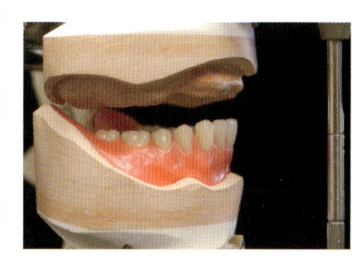

下顎の人工歯切端は顎堤に対向する

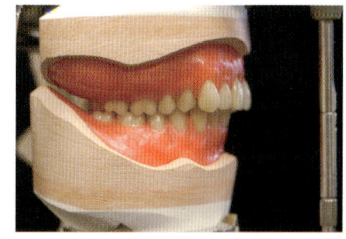

臼歯部の対合はアングルのⅡ級

　一方，この症例はⅡ級であると認識してその自覚に基づいて排列すると，このような形になります．
　患者さんに舌房による感覚が受け入れられたら，前歯部には大きなオーバーバイトとオーバージェットが付与されますが，特に下顎人工歯は，歯槽頂線上に排列されることになり，咬合の安定性が増します．

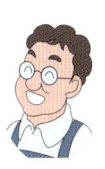

87

無歯顎補綴を行う患者さんの審美性へのニーズを探るには，有歯顎時の写真がとても有用なのですね．

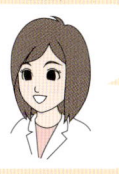

81

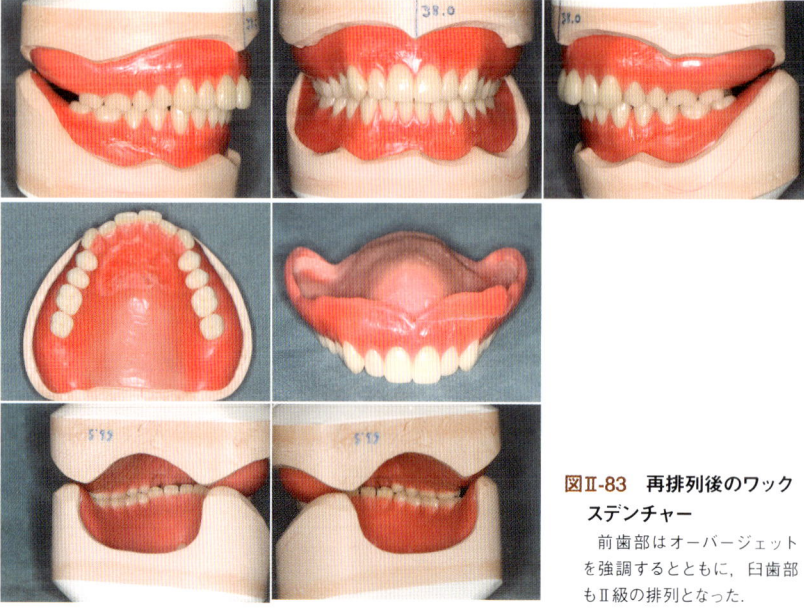

Part2 誰でもできる 痛くなく外れず噛める「何ともない」総義歯づくり

図Ⅱ-83 再排列後のワックスデンチャー
前歯部はオーバージェットを強調するとともに，臼歯部もⅡ級の排列となった．

88 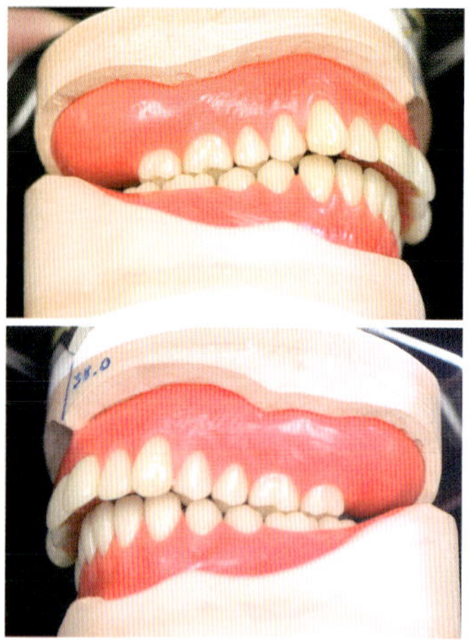
前歯部のオーバーバイトに注目して下さい．

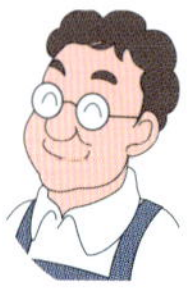

89 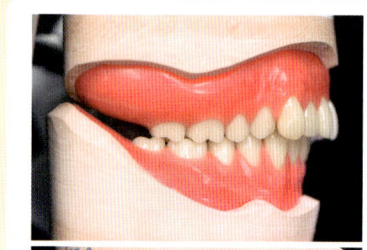 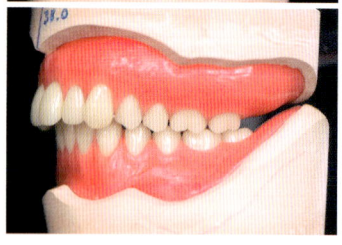
ベラシアSAポーセレンは，Ⅰ級でもⅡ級でも機能的な咬合関係を与えることができます．

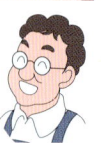

ワックスデンチャーの再排列→再試適

1. 再排列による見た目と咬合の変化

堤氏により人工歯の再排列が行われラボサイドから届いたワックスデンチャーを見ると，排列が全く変わっていた（図Ⅱ-83）88〜92．前歯部の排列状態だけでなく，臼歯部までⅡ級の咬合になっている．筆者はこの排列を見た途端に困惑した．見たことのないことにはなかなか適応できない．

堤氏からは早期から「Ⅱ級かもしれない」とは言われており，患者の若い頃の写真を見てもらった際も「これはⅡ級の口元です」との見解であったが，これほど明瞭なⅡ級であるとは……！ また新しい陶歯であるベラシアポーセレンの排列はこれでよいのか？ など疑問が沸いてきた．

2. 審美面に対する患者‐術者の共通イメージの作り上げ

2012年11月13日 ワックスデンチャー再試適（図Ⅱ-84，85）．

再排列後のワックスデンチャーを実際に患者に指摘するとすんなり入って，患者自身は「こんな感じのほうが自分の歯みたいでしょう？」と（どちらかというとうれしそうな）の感想だった．しかし，再排列前後のワックスデンチャーの変化に筆者がやや困惑していたことも伝わったように思う．

口唇粘膜の適合を確認したいと考え，インジェクションタイプの印象材でマウスボリュームを確認したところ，適正に見える．顔貌もよく見ると，若い頃そのままではなく，64歳という年齢に合った口元になっている．──再排列後のワックスデンチャーに対する筆者のイメージは，ラボサイドから到着後手元で見たときよりも，患者の口腔内に入れてからのほうが，どんどん膨らみ納得してきた．

患者は術者である筆者の様子をかなり観察しているので，筆者の反応がだんだんよくなるにつれ「やっぱりこれがいい」と確信を深めてきたようだ．患者はしばらく鏡を見て「そうそう，私（以前は）こんな感じだったんよ」（図Ⅱ-86）と気に入った様子で，下口唇下部（オトガイ唇溝）を示して「ここ

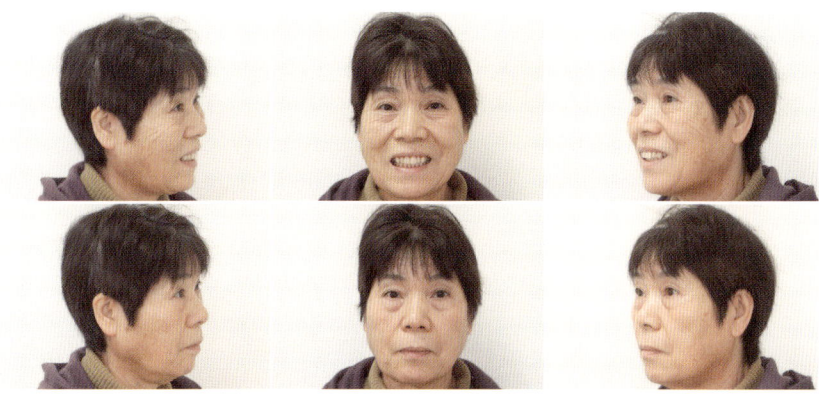

9　2つ目の本義歯製作のためのワックスデンチャー試適

図Ⅱ-84　再排列後のワックスデンチャー試適時の顔貌（2012年11月13日）
　マウスボリュームは適正で，年齢に合った品のよい口元に見える．
　患者も試適直後からこの排列状態に満足し，特に下口唇が後ろに下がり上顎前歯が見えることを気に入っているため，本義歯製作に入ることにした．

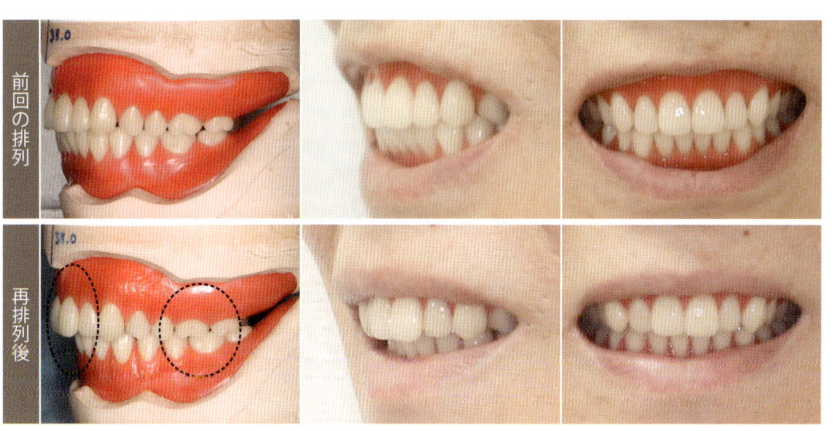

図Ⅱ-85　当初の排列と再排列後のワックスデンチャー

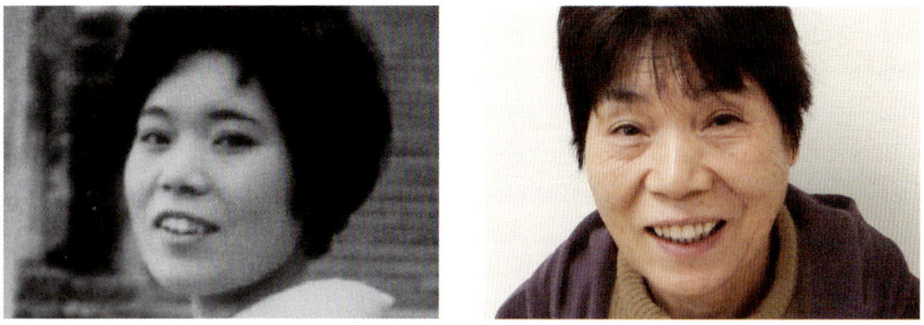

図Ⅱ-86　患者が20歳代の頃と再排列後のワックスデンチャー試適時の顔貌
　患者は「若い頃の口元に似てきた」と今回の排列を気に入ってくれた．

の凹み具合も気に入ってるんよね」とも言う．筆者が「ではこれでいきましょう」と答えると喜んだ．
　義歯床も健康な歯肉様のキャラクタライズを行うことで審美的な効果が得られることなどを写真やサンプルを用いて話すと，患者はそちらにも積極的で，本義歯（最終義歯）はクリアタイプの義歯床にエステティックなカラーリングを施したものとすることを希望した．
　試適時の写真，動画なども含めラボサイドにワックスデンチャーを送り，本義歯（最終義歯）完成へと進める．

⟨90⟩ 患者さんの有歯顎時の写真がラボサイドに提供されれば，思い切って個性的な人工歯排列も可能になりますよ．

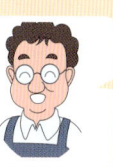

⟨91⟩ 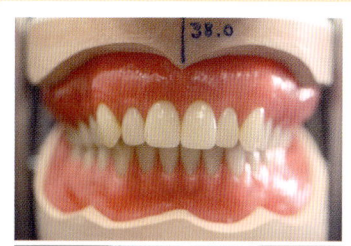 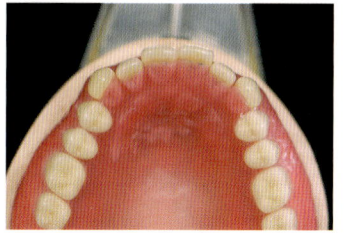 大きな凹凸を付与した人工歯排列でも，正中正面からではその感じを見分けられないぐらいですが，わずかに左右からずらして見てみると，自然感がわかります．

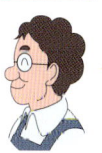

⟨92⟩ 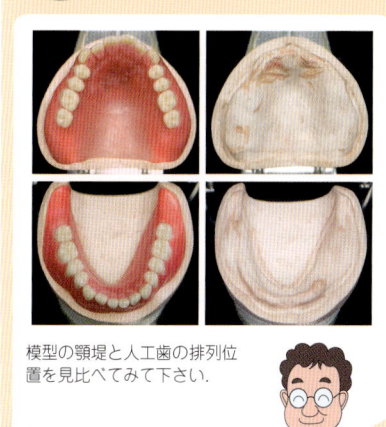 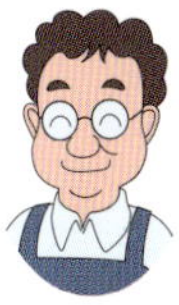 模型の顎堤と人工歯の排列位置を見比べてみて下さい．

83

Part2 誰でもできる 痛くなく外れず噛める「何ともない」総義歯づくり

10 2つ目の本義歯（最終義歯）装着～経過観察

2012年11月26日～
by Hiraoka Hideki

2つ目の本義歯（最終義歯）装着

　ラボサイドで完成された2つ目の本義歯（最終義歯）は，再排列後のワックスデンチャーと同様の形態・咬合が再現され，クリアタイプの義歯床には歯肉部分にレジングラデーションによるエステティック処理が施された美しい義歯である（図Ⅱ-87）93〜97．しかし堤氏からは，「義歯は人工臓器のようなものなので，患者は形状・色調があまりリアルに再現された義歯を口腔外で見ると"グロテスク"と感じることがある．そのため最初は口腔内に装着して，その状態を先に見てもらうほうがよい」とのアドバイスがあった．

2012年11月26日　最終義歯装着（図Ⅱ-88, 89）

　堤氏から言われたように，最終義歯を患者に見せないまま，まず口腔内に入れてから鏡を渡した．義歯がスムーズに入ったこともあると思うが，鏡を

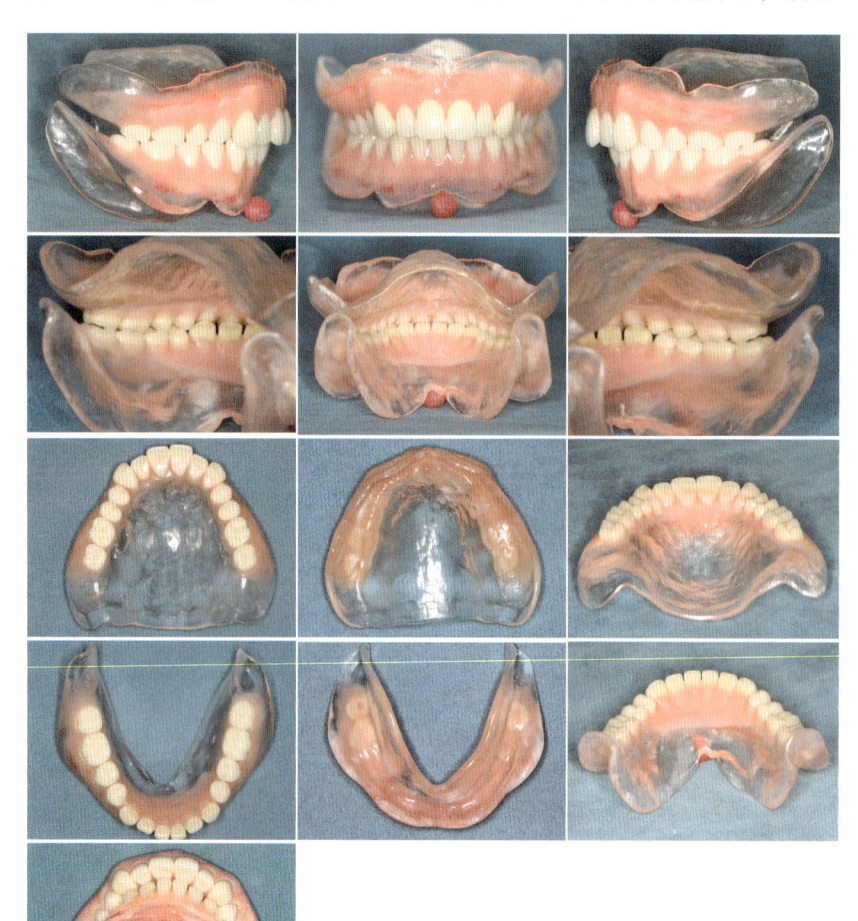

図Ⅱ-87　完成した最終義歯
歯肉部にエステティック処理を施したクリアレジンによる床になっている．左図は上下義歯の前歯部の被蓋の状態である．

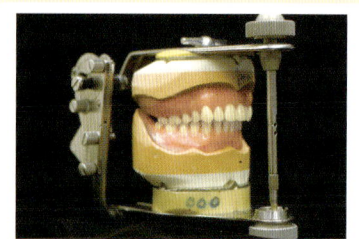

93
重合後．模型上で砂研磨まで終えてコンディレーター咬合器にリマウントしたところですね．

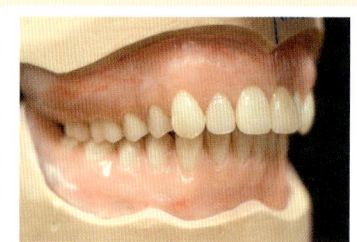

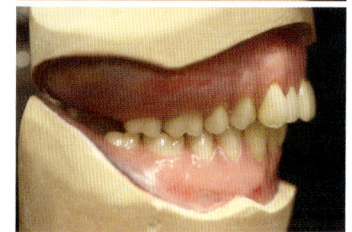

94
デンチャーカラーリングの色調は，模型から外す前のほうが，口腔内での状況に近いです．

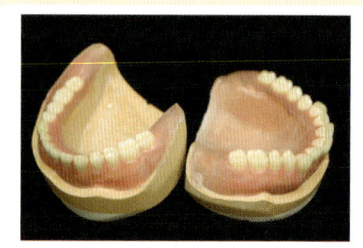

95
咬合調整を行う以前の状態です．咬合器上での削合はまだ一切行われていません．この後，コンディレーター咬合器の動きの中での咬合調整を行ったうえで，3 2 1 | 1 2 3 の舌面にロカテック（接着処理）を行い，歯冠用硬質レジンを用いてアンテリアガイダンスを形成します．

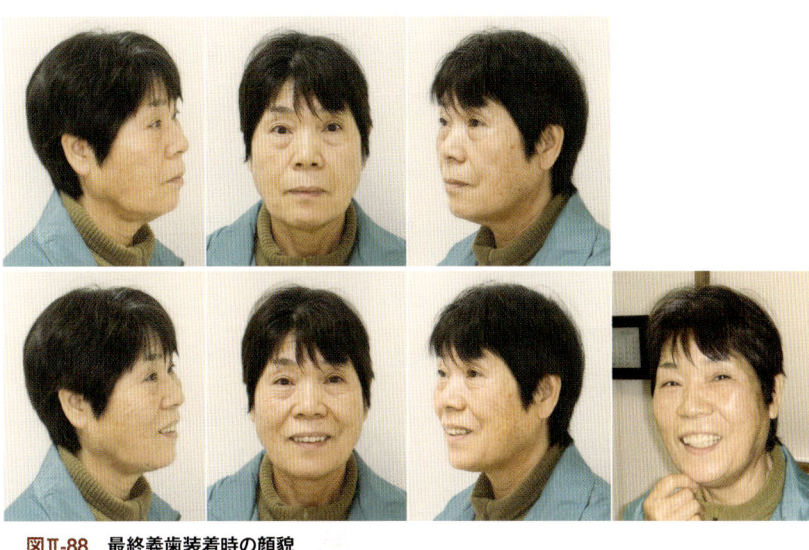

図Ⅱ-88　最終義歯装着時の顔貌

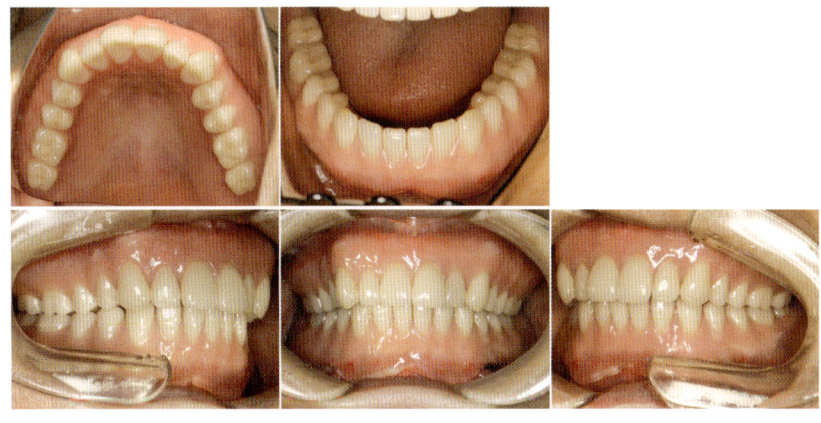

図Ⅱ-89　最終義歯の口腔内装着（2012年11月26日）

96

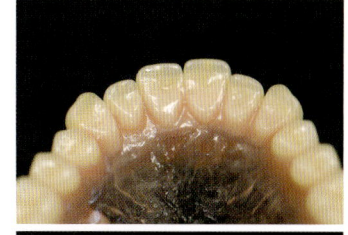

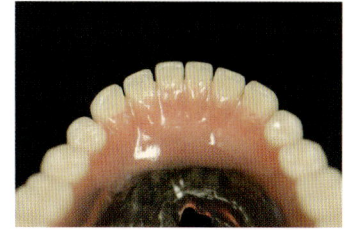

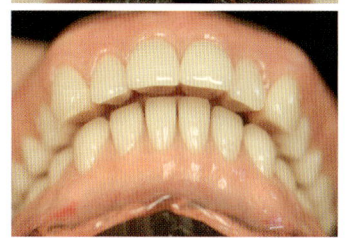

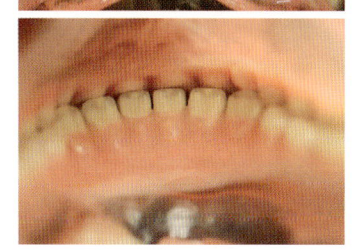

前歯部の咬合関係です．咬頭嵌合位で上顎の基底結節に対合接触し，前方や側方運動時に臼歯の咬合運動と調和させていますね．

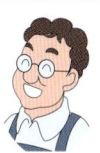

一目のぞいた患者の第一声は「わっ！すごい！自分の歯のようじゃねぇ！！」であった．その後も鏡の角度を変えながら2分間ぐらいじっと義歯の入った口腔内を見つめていた．その様子がかなりうれしそうで，術者としてはまずホッとする．口元をライトで照らすとまた「きれいねえ…」とほほえんだまま鏡を見入っているので，筆者もうれしくなった．

　適合状態などもチェックして，清掃方法，使用にあたっての注意事項，また翌日と後日も調整が必要なことなどをもう一度伝えて装着当日の診療を終えた．

装着後の機能確認および咬合調整

2012年11月27日（最終義歯装着翌日）

疼痛もなく，何ともなく使っている．「この義歯のほうがスルッと入っていくような感じがする．見た目も入れた感じも前の（治療用義歯）と同じなのにねぇ．不思議じゃねえ」とのこと．

　早期接触，干渉をチェックするために，オクルーザルインディケーターワッ

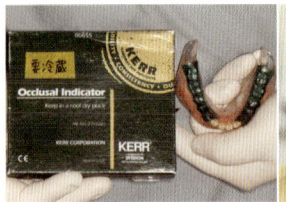

Part2 誰でもできる 痛くなく外れず噛める「何ともない」総義歯づくり

A：オクルーザルインディケーターワックス (kerr) を義歯咬合面に付与．

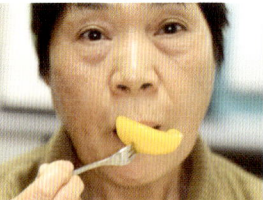

B：Aを装着し，缶詰の桃をすりつぶすような動きで食べてもらう．

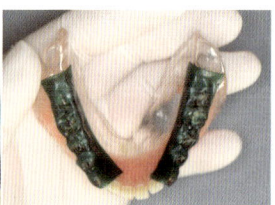

C：B後の下顎義歯．

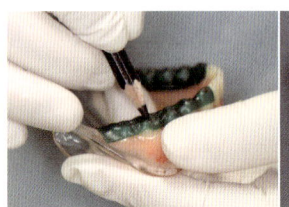

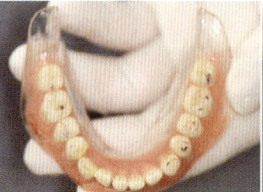

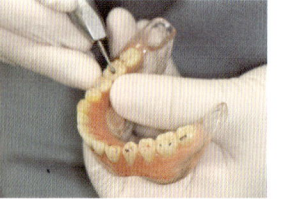

D〜F：ワックスが薄く透けた箇所をマークペンシルにより陶歯咬合面に印記して咬合調整を行う．

図Ⅱ-90　本義歯装着翌日の咬合調整（同，11月27日）

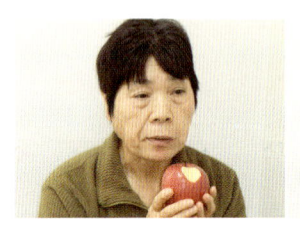

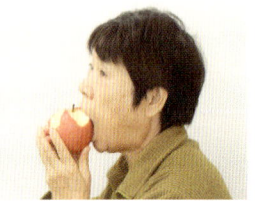

A：一口目．

B：続けて方向を変えて食べていくうちに一口量も多くなっていった．

図Ⅱ-91　本義歯によるリンゴの丸かじりの様子（同日）

クス（kerr）を咬合面に付与して，缶詰の桃をすりつぶすような動き（グラインディング）で食べてもらう．印記された $\overline{6|}$ と $\overline{|7}$ の咬頭の干渉についてわずかに咬合調整を行った（図Ⅱ-89）．陶歯なので口腔内で自動削合を行うことが多いが，本症例においては，自動削合を行うことによる咬合面の摩耗・磨滅の進行を避けるほうがより賢明と考えて，咬合面の処置はこれだけにしてシリコーンポイントで研磨した．

さらに，治療用義歯で食べることができていた煎餅とリンゴ（丸かじり）をこの日も診療室で食べてもらい，本義歯での咀嚼状態を確認した（図Ⅱ-91）．

12月4日（最終義歯装着8日後）

口蓋正中部後縁に褥瘡を生じ，本義歯の調整を行う．

食事ノートの記録をお願いして，食事についても考察する．ダイエットもしているので時間をかけて食べていることもわかった．

12月12日（最終義歯装着16日後）

$\overline{|3}$ あたりの歯槽骨の突出部に圧迫貧血が見られる．ビタペックスなどで確認して調整する．

患者は総義歯になって以降はナッツ類を控えるようになったが，ご主人がつまみによくナッツを食べているのでうらやましいと言っていたのを思い出し，この日はテストフードとしてミックスナッツを用意して食べてもらった．いろいろな大きさや硬さのナッツがあるが，どれも楽しそうに問題なくリズ

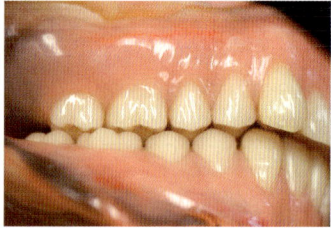

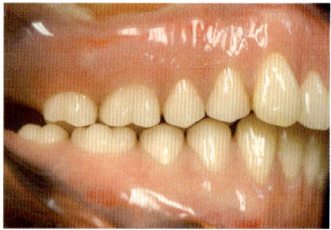

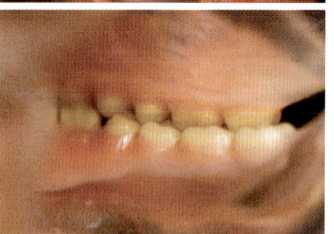

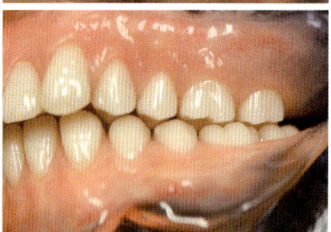

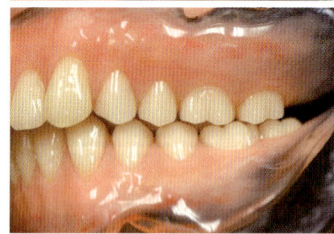

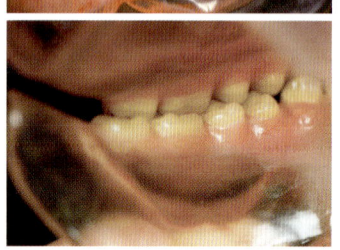

97

Ⅱ級1類の対合関係であれば，上顎の顎堤アーチは下顎アーチよりも大きいので，十分なオーバージェットとオーバーバイトを与えることができるのです．アンチモンソンも可能ですが，前後への動きが大きいので要注意ですね．

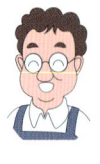

そしてベラシアSAのようにすでに削合が行われた人工歯に関しては，重合成型精度などを高めて，人工歯の削合を極力少なくするとともに，口腔内での自動削合なども行わないほうがよいのです．

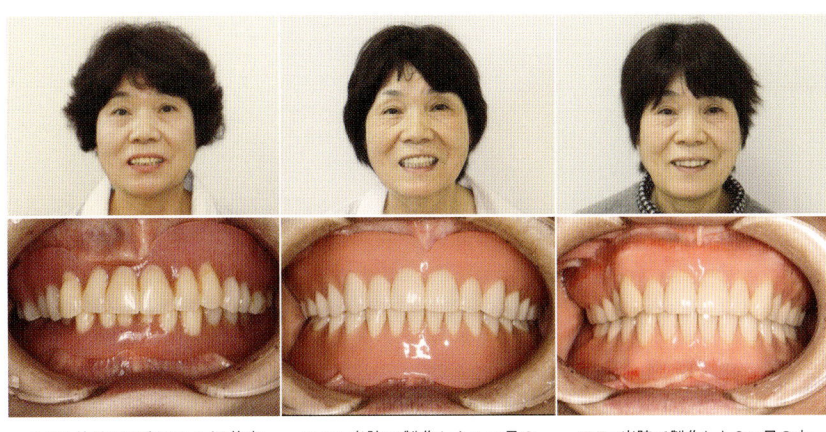

A,B：他院で調製された旧義歯（2009年8月27日撮影）
C,D：当院で製作した1つ目の本義歯（2012年7月17日撮影）
E,F：当院で製作した2つ目の本義歯（2013年1月17日撮影）

図Ⅱ-92　旧義歯→1つ目の本義歯→2つ目の本義歯（最終義歯）装着時の患者の顔貌と口腔内の比較

ミカルに食べている．床下にも入らない．「ゴマやキウイ，イチゴを食べても何ともないんよ」とのこと (98)．

もう一度オクルーザルインディケーターワックスで咬合面の干渉を確認後，シリコーンポイントで研磨調整した．

12月17日（最終本義歯装着21日後）

もう痛みも何もない．口腔内の粘膜に傷もない．くどいようだが（患者も好きなので…）リンゴを丸かじりしてもらっても大丈夫．

これまで頻繁に来院してもらっていたが，この時点で口腔内の状態もよく，義歯も安定しているので，次回の診療は1カ月後とすることにした．

治療完了～定期健診

2013年1月17日（最終義歯装着51日後）

1カ月ぶりの来院．この間問題がなかったかを聞き，口腔内にも義歯にも問題がないことを確認して，この段階で治療完了とした（図Ⅱ-92）．

その後も定期的に義歯の不調などの問題がないか，経過を観察しており，2013年1月，4月，7月，11月，2014年3月……と続いている（4カ月ごとの定期健診）．

1．定期健診内容

定期健診では，まず問診などにより「痛みや食事などで困っていることはないか」「食事はちゃんととれるか」「発語などは問題ないか」という機能審美面での主観的問題点を患者に聞く．

術者による客観的観点からは，写真と模型の診査により咬合関係の変化がないか，義歯の人工歯や床部分の破折や大きな傷がないかを確認し，プラークやステインなどの汚れがないかなどを見ている．

幸い本患者は義歯の扱いも丁寧で，問題なく過ごしていただいている (99)．プラークの付着は見られないが，耳下腺開口部にあたる上顎第臼歯部頰側に歯石がわずかに付着していることもあるので，これは前述したクエン酸など

(98) ナッツ，ゴマ，キウイ，イチゴ……床下に硬い食片や種が床下に入りやすいということで，総義歯患者さんから敬遠されがちな食べ物だけど，この患者さんは問題なく食べていますね．

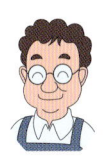

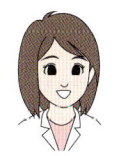

リンゴの丸かじりにはビックリぐすが，旦那さんが食べているミックスナッツをいつもうらやましげに見ていたのに，きっとすごく久しぶりに自分も一緒に食べることができた……というのも，うれしかったと思います．
もうきっと慣れてしまって，それが当たり前になってしまっているかもしれませんが……それも「何ともない」ということですね．

(99) 患者さんに義歯の日常の清掃方法をきちんと伝えることは，その義歯を長期にわたって使ってもらうためにとても重要だよ．
義歯洗浄剤に漬けるだけでなく，義歯ブラシを使用しての刷掃も大事であることをきちんと伝えなくてはね．

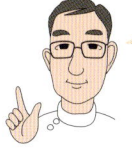

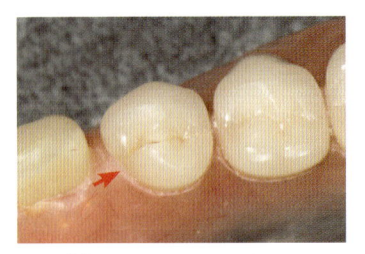

A：4̲ 人工歯に近遠心的な破折が認められる

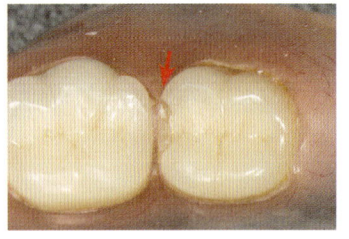

B：7̲ 人工歯にも部分的破折が認められる

図Ⅱ-93 装着1年4カ月後の定期検診で認められた下顎義歯人工歯の破折（2014年3月28日）

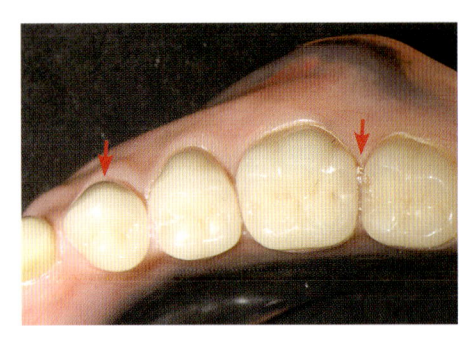

図Ⅱ-94 破折人工歯への対応
4̲ は新しい人工歯と交換した．7̲ は辺縁の鋭利な部分をカーボランダムポイント，シリコーンポイントで研磨した．

の温水浴にて軟化後，スケーラーなどで用心深く除去する（シリコーンポイントなどによる切削研磨はできるだけ避けるようにしている）．きれいな研磨面を再度確認してこれ以上の汚れがたまらないようにしている．

2．定期健診で認められた義歯の変化

食事に関しては問題ないそうで，また人工歯咬合面には陶歯特有の咬合小面が認められる．咬合関係で接触が失われているということはないので，陶歯の優位性は大いに感じていた．

しかし2014年3月（装着後1年4カ月）の定期検診時に，4̲ 人工歯が近遠心的に破折していて，また7̲ 人工歯の近心にも部分破折していることが観察された（**図Ⅱ-93**）100．

4̲ に関してはこのまま現状人工歯の使用不可能と判断し，新しい人工歯と交換した（**図Ⅱ-94**）．7̲ については破折したのがわずかだったことから，辺縁の鋭利な部分をカーボランダムポイント，シリコーンポイントで研磨し，そのまま使用することにした101．

使用した臼歯部人工歯ベラシアSAポーセレンは咬合による摩耗を最初から想定して製品化されているとのことなので，排列によって咬合状態を作りやすくできている．すなわち最初からある程度咬耗している人工歯とも言えるので，厳しい言い方になるが，耐久性については従来の陶歯よりも短くならざるをえないであろうと考えている．

患者にはトラブルは必ず出ることを説明しておき，その都度対処させてもらうことをお願いしている102．患者はまだ60歳代という年齢なので，これからも長く健康な状態を保っていただくためには，この義歯を問題なく使うことは当然であるが，それよりも術者がしっかりと患者の変化に対して対応できること，場合によっては新製も含めて考えていくことが必要であるだろうと考えている．

---

100 陶歯であっても，装着後早期に破折することもあるのですね．

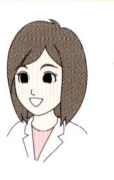

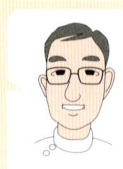

患者さんの咀嚼習慣と，使用した陶歯の特徴が相まって生じた破折かな．補綴物装着後は，問題がない限り来院しなくなる患者さんもいるけれど，患者さんと術者が向き合って定期健診を継続していく重要性がわかるよね．

101 術者が装着後の人工歯や義歯床の破折などの対処方法を知っておくことで，患者さんも術者も安心感を持つことができるよ．定期健診のたびに「ずっと診ていきますから，何かあったらいつでも言って下さい」と患者さんに伝えることで，信頼関係も深まるよね．

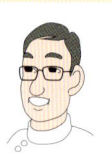

102 年齢を重ねることで，基礎疾患による服薬などで唾液分泌量が減る人も多くなること，それによって義歯の装着感も変わっても対応したいので相談してほしいということなども，会話の中で少し触れておきたいです．

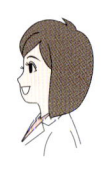

症例を振り返って

　以上のように，本症例においては，当院にて2009年8月から12月（1st treatment），2012年7月から11月（2nd treatment）の2つの期間にわたって総義歯治療を行い，それぞれ本義歯を製作・装着した．どちらの治療においても，患者自身とラボサイドの協力を得ながら，患者に満足してもらえる総義歯の形を模索していったが，特に治療用義歯による治療期間を経た2nd treatmentにおいては，さらに患者の咬合に即し，審美性への希望にも応じた本義歯（最終義歯）が完成され，装着1年4カ月で人工歯の破折はあったものの，患者は現在も特に問題を感じることなく—"何ともなく"—この義歯を使用してくれている．

　快適に使用しているというよりは，「何ともない」から「普段は義歯を入れていることを忘れている」そうで，日常生活の中で当たり前に使用しているという感じだろうか．「何ともない」とは言うが，治療を経て，具体的には患者と義歯はどのように変わったのだろうか．患者とのつきあい—経過観察と必要に応じた対応[103]はこれからも続いていくが，ここではケースプレゼンテーションを終えるにあたり本症例における2nd treatmentの術前・術後について考察したい．

1. 機能の変化

　患者は現在も，義歯の審美性および機能については非常に満足している．食事についても何も困っていない．手入れの状態もよく，普段の生活において義歯をきちんと使用してくれている．

　義歯床の概形および咬合高径などの改善により機能は向上したと考えるが，2nd treatmentの治療用義歯による治療開始14日後（2012年10月2日）と，本義歯装着8日後（同，12月4日）時の患者の咀嚼判定表（**図Ⅱ-95**）の記載内容を比較すると，この両日間において変わった"食べられるもの"は，実は「リンゴの丸かじり」だけである[104]．しかし前者の時期の普段の生活においてリンゴを丸かじりすることはなかったので，日常生活における

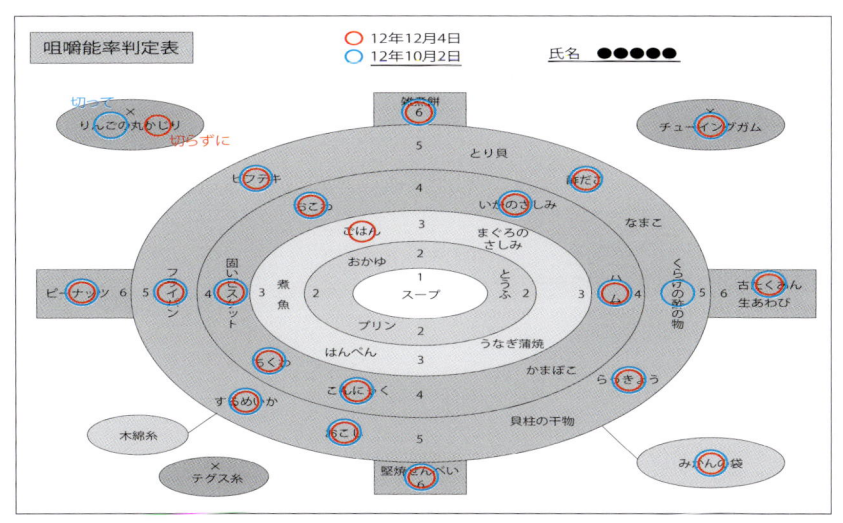

図Ⅱ-95　2nd treatmentにおける治療用義歯による治療中と2つ目の本義歯装着後の咀嚼状態（山本為之先生による総義歯咀嚼率判定表を使用）
　　赤字は治療用義歯による治療開始14日後（2012年10月2日），青字は本義歯装着8日後（同，12月4日）の時点で患者が食べることができたもの．

---

[103]　使用中の義歯の修理などが必要になったときは，一時的に治療用義歯を使っていただくこともあるので，治療用義歯は大切に保管しておくことが必要だよ．
　患者さんが保管するのか，歯科医院が保管するのか，患者さんと話し合って決めておこう．

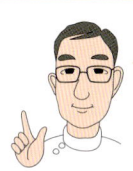

[104]　義歯で何でもよく食べられる患者さんですね．食材を選ばずに楽しく食事をされている姿が想像できます．
　この表では，治療用義歯開始14日（2012年10月2日）の時点ではリンゴの丸かじりはできないことになっていますが，この2週間後（10月16日）には治療用義歯で丸かじりしていましたよね．そしてその頃には，ゴシックアーチもきれいに描かれるようになっていたことを思い出します（図Ⅱ-76）．

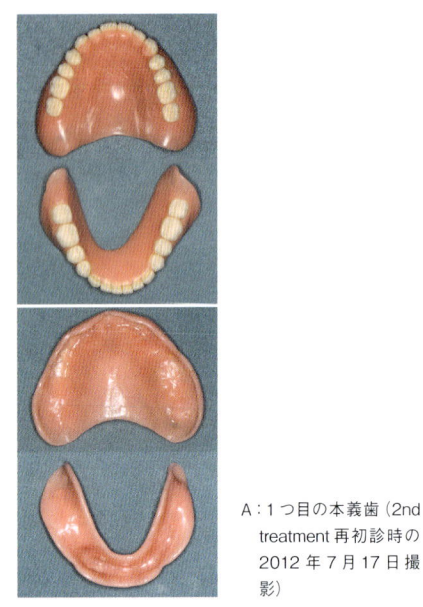

Part2 誰でもできる 痛くなく外れず噛める「何ともない」総義歯づくり

A：1つ目の本義歯（2nd treatment 再初診時の 2012 年 7 月 17 日撮影）

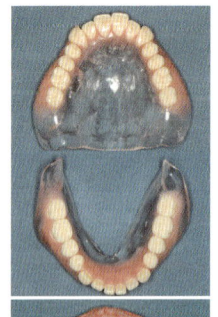

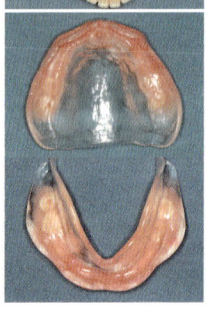

B：2つ目の本義歯（装着 4 カ月経過後の 2013 年 4 月 4 日撮影）

図Ⅱ-96　1つ目の本義歯と2つ目の本義歯の形態の比較

評価はできない．

2. 義歯床概形の変化

図Ⅱ-96 は，2nd treatment 再初診時（2012 年 7 月 17 日）の 1 つ目の本義歯と，2 つ目の本義歯（最終義歯．2013 年 4 月 4 日撮影）の形態の比較である．2 つ目の本義歯では，やはり床概形が大きくなり，咬合高径も高くなっている(105)．

1st treatment では，他院で製作され 10 年間使用していた旧義歯（PartⅡ-1 では"現義歯"と表記）を改造して治療用義歯として 1 つ目の本義歯を作っていった．そのときも臼後結節のなどを基準として概形や咬合高径は観ていったが，旧義歯が持つイメージを引きずりながら治療を進めていた．

それに対して 2nd treatment においては，新たに治療用義歯を製作し，口腔内の軟組織から必要な指標を読み取り床の概形と高径を決めていく印象採得過程を経ている．概形印象においても，口腔内の様子をそのまま採ることを目的としてフローの高いアルジネート印象材を使用するなど，術者である筆者の考え方も手技も 1 st treatment 時より変化している．当然ではあるが，

(105) 1つ目の本義歯と，2つ目の本義歯（最終義歯）を見比べて，一目でわかるのは，床の形態，そして人工歯の排列状態です．床については 1 つ目の本義歯で平岡先生が気にしていた左右の非対称も解消され，後縁も拡張して全体的に大きくなっています．それと，患者さんの個性がよく表現された前歯部の排列状態．
そして，2つ目の本義歯はとてもきれいなエステティックデンチャーですね．

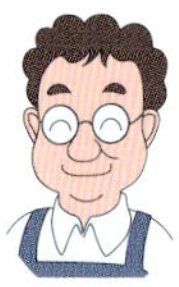

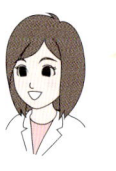

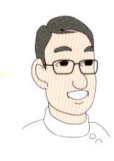

患者さんによっては義歯にも"美しさ"を求めるから，ニーズによってはこんなオプションがあることを提示できるといいよね．患者さんの義歯へのニーズに応えるにはどんなことが必要でどんな技術があるのか，ラボサイドと情報交換することもとても大事だよ．

歯科技工技術の精度は，患者さんの情報を正しく十分に伝えていただければ，そのとおりの義歯を作ることができるレベルになっていますから，ラボサイドとしては，精度＋αの技工物を提案・提供できることも必要のように思います．このαとしては，審美性の付与や患者さんの個性の表現も重要な要素です．
多くの患者さんは，若々しくありたい・見られたいと思っていて，そのベースにはご自身の若い頃のイメージがあるようです．ですから特に無歯顎の患者さんの場合，歯があった若い頃の写真は，人工歯排列や歯肉形成の際にとても有効なヒントになりますから，できるだけ見せていただきたいところです．

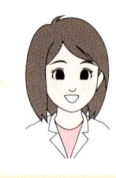

この患者さんの咬合状態も，若い頃の写真が提供されて，Ⅱ級であることがハッキリしましたものね．

本症例における治療の流れ

	1st treatment 2009 年						2nd treatment 2012 年		
	8月13日	8月18日〜9月3日	9月17日〜10月26日	10月29日〜11月5日	11月17日	11月30日	11月30日〜2012年7月17日	7月17日	7月20日
チェアサイド	初診．他院にて製作した義歯の破損により来院．【32頁】	各種診査（口腔内，顔貌，パノラマX線写真，スタディモデル，機能）．【32頁】↓診査の資料とともに，症例についてラボサイドに紹介	咬合面シーネを施した現義歯を治療用義歯として咬合治療．【36頁】	最終印象・咬合採得【39頁】	ワックスデンチャー試適【39頁】	1つ目の本義歯装着【40頁】	1つ目の本義歯装着後の経過観察【41頁】	再初診．患者は新しい義歯の製作を希望．【45頁】	概形印象採得【48頁】
ラボサイド		咬合挙上のための咬合面シーネと床縁修正の提案・スタディモデル上での施術		ワックスデンチャー製作	本義歯製作				規格模型としてのスタディモデル製作↓個人トレー製作

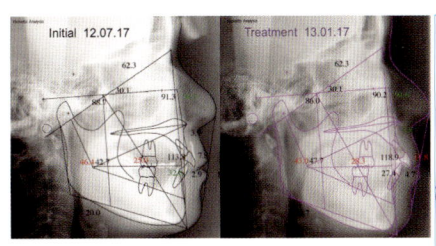

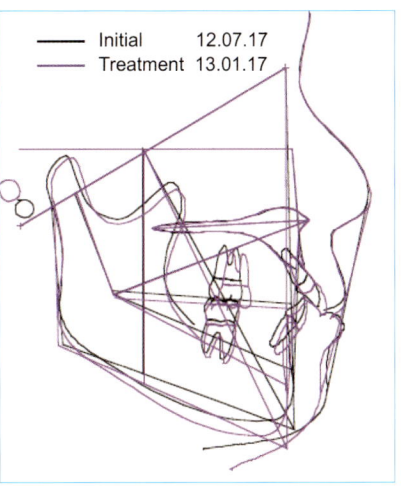

図Ⅱ-97 2nd treatment 前後のセファログラムの重ね合わせ 〈106〉

黒線は 2nd treatment 再初診時の2012年7月17日,紫線は2つ目の本義歯装着51日後の2013年1月17日のセファログラム.

咬合高径が挙上されたことでエステティックラインもよりよくなっている.

また,顆頭の位置についてはⅡ級の前後的な空間の中でより適正な位置（最後方ではない）に落ち着いたと考えている.

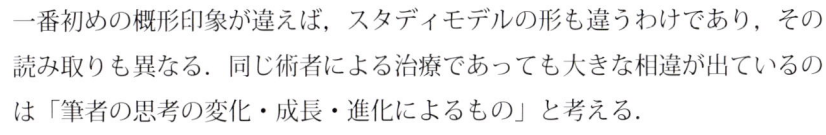

> 〈106〉
> **共通言語**
> ●セファログラム
>
> 規格に基づいて撮影されるX線写真で,「頭部X線規格写真」ともよばれるよ.
> セファログラムでは,総義歯に限らず全顎的な咬合治療を行う際に,頭蓋骨部のランドマークから形態的な評価を行うことができるよ.だから矯正歯科治療でもよく使われるよね.
> 審美性なども含め,術前・術後の状態を数値で確認できるのはありがたいよね.

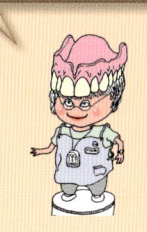

一番初めの概形印象が違えば,スタディモデルの形も違うわけであり,その読み取りも異なる.同じ術者による治療であっても大きな相違が出ているのは「筆者の思考の変化・成長・進化によるもの」と考える.

1st treatment と 2nd treatment の間の3年間にフローの高いアルジネート印象材を用いた概形印象採得を筆者が体得したこと,その印象によるスタディモデルからのイメージングが変わったことが,その後の治療術式を大きく変えていった気がする.

3. 形態学的変化

2nd treatment の前後のセファログラムを重ね合わせ像からは

- 咬合平面は平行に下方移動している
- 下顎は後下方に回転して咬合高径が増し,わずかに前方移動している
- オーバージェットがかなり大きくなっている
- エステティックラインは改善している

など,咬合高径および咬合平面の決定についての大きな違いが認められる（**図Ⅱ-97**）〈106〉.

患者が受け入れてくれる咬合高径であれば成功であると考えている.筋肉が働くことができる,機能的に適切な高さに咬合高径を設定したことでリンゴが噛めるようになったと考える.

8月2日	8月10日	8月24日	8月29日	9月7日	9月18日～10月24日	11月2日	11月13日	11月26日～	2013年1月17日～
最終印象採得【52頁】	垂直的咬合採得【62頁】	1度目のゴシックアーチ描記（水平的咬合採得）【64頁】	2度目のゴシックアーチ描記【66頁】	ワックスデンチャー試適【70頁】	治療用義歯装着および治療用義歯による咬合治療実施.10月24日完了.【72頁】↓ラボサイドに治療用義歯を送付.	ワックスデンチャー試適(1回目)【80頁】↓1つ目の本義歯における審美性の問題について患者から試適される.	再排列後のワックスデンチャー試適(2回目)【82頁】↓患者が排列状態を気にいったので,ラボサイドに本義歯製作を依頼.	2つ目の本義歯（最終義歯）装着【84頁】装着直後に数回の調整を行い,その後は経過観察.	2013年1月17日治療完了【87頁】この後は4カ月ごとの定期検診のステージへ.
↓作業用規格模型製作↓咬合床製作	咬合床へのゴシックアーチトレーサーセット	治療用義歯のためのワックスデンチャー製作	治療用義歯製作	本義歯のためのワックスデンチャー製作	ワックスデンチャーの再排列	本義歯（最終義歯）製作.エステティックデンチャーとして完成.			

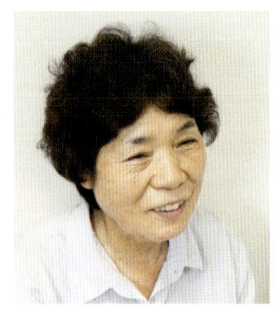

図Ⅱ-98　現在も常に正直な感想を筆者に述べてくれる患者（2014年8月の定期健診にて）

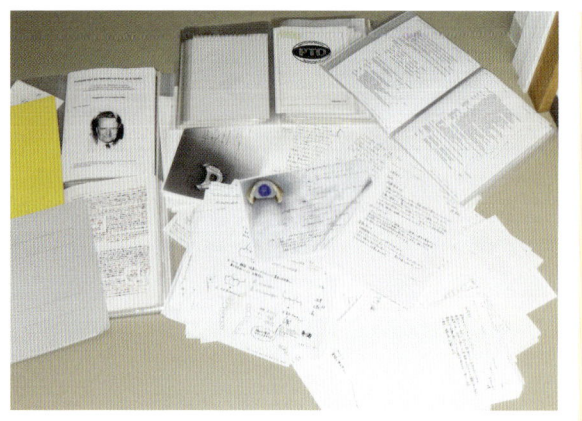

図Ⅱ-99　堤氏からFaxで届く，各症例における筆者の臨床についての厳しくも温かいコメントや，筆者からの質問に対する回答

　最初に本患者の治療に携わったのは，開業してすでに8年経った頃だったが，患者および堤氏と共に進めてきたことにより，1st treatment，2nd treatmentとも，多くのことを気づかされた．常に朗らかでまっすぐな患者の声からは学ぶことがとても多く，また勇気をもらった．本書への顔写真の掲載も快諾いただき感謝している．

　最終義歯装着51日後に治療完了としたが，その後も義歯に変化が現れているように，治療完了がクライマックスではない．定期健診・メインテナンスはこの後もずっと続く．

　一人一人の患者の健康を長く支えていけるように，真摯に患者と向き合って，日々の臨床にあたっていくことが大事であると考えている[107]．

*　*　*

　かつて堤氏に総義歯の技工を依頼するようになった頃，堤氏から「なぜ総義歯が難しいと思いますか？」と聞かれて筆者が即答したのが「再現性がない」ということだった．粘膜というやわらかく，形状を変えるものに対して印象採得という行為を行うことが，恐怖に近いぐらいつらかった時期だった．また，咬合高径の決定や人工歯排列などの多くの過程の因子となる顎関節についても視えていなかった．

　多くの経験を積んだ先生たちが何でもなくさりげなく行われていることが自分には「できない」ことにも悩んだ．そのときも堤氏からはサラッと「誰もが通過しなくてはならないこと」であると言われた．総義歯は歯科医師であれば誰もが通り過ぎる治療施術の一つだと思うが，筆者はその勉強に取り組むのが歯学部卒後13〜14年目という遅い時期であったために，それまでに身についたいわゆる"常識"が，自身の中でハードルになっていたようにも思う．

　本稿はそんな筆者が，患者と堤氏に鍛えられながら（図Ⅱ-98，99）歯科医師として成長させていただいた時期の記録である．総義歯に対して踏み出すことをためらわれている歯科医師・歯科技工士諸氏にとっての勇気になることがあれば幸いである．

107

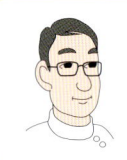

このケースプレゼンテーションを通して，患者さんにとって義歯が「何ともない」とはどういうことかわかったかな？

　痛くなく，スルッと入って，大きくもなく小さくもなく，きつくもなくゆるくもない．外れないけれどくっつきすぎない＝使うときは外れないけれど，使わないときはそのまま……．そしてその装着感のまま，十分に噛めて，大きな口を開けて話せる・歌える・笑えること．患者さんと生活を共にできることだと思います．

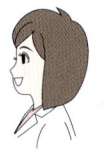

　そんな「何ともない」総義歯づくりを実現するには，患者さんにとっても歯科医師にとっても，信頼しあって治療へのモチベーションを保ち続けることが重要であることがよくわかりました．私も治療技術と知識，患者さんとのコミュニケーションなど，総体的な向上を目指して，地元の患者さんに信頼されて，長くおつきあいいただけるような歯科医師を目指したい気持ちを強くしました．

　そして，患者さんに「何ともない」義歯を提供できるように，ラボサイドの歯科技工士さんとも十分な情報交換を行っていきたいです．

Part3

患者の情報をそのまま写す　誤差のないラボワーク

Tsutsumi Takashi

Beginning of This Part
無歯顎総義歯の成型精度を向上させるにはどのようなことが必要か
―患者の情報を正しく加工して転写するための収縮による変形と縮小を補正するラボワーク―

　総義歯における成功度合いは，野球で例えるならばホームランや打点や得点のように足し算で積み重ねられるものではなく，かといって平均値としての打率で示せるものでもなく，最低点が評価点となる厳しさがあるといえる．
　当然であるが成功を得るには，
・正しい印象採得による患者に違和感のない維持力と支持力と，
・正しい咬合採得による顎関節と口腔周囲筋との協調が得られる位置
の設定が不可欠な条件であり，その条件において頭蓋などの骨格と顔貌とが調和した中で，審美的で生理的（感覚的）・力学的な満足が得られた人工歯排列と歯肉形成（義歯外形）を行い，この位置や形状を義歯床用材料によって精密に成型しなければならない．
　一口に"成型精度"といっても，総義歯製作での成型精度はトータルな技術であり，一つひとつの工程の中での精度と，他の工程，特にチェアサイドでの作業と関連した中での精度によってもたらされるので，ここで再度整理しておく．

印象採得と成型精度

　印象材の成型精度というものがあるが，無歯顎総義歯の印象採得とは，軟らかく弾性のある組織や，さらに軟らかく粘弾性のある組織の型採りであり，変形や変位させることなく正確に印象するべきところと，脱離力が生じない中で加圧して印象すべきところなどをそれぞれの目的に応じて採得する技術であり，粘膜の形を写し採るというよりも粘膜と接する面の関係性が問われるものである．そこでは印象されたすべての部分について精度が求められるので，トレーと印象材との間でごくわずかな歪みや変形（トレーから印象材の剥離）が生じると，その印象体は意味のない塊となりうる．そのため印象材を取り出すときには口腔粘膜面に密着している印象材のほうではなく，粘膜面をエアなどで大気を注入することにより変位させて，トレーと印象材との関係に決して無理な応力が加わらないようにすることが重要である．
　さらに目では見ること（判別）ができないが，口腔内温度で硬化した印象材は，口腔外に取り出すとその温度差（例：35℃→25℃＝10℃）によって熱収縮することになる（シリコーン印象材では平均して0.2％）．この収縮量は数値としても大きいが，印象材はトレーと一体となっているので，トレー材質との熱膨張係数の差によって，印象に歪みや変形が生じ，印象採得によって得られた粘膜面との関係を再現することができなくなる．そして印象体が不規則に歪んだり変形しているので，石膏の硬化膨張によって補正することは不可能であり，口腔内温度と同等の温水でトレーと印象体を温めるか，インキュベータ（保温器）などで印象材が硬化した口腔内温度に印象体を戻すことにより，印象体の歪みや変形を取り除く必要がある．そしてやはり口腔内温度と同等（下がることを前提に37℃のお湯）の温水にてレジン重合時の熱収縮を補正するために必要な硬化膨張を有した石膏を真空練和し注入する必要がある（以下でも再度説明を加える）．

模型の製作

　室内にある印象体は，口腔内との温度差による熱収縮によって0.2％ほどの収縮が生じ，トレー

と接合あるいは合体しているので，この収縮は，トレーとのそれぞれの部位での関係に応じて起こり，印象体全体としては歪みや変形という状態となる．そのままで石膏を注入すると変形した模型を作ってしまうことになり，変形した模型上ではいかに精度の高いレジンや重合方法を用いても正しい義歯床を作ることができないので，まず印象体の熱による歪みや変形を口腔内温度に戻すことによって，正しい形や大きさにしたうえで石膏を注入しなければならない．なお，その前に，まず印象面などに付着している可能性のある唾液などを温水や流水を用いて除去しておくことが必要で，もし粘稠度の高い唾液が付着しているようであれば，石膏粉末を振りかけて流水で軟らかい筆などを用いて洗浄しておく．

　義歯床辺縁は，クラウン・ブリッジの形成ライン部と同等あるいはそれ以上の重要な部位であり，外力や石膏の重みで変形することがないように正確に石膏模型に再現しなければならないので，ボクシングにより必要な床縁部を正しく確保しなければならない．

　口腔内温度（35〜36℃）にボクシングを行った印象体全体を置き室温で生じた温度差による歪みや変形を十分に回復したら（温水であれば5分程度，インキュベータであれば10分以上），印象表面の水分をエアなどで取り除き，表面活性剤の処理を行った後にレジン成形時の熱収縮を補正する硬化膨張の硬石膏を温水（36〜37℃）にて真空練和し，気泡の混入がないようにバイブレータを用い，厚みが7mm以上となるように注入する．できればインキュベータ（36℃）内にて2時間以上放置する．

　使用する石膏の硬化膨張はレジン重合時の熱収縮に近い値の硬石膏を採用するが，決して大きすぎることがないように注意されたい．口腔内よりわずかに小さな義歯は使用可能であるが，口腔内よりも大きく仕上がった義歯は接着や吸着することができないので，即リライニングということになる．硬化膨張に関してはここでは詳しく説明しないが，目安は0.25〜0.3％が安全といえる．

咬合床の製作

　印象採得が義歯床の裏面であったとすれば，咬合採得は義歯床の表面であり，歯が歯根と歯冠によって構成されているように，義歯では義歯床と人工歯が一体となって歯の機能を発揮するわけで，咬合採得に使用する咬合床においては，完成される義歯床と同程度の適合性を有した基礎床が得られていることが必要である．そして模型上に印記された解剖学的指標の十分な観察と計測によって，それぞれの症例における有歯顎時の歯冠部をより再現した咬合堤を作り，顎堤部の器質欠損部は，研磨面（polishing surface）として適切な形状に回復させておく．逆に口蓋部や舌側の基礎床には舌房を侵害することのない適切な厚みを与える．

　咬合採得が終了すれば咬合床と模型を正しく咬合器に装着する．咬合器にはそれぞれの症例における下顎頭と歯列（顎堤）との位置的関係をフェイスボウにて記録したうえで，生体の下顎頭の位置と歯列弓の関係を，咬合器の顆頭と下顎模型として装着するべきであるが，実際にはフェイスボウの記録がない症例も多い．その場合，下顎中切歯の位置を基準として，咬合器の顆頭部と平均値としてのボンウィル三角が得られるように装着するか，上顎模型の正中口蓋縫線と咬合器の正中線を一致させたうえで，ボンウィル三角が得られる位置とするかなどを，歯科医師と十分に打ち合わせコンセンサスを得ておく必要がある．

　人工歯の排列位置は，咬合床で患者の同意を得て，調整および決定された位置である審美性，そして舌房を基準として，対顎関係による力学的な関係を十分に観察し，歯科医師の指示に従いながら検討し，咬合の再構成を行う．

　ワックスの熱収縮による誤差を見越して切歯指導ピンを0.7〜0.8mm挙上して人工歯排列と歯肉形成が終了したら，ピンを戻し，確実な咬合関係，咬合接触を得るようにする．そして口腔内試適が良好であれば咬合器の各部に誤差が生じていないか，スプリットキャスト部の浮き上がりなどがない

Part3 患者の情報をそのまま写す 誤差のないラボワーク

Technical Note 1

無歯顎総義歯の成型精度を向上させるにはどのようなことが必要か！？

当然であるが正しい印象採得が得られたという前提で示す．

正しい印象とは義歯が正しく成型されたならば口腔粘膜面に唾液を介して密着し義歯床辺縁部からの空気の流入なく噛み合わせにも誤差がないという状況．

1. 模型の製作

口腔内から取り出された印象を室温にてそのまま模型材を注入すると印象材の変形で模型も変形する．

36℃→26℃．この10℃の変化で0.2％程度収縮する．印象材はトレーと合体しているので収縮は変形となる．

印象面が印象材の収縮によって違った方向と量に移動することが変形となる．

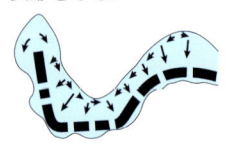

温度変化による印象材の収縮が変形となる

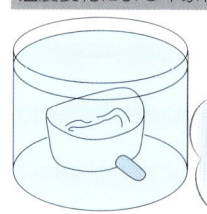

合体しているトレーと印象材の収縮率が違うと，さらに厚みや長さが違うことにより収縮する方向や量が各部分で均等にならず，それが変形となる．

ボクシングした印象を 36～37℃のお湯に5分程度浸け印象全体を口腔内温度に戻して変形を復元させ，注入する石膏も 36～37℃の温水にて練和する．できればインキュベータ内で取り扱う！

レジン重合時のレジンの熱収縮は石膏の硬化膨張で補正する

アクリルレジンは $81×10^{-6}$ という熱膨張係数を持っている．これは1℃の変化で100mmの長さのものが0.0081mm短くなったり長くなったりすることを示している．

レジンは加熱重合レジンであれば65℃で重合が開始され正しいキュアリングをしても100℃近くまで温度が上昇し，重合が終了すると温度が下がるが軟らかいゴム状から硬いガラス状に変化する温度が75℃とされており，この75℃から口腔内までの温度による熱収縮が成型精度となる．この熱収縮の量を石膏模型を大きくしておくことで補正することになる．

$75-35（81×10^{-6}）×100=0.324$ ということで，約0.3％の収縮＝0.25～0.3％の硬化膨張の石膏を用いる．

模型製作時の注意事項

1. 印象は唾液などを十分に水洗する．
2. 大切な印象辺縁を正しく再現するためにボクシングを行う．
3. 口腔内の温度と室温の温度差によって変形している印象体を 36～37℃の温水に5分程度漬け復元させる．
4. レジン重合時の熱収縮を補正する 0.25～0.3％の硬化膨張の石膏を 36～37℃の温水で正しい混水比により真空練和する．
5. 印象はエアで水分を除去し，表面活性剤の処理を行い，バイブレータを用いて注入する．
6. 石膏の厚みは7mm以上とする（できれば規格模型の寸法厚みを用いる）．
7. 石膏を注入した印象は，できれば36℃インキュベータ内で2時間以上保管する．

2. 精密な基礎床の製作

模型面に正しく精密に適合した基礎床の製作がなければ技工作業と口腔内の正しい連繋はできない

精密な基礎床材の選択

精密に模型面に適合させる．

トレーレジンならば収縮は分割して1/2にする．

トレーレジンは重合すると面積の中心に向かって線収縮する．

① 口蓋中央後縁部が浮き上がる

◎下顎も正中部付近で分割重合するとよい．
正中部で左右に切り分けて重合する

②

③ 1. 切り込み部が拡大するが
2. 口蓋部の浮き上がりは大きく減少する．

3. 十分な硬化時間を与えた後に模型から外さずに同じレジンで接合する．
4. よりよい結果を求めるならば，辺縁はさらに即時重合レジンで補正する．アーライン部も同じ．

かを十分にチェックし，最終的な咬合接触の確認を行った後フラスコへの埋没とする．

フラスコへの埋没とレジン塡入

　レジンの反応熱や重合温度による熱収縮は，模型に使用する石膏の硬化膨張によって補正されるが，モノマーがポリマーになる化学反応による収縮に対しては，可能な限りモノマーを少なくすることができる方法を採用することと，最終的に収縮する体積分をレジン塡入時に過塡入する以外に方法がない．したがって餅状となったレジンを高い圧力を用いてプレスするわけであり，圧入タイプのレジンであっても，高い圧力で圧入してフラスコ内でゴム状となるまで加圧してお

3. ワックスリム＆人工歯の排列

- ワックスリムはリムを形成しワックスの温度が冷えた後ベースと焼き付けるとワックスの収縮によるベースの変形は少なくできる．
- ワックスの熱膨張係数は非常に大きいので油断しないこと．
- 人工歯の排列時，試適時大きく狂うことがあるので要注意．
- フラスコ前には再チェック．

4. フラスコへの埋没からレジン填入まで

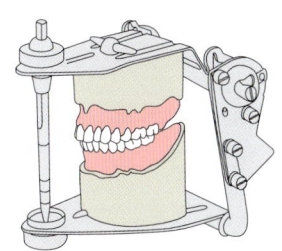

① 口腔内試適でなんら問題点がなければ，咬合器上で人工歯が正しい位置で正確に噛み合っていることを15～30μmの咬合紙で確認をして蠟義歯を模型に焼き付ける．

- 4次埋没　3次埋没の表面にワセリンなど薄く塗布して耐圧石膏を注入する．
- 3次埋没　硬質石膏2：普通石膏1で，パイプレータを用いて咬合面がわずかにかくれる程度に注入・硬化させる．
- 2次埋没　硬化膨張の少ない硬質石膏を真空練和して，人工歯を固定するように2～3mmの厚さで埋没・硬化させる．
- 1次埋没　普通石膏でも十分である．硬化すれば表面にワセリンなど分離材を塗布する．

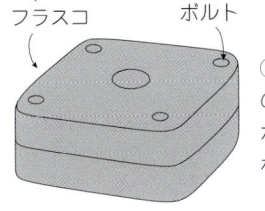

フラスコ　ボルト

② フラスコは強度があり上下の合わせ面にガタつきがなく，ボルトなども十分にしめつけられるものを選択．

③ フラスコ内の脱蠟とレジン分離材の塗布
　ワックスが溶け出さない程度の加熱でワックスを軟化して取り出し，十分に模型面を洗浄する．レジン分離材は模型面には薄く1回，研磨面には十分に2回塗布する．乾燥後，人工歯がレジン歯ならば人工歯基底面をダイヤモンドポイントで1層削除，接着材塗布．確実にボルトをしめつけ，正しい混液比で練和したレジンを適切なタイミングで圧入する．

④ 適合性を求めるならば加熱重合レジンよりヒートショックレジン．ヒートショックレジンより常温化学重合レジンを用いる．模型面より重合を開始させて可能な限りの低温で長時間加熱する．冷却も長時間で行う．

⑤ 咬合器上にリマウントし，必要な人工歯の削合と調整を行う．

⑥ 模型は分割してレジン床を取り出す．

⑦ 研磨は局部的な加熱が生じないように湿気中で行い，洗浄などでも加熱が生じないように注意する．

⑧ 研磨後は乾燥しないようにする．

くことが一般的な方法であるので，十分な強度のあるフラスコを採用するとともに，強度のある石膏による埋没が正しい選択である．

　精度を得るには自然現象（熱による大きさの変化）と化学的反応時に生じる寸法変化と人為的なミスによるものに分けられるが，もの作りは自然界にないものを作り出すわけであり，自然発生的に生じるものではないので，それぞれの誤差をいかに補正するかということであり，手を入れたこと以上のものは得られないことを十分に認識して，一つひとつの工程を正しく積み上げて，すべての工程や工程間において正しく作ることが必要となる．どこかの工程でミスをするとそこで得られた品質ができあがりの品質となる．

Part3 患者の情報をそのまま写す　誤差のないラボワーク

1　印象体への模型材の注入

　各種歯科用材料には，使用時および前後の諸条件に応じて寸法変化を起こす"膨張"や"収縮"という理工学的性質がある（**表Ⅲ-1 ～ 3**）．そこでこれらのデータを正確に理解し，適正な作業を行うことで，できるだけ変形を抑制・補正し，安定した寸法精度が得られるシステムを確立する必要がある．「印象体への模型材の注入」という作業においても，印象材と模型材の理工学的性質を理解し，印象体と模型の変形を抑制しうる操作を行うことが必須である．印象体への模型材の注入は，患者の情報を正しく転写するための最初の作業であり，その後製作する総義歯の機能・装着感に直結することになる．

総義歯用模型の条件

　クラウン・ブリッジの模型においては，歯あるいは支台歯とそのマージン部などの形状と寸法精度が重要であり，印象面の唾液や血液などを十分に清掃し，印象材の口腔温度と室温での収縮を補正したうえで，印象面と石膏が十分に馴染むように表面活性剤の塗布などを行って，硬化膨張の小さい硬い石膏を正しい混水比で真空練和し，気泡が混入しないようにバイブレータを用いて注入する．一方，義歯用の模型では，まず印象の周縁部を正しく模型に置き換えることが重要となるので，周縁部を十分に確認したうえでボクシングを行い，周縁部に十分な石膏の厚みと形状を与えることが大切である．

　そしてクラウン・ブリッジは模型上に技工物を適合して完成するが，義歯床においてはレジン重合を模型上で直接行うことになり，石膏模型材はクラウン・ブリッジのロストワックス法における埋没材の役目を持っている．クラウン・ブリッジでは使用する金属材料などの鋳造収縮などを埋没材の膨張によって補正するが，義歯製作においては，レジン重合時の熱収縮量を，印象

表Ⅲ-1　各種歯科用材料などの熱膨張係数

材料名	熱膨張係数 ×10⁻⁶/℃
インレーワックス	350 ～ 450
PMMA	81.0
石膏	8 ～ 10
金	14.0
銀	19.7
ポーセレン	4.1
鉄	12
真ちゅう	20
アルミニウム	23

表Ⅲ-2　付加型シリコーン印象材の寸法変化[17]

製品番号	硬化時収縮（％） 5分	10分	15分	30分	60分	24時間	熱収縮（％） 32℃→23℃
パテタイプ							
DSP	0.03	0.04	0.05	0.05	0.05	0.05	0.16
EXP	0.01	0.02	0.03	0.04	0.05	0.07	0.16
PDP	0.03	0.04	0.05	0.06	0.06	0.06	0.16
PVD	0.04	0.05	0.05	0.05	0.05	0.05	0.15
TOP	0.05	0.08	0.09	0.11	0.11	0.15	0.18
レギュラータイプ							
EXM	0.06	0.09	0.11	0.12	0.12	0.12	0.24
PDH	0.04	0.06	0.07	0.08	0.09	0.09	0.20
PDM	0.05	0.08	0.09	0.10	0.10	0.10	0.23
PVH	0.02	0.04	0.05	0.06	0.07	0.07	0.25
PVM	0.03	0.05	0.05	0.07	0.07	0.07	0.25
TOM	0.06	0.09	0.10	0.11	0.11	0.11	0.25
インジェクションタイプ							
DSL	0.06	0.09	0.10	0.11	0.11	0.11	0.28
EXL	0.09	0.12	0.13	0.14	0.14	0.14	0.27
PDL	0.07	0.10	0.11	0.12	0.13	0.13	0.25
PVL	0.03	0.04	0.05	0.07	0.07	0.07	0.24
TOL	0.07	0.09	0.10	0.11	0.11	0.11	0.24

表Ⅲ-3　石膏の硬化膨張率

時間（分）	フジロック 20.0℃	フジロック 36.5℃	ニュープラストーン 20.0℃	ニュープラストーン 36.5℃	ニュープラストーン＋普通石膏 20.0℃	ニュープラストーン＋普通石膏 36.5℃	プラストーン＋普通石膏 20.0℃	プラストーン＋普通石膏 36.5℃
1	0	0	0	0	0	0	0	0.001
2	0	0.008	0	0	0	0	0	0.002
3	0	0.018	0	0	0	0	0.001	0.006
4	0	0.025	0	0	0	0.007	0.002	0.018
5	0	0.033	0.001	0.002	0	0.012	0.006	0.036
10	0.021	0.049	0.008	0.030	0.001	0.060	0.075	0.119
15	0.035	0.056	0.034	0.060	0.043	0.092	0.137	0.165
20	0.045	0.061	0.058	0.092	0.082	0.112	0.180	0.192
25	0.052	0.064	0.083	0.117	0.108	0.127	0.208	0.211
30	0.057	0.067	0.107	0.138	0.127	0.139	0.229	0.224
35	0.061	0.070	0.129	0.155	0.141	0.148	0.244	0.234
40	0.065	0.073	0.148	0.166	0.153	0.156	0.255	0.242
45	0.068	0.077	0.165	0.176	0.162	0.161	0.266	0.247
50	0.071	0.079	0.181	0.184	0.169	0.165	0.273	0.252
55	0.073	0.082	0.193	0.196	0.175	0.169	0.280	0.256
60	0.077	0.084	0.204	0.205	0.181	0.172	0.286	0.260
70	0.080	0.089	0.221	0.219	0.189	0.178	0.294	0.265
80	0.083	0.094	0.233	0.230	0.195	0.182	0.300	0.269
90	0.085	0.100	0.242	0.239	0.199	0.185	0.305	0.273
100	0.088	0.104	0.248	0.246	0.202	0.187	0.309	0.277
110	0.090	0.107	0.253	0.252	0.205	0.189	0.311	0.280
120	0.092	0.110	0.257	0.256	0.207	0.190	0.314	0.282
130	0.093	0.113	0.260	0.260	0.208	0.191	0.316	0.284
140	0.095	0.115	0.263	0.264	0.209	0.192	0.318	0.286
150	0.096	0.118	0.265	0.267	0.210	0.193	0.320	0.288
160	0.098	0.121	0.267	0.270	0.211	0.194	0.321	0.289
170	0.099	0.123	0.269	0.272	0.212	0.195	0.323	0.296
180	0.100	0.125	0.271	0.274	0.213	0.196	0.324	0.291
4hr	0.108	0.136	0.277	0.286	0.214	0.199	0.329	0.295
5hr	0.115	0.144	0.282	0.294	0.215	0.201	0.331	0.296
24hr	0.174	0.209	0.301	0.355	0.218	0.210	0.334	0.301

測定方法はJIS-6604による：練和開始6分後にダイヤルゲージの零点を調整．混水比：フジロック 0.20，ニュープラストーン 0.24，ニュープラストーン＋普通石膏 0.30，プラストーン＋普通石膏 0.32（1990年4月18日）

体に注入する模型材の硬化膨張によって事前に確保（模型を大きくする）しておく必要がある．

そのためには自身が使用しているレジンの重合方法による熱収縮の比率や実体を十分に把握したうえで適切な硬化膨張の石膏を選択する必要がある．金属などと組み合わせて製作する金属床などでは，重合温度の低い化学重合（常温重合）レジンを用いることと，レジンの熱収縮の力に十分に耐えうる金属床の強度を得るという条件で，硬化膨張の小さな超硬石膏の使用も可能であるが，通常では0.25～0.3%の硬化膨張のある石膏を用いることが安全といえる．

整理すると，印象体は十分に清掃のうえ確実にボクシングを行い，36℃の湯に浸けて，適切な硬化膨張の石膏をやはり36℃の湯で正しい混水比で真空練和し，印象体表面に表面活性剤の処置を行い，バイブレータを用いて気泡が混入しないように注入するということになる．

義歯用模型の精度向上のポイント……印象材の変形の復元とレジンの熱収縮の補正

義歯製作用模型においては，採得された印象の情報を正しく補正したうえで模型に写し取る正しい方法が求められ，その製作においては，適正なボクシング操作と，正しい計量や温度管理，真空練和を前提とした石膏模型材の使用が不可欠と考える．

▶ Procedure 1 に筆者が行っているボクシングの工程を紹介する．

Part3 患者の情報をそのまま写す　誤差のないラボワーク

▶Procedure 1　義歯用模型の精度を高めるボクシング操作

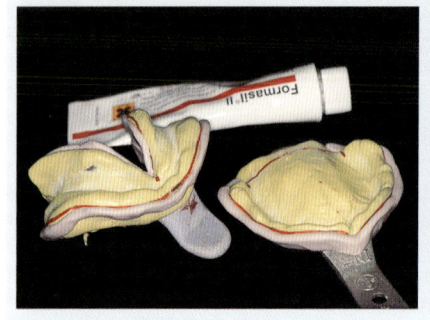

① 従来，ボクシングのためにシリコーンパテやユーティリティワックスを付与する作業は大変で，特にアルジネート印象材やティッシュコンディショナーによる機能印象では難しかった．

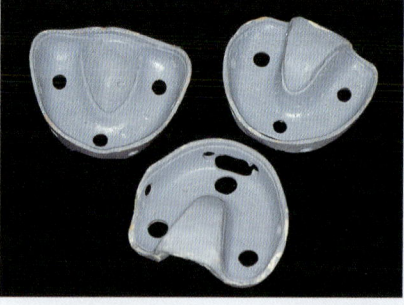

②，③ ボクシングトレーの試作．ボクシング用石膏などもあるが，筆者は，トレーレジンにより有歯顎用トレーを大きくしたようなサイズの専用トレーを作って用いていた．トレーや機能印象された義歯に対して5～10mm程度の余裕ができるように，何度も修正を加え適応範囲の大きな寸法や形状を求めた．

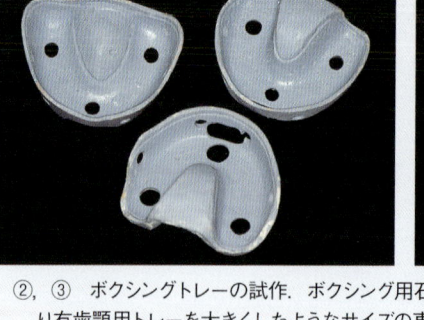

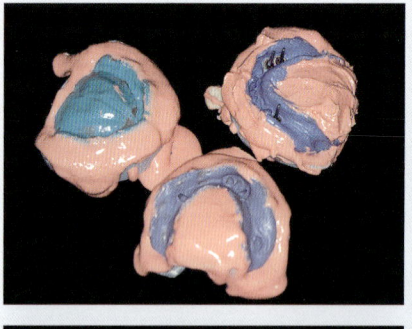

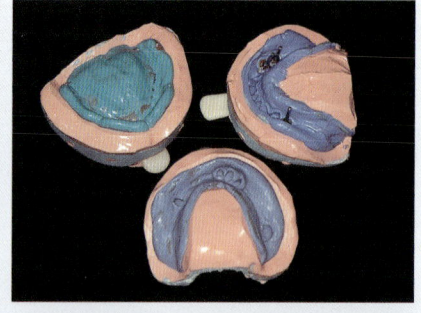

④，⑤ 上記の専用トレー上で印象体辺縁部が少しカバーされる程度にアルジネート印象材に埋入し，印象材硬化後，あまりシャープでないメスなどで印象体を痛めることなくトリミングする．

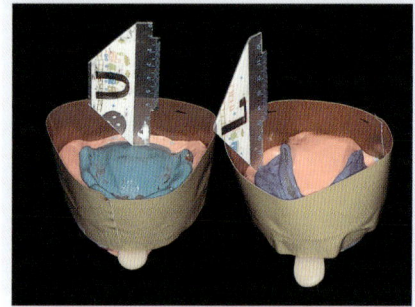

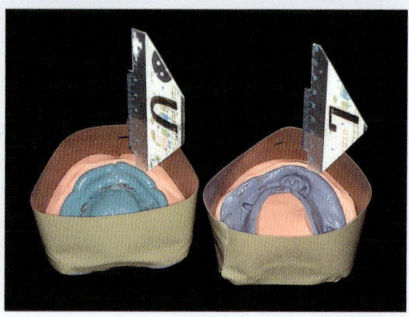

⑥，⑦ トリミングした印象材周囲に布製のガムテープを巻き付けたうえで，規格模型の厚みを専用の自家製定規やノギスを用いてガムテープの内面にマジックで印記する．

Technical Note 2

●印象の変形

室温26℃　口腔内温度で硬化した印象材は約10％低い室温により平均0.2％収縮する．
口腔温度36℃　印象材の収縮はトレーに向かって収縮するので厚味や寸法によって部分で量や方向が違うので均等にならず収縮→変形となる．

36℃−26℃＝10℃

変形は石膏の硬化膨張では決して補正できない．

大切な床縁部などの再現のために印象はボクシングを行い，36℃のインキュベータ（温度を一定に保つ機能を有する装置）内に入れるか，36℃の温水中に浸漬をして変形している状態を元に戻す．

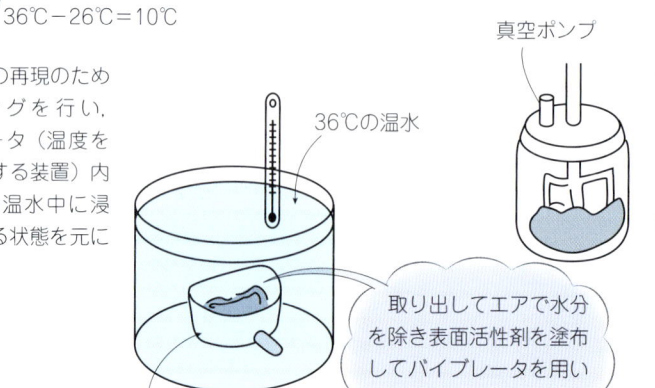

36℃の温水

ボクシングされた印象

取り出してエアで水分を除き表面活性剤を塗布してバイブレータを用いて石膏を注入する．

真空ポンプ

36～37℃

正しい混水比のお湯で真空練和して用いる．真空練和器も温水に浸漬しておくとよい．

∴理想的にはインキュベータ内で2時間以上保管する．

1 印象体への模型材の注入

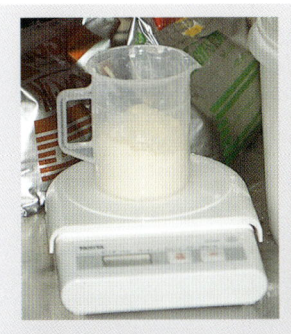

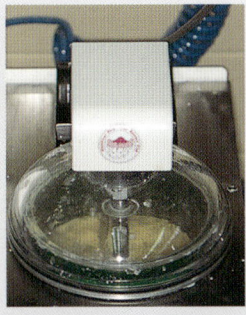

⑧, ⑨ 石膏と水は 36 〜 37℃ で保管しておき，正しく計量して真空練和を行う．

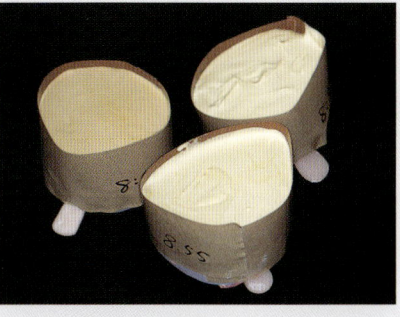

⑩ 印象体も 36 〜 37℃の温水に浸したうえで表面活性剤を塗布し，バイブレータ内を用いて石膏を注入する．36 〜 37℃のインキュベータ内に入れて硬化させる．

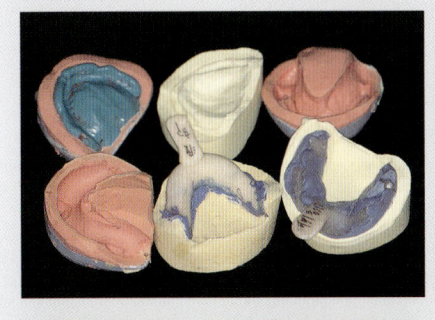

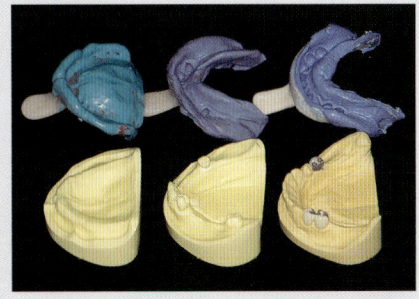

⑪, ⑫ 石膏硬化後，ボクシングから取り出し規格模型としてトリミングする．

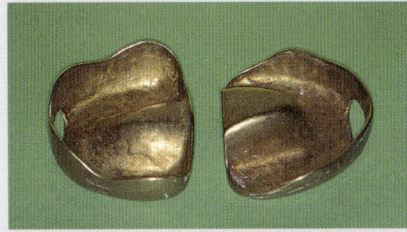

⑬, ⑭ トレーレジンで作った上記の試作専用トレーは破損しやすいので，さらに改良を加え金属でキャストボックス（PTDLABO）を作り使用している．

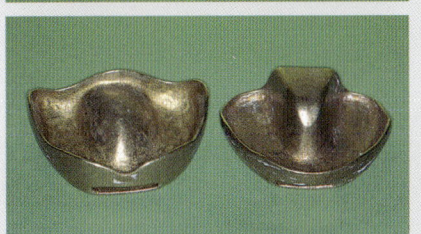

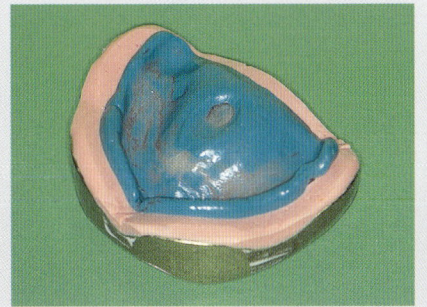

⑮, ⑯ 金属製キャストボックスを用いたボクシング例

●加熱重合レジンなどの重合による変形

重合した温度ではゴム状で軟らかく，冷却中 75℃のガラス転移温度を持つものであれば，35℃の口腔内温度まで下がるときに生じる収縮率．

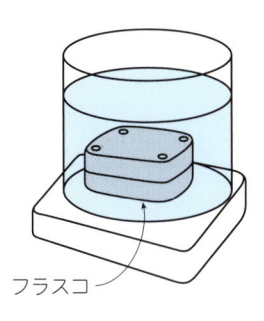

レジン床は重合した温度から室温あるいは体温までの冷却で収縮する．
　　レジンのガラス転移温度
$(75℃-35℃)×(81×10^{-6})×100=\boxed{0.324\%}$
口腔内温度　　アクリルレジンの
　　　　　　　熱膨張係数
　　　　　　　（0.000081）

0.25 〜 0.3％の硬化膨張（setting expansion）の硬質石膏を用いるのが安全（口腔原型よりも大きな義歯床は維持されないリスクがある）．

フラスコ

総義歯の機能＆装着感を左右する印象体への模型材の注入
＝印象の変形とレジン重合による収縮は，印象体の熱補正と模型材の注入で決まる！

印象への模型材の注入について，大切なこと

1. 口腔内温度で硬化した印象材はトレーと結合していて，室内温度で作業を行うとその温度変化によって印象材は収縮し，変形することになるので，温水などを利用して口腔内温度に戻さないと，変形した模型が作られてしまう．

2. 義歯（レジン）の模型はその模型上でレジンを重合するので，レジン重合時の熱収縮による収縮を模型材の膨張で補正しておかなければ小さな義歯ができてしまう．

3. 印象材の内面は義歯床の内面に印象の辺縁は義歯床縁に転写される．
∴上記 2 点に加えてボクシングが絶対に必要．

101

2 個人トレーの製作

　どのような印象を得るかという目的によって印象材を決め，その目的を達成するために選択した印象材の性質が最大限発揮される構造物としての個人トレーを作る．そしてどのように印象採得を行うかということで，義歯床の正否を決める重要なステップとなるため，筆者は個人トレーを製作するための専用の指示書を準備している（**図Ⅲ-1**）．この指示書を用いて歯科医師と十分に印象に対してのコミュニケーションをとるようにしている．

　図Ⅲ-2は筆者が最近歯科医師のニーズに応じて製作した個人トレーの一部である．各症例の状況に応じて印象材が選択され，口腔粘膜の被圧変位量の状況や被覆粘膜の状況などの診断結果によって症例ごとに最適な構造と方法を決定している．

部位・状態に応じた印象を得るための個人トレーの要件

　完成義歯として使用しうる印象採得を行える個人トレーは，どのような印象模型からでも製作できるかというとそれは無理である．義歯床を機能的に添わせる必要がある口腔前庭円蓋

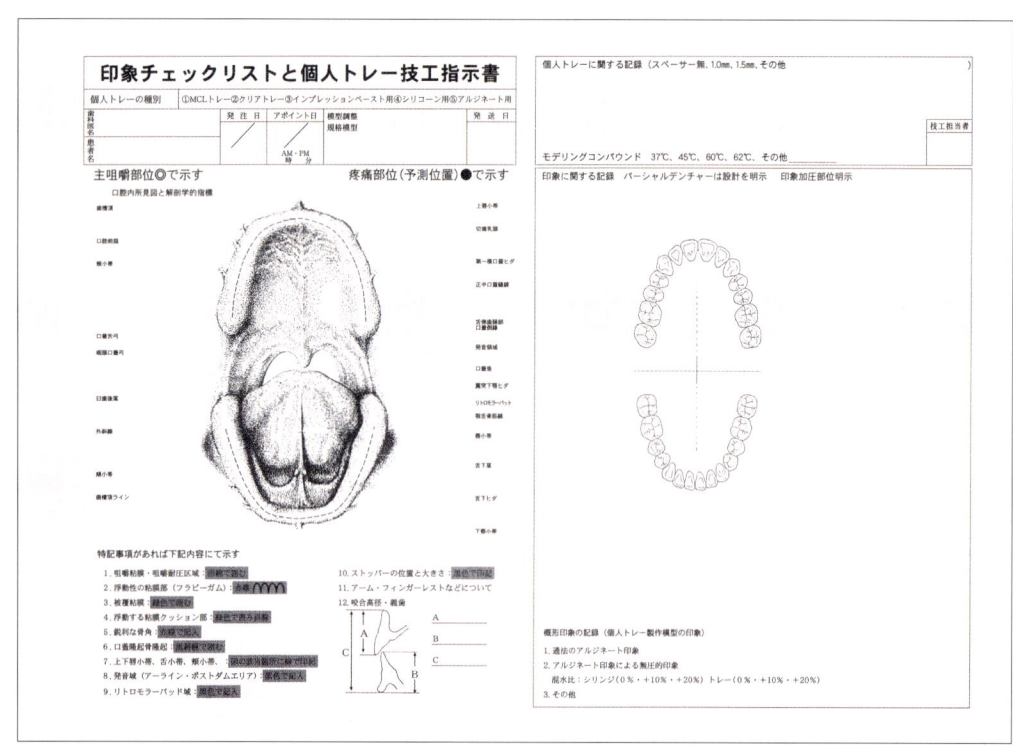

図Ⅲ-1　印象と個人トレーに関する指示書
　個人トレーについては，
　・種別（MCLトレー・クリアトレー・インプレッションペースト用・シリコーン用・アルジネート用）
　・ストッパーの位置と大きさ
　・アーム，フィンガーレストなどについて
　・スペーサーの有無（ある場合は程度）
　・個人トレー製作模型の印象（概形印象）時の記録（印象法，印象材）
　などの情報を書き込んでもらっている．

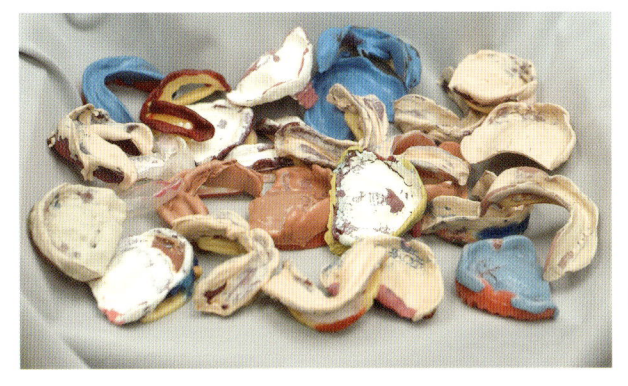

図Ⅲ-2 最近製作した個人トレーの一部
多種多様な状況とニーズがあり，種々の構造があるが，
▶ Procedure 2～4 では代表的な3種類について紹介する．

下顎総義歯の床縁はどこ？

大きくもなく小さくもない 厚くもなく薄くもない
ダブルインプレッションにより概要と傾向がつかめる．
義歯を使用するのはあくまでも患者であり，患者が自然に受け入れられる大きさと形状にまとめていく．

後頗舌骨筋窩部

顎舌骨筋線部
どのように処理するか
舌の自由運動と嚥下．

前顎舌骨窩部

舌側フレンジ（歯槽舌側溝）
水平方向への延長．
舌尖を口蓋部に押し当てる．

舌小帯

下唇小帯

口唇頬側床縁部
唇のサポートとオトガイ筋と口輪筋によるフレンジ
最大咬合力での咬合と表情筋の口唇の突出とへの字と「イー」「ウー」「オー」「モグモグ」と嚥下．

下顎小体
まず吸着はしないが，舌・口唇・頬の動きでも動かない大きさのトレーから始めれば！

レトロモラーパッド部分は長く始める？
どこまでカバーできるか，開閉運動時の視診によって診査．

咬合高径と閉口印象の程度によって変化する

頬側の床縁はレトロモラーパッド前方1/2から頬側へ移行していく

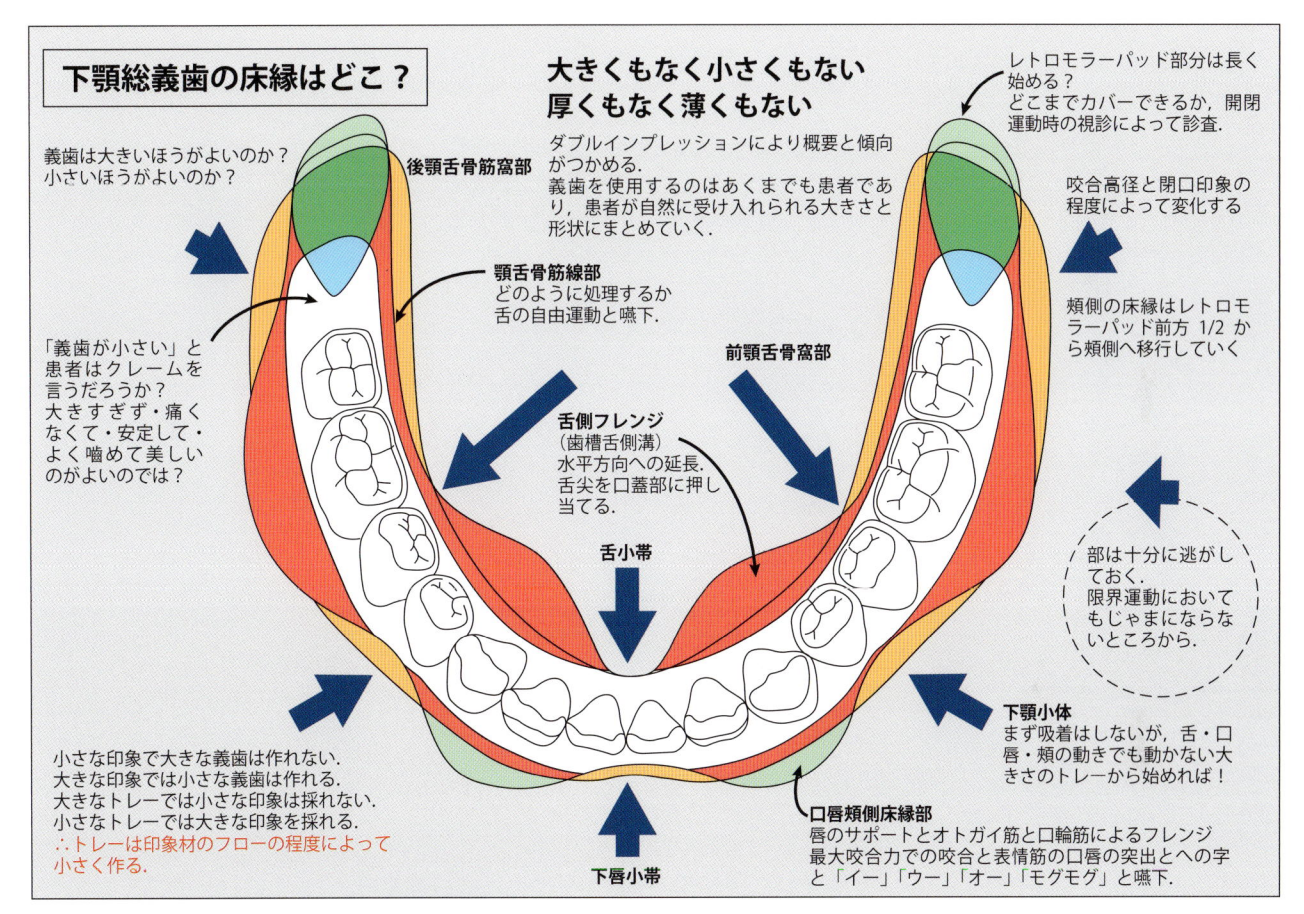

部は十分に逃がしておく．
限界運動においてもじゃまにならないところから．

義歯は大きいほうがよいのか？
小さいほうがよいのか？

「義歯が小さい」と患者はクレームを言うだろうか？
大きすぎず・痛くなくて・安定して・よく噛めて美しいのがよいのでは？

小さな印象で大きな義歯は作れない．
大きな印象では小さな義歯は作れる．
大きなトレーでは小さな印象は採れない．
小さなトレーでは大きな印象を採れる．
∴トレーは印象材のフローの程度によって小さく作る．

図Ⅲ-3 下顎顎堤・個人トレー・総義歯床縁の関係
顎堤および粘膜の形態と動きを阻害しないで維持される＝患者が快適に使用できる義歯床は，大きくもなく小さくもなく厚くもなく薄くもない．そんな義歯床を得るための印象は，どのような個人トレーにより採得されるのか．

や口腔底およびアーライン部やレトロモラーパッド部などが，無圧的状況で解剖学的に採得された印象から得られた模型が必要である．器質欠損や被覆粘膜の状況などによっては，概形印象を採得するための個人トレーを必要とすることもあるはずである．

口腔内で患者が違和感なく快適に使用できる義歯を作るための印象では，通常まず"形"ではなく，大部分を占める義歯床下の粘膜とは無圧的"関係"を得る必要があり，義歯床辺縁部に位置する被覆粘膜部においては，可動粘膜が十分に動けるとともに脱離力が生じることがない関係が必要であると考える（図Ⅲ-3）．

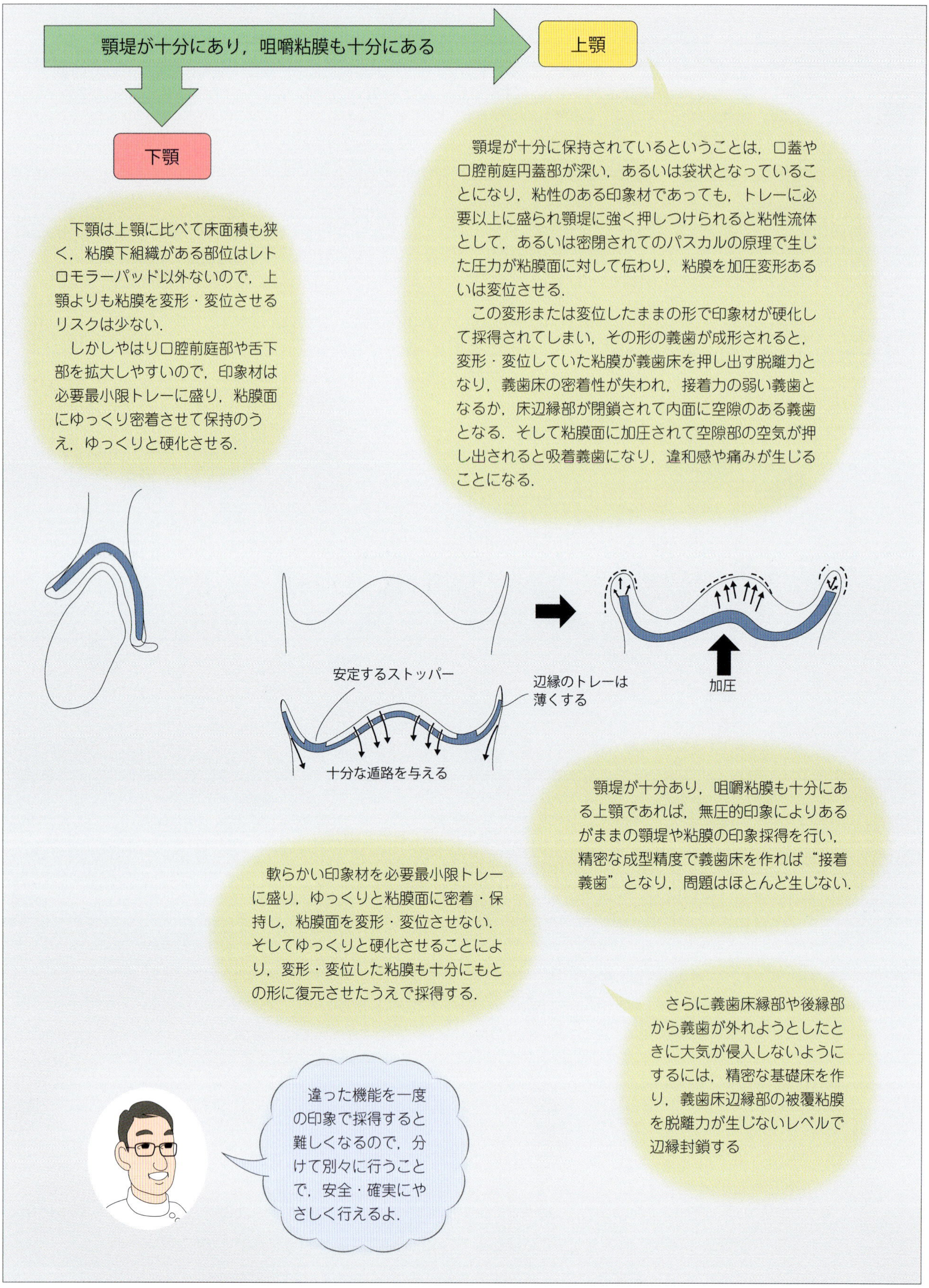

Part3 患者の情報をそのまま写す 誤差のないラボワーク

顎堤が十分にあり，咀嚼粘膜も十分にある → 上顎

↓ 下顎

下顎は上顎に比べて床面積も狭く，粘膜下組織がある部位はレトロモラーパッド以外ないので，上顎よりも粘膜を変形・変位させるリスクは少ない．

しかしやはり口腔前庭部や舌下部を拡大しやすいので，印象材は必要最小限トレーに盛り，粘膜面にゆっくり密着させて保持のうえ，ゆっくりと硬化させる．

顎堤が十分に保持されているということは，口蓋や口腔前庭円蓋部が深い，あるいは袋状となっていることになり，粘性のある印象材であっても，トレーに必要以上に盛られ顎堤に強く押しつけられると粘性流体として，あるいは密閉されてのパスカルの原理で生じた圧力が粘膜面に対して伝わり，粘膜を加圧変形あるいは変位させる．

この変形または変位したままの形で印象材が硬化して採得されてしまい，その形の義歯が成形されると，変形・変位していた粘膜が義歯床を押し出す脱離力となり，義歯床の密着性が失われ，接着力の弱い義歯となるか，床辺縁部が閉鎖されて内面に空隙のある義歯となる．そして粘膜面に加圧されて空隙部の空気が押し出されると吸着義歯になり，違和感や痛みが生じることになる．

安定するストッパー　辺縁のトレーは薄くする　加圧

十分な逃路を与える

軟らかい印象材を必要最小限トレーに盛り，ゆっくりと粘膜面に密着・保持し，粘膜面を変形・変位させない．そしてゆっくりと硬化させることにより，変形・変位した粘膜も十分にもとの形に復元させたうえで採得する．

顎堤が十分あり，咀嚼粘膜も十分にある上顎であれば，無圧的印象によりあるがままの顎堤や粘膜の印象採得を行い，精密な成型精度で義歯床を作れば"接着義歯"となり，問題はほとんど生じない．

さらに義歯床縁部や後縁部から義歯が外れようとしたときに大気が侵入しないようにするには，精密な基礎床を作り，義歯床辺縁部の被覆粘膜を脱離力が生じないレベルで辺縁封鎖する

違った機能を一度の印象で採得すると難しくなるので，分けて別々に行うことで，安全・確実にやさしく行えるよ．

図Ⅲ-4　顎堤が十分にあり，咀嚼粘膜も十分にある症例の印象採得のステップと個人トレーの形状
まず義歯床が粘膜面に違和感なく無圧的関係で密着する関係を得たうえで，辺縁を調整し，トレー内面に必要なスペースを設け，床が外れようとしたときに大気が流入しないよう辺縁封鎖を行う．難しいことは分けて行おう！

104

そしてそれが得られた次の段階において，噛んだときに粘膜全体あるいは噛まれた部位直下における広いエリアの粘膜が可能な限り均等に圧を負担しうる状況を作り込む．これは粘膜の被圧変位量であり，義歯床の大きさや粘膜面との関係によって違ってくるが，決め手は硬い粘膜部や薄い粘膜部が義歯床に強く当たってしまうことを防止することである．

そして最後の処置としては，やわらかい被覆粘膜部に位置している義歯床辺縁部から義歯床内面に大気圧が流入しないようにいかに辺縁を封鎖するかということであるが，これらを1回の印象操作で採得することは難しいと認識し，難しいことは分けて行うようにする（**図Ⅲ-4**）．

繰り返すと，

①まず義歯床が粘膜面に違和感なく無圧的関係で密着する関係を得る
②辺縁部も長すぎる・厚すぎることがないように十分にチェックする
③噛んだときの義歯の沈下が均等に行われるように，硬い，あるいは薄い粘膜部においては義歯床内面部に必要なスペースを作る
④義歯床が外れようとしたときに辺縁部から大気が流入しないように辺縁封鎖を行う

という目的に合わせた操作を分けて行っていただくことにしている．

そして器質欠損の状況，すなわち顎堤がある程度残されている症例であれば，無圧的関係によって義歯床が密着する状態で顎堤粘膜面を覆うことで十分に機能が得られるものである．しかし顎堤が大きく失われ，本来咀嚼粘膜が存在している部位が可動性のある被覆粘膜によって覆われてしまっているような場合には，顎堤粘膜面を義歯床が覆うという概念ではなく，「口腔という袋状になった粘膜によって義歯床が覆われ包み込まれる」という逆の発想が必要と考える．この場合には可動する被覆粘膜を顎骨に対してどの程度押さえ袋内の皺を伸ばすべきかといった違った要素を解決する必要がある．

症例に応じた個人トレーの製作

上述のように，それぞれ状態の異なる各症例において，どのような印象を得るかという目的によって印象法と印象材が異なり，それによって個人トレーの構造と製作法も変わってくる．

▶ Procedure **2**～**4** に，基本的な3種類の個人トレー

・より粘膜面と義歯床との無圧的関係を得るための個人トレー；▶ Procedure **2**……硬い粘膜部に十分に安定するストッパーを付与し，それ以外は1～1.5mmのスペースを与えるとともに辺縁部も1mm程度の厚みとする．

・モデリングコンパウンドの裏装により粘膜面の被圧変位に対して調節を加えるための個人トレー；▶ Procedure **3**……やわらかい粘膜面上に小さなストッパーを付与し，それ以外は1～1.5mmのスペースを与えるとともに辺縁部も1mm程度の厚みとして，模型上にてそのスペースにモデリングコンパウンドを裏装しておく．

・義歯床の外形採得を主眼とした個人トレー；▶ Procedure **4**……模型上ではアンダーカットを必要最小限リリーフし，適合性のよいトレーレジンを用いて模型面に十分に適合させ，完成義歯と同等の辺縁形状を与えておく．

の製作法を，同一症例の模型を用いて紹介する．また**図Ⅲ-5**には個人トレー製作の際に使用している研削・研磨材を示す．

Part3 患者の情報をそのまま写す 誤差のないラボワーク

▶ Procedure ② 粘膜面と義歯床とのより無圧的な関係を得るための個人トレー（インプレッションペースト用個人トレー）

最も基本的な，「違和感なく口腔粘膜に密着する義歯床を製作する」という目的で，粘膜面を可能な限り無圧的に採得するための構造のトレーである．

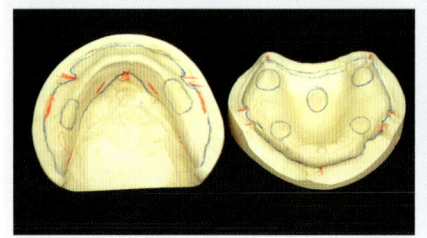

① トレー外形とストッパー部などを模型に印記する．

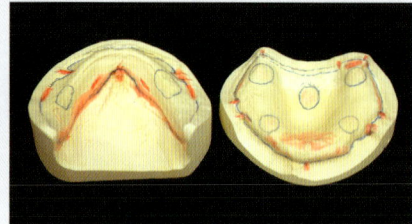

② ストッパーには，粘膜の硬いところで強く押しつけても痛くない大きさと，安定する位置が必要である．概形印象時のトレーなどの当たりを少量のワックスでリリーフする．

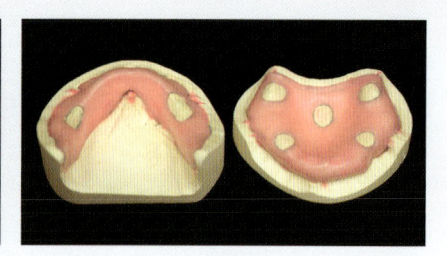

③ バイトワックス（厚み1.0mm）かパラフィンワックス（厚み1.5mm）を十分に軟化させて模型面に圧接する．特に辺縁部は正確に密着させる．ストッパー部のワックスを切り出す．

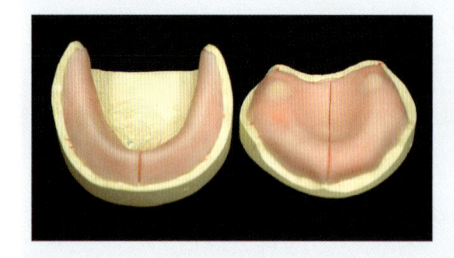

④ トレーレジンをメーカー指定の混液比で練和し，気泡を巻き込まないように素早く圧接する．上顎は口蓋中央から，下顎はロール状にして歯槽頂から行っている．正中部にメスで切り込みを入れる．
トレー材が十分に硬化すれば，トレーを外すことなく同じトレーレジンを必要量練和し，切り込み部にトレーレジンを指で圧入したうえで少し重ねるように補強し，ハンドルなどを付与する．全体的なトレー材の厚みは2〜3mmをめやすとしておく．

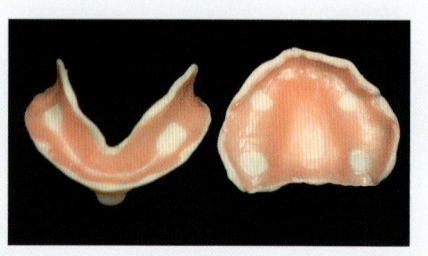

⑤ 十分に硬化後に模型から外すとワックスシートがトレー面に付着した状態で外れるので，レジンが細部まで十分に圧接されていることと，過剰なレジン部を確認する．

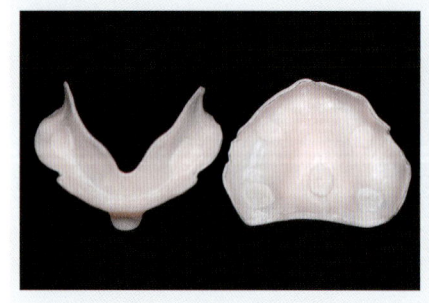

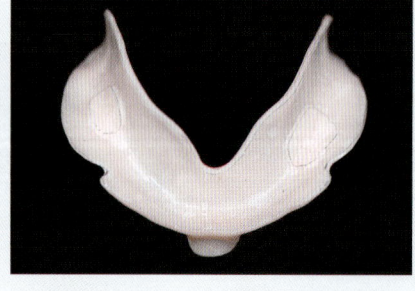

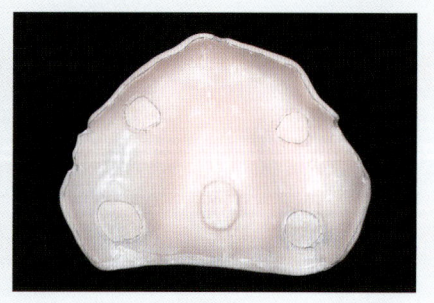

⑥〜⑧ トレー辺縁を外形線に合わせた後に，1〜1.5mmの厚みにスタンプバーを用いてトリミングする．辺縁部はすでにワックスシート分の厚みがリリーフされているので，1mmの厚みに仕上げたとしても，トレーの外側までは粘膜面から2〜2.5mmの寸法になっていることになる．トレー辺縁部およびストッパーにわずかに丸みを与える．

▶ Procedure ③ モデリングコンパウンドの裏装により粘膜面の被圧変位に対して調節を加えるための個人ト

被覆粘膜が多い，被圧変位量が大きい，辺縁部が不明などの状況がある症例の場合は，繰り返しチェックと調整が行える熱可塑性のモデリングコンパウンドを裏装した個人トレー（MCLトレー）を製作している．

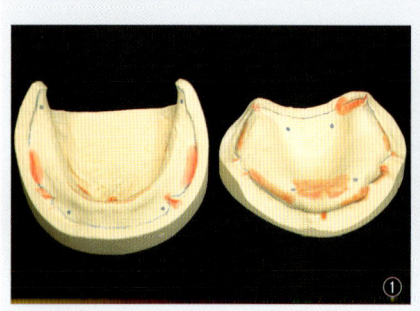

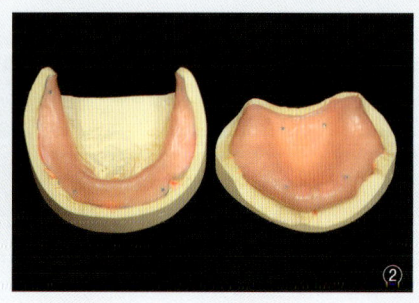

① トレー外形とストッパー部などを模型に印記する．

② 粘膜面の状況によってバイトワックスかパラフィンワックスを圧接するが，ストッパー部は粘膜のやわらかい部位に直径1.5〜2.0mmで4カ所付与しておく．

2　個人トレーの製作

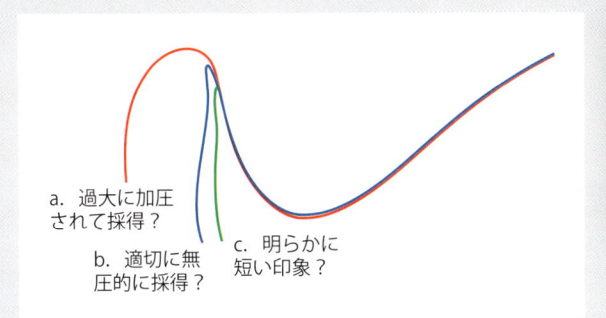

a. 過大に加圧されて採得？
b. 適切に無圧的に採得？
c. 明らかに短い印象？

⑨　**個人トレーの辺縁はどこ？　どんな厚みを与える？**
　概形印象によって得られている模型面や辺縁部の形状が過大か過小かは，相当な経験を得ていなければ判断できない．あるいはその判断も正しいとは言えないものである．
　歯科医師がどのような印象採得を行いたいか，すなわちどのような義歯を得たいのかということ，あるいはその印象採得の方法や使用材料によっても個人トレーの構造は変化するので，歯科医師との十分なコミュニケーションのもと，個人トレーの構造と得られた印象との関係を検証する必要がある．

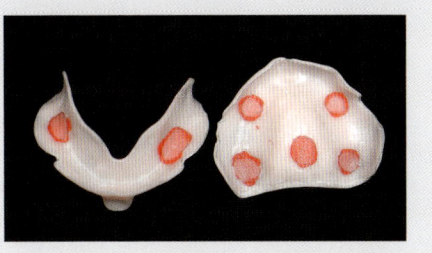

⑩　ストッパー部が正しく模型面に密着していることを確認するために，模型面に薄くワセリンを塗布したうえで，ストッパー部にパターンレジンを少量盛り模型面に圧接し，硬化後確認したところ．

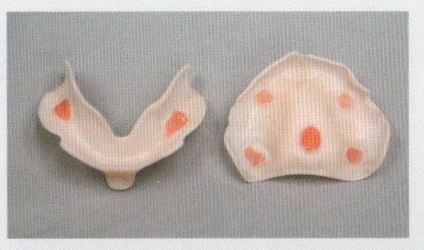

⑪　バリとなったところはスタンプバーで除去したうえで，ソフトポルハードかシリコーンホイールなどで辺縁部を含め全体を軽く研磨し，トレーにより粘膜などに傷や痛みを生じないようにする．

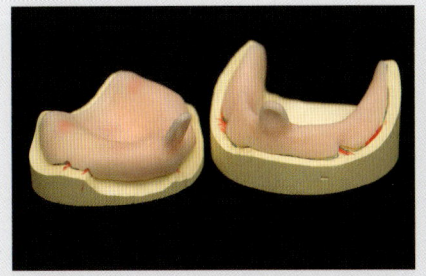

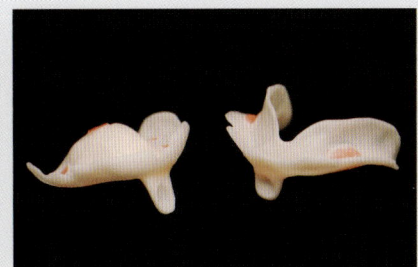

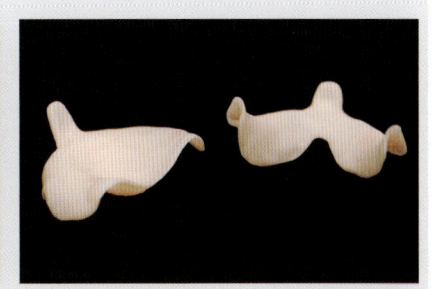

⑫〜⑭　完成した無圧印象用トレー．ハンドルは中切歯部の位置にその高さまで付与した．シンプルでも十分な強度を与えた厚みとするが，辺縁部の厚みは 1mm とする．

トレー（MCL〔modelling compound lining〕トレー）

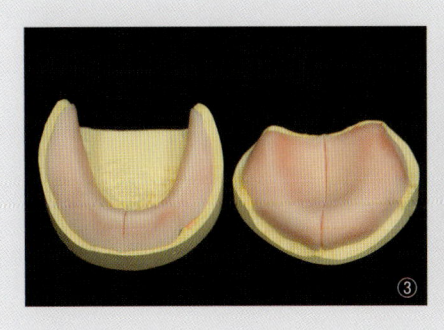

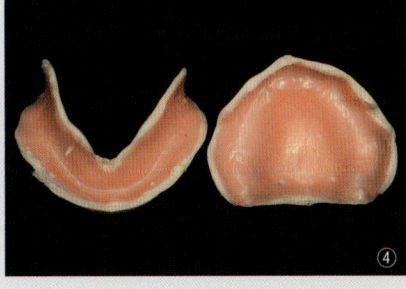

③，④　ストッパー部が小さく細いので，レジンを十分に指で圧入してからワックスシート上に素早くトレーレジンを圧接したうえで，正中部付近にメスにより切り込みを入れておく．
　トレーレジン硬化後，トレーレジンを外すことなく接合部へのレジンの圧入と補強やハンドルの付与を行う．このタイプのトレーには十分な強度が必要なので，以降の写真でこの構造をよく観ていただきたい．

107

Part3 患者の情報をそのまま写す 誤差のないラボワーク

▶ Procedure 3 （続き）

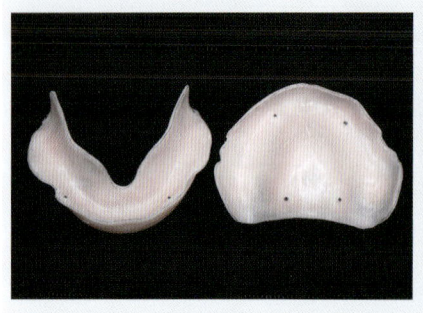

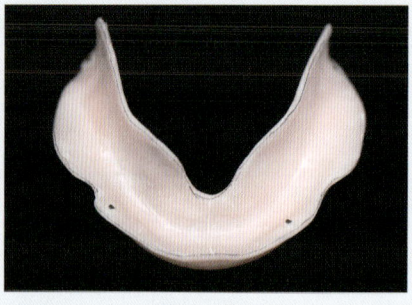

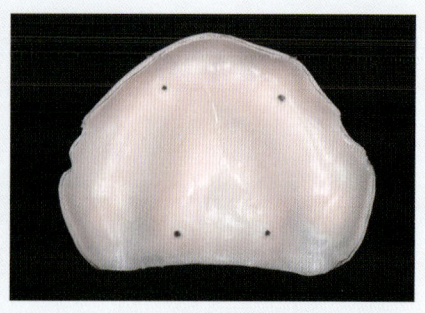

⑤〜⑦ ストッパー部が見えにくいのでマジックで印記している．辺縁部は基本的に1mmの厚みでトリミングするが，器質欠損や被覆粘膜の状況によっては厚みや形状を考慮する．

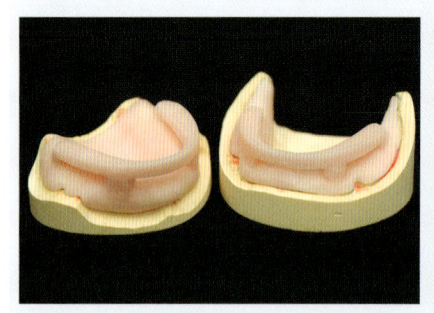

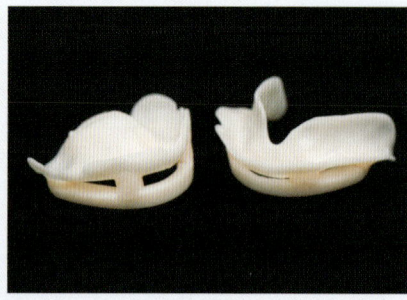

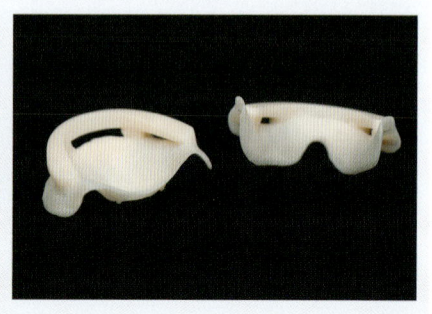

⑧〜⑩ モデリングコンパウンドを裏装するためのレジンフレームの完成．
十分な強度を与える目的で，仮想咬合平面，すなわちワックスリムを付与する部分にレジンリムを4カ所で接合している．

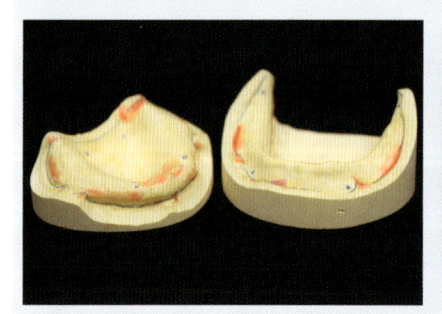

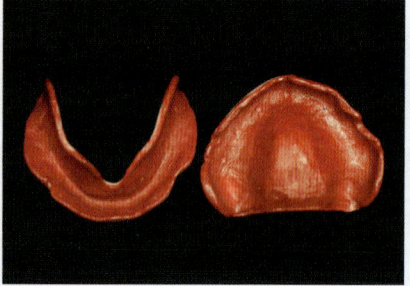

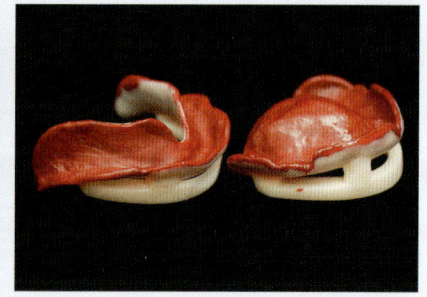

⑪〜⑬ 模型上に十分にワセリンを塗布した後にモデリングコンパウンドを軟化させてトレー裏面に盛りつけ，アルコールトーチを用いて十分に加熱軟化して，ストッパー部を目標にして模型面に圧接する．

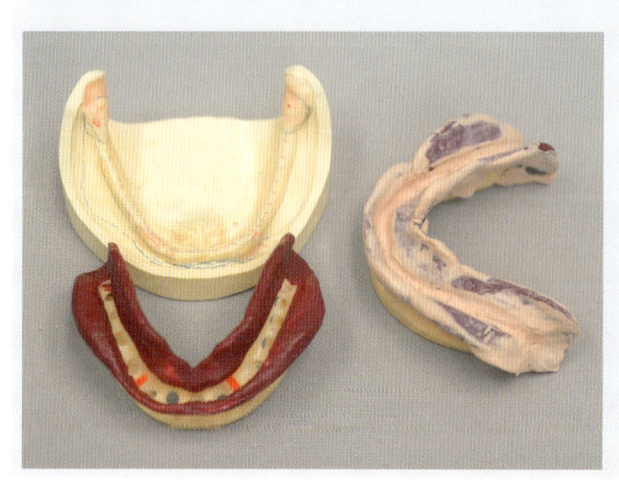

⑭ 歯槽頂部が全体的にフラビーガムになった症例に対応したMCLトレー．
歯槽頂部は開放とし十分な通路も与え，被覆粘膜部のみコンパウンドを裏装した．コンパウンドを温水（メーカー指示を守る）にて軟化して圧接を繰り返し形成した後に，流れのよいシリコーン印象材やインプレッションペーストを用いてコンパウンド部を粘膜に十分に圧迫・密着させたうえで口唇や頬の運動，あるいは空嚥下などの機能運動を行い印象を行うことによって，フラビーガム部は無圧的印象，被覆粘膜は機能的印象，といった目的が達成される．

108

2　個人トレーの製作

▶ **Procedure 4**　義歯床の外形採得を主眼とした個人トレー（Max Bosshart によるインプレッションペーストまたはシリコーン印象材用個人トレー）

全く印象材のスペースを与えないトレーとして，ゲルバーテクニックなどにおいて Gysi や Max Bosshart らによって古くから紹介されている構造の個人トレーである．

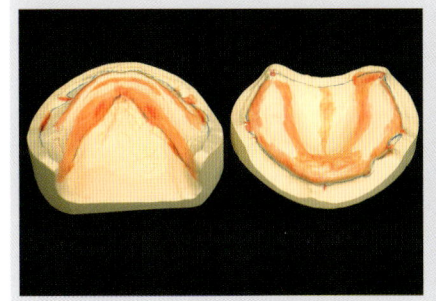

① トレーレジンの収縮分を補償するためわずかなリリーフを行う．

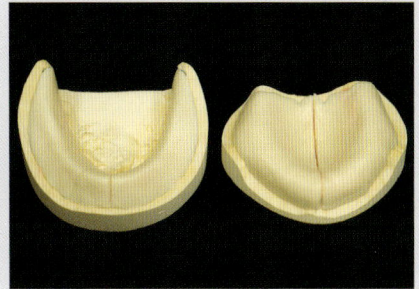

② 成型精度がよいトレーレジンを模型上に気泡を入れないように圧接する（模型上で正中部に切り込みを入れて分断しておくのは筆者の考え方である）．

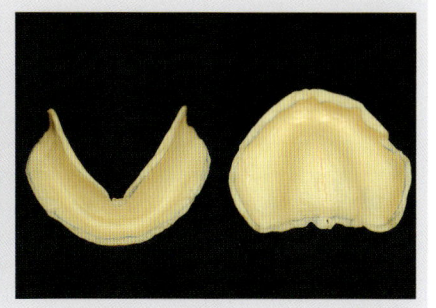

③ 接合面との補強を行った後に，粘膜面を細部までトレーレジンで再現していることを確認している．この後完成義歯の外形を想定してトリミングを行う．

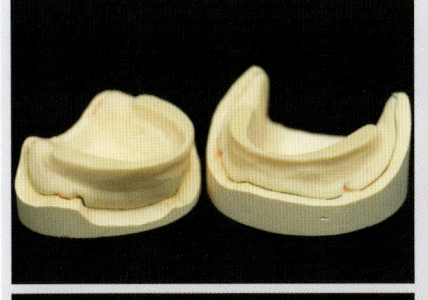

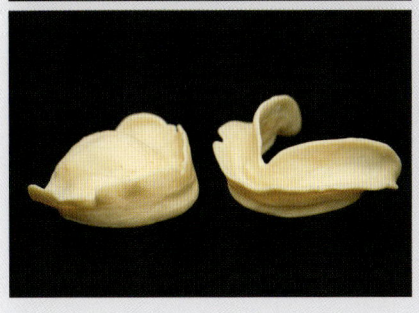

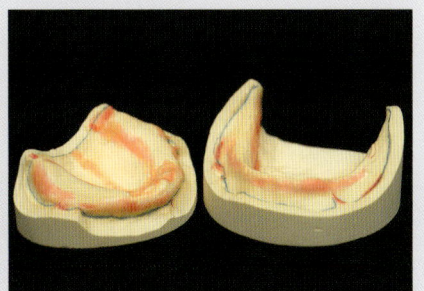

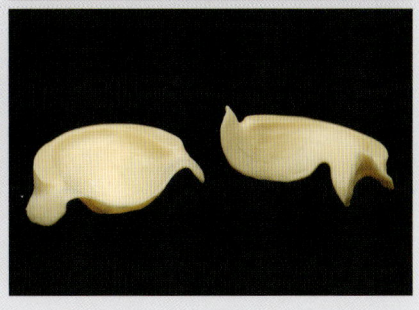

④〜⑦　模型粘膜面と完成した少しスリムな個人トレー．
この後口腔内での内面のチェックを行い，辺縁部などの修正や光重合レジンなどによる追加形成を行った後に，インプレッションペーストや流れのよいシリコーン印象材を内面に塗布する程度に塗り，粘膜面に圧迫・密着させたうえで機能運動を行わせる．

図Ⅲ-5　筆者がトレーレジンや義歯床のトリミングおよび形成に用いているバー類と，ソフトボルとソフトボルハードおよびソフト
　トレーも義歯床もこれで十分である．義歯床についてはこの後レーズによるブラシや布バフにより仕上げる．

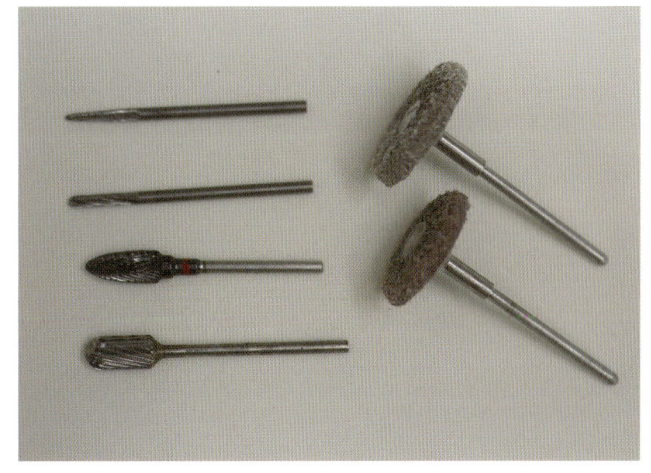

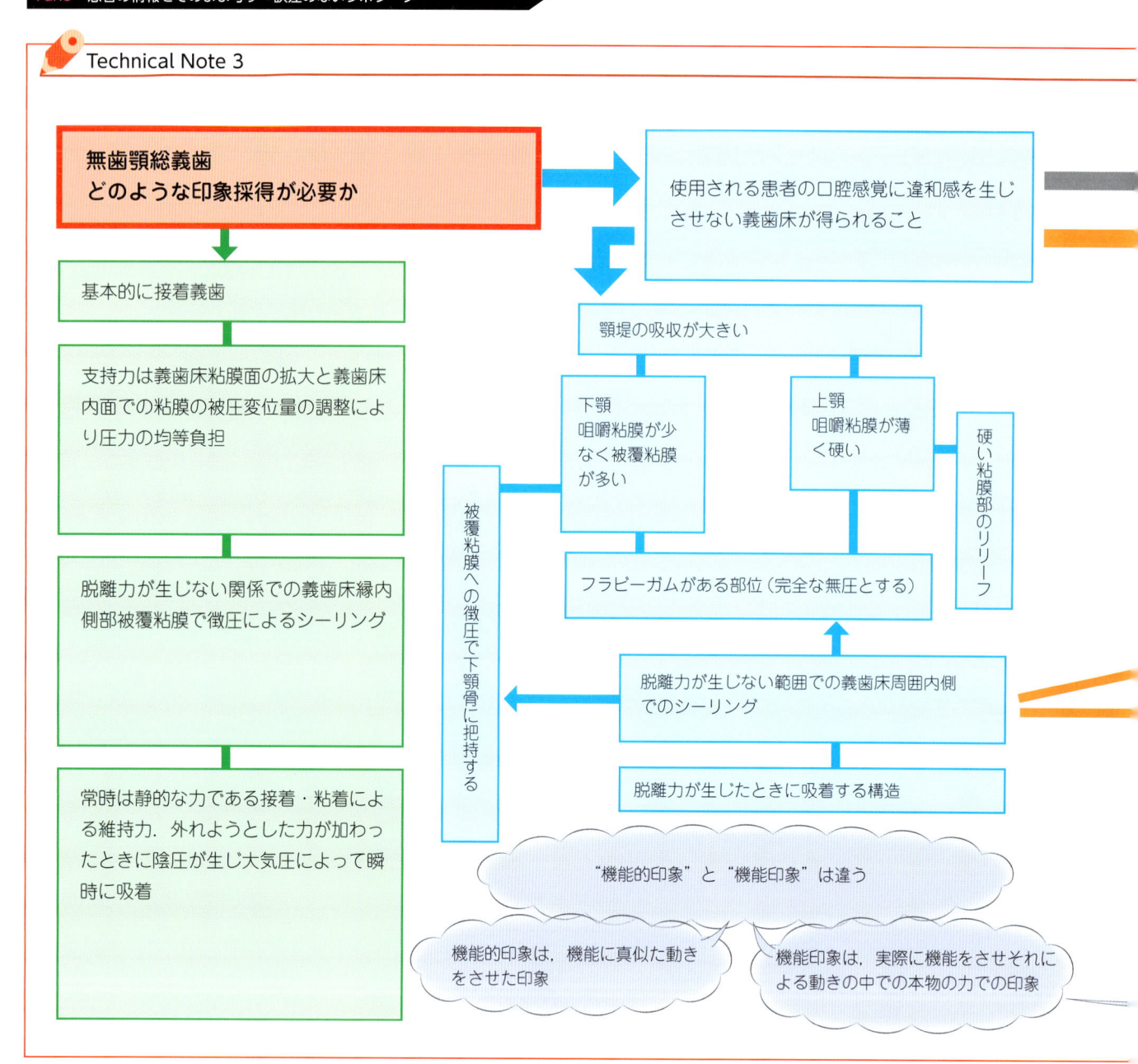

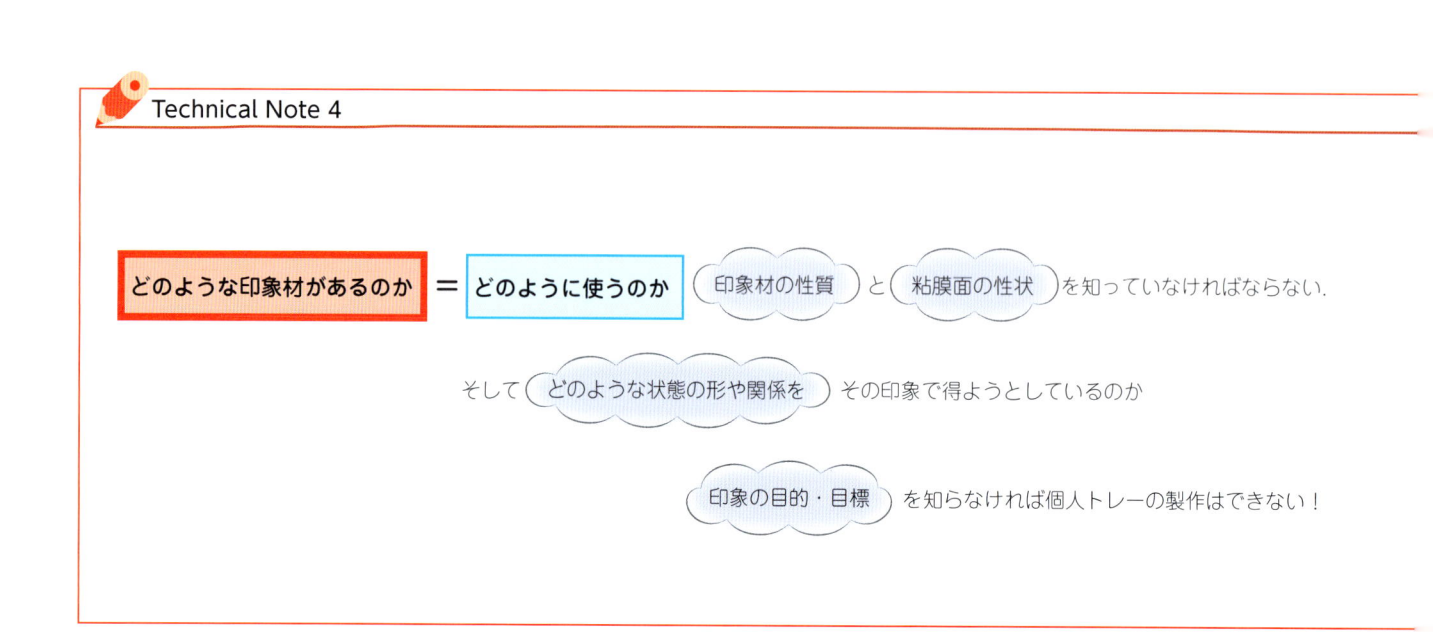

Part3 患者の情報をそのまま写す 誤差のないラボワーク

Technical Note 3

無歯顎総義歯 どのような印象採得が必要か → 使用される患者の口腔感覚に違和感を生じさせない義歯床が得られること

- 基本的に接着義歯
- 支持力は義歯床粘膜面の拡大と義歯床内面での粘膜の被圧変位量の調整により圧力の均等負担
- 脱離力が生じない関係での義歯床縁内側部被覆粘膜で徴圧によるシーリング
- 常時は静的な力である接着・粘着による維持力．外れようとした力が加わったときに陰圧が生じ大気圧によって瞬時に吸着

- 顎堤の吸収が大きい
- 下顎 咀嚼粘膜が少なく被覆粘膜が多い
- 上顎 咀嚼粘膜が薄く硬い
- 硬い粘膜部のリリーフ
- フラビーガムがある部位（完全な無圧とする）
- 被覆粘膜への徴圧で下顎骨に把持する
- 脱離力が生じない範囲での義歯床周囲内側でのシーリング
- 脱離力が生じたときに吸着する構造

"機能的印象"と"機能印象"は違う

機能的印象は，機能に真似た動きをさせた印象

機能印象は，実際に機能をさせそれによる動きの中での本物の力での印象

Technical Note 4

どのような印象材があるのか = どのように使うのか （印象材の性質）と（粘膜面の性状）を知っていなければならない．

そして（どのような状態の形や関係を）その印象で得ようとしているのか

（印象の目的・目標）を知らなければ個人トレーの製作はできない！

2 個人トレーの製作

- 常時吸着する義歯は違和感を生じさせる
  - 陰圧により義歯が顎堤に押しつけられ床縁が痛む
  - 陰圧により粘膜面が義歯に吸引されうっ血状態になる

- 咀嚼粘膜の加圧印象は外れやすい
- ボーダーモールディングの過剰
- 過剰なリリーフややわらかい粘膜の加圧印象

- 顎堤が十分にあり，咀嚼粘膜も十分にある
  - 下顎で歯槽部が十分にある症例では唇・頬側の口腔前庭部が拡大されやすい
  - 無圧的印象採得で十分である
  - 接着義歯

- 上顎で顎堤面積が広く高く口蓋が深い症例では，顎堤外側や口蓋部の粘膜が印象材の粘性やパスカルの原理で加圧されやすいので要注意．
  - 無圧的印象採得が必要 — 接着義歯
  - 可塑性や流れのよい印象材
  - 口腔前庭円蓋や口蓋部にはあらかじめシリンジで注入
  - トレーはゆっくりと密着させる
  - 口蓋部には十分な逃路
  - 口腔内を冷やしておく
  - トレーが正しく保持されるストッパーが必要
  - 硬化時間の長い印象材で加圧変形された粘膜が十分に復元する時間を与える

- 治療用義歯でティッシュコンディショナーを用いたとしても，それぞれの目的でティッシュコンディショナーの粘性や量を調整しなければ……無理．
- 接着力・加圧時の被圧変位量の調整 外れようとしたときのシーリングを一度の印象採得で得るのは不可能ではないか……？
- だから機能印象は義歯を用いての印象となる
- 印象材での全体加圧はやわらかい粘膜面の変形変位を起こすので接着義歯はできない．脱離力の大きな義歯となる．
- 義歯床での加圧と印象材での加圧は別もの

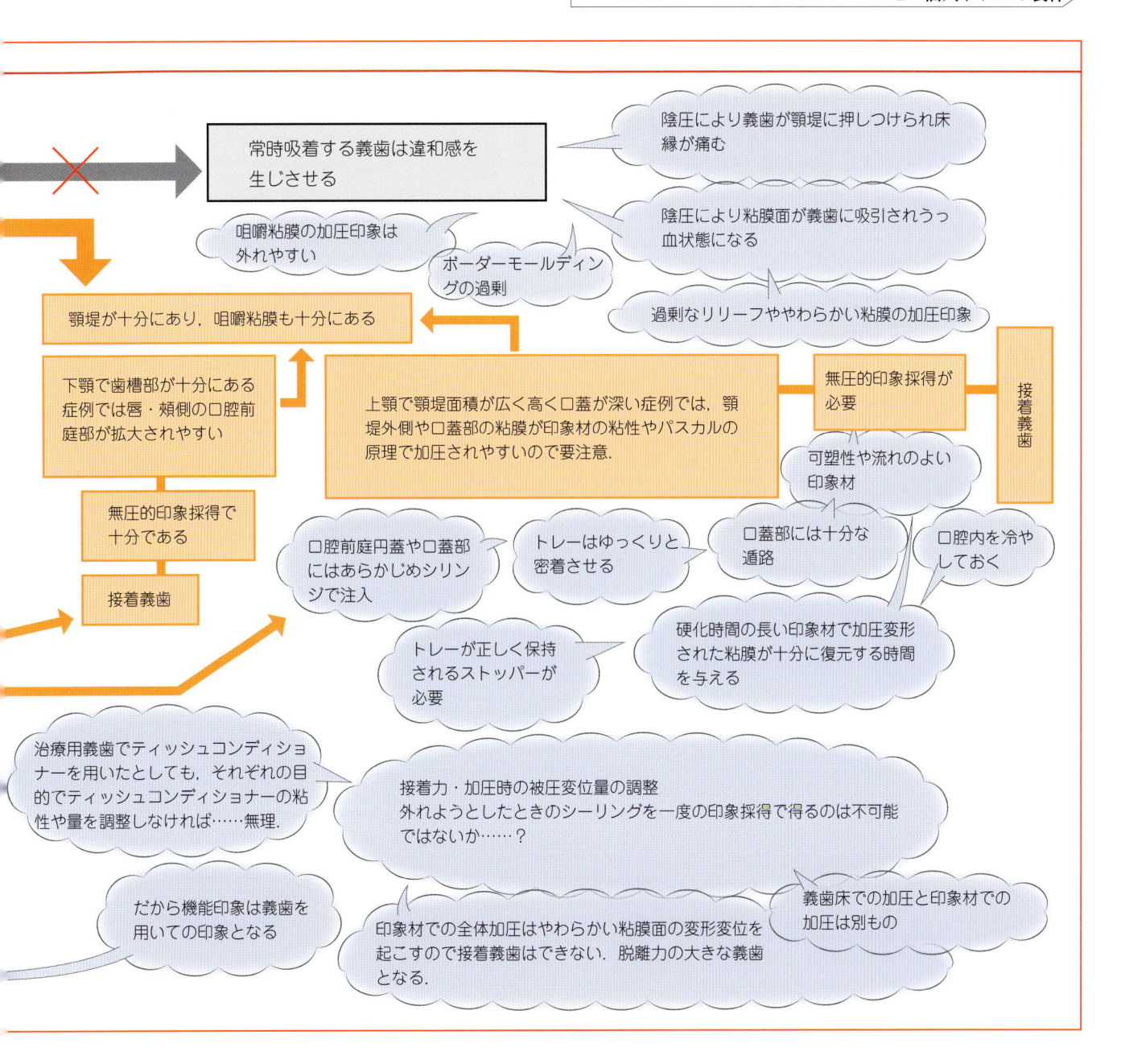

■ **化学的変化によって硬化反応が行われるものとその性質**
1. アルジネート印象材：水の量（混水比）によってフローコントロールできる．冷やすと反応時間を延ばせる．硬化後も弾性がある．
2. シリコーン印象材：種々のフローのものが選択できる．冷やすと反応時間を延ばせる．硬化後も弾性がある．
3. インプレッションペースト：可塑性性質があり，無圧的関係が得やすい．冷やすと反応時間を延ばせる．硬化後弾性はない．
4. 石膏印象材：可塑性性質があり水の量によってフローコントロールできる．冷やすと反応時間を延ばせる．硬化後弾性はない．
5. その他

■ **物理的な変化によって硬化状態を示すものとその性質**
6. ワックス：熱可塑性．温度によってフローコントロールできる．硬化状態でも軟らかい．常温でも可塑性を示す．
7. モデリングコンパウンド：熱可塑性．温度によってフローコントロールできる（種々のフローのものが選択できる）硬化状態では弾性可塑性はない．
8. ティッシュコンディショナー：ポリマーの膨潤による可塑性を示すが液体としての性質も示す．硬化状態でも弾性があり可塑性がある．

3 規格模型の製作

有歯顎時の解剖学的指標から探る無歯顎の咬合平面

　総義歯の難しさは，咬合位を設定するためにそれまで目安としていた歯を，すべて失っている空間に咬合を再構成しなければならないということである．それは，一本の歯も残っていない空間あるいは無歯顎模型上で，一体何を目安にするべきかという戸惑いが生じるからだと思われる．そこで臨床の手段として，咬合床を製作し咬合採得という方法が示されているわけである．

　そのアプローチとしては，まず模型に精密に適合した基礎床を製作し，模型に残された解剖学的な指標の位置や形状を目安として，その無歯顎模型における有歯顎時の歯の植立位置や方向，歯の大きさなどを想定し，その位置に咬合堤（蠟堤・ワックスリム）を製作するわけであり，ここで製作された咬合床の咬合堤がどれだけ有歯顎の歯の位置を正しく再現できているかによって，チェアサイドにおける咬合採得時の調整の手間や時間が左右されることになる（基礎床の精度は咬合採得の精度に影響を与える）．

　無歯顎模型上に残された，上顎では切歯乳頭や口蓋皺襞や翼突下顎ヒダ，あるいは有歯（顎）舌側歯肉縁残遺，下顎においては歯槽頂，レトロモラーパッド，顎舌骨筋線付着部などを模型上で十分に観察して有歯顎時の歯の植立位置を想定するのだが，これらの解剖学的指標は器質欠損（顎堤などの吸収）の程度によって大きく位置や形状が変化する指標があるので，器質欠損の状況に大きく影響を受けることがない解剖学的指標を選択し，まずは有歯顎時の咬合面があった位置（咬合平面）を想定する必要性がある．

　そこで筆者は，有歯顎者26人のスタディモデルの矢状面観と前頭面観の観察，およびその咬

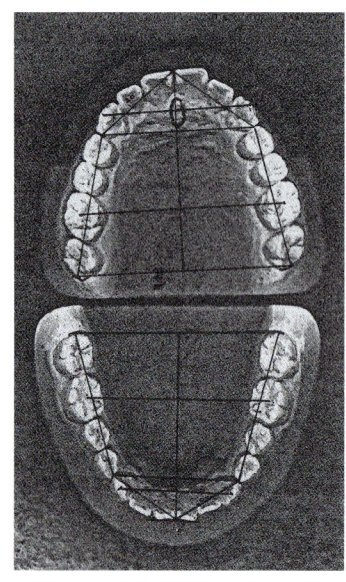

図Ⅲ-6 有歯顎模型の水平面観のコピーに計測部位を書き入れたもの

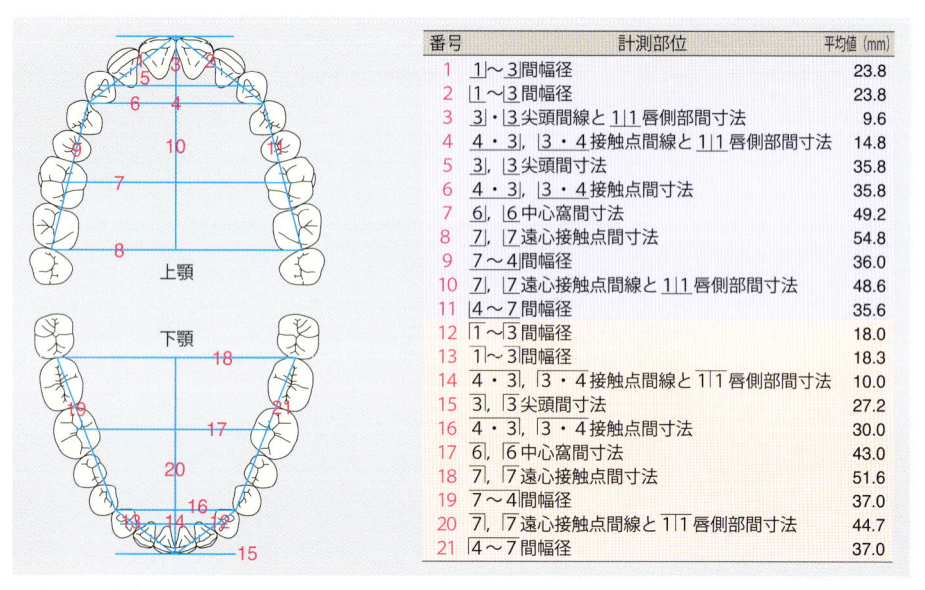

図Ⅲ-7 有歯顎模型の水平面観における計測部位と各種平均値〔和田精密歯研における調査による〕

番号	計測部位	平均値 (mm)
1	1〜3間幅径	23.8
2	1〜3間幅径	23.8
3	3・3尖頭間線と1|1唇側部間寸法	9.6
4	4・3, 3・4接触点間線と1|1唇側部間寸法	14.8
5	3, 3尖頭間寸法	35.8
6	4・3, 3・4接触点間寸法	35.8
7	6, 6中心窩間寸法	49.2
8	7, 7遠心接触点間寸法	54.8
9	7〜4間幅径	36.0
10	7, 7遠心接触点間線と1|1唇側部間寸法	48.6
11	4〜7間幅径	35.6
12	1〜3間幅径	18.0
13	1〜3間幅径	18.3
14	4・3, 3・4接触点間線と1|1唇側部間寸法	10.0
15	3, 3尖頭間寸法	27.2
16	4・3, 3・4接触点間寸法	30.0
17	6, 6中心窩間寸法	43.0
18	7, 7遠心接触点間寸法	51.6
19	7〜4間幅径	37.0
20	7, 7遠心接触点間線と1|1唇側部間寸法	44.7
21	4〜7間幅径	37.0

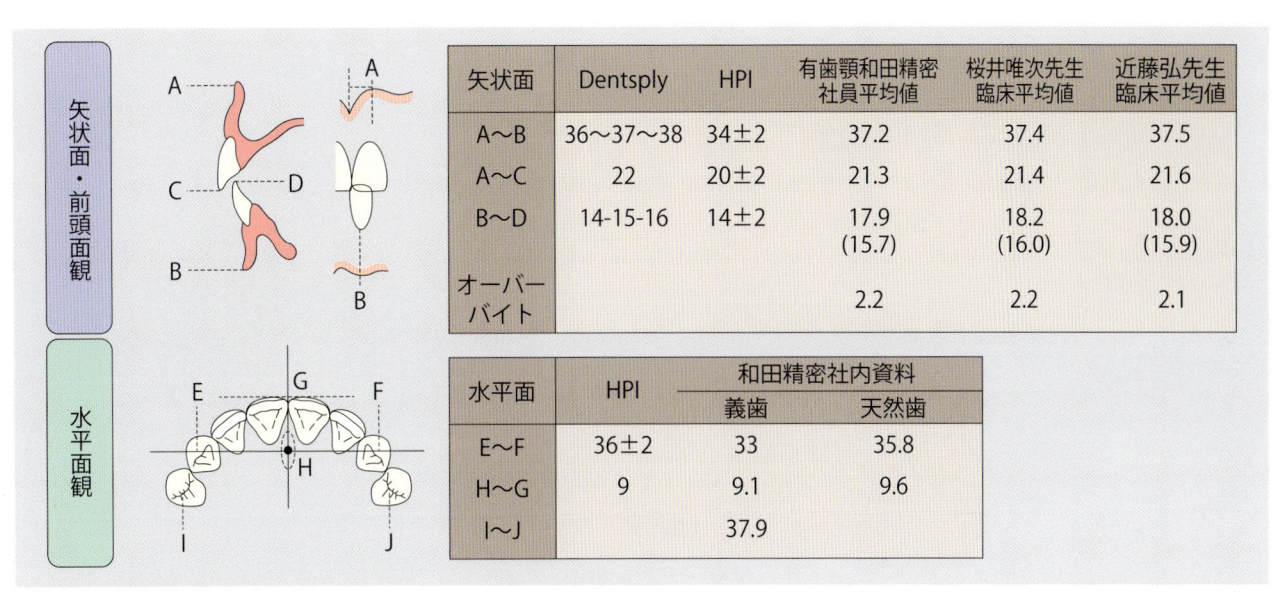

矢状面	Dentsply	HPI	有歯顎和田精密社員平均値	桜井唯次先生臨床平均値	近藤弘先生臨床平均値
A～B	36～37～38	34±2	37.2	37.4	37.5
A～C	22	20±2	21.3	21.4	21.6
B～D	14-15-16	14±2	17.9 (15.7)	18.2 (16.0)	18.0 (15.9)
オーバーバイト			2.2	2.2	2.1

水平面	HPI	和田精密社内資料 義歯	天然歯
E～F	36±2	33	35.8
H～G	9	9.1	9.6
I～J		37.9	

図Ⅲ-8 前歯部の矢状面観および水平面観における各位置の平均値〔Dentsply社，HPI研究所，桜井唯次先生，近藤 弘先生による臨床調査データと，和田精密歯研における調査データより〕

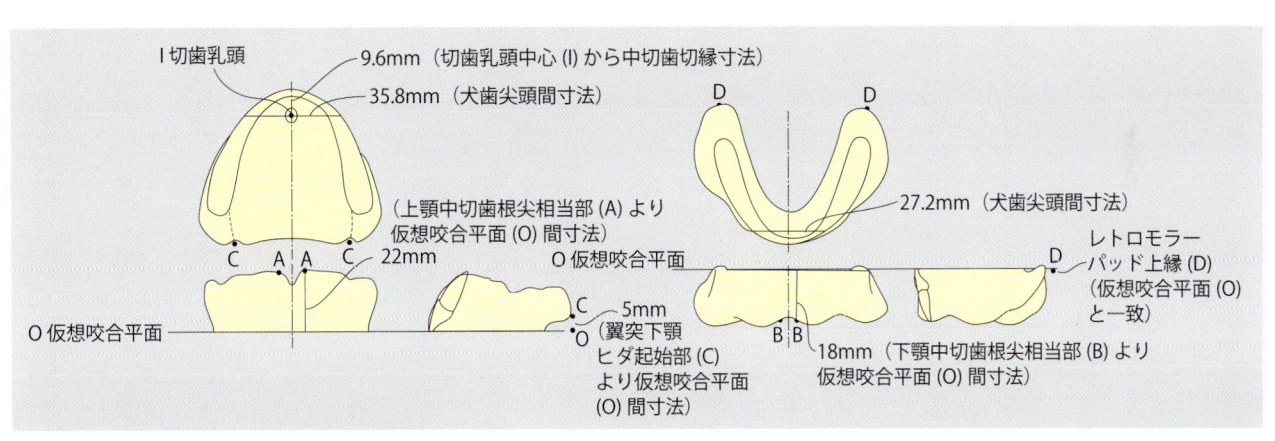

図Ⅲ-9 総義歯用咬合床の設計数値の模式図

合平面を基準としたコピー上においての水平面観の各部位を計測し，さらに，専用の定規を用いて垂直的位置関係（矢状面・前頭面観）を計測し，平均値を得た（**図Ⅲ-6～9**）．そしてこの平均値をもとに，無歯顎模型上に仮想咬合平面の位置を想定する解剖学的指標を求め，その位置から咬合平面までの平均的数値を設定することにした（**図Ⅲ-10**）．これらの数値は平均値であり，オーバーバイト（上顎中切歯切縁と下顎中切歯切縁の垂直的距離平均2.0mm）量が下顎数値内に含まれていることと，対顎関係（Ⅰ級・Ⅱ級1類・Ⅱ級2類・Ⅲ級）などの骨格的な要素によるその傾向とさらには個体差によるばらつきがあるので，あくまでも目安とする．

規格模型により仮想咬合平面；咬合再構成の目標位置が見える

　無歯顎補綴とは咬合の再構成である．その目標は有歯顎時の歯の植立位置の再現であり，仮想咬合平面を基準とすることによって咬合再構成の目標位置を示せることになる．そこで，無歯顎模型上の空間に咬合床を製作する前から仮想咬合平面が「視える」ようにできないかと考えた結果，「無歯顎模型の模型基底面を仮想咬合平面と平行に形成する」という方法に至った．

　模型基底面と仮想咬合平面の平行的位置関係をどこに決めるか検討を加えた結果，仮想咬合平面から30mmの寸法にすることで，市販されている平均値咬合器に対して咬合平面を基準と

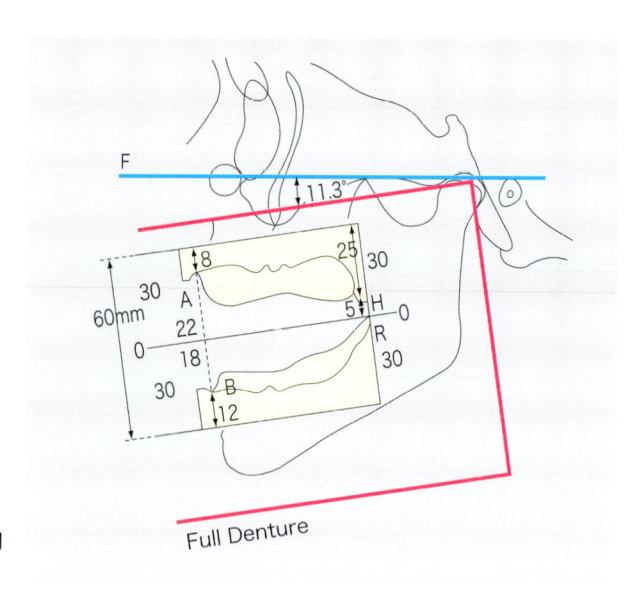

図Ⅲ-10　無歯顎の模型−生体−咬合器の関係の模式図

したマウントを行うときに，模型を削除することなく装着できるとともに，その寸法内において完成する義歯床外形を含む（ただし例外症例も存在する）ことが確認できた．これにより咬合床設計時の各解剖学的指標と模型基底面間の標準的数値を決定した．

すなわち，上顎では前方基準点としての中切歯根尖相当部（Aポイント）から8mm，後方基準点としての翼突下顎ヒダ起始部（Cポイント）から25mmとした．下顎では前方基準点としての中切歯根尖相当部（Bポイント）から12mm，後方基準点のレトロモラーパッド上縁から30mmとした（**図Ⅲ-10**）．このような考え方で製作した模型を現在では"規格模型"という名称で用いている．

無歯顎模型上で咬合を再構成するための目標である仮想咬合平面を「見える」ようにするという目的によって考えた規格模型での基準ポイントは，歯を顎骨に維持するための歯槽骨との仮想の境界部（すべての歯の根尖部付近）であり，口腔前庭円蓋部相当部であるように考える．ただし規格模型の考え方はあくまでも仮説であり，平均値であるので，"目安"としての使用とし，口腔内での診査と顔貌や頭蓋からの個体差に基づいた診断のための1つの道具として活用していただきたい．

▶ Procedure **5** に規格模型の製作手順を示す．

Column　規格模型誕生のエピソード

現在の歯科技工士教本（新歯科技工士教本・有床義歯技工学）には，ボクシングによる作業用模型の製作法までは示されているが，印象材の温度による変形の問題や，レジン重合時の熱収縮に関する模型材の選択などについての解説はいまだにない．

ボクシングによって製作する作業用模型の寸法などの指示も，「作業用模型基底面は，口蓋および口腔底部の厚さが約10mm程度になるように製作する」と記載されているのみである．咬合床における咬合堤の標準的な高さについては，従来の「顎堤から○mmの高さで作る」という記載はなくなり，義歯床辺縁部からの標準サイズ（上顎前歯部では約22mm，臼歯部では18mm，下顎前歯部では18mmとし，下顎臼歯部はレトロモラーパッドの高さの1/2）に製作するという説明に変わったようだ．

筆者は咬合床に関しては1980年に標準寸法を設定するとともに，そのノウハウを公開した．そして臨床現場におけるその標準寸法の有用性を十分に確認したうえで，その咬合床を製作するための作業用模型の標準寸法と考え方を発表した．この模型に対して故・近藤　弘先生が後に「規格模型」という名称をつけて下さり，現在に至っている．

▶Procedure 5　規格模型の製作

規格模型は模型の基底面を仮想の咬合平面と寸法的に 30mm ととらえ，さらに平行に仕上げることで，無歯顎模型上に仮想咬合平面が視えるようにするものである．

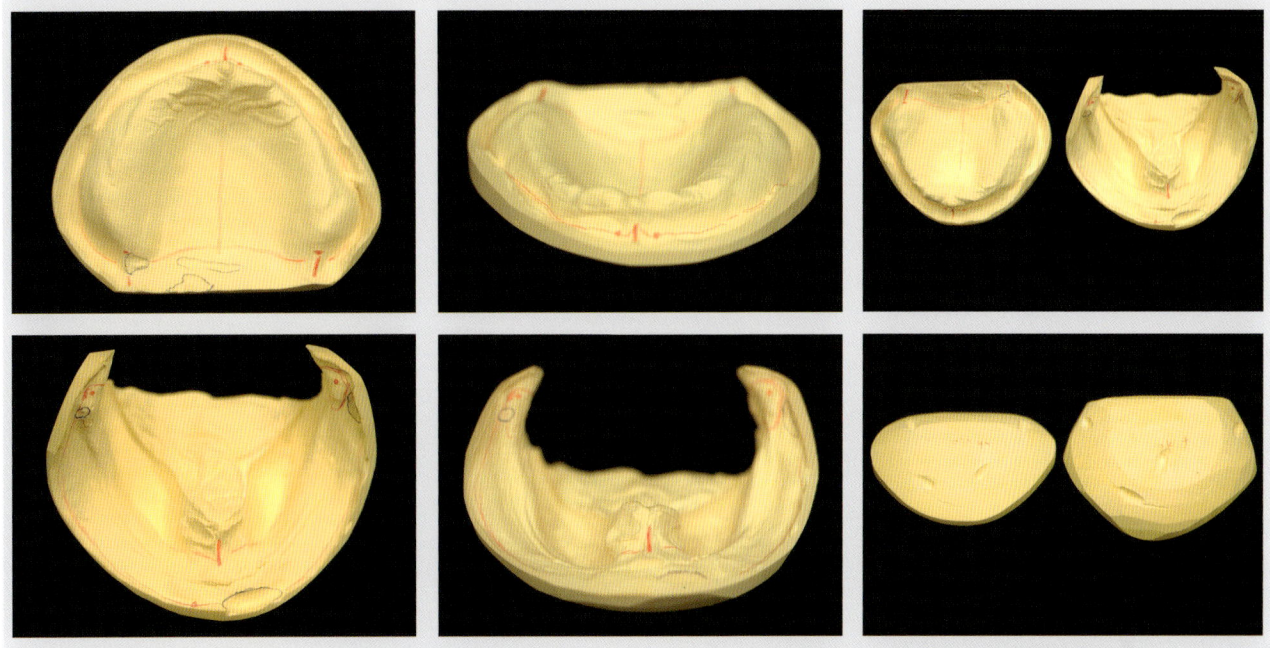

①〜⑥　規格模型に調製する前の模型．解剖学的指標を印記し，印象不良部位などを確認し，不要な石膏と基底部裏面をモデルトリマーで削除したうえで，裏面にスタンプバーで維持孔を設けておく．

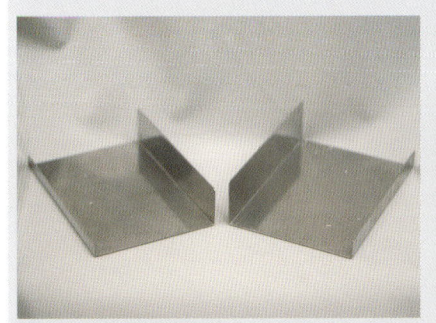

⑦　規格模型製作用のメタルトレー．上顎用と下顎用があり，それぞれ規格模型の標準寸法のエッジが付与されている．

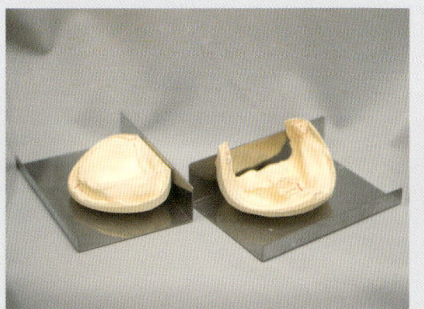

⑧　メタルトレー上に上下顎それぞれの模型をのせて，模型の高さなどが適切であるかを確認する．

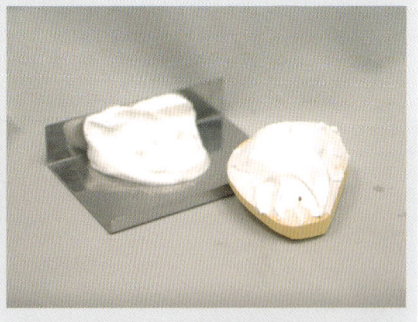

⑨　メタルトレーと模型基底面に，普通石膏に少量のマウント用石膏を混入・練和したものを盛りつける．

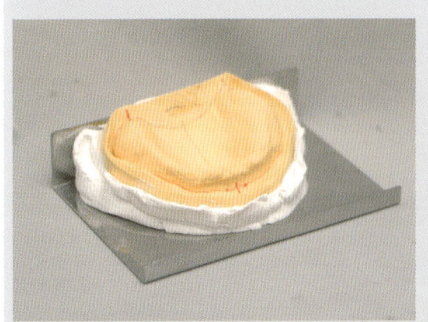

⑩，⑪　上顎模型ではトレー後方のエッジの高さに翼突下顎ヒダ起始部，前方のエッジに中切歯相当部の歯肉頬移行部（歯の根尖部）を合わせるようにする．

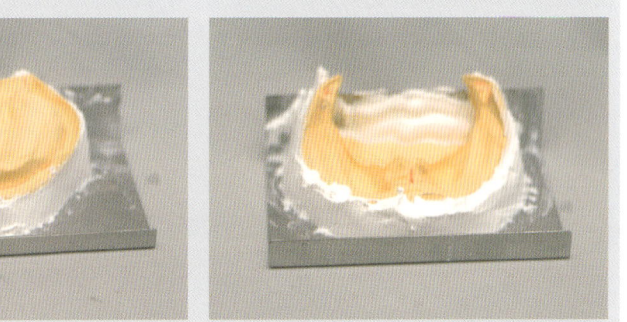

⑫　下顎模型ではレトロモラーパッド上縁を後方のエッジに，下顎中切歯相当部の歯肉頬移行部を前方のエッジに合わせるようにする．

Part3 患者の情報をそのまま写す　誤差のないラボワーク

▶ Procedure 5 （続き）

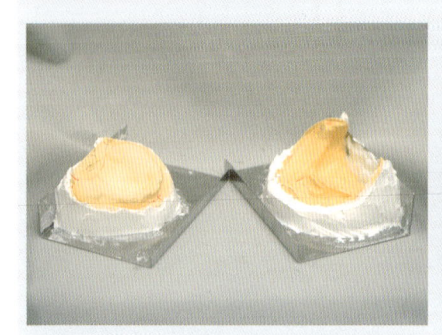

⑬ エッジの高さは，上顎前方で8mm，後方で25mm，下顎前方で12mm，後方で30mmとしている．

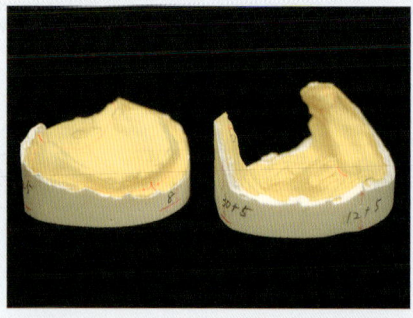

⑭ ノギスで正確に計測のうえ，トリマーで模型のトリミングを行う．下顎は舌下部が深いため，基底面の寸法は標準に対して5mm延長している．

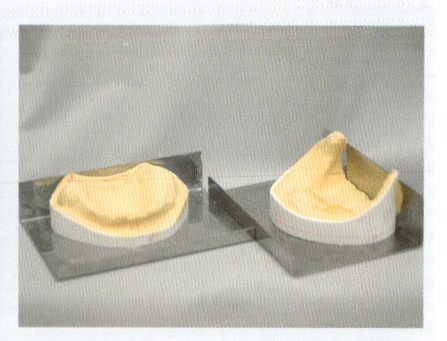

⑮ スタンプバーによるトリミングを加えて完成した規格模型とメタルトレーとの関係．
　規格模型の側面はトリマーを90°（直角）に調整して仕上げる．そして，模型後端の側面は，水平面観線（正中線）に対して直角の関係を与える．

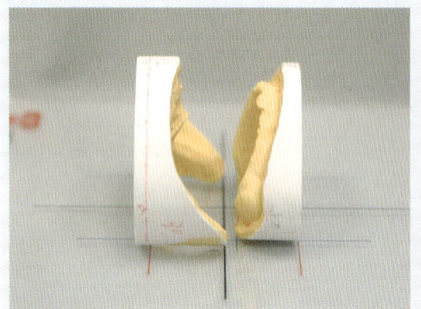

⑯ プラスチックサベヤー上での規格模型の観察．模型基底面と側面は90°（直角）にしておく．

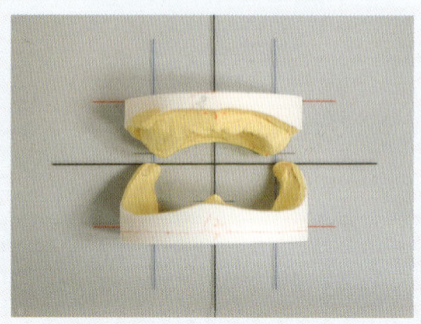

⑰ 模型上部からの観察は，口腔内での前頭面観といえる．

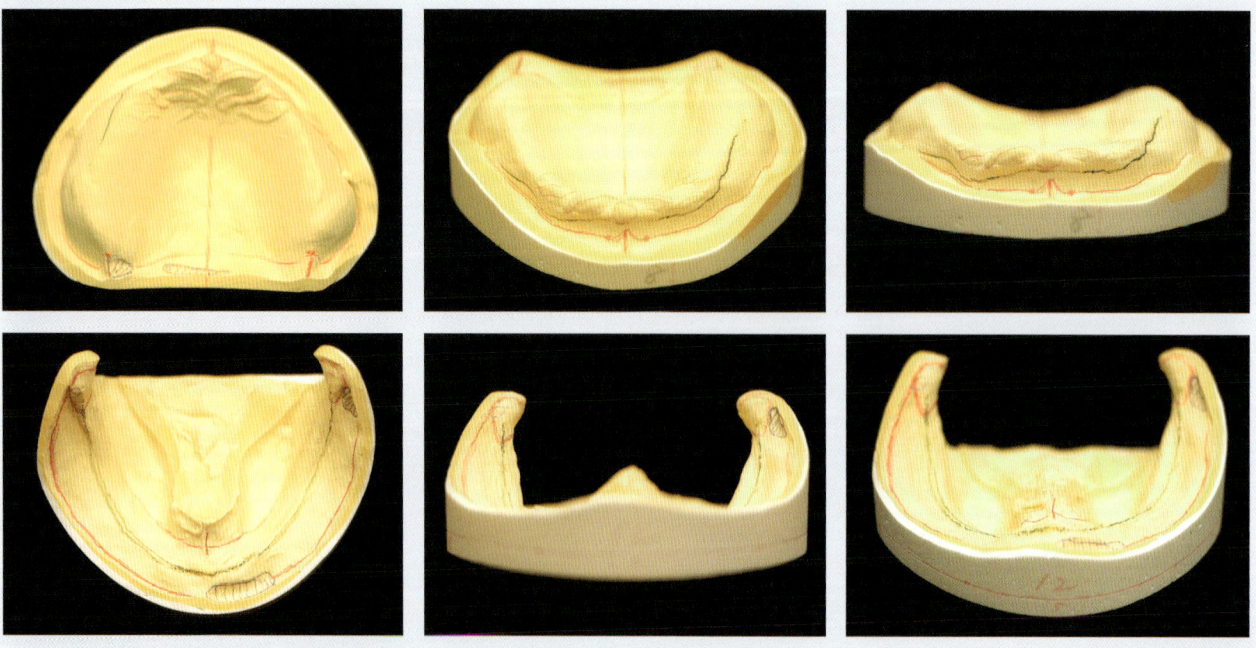

⑱〜㉓ 完成した規格模型（本症例の下顎模型の厚みは標準寸法より5mm厚くなっている）

3 規格模型の製作

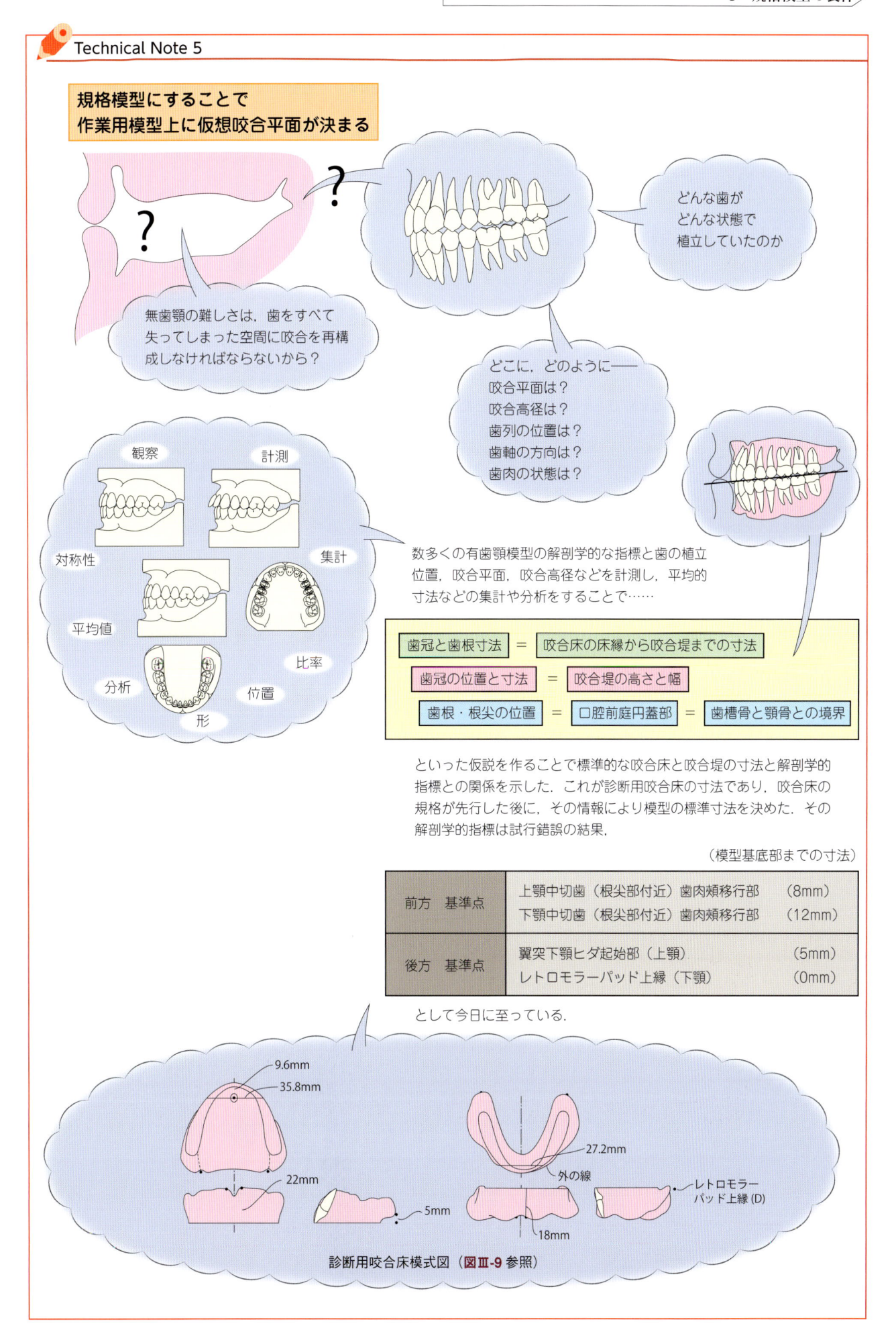

Technical Note 5

規格模型にすることで作業用模型上に仮想咬合平面が決まる

どんな歯がどんな状態で植立していたのか

無歯顎の難しさは，歯をすべて失ってしまった空間に咬合を再構成しなければならないから？

どこに，どのように――
咬合平面は？
咬合高径は？
歯列の位置は？
歯軸の方向は？
歯肉の状態は？

観察　計測
対称性　集計
平均値　比率
分析　位置
形

数多くの有歯顎模型の解剖学的な指標と歯の植立位置，咬合平面，咬合高径などを計測し，平均的寸法などの集計や分析をすることで……

歯冠と歯根寸法	＝	咬合床の床縁から咬合堤までの寸法
歯冠の位置と寸法	＝	咬合堤の高さと幅
歯根・根尖の位置	＝	口腔前庭円蓋部	＝	歯槽骨と顎骨との境界

といった仮説を作ることで標準的な咬合床と咬合堤の寸法と解剖学的指標との関係を示した．これが診断用咬合床の寸法であり，咬合床の規格が先行した後に，その情報により模型の標準寸法を決めた．その解剖学的指標は試行錯誤の結果，

（模型基底部までの寸法）

前方　基準点	上顎中切歯（根尖部付近）歯肉頬移行部	（8mm）
	下顎中切歯（根尖部付近）歯肉頬移行部	（12mm）
後方　基準点	翼突下顎ヒダ起始部（上顎）	（5mm）
	レトロモラーパッド上縁（下顎）	（0mm）

として今日に至っている．

9.6mm
35.8mm
22mm
5mm
27.2mm
外の線
18mm
レトロモラーパッド上縁(D)

診断用咬合床模式図（図Ⅲ-9 参照）

117

4 咬合床の製作

基礎床の成型精度が決め手

　咬合採得というと噛み合わせの位置決めではあるが，それらを決定しているのは顎関節と筋肉という感覚的かつ生理的な，筋・神経的な見えにくい世界である．加えて本来であれば，歯の歯根膜の動きとして最大 50μm 前後の関係で残る情報を検知・制御していたものを，無歯顎総義歯では粘膜面と義歯床との関係に置き換えて処理するので，最初に必要なのはその粘膜面の生理的なあるべき形の印象採得と，それを再現した模型製作である．

1. 基礎床の模型への適合精度＝トレーレジンの成型精度＋正しい技工操作

　模型製作においては，レジン重合時の 0.3％前後の誤差補正のための膨張を与えているが，これは粘膜面の義歯床最大面積での沈下量 200μm のレベルから考えると，大きな問題を生じるものではない．さらにトレー用レジンもやはり完成義歯用レジンと同じく重合時に収縮が生じることを考えると，咬合床の基礎床製作においては，この模型に完成義歯と同等に精密に適合させることが重要である．それにはまず基礎床を製作するトレー用レジンに成型精度のよい材料を選択する必要がある．

　市販されているトレーレジンは PMMA と MMA を主成分とした常温重合レジンであり，硬化時間は 5～10 分程度で，曲げ強さは 40～50MPa 以上，曲げ弾性率は 2000MPa 以上で，これらは JIS T 6501：2005 に準拠しているが（参考までに，義歯床用の常温重合レジンは曲げ強さ 60MPa 以上．曲げ弾性率 1500MPa 以上とされている），硬化時の収縮量や比率などまで表示されていないので，術者の責任で正しい取り扱いをしたうえで成型精度を確認のうえ正しく用いる責任がある．近年の国産のトレーレジンの模型への適合精度には目を見張るものがある．

　模型に精密に適合する基礎床の基本的な製作手順は以下のとおりである．

　①　まず最初に行うべきは，模型のサベイングを行いアンダーカットとなる部分をパラフィンワックスなどで確実にブロックアウトを行うことであり，このときは模型の外側のみではなく内側の口蓋雛襞などの小さな部分のアンダーカットも逃さずに処理することである．精密に作製すればするほど，小さな部分のアンダーカットの処理を忘れると模型の破損に結びつく．

　②　次に骨隆起や指示された痛点などを，最低の厚みを 0.5mm としてシートワックスなどを用いてリリーフする．

　③　さらに筆者は咀嚼粘膜部内で粘膜が硬く薄いと感じる歯槽の外側部および内側部（の傾斜角の強いコーナーなどの部分）を 0.03～0.05mm の感覚的な厚みでリリーフしておく．これはトレーレジンの重合収縮時のあたりでの基礎床の浮き上がりの予防でもある．この収縮による浮き上がりは完成義歯でも同じメカニズムになる（図Ⅲ-11）．

　④　そしてトレーレジン分離材を塗布する（筆者はワセリンを薄く塗布しアルコールトーチで温め，さらにワセリンを薄く塗布してティッシュで拭き取り，さらにごく薄くワセリンを塗布している）．

　⑤　トレーレジンはメーカー指示どおりの重さで粉液を計量のうえ，練和後速やかに模型面に圧接する．精度を高く維持したいときには切り込みを入れ 2 分割（後述）で成型した後に模

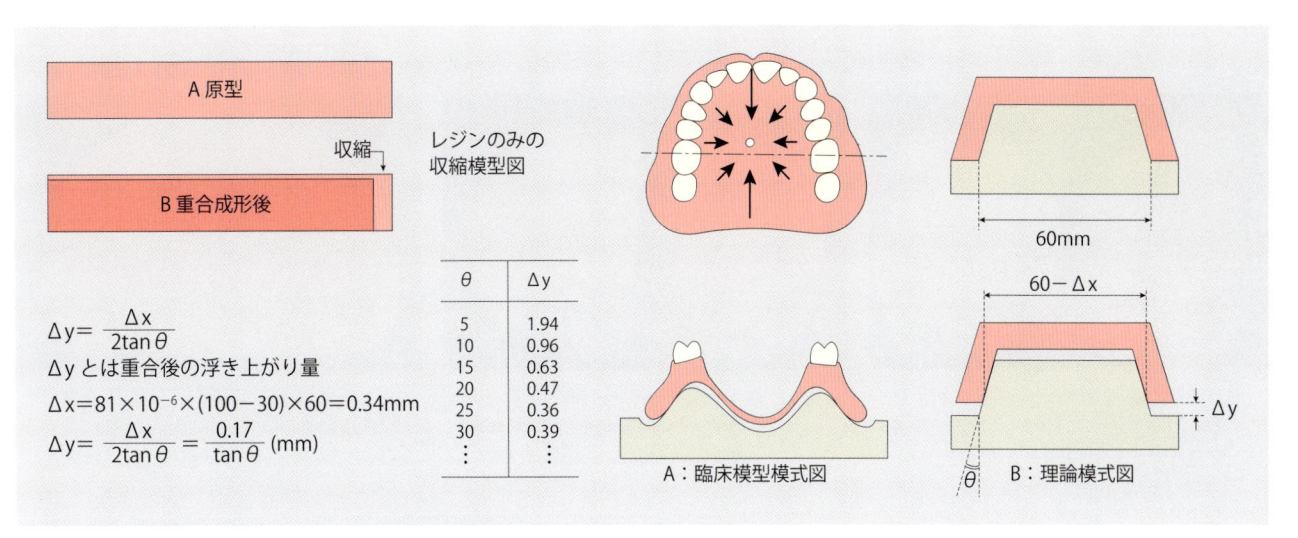

$$\Delta y = \frac{\Delta x}{2\tan\theta}$$

Δyとは重合後の浮き上がり量
$\Delta x = 81 \times 10^{-6} \times (100-30) \times 60 = 0.34$ mm
$$\Delta y = \frac{\Delta x}{2\tan\theta} = \frac{0.17}{\tan\theta} \text{ (mm)}$$

θ	Δy
5	1.94
10	0.96
15	0.63
20	0.47
25	0.36
30	0.39

図Ⅲ-11　収縮による浮き上がり量の模式図と理論計算式
〔堤　嵩詞：金属床とレジン床の接合による誤差とその対応（特に総義歯）について．日本歯科評論，（552）：134～142，1988．より〕

型面から外すことなく，重合後（できれば長時間後が望ましい），切り込みを入れていた部分を接合する．

⑥　適合状態を確認する．模型面と基礎床間に12μmの咬合フィルムを挟み込み引き抜いて検品を行う．

⑦　外形の厚みや形状のトリミングを行う．さらに適合性を得たい症例であれば，辺縁部に即時重合レジンを筆積みしてシーリングしている．

▶ Procedure ⑥ に光重合タイプのシート状レジン（トライアド，デンツプライ）を用いた基礎床製作のステップを示す．材料を自分で作ることはできないので，より物性と使用感がよい製品を選択する．光重合用のトレーシートよりも，常温重合タイプのトレーレジンのほうが収縮は少ないが，均一な厚みで作りたいときにはシート状になった光重合型レジンのほうが有効であるため，症例に応じて使い分けている．

いずれにしても，わずかな重合時の収縮があるが，収縮は分割することで半減させることができる．2分割すれば1/2に，3分割すれば1/3になるが，臨床的には正中部付近で2分割する（▶ Procedure ⑥③～⑥）と，生産性も含めての結果がよい．より精度を求めるには，辺縁部をさらに即時重合レジンでシールすると，精密な重合による完成義歯と同等の適合性を得ることができる．

2. 模型に精密に適合させた基礎床で印象の正否を確認できる

印象材が硬化後も弾性を有しているものでは，その印象が正しく採得されたかどうかの確認はできないが，この時点で模型に完成義歯と同等の適合精度の基礎床を製作したならば，咬合堤などをつける前に，基礎床のみを口腔内で試適すると，維持力や支持力といった機能的な問題と床縁部などの長短や厚みや形状なども十分に確認できるので，難しいと判断した症例などには基礎床の試適を実施している．

基礎床を模型上に精密に適合させるということについては，Gysiの時代から多くの先人が材料の開発や製作法に工夫を重ねて追求してきた．記録映画によると（**Supplement 1** 参照），Gysi

▶ **Procedure 6** 適合のよい基礎床の製作 -1. 光重合タイプのシート状レジンを用いた製作例

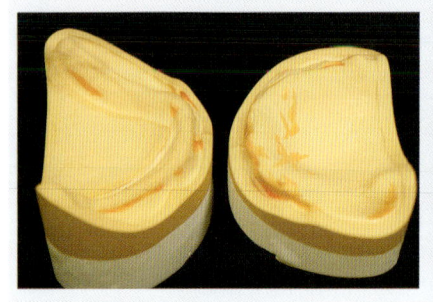

① 作業用模型でアンダーカットとなる部分を完全にパラフィンワックスなどを用いてブロックアウトのうえ、離型材としてワセリンを薄く塗布する.

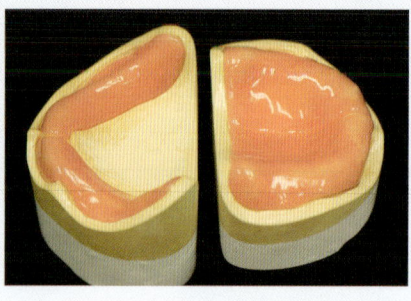

② シート状レジン（トライアド，デンツプライ）を内面に気泡を入れないように圧接する.

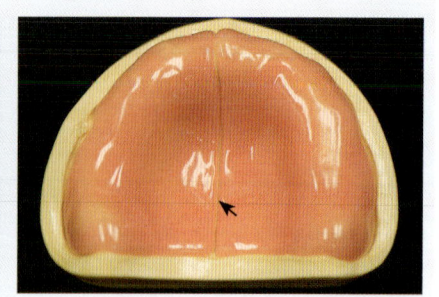

③ 正中付近をメスなどにより分割する（辺縁はわずかに短くしておく）.

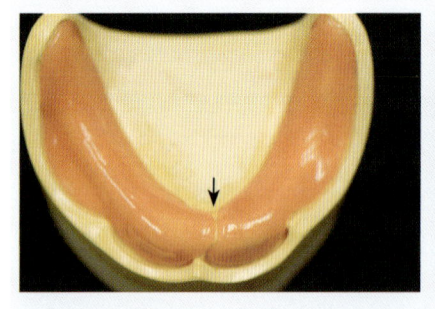

④ 同，下顎．同じく辺縁はわずかに短く圧接しておく.

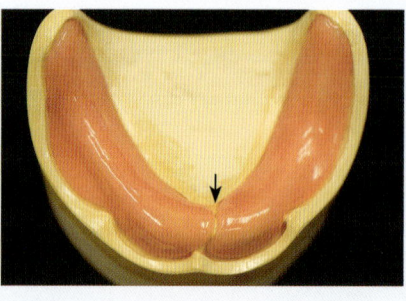

⑤ メーカー指示に沿って光を照射し重合を行う.

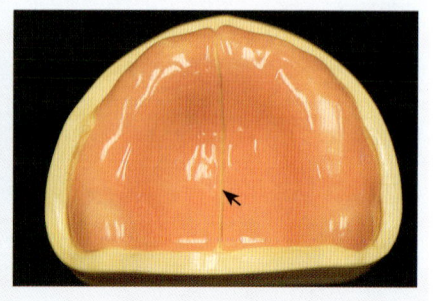

⑥ 切り込みを入れた隙間が収縮により明らかに拡大する.

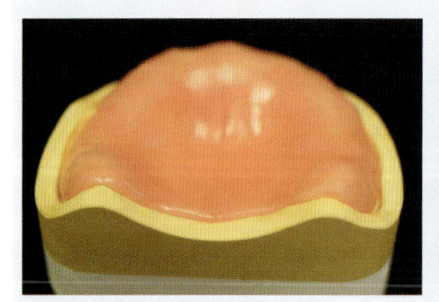

⑦ 隙間にトライアドレジンを圧入して再度重合を行う．アーライン部の浮き上がりが最小限となる.

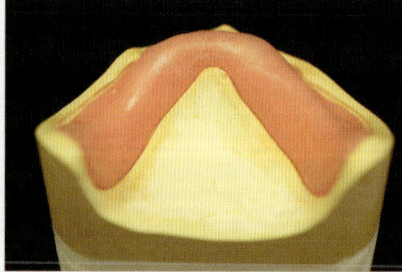

⑧ 同，下顎.

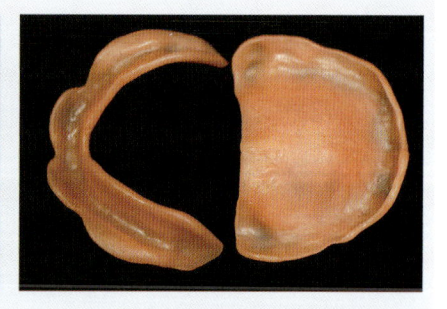

⑨ 重合された基礎床の内面を示す.

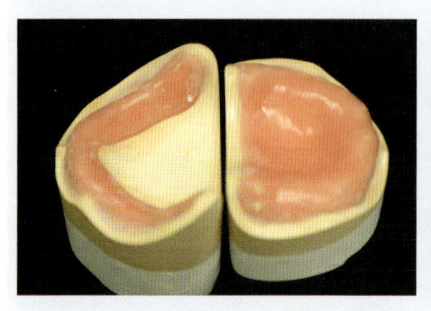

⑩ 模型面に再度ワセリンを薄く塗布しトライアド基礎床を完全に圧接適合し、辺縁および後縁を即時重合レジンを筆積みしてシーリングする.

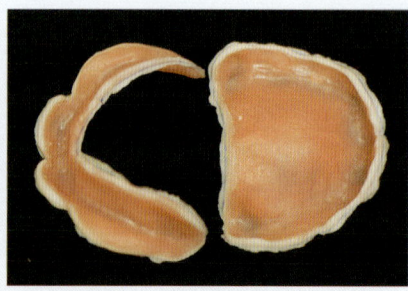

⑪ 辺縁部が即時重合レジンでシールされ、わずかにバリが生じている.

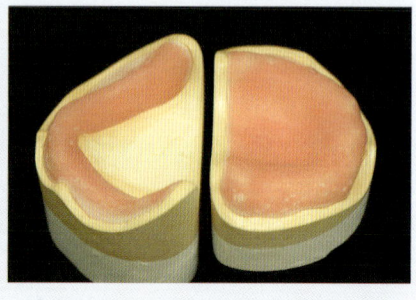

⑫ バリをトリミングして精密な基礎床を完成する.

はシェラックス板を模型上に精密に圧接し，ワックスではなくモデリングコンパウンドで咬合床を完成し，一次咬合採得後に，その咬合床を用いて石膏印象による最終印象を咬合印象によって行い，その印象体（完成義歯と同等のレベルとして）その咬合床と口外描記のゴシックアーチにより最終の咬合採得としていたようだ．

筆者が総義歯技工に取り組もうとしていた35年前には，シェラックス板やトレーレジンでもテクニックや材質によっては精密な基礎床を製作するには問題があるとされていた先生方は，模型のアンダーカットをワックスにより必要最小限リリーフし，その模型上にワセリンを塗布した後に錫箔を圧接し十分にバニッシングを行い，その上でシェラックス板やトレーレジンで基礎床を製作し，スズ箔との間に模型上でインプレッションペーストを挟み込んだ状態で硬化させてシェラックス板あるいはトレーレジンとスズ箔でインプレッションペーストをサンドイッチ構造にした精密な基礎床を製作されていた．

3. 市販トレーレジンを用いた基礎床製作

義歯の咬合面と粘膜面が表裏のように一体となっている構造である以上，より正しい咬合関係を得ようとすればより正しい印象採得とそれが再現された基礎床が必要であることは明らかである．近年は市販トレーレジンの成型精度が向上しており，多くの方がトレーレジンを基礎床に用いているので，市販のトレーレジンでより適合のよい基礎床を製作するための注意点を要約しておく（先の製作工程とも重複する． ▶ Procedure 7）．

① 模型のアンダーカットをブロックアウトする際，顎堤の唇舌あるいは頰舌的に強い傾斜面がある部位は0.03〜0.05mm（30〜50μm）ワックスを塗布しておく．これは基礎床を精密に作ったとしてもレジンは収縮しており，その収縮の歪みは大きな角度を有する傾斜面ほど強い当たりとして生じるため，それを防止する目的である．

② 十分な作業時間を得るには高温室内は避ける．夏場などは作業用模型とモノマーは冷蔵庫で保管する（モノマーは計量してから冷やす）．

③ 粉液比はメーカーの指示どおり正しく計量する．少量の計量なので重量比で計量することが望ましい．ただし0〜100g：±0.5gの精度以上の仕様の計量器を使用すること．

④ 練和後十分な可塑性がある時間内に模型面への圧接を終える．上下顎どちらも正中線付近にて模型を傷めることのない程度のインスツルメントで左右に分断する．まだ十分に可塑性があるはずなので，細部を微圧での圧接で形状を整え，切り込み部が接合すれば再度分断する．

正中線を基準として2分割することによって，基礎床レジンは同じ収縮率を有するものであっても，収縮する量は1/2となり，2倍適合がよくなるということになる（前述）．特に密着性が必要な上顎口蓋後縁部の浮き上がり量が半減することになる．十分な硬化が得られたならば（時間があれば長時間であるほど好ましい），レジンベースを外すことなく切断面を同じトレーレジン材を用いて接合する．

⑤ さらに適合の必要な症例においては，床縁部のみ即時重合レジンを用いて筆積み法にて追加封鎖を行う（内面にレジンを入れて模型面に圧接する手法は，内部応力によって基礎床ベースが変形することで，筆者の場合は成型精度のよいレジンベースは得られないと考えている）．

咬合堤は有歯顎時の歯冠部再現が目標

1. 解剖学的指標の平均値をイメージ・活用した咬合堤──まず規格模型から始める

無歯顎模型上に印記された解剖学的な粘膜面の指標を観察し，有歯顎模型上にある正常な粘膜面にある指標と比較することで，無歯顎の顎堤がどの方向にどれくらいの量で吸収が進行しているか，それぞれの解剖学的指標がどれくらいダメージを受け変形や変位しているかを想像し，

▶ Procedure 7　適合のよい基礎床の製作 -2. 市販のトレーレジンを用いた製作例

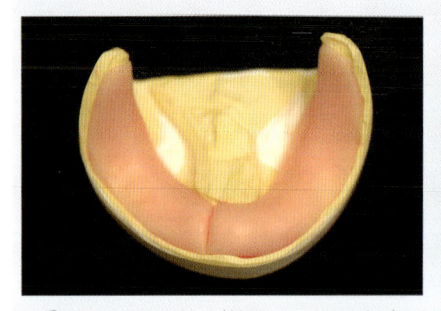

① トレーレジン（松風トレーレジン）をアンダーカットをブロックアウトして離型材を塗布した模型に圧接し，正中付近で切り込みを入れる．

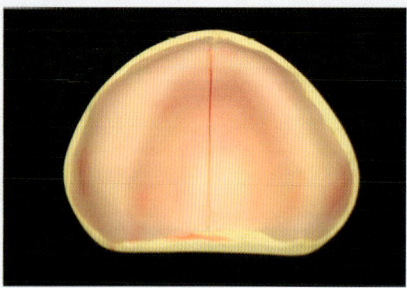

② 混和はメーカー指示に従ったうえですみやかに行い，可能な限り軟らかいうちに圧接をすませる．

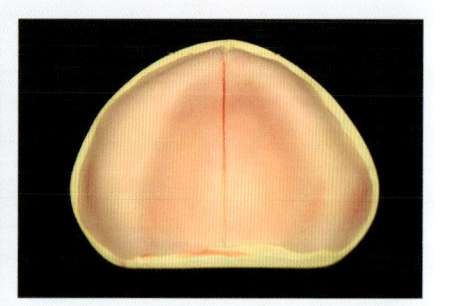

③ 硬化が進行する前の軟らかい時点で，指や手掌を用いてレジンを圧接しておく．

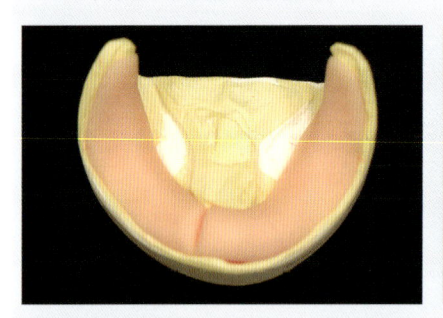

④ 重合が完了するとやはり切り込んだ部位がわずかに拡大する．

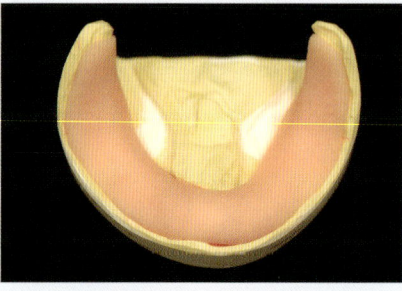

⑤ 完全に重合したら基礎床は外さずに切り込み部分を同じトレーレジンで接合する．

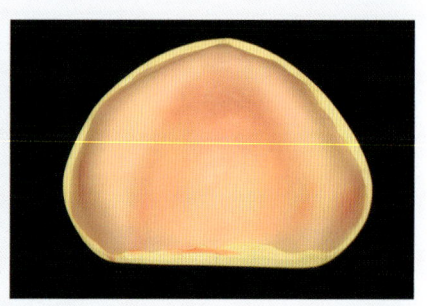

⑥ 接合する部分はより軟らかいレジンを指で一方向から強く圧接すると気泡が入らない．

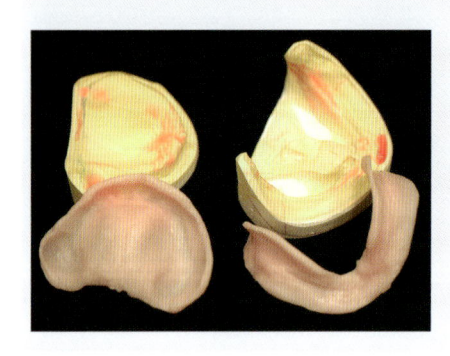

⑦ 完全に重合したトレーレジン基礎床を模型から外したところ．辺縁をスタンプバーなどにより整える．

　本来有歯顎時に位置していたところを想定することが必要となる．

　臨床ではそれらを想定することが難しいほどに顎堤が吸収している症例があるので，無歯顎になったとしてもダメージの最も少ない指標を基準として有歯顎時の仮想咬合平面をまず想定できるようにした発想が前項で述べた「規格模型」であり，最もダメージを受けにくい部位として，口腔前庭円蓋すなわち歯肉頬・歯肉唇移行部とした．この部位は顎骨と歯槽骨部の接合付近でもあり，歯の根尖付近でもあることから，この部位が観察できれば仮想咬合平面が視えることになる．そのため，適切に印象採得された無歯顎印象の印象辺縁と仮想咬合平面はほぼ平行関係と考えることもできる．

　いずれにしても，まず規格模型にチャレンジしていただきたい．そして同じく平均値ではあるが，「総義歯用咬合床設計数値」（図Ⅲ-9 参照）が示す数値での咬合堤（ワックスリム）を製作していただきたい．咬合堤は有歯顎時の歯冠部を再現しているので，咬合堤は全歯列の排列と考えていただきたい．表Ⅲ-4 に咬合床の調整において必要となる部位を示す．

表Ⅲ-4 咬合採得時の咬合床調整の解剖学的めやす——観察のための普遍的形態を示す平均的数値

[上條雍彦：口腔解剖学 5.内臓学，アナトーム社，東京，1997．より [10]]

リップサポート 上顎歯列弓	鼻唇溝・オトガイ唇溝の長さと深さ 口唇の形と大きさ	これらの溝は皮膚の弾性により年齢とともに明瞭となる． 上下唇は側方から見ると突出し，個体的変化に富む．
咬合平面 前方基準	口唇の歯に対する位置 口裂・口角の歯に対する位置	咬頭嵌合位での上唇下縁との位置，5mm以上の幅がある． 上顎犬歯近心から第二小臼歯までと幅がある．
咬合平面 後方基準	カンペル平面または補綴学的平面 レトロモラーパッドと頬粘膜のヒダ	顔貌・骨格より 口腔内．カンペル平面であればレトロモラーパッド上縁．
舌房 下顎歯列弓	舌体が完全に口腔底を満たし，舌背は丸く平坦であり，舌外側縁は下顎，臼歯咬合面にのっている． 舌尖は下顎前歯切縁あるいは切歯歯槽頂線上にある．	
咬合の高さ	鼻下点とオトガイ下点の距離……男性70mm，女性65mm． 鼻下点と口裂点間の上唇距離……男性24mm，女性22mm．	

2. 標準的ワックスリムを用いた咬合床製作

　チェアサイド，すなわち歯科医師による印象採得が，義歯の裏面と粘膜のよい関係を写し採るなどの重要な工程とすれば，咬合採得は義歯の表面の関係をすべて得るための工程であり，器質欠損したデンチャースペースを咬合床を用いて回復するとともに，顎関節や筋肉神経機構という見えないものに対しての調和まで，多様な情報を咬合床に組み込んでいくという大変な作業である．

　その作業をラボサイドでバックアップするには，模型に十分に適合した基礎床と，器質欠損してしまった有歯顎時をいかに咬合堤（ワックスリム）に再現した咬合床を提供できうるかということになる．クラウン・ブリッジを作るには，歯冠形態の知識が必要不可欠であるように，義歯製作においては，有歯顎歯列と歯肉形態の知識が必要不可欠である．咬合床は，有歯顎歯列と歯肉を再現するうえでの第一歩といえる．

　▶ **Procedure 8** にオリジナルの標準的ワックスリムの製作法を示す．ワックスリムは，その中に有歯顎の歯列を含有するとともに，外形は唇側面・舌側面・頬側面・咬合面などとほぼ同一である必要があり，選択した有歯顎模型を用いてワックスリムを作ってみると，その関係がさらに明確になる．

　さらに▶ **Procedure 9** には，この標準的ワックスリムを用いた咬合床製作法を示す．ワックスリムは失われた歯列弓の再現であり，無歯顎模型に残された有歯顎時にもその付近にあったであろう解剖学的指標を十分に観察し，その情報に沿って欠損歯列の有歯顎時を想定することが大切である．

Procedure 8 オリジナルの標準的ワックスリム(咬合堤)の製作法

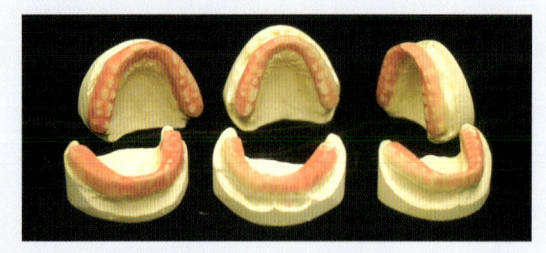

① 有歯顎の歯列を内に含んだものがワックスリムの原型となる.大・中・小を作っておくとほぼあらゆる症例に用いることができる.

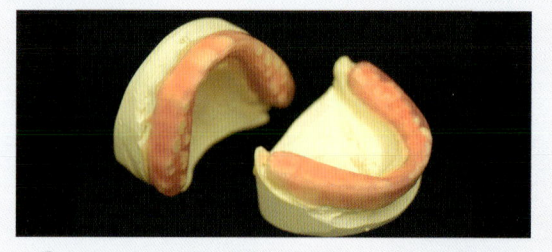

② ワックスリムは平面(咬合面)にする必要があるので天然歯の咬合曲面は多少修正する(削除).

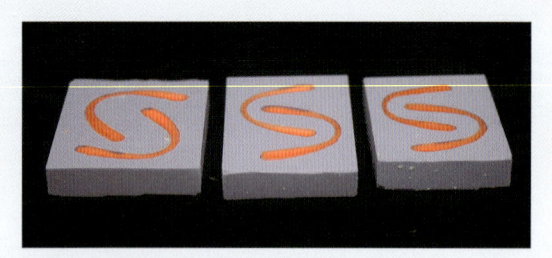

③ 歯冠部のみを上下で組み合わせてシリコーン印象材で型を作りパラフィンワックスを流し込む.

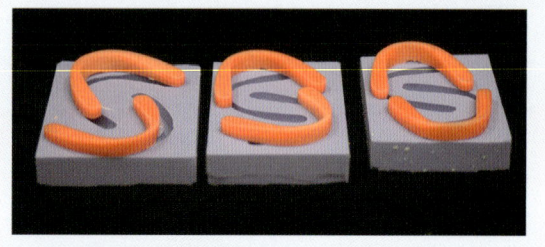

④ 簡単に大きさの異なるワックスリムを繰り返し作ることができる.

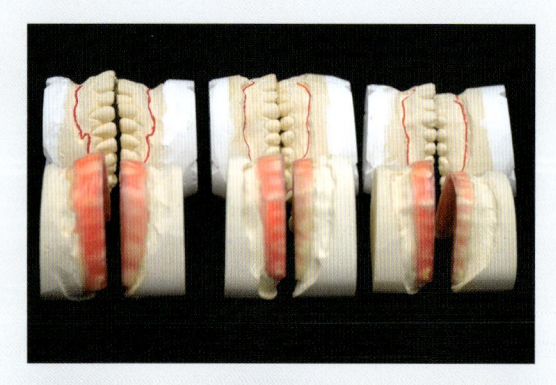

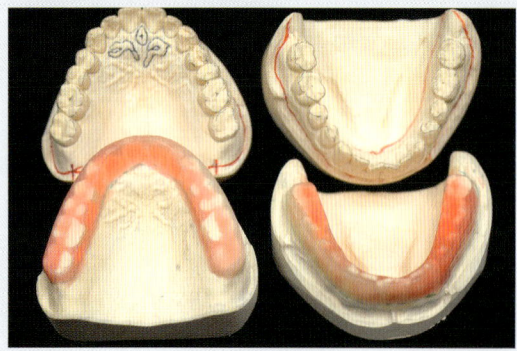

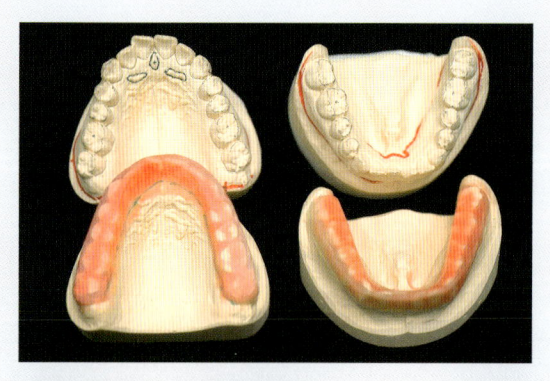

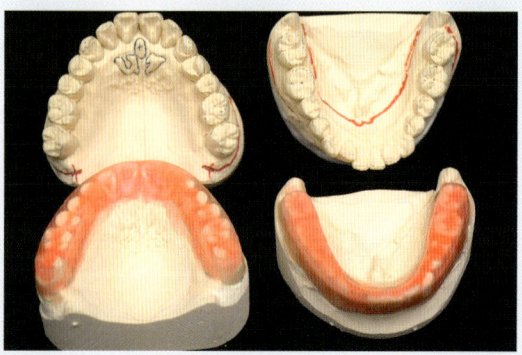

⑤〜⑧ 歯の大きさや歯軸方向あるいは嚙み合わせ方が異なる有歯顎模型,あるいは歯列弓の大きさが異なる有歯顎模型を複製し歯冠部をパラフィンワックスで満たしてしまうとワックスリムの原型が簡単にできる.
　有歯顎の咬合面は平面ではないので削除して平面にそろえる必要がある.この作業を行うことによって歯の植立位置や方向と解剖学的指標などの関係がとてもよく理解できる.観察とは目で視るだけではなく手を働かすことである.

4 咬合床の製作

▶ Procedure 9　標準的ワックスリムを用いた咬合床の製作法

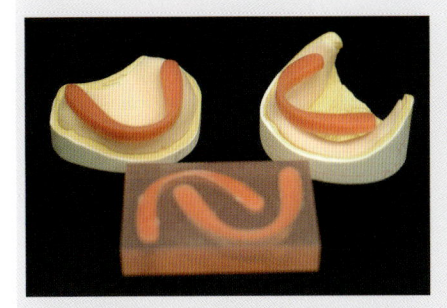

① 標準的ワックスリム（リムフォーム PTDLABO）を基礎床上に仮に置いたところ.

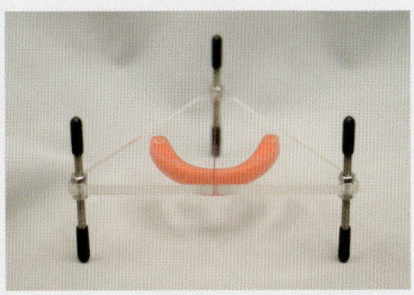

② 透明のアクリル板に30mmと35mmの脚をつけたツール（規格模型の寸法に対応．PTDLABO試作品）にワックスリムの咬合面にユーティリティワックスを付与して粘着させている（下顎35mm）.

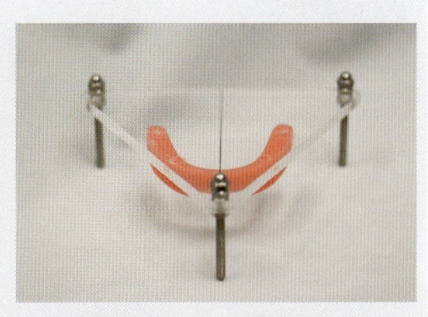

③ 同様のツールに上顎のワックスリムを粘着させている（上顎30mm）.

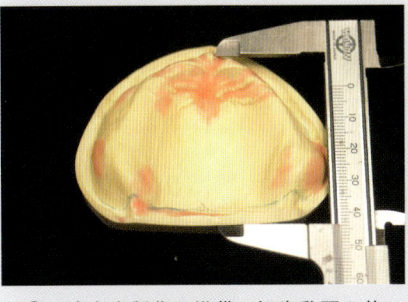

④ 咬合床製作の準備．切歯乳頭の位置は上顎前歯部，特に有歯顎の中切歯を示す指標となるので，模型の後方部から正確に計測しておく.

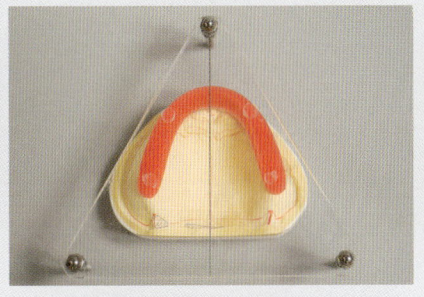

⑤ 模型面の解剖学的指標とワックスリムの関係がよく見えるように基礎床は外している.

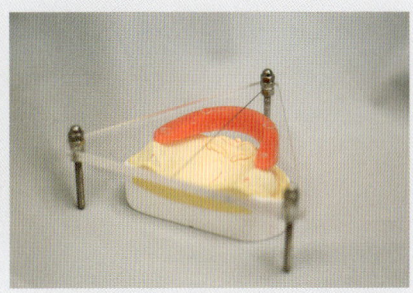

⑥ 顎堤の吸収状態などもよくわかる.

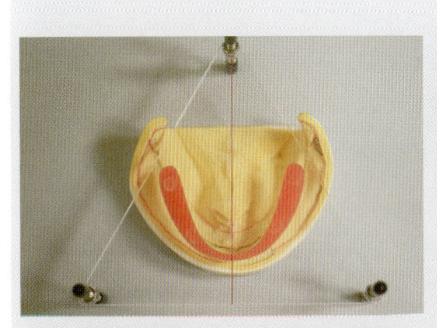

⑦ 下顎の模型とワックスリムの関係．有歯顎時の歯の植立位置と解剖学的指標の関係をオーバーラップして視ることで多くの情報が得られる.

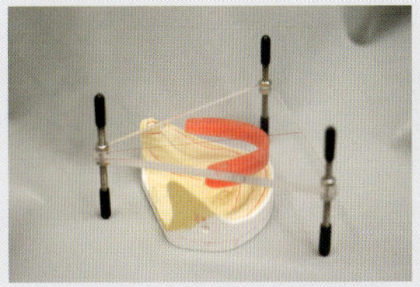

⑧ あらゆる角度からの観察が容易となり観察力を向上させることができる.

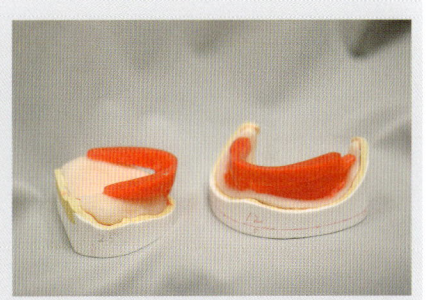

⑨ 有歯顎時を想定して基礎床上に十分に軟化したパラフィンワックスを置き，ワックスリムをセットアップのうえ焼き付けたところ.

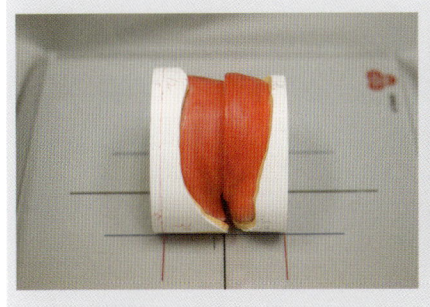

⑩ 研磨面を満たし完成した咬合床をKTS（プラスチックサベヤー，PTDLABO）上に置き観察および検査を行う.

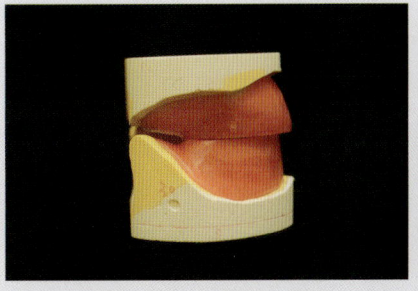

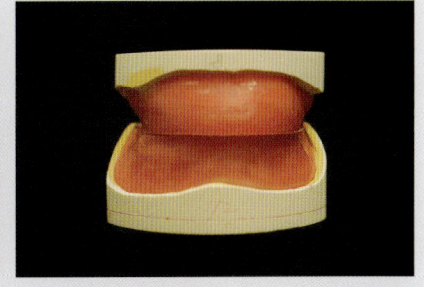

⑪, ⑫：完成し納品前の咬合床.

5 人工歯排列

生体の形態・機能と人工歯の形・排列

1. 人工歯開発の歴史＝生体の形態と機能の集約

　人工歯の歴史は古く遡ればキリのないところがあるが，現在私たちが使用している人工歯の構造や形の原型は，前歯を Dr.J.Leon Williams，臼歯を Dr.Alfred Gysi がデンツプライ社において共同で開発した『Trubyte Teeth』（現在の商品名）であるといわれている（**図Ⅲ-12**）．

　Williams は前歯部人工歯の開発にあたり，大英博物館に保存されていた頭蓋骨の歯を分析するとともに，さらに何千もの天然歯を収集・分類したうえで，レオナルド・ダ・ヴィンチなどの芸術家の感性による美しさの比率などの要素を加えてその原型を選択したとされている．その研究の成果として，前歯部は顔の型を Square（方形），Tapering（尖形），Ovoid（卵形）の3つの基本形態として大きく分け，さらにその混合型として Square-Tapering，Square-Ovoid，Tapering-Ovoid，Square-Tapering-Ovoid の4つを加え，「患者の顔の形と人工歯の形を同型にする」という考え方と，「人工歯の大きさを顔の長さと幅のそれぞれ 1/16 〜 1/17 とする」という概念と計測器具を創り出し，芸術家でなくとも美しさを兼ねた機能的な前歯部人工歯の選択が行える方法を示した（この基本的な考え方は，その後各国のメーカーに採用され何らかの形で広く活用されている）．

　臼歯部人工歯に関しては，Gysi が Christensen（1905）の実験に従って，Adaptable 咬合器に石膏ブロックと金属刃を付着させ咬合器上での機能運動を行い削合することによって，人工歯の形態と機能への調和の研究を1908年頃まで行い，天然歯の単なる模倣によるものではなく咬合理論を付加した考え方により作り出し，Williams の前歯と組み合わせた総義歯用人工歯として『Anatoform』という商品名で1914年に発売した．

　その後，前歯部人工歯は Dr.Milus House，Dr.George Haghes らによって研究と補足がなされ『ツルーバイト・バイオブレンド』として今日でも世界で広く用いられている．臼歯部人工歯は Gysi らの手により20°陶歯が加えられ『バイオフォーム33°』『バイオフォーム20°』として今日に至っているが，陶歯，レジン歯，硬質レジン歯と同形態で違う材質のものがあるとともに，多くの色調も揃えられている．これらの手法も多くのメーカーに採用されているが，メーカーによってはよりシンプルにするなど工夫が加えられている．

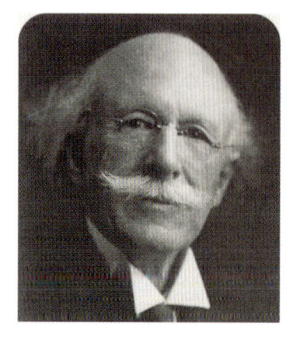

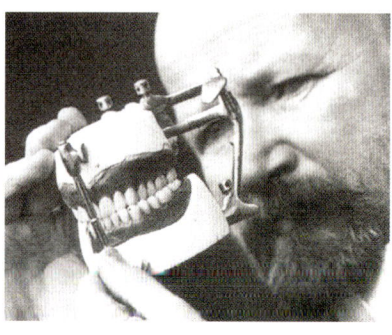

図Ⅲ-12 ツルーバイト人工歯（Anatoform Teeth）を共同開発した Dr.William（左）と Dr.Gysi（右）．
右図中 Dr.Gysi が持っているのは Simplex articulator model Ⅱ（1914年アメリカ製）．

2. 咬合採得による生体の情報を活用して検討する人工歯排列位置

　これらの人工歯をどこに・どのように排列するかは，歯科医師による咬合採得時に，各患者の生体に調和するように調整された咬合床上の情報に添って検討されるわけであり，歯科医師により調整された咬合床は情報の塊である．したがって，咬合採得そのものが「総義歯の設計」となるので，**表 I-5** で挙げた『咬合採得と外見所見チェックリスト』（16頁）を活用して歯科医師と十分にコミュニケーションをとっておく必要がある．

　ラボサイドにおいては，無歯顎模型の解剖学的な指標を観察・分析して，患者の有歯顎時に歯が植立していた位置を想定し，さらにその位置からの歯肉を想定した咬合床を製作する．そしてチェアサイドでの咬合採得を経て戻ってきた咬合床は，製作の時点でイメージしたものが，実際の患者の口腔内においてどのような状況であったか，そして顔貌との調和が得られていたかなど，"想定"と"実際"とのマッチング，逆にギャップなどをここで再度チェックし，特にギャップが生じた部位や状況に対しては「なぜ？」であったかをよく検討し，その後の人工歯排列に活用すべきである．

3. 舌と頬筋の共調運動をもたらすオーバーバイトとオーバージェット

　いずれにしても，人工歯は基本的に前歯と臼歯に大別されるが，その役目は，まず唇側面と頬側面においては口唇頬の支持であり，舌側面では舌の動きとの調和である．唇・頬側はリップサポートといって，常に口輪筋と頬筋に付着した頬・口唇粘膜と密接し，咀嚼や発音時には下顎が激しく動くがその中でもそれぞれの動きに対して協調しなければならない．特に咀嚼運動時の臼歯部においては，頬筋粘膜は舌との協調運動として食品を咬合面中央にまで保持あるいは押し込むように入り込んでくるので，上下人工歯には中心咬合位付近で十分なオーバーバイト（垂直的被蓋）とオーバージェット（水平的被蓋）を付与しておかなければ人工歯が粘膜を噛むことになる．自由に運動する舌に対しても，舌側，口蓋側での適切なオーバーバイト，オーバージェットが必要となる．

　臼歯部と同様に，前歯部においてもやはり適切なオーバーバイトとオーバージェットを与えておく必要がある．有歯顎20歳代における前歯部でのオーバーバイトの平均は2.51mm，オーバージェットの平均は2.64mmという報告があるので，まず生理的なオーバーバイト・オーバージェットは2.5mmという認識を持っておく必要がある（近年多用されるいわゆるリンガライズドオクルージョンの頬側面の形状的関係は非生理的であり，中途半端なリンガライズドオクルージョンを与えると，やわらかいがゆえ頬粘膜を巻き込んで噛んでしまうことになるので，注意していただきたい）．

前歯部人工歯排列における生体に対する形態・機能の調和

　さらに前歯部には，若々しく顔貌と調和したリップサポートを与えたうえでどれくらいに歯を見せるか，どのように見えるようにするかといった自然らしさが大切である．その見え方や見せ方が決まれば，あとは前歯部の普遍的な位置関係の中で排列すればよいと考える．

　普遍的な位置関係とは，
- 歯科医師により印記された正中線に対して，中切歯をほぼ左右対称的にする
- 犬歯は口角付近に位置させ，その前頭面から見える歯軸は顔の外形とほぼ平行かわずかに切端を内側に傾斜させる
- 側切歯は中切歯と犬歯の間で少し短く，少し内側としてそれぞれに調和するようにする
  （逆に多少の不調和があったほうがより自然な感じが出るようだ）

などであるが，これらはすでに口腔内や顔貌と調和・調整された咬合床があってのことになる．

特に注意して意識を持っておかなければならないのは，個々の患者の頭蓋や顔貌においては，奥行きに関しては前後に長くいわゆる彫りの深い顔と扁平な平たい顔があること，そして左右的には対象ではなくその幅が非対称であることである．

臼歯部人工歯排列における生体に対する形態・機能の調和

1. 下顎運動との協調

　臼歯部に関しては，やはり食品を噛み切る，噛み砕く，噛みつぶすという咀嚼機能を，あくまでも下顎運動の中で舌と頬との協同・協調運動として行うわけであって，生理的な咬合平面の高さと頬と舌との圧力としての中間帯に人工歯を置かなければならない．このことが最も重要である．

　そして次には，有歯顎時のように強力な歯根に支えられた歯冠ではなく，唾液を介して滑るやわらかい粘膜面上に乗せられた義歯床上の人工歯で噛むわけなので，咬頭嵌合位での噛み合わせの形ではなく，食品を下顎人工歯の咬合面に乗せて上顎人工歯と食品とが噛み始める位置から，噛み込み咬頭嵌合位へ入っていく工程，いわゆるチューイングサイクル上での上下それぞれの人工歯咬合面が，食品を噛み切るとき・噛み砕くとき・噛みつぶすときの応力で義歯床が動くことのない関係をいかに作り出すかということが重要となる．

　結論としては，力は常にそこにある面（咬合面）に対して垂直に発生するということになるので，逆に義歯床下の支持部位となる咀嚼部位直下の粘膜の形状を十分に観察し，その粘膜面に対して垂直的な力が加わるようにするためには，人工歯の咬合面を粘膜面が受け止められる咬合ベクトルのエリア内に置き，咬合面と粘膜面は平行関係，あるいはそれに近い関係を与えることである（**図Ⅲ-13，14**）．

2. 主咀嚼部位に即した排列

　そして臨床として大切なことは，主咀嚼部位を知っておくことである．有歯顎においては大部分の症例において左右どちらかの下顎第一大臼歯部位が最も噛みやすいという結果が得られているようであるが，局部床義歯であればやはり残存歯あるいはそれに近接したところで噛むことが多い．総義歯となれば，その義歯が最も安定して噛むことができる部位で噛んでいることが多いので，まずその部位がどこであるのかを診査しておいていただく必要がある．

　その患者がどこで噛んでいるのか，なぜそこで噛めるのか，あるいはそこでしか噛めないのはなぜかという問題意識を持って十分に検証を行って，まちがいなくこの部位であると決まれば，その部位を咀嚼の中心としてさらに安定して噛めるように人工歯を排列する．より硬いものを噛み切れるようにするにはその力点をサポートする平衡側でのバランシングコンタクトを与えた排列を行う必要がある．

3. 力のベクトルを考慮した臼歯部人工歯排列

　臼歯部人工歯はどこに排列するのか．最優先することは患者の装着感，舌房を妨げない，できるかぎり広いマウスボリュームを確保し，その中で安定を得る．舌房とリップサポートを確保したうえで歯軸と咬合面の方向によってベクトルを変え，力を顎堤耐圧部（支持部位）に向ける．

　①**矢状面観での人工歯排列位置と咬合曲面（調節彎曲）の与え方**……力は常に顎堤に対して垂直に向ける：力は常に作用・反作用の法則が働く．

　咬合平面あるいは咬合面で発生した力はそれぞれ上顎および下顎に伝達される．その力は顎堤に伝えられしっかりと垂直的に受け止められれば支持力となる．側方への力を生じさせれば滑る義歯となり快適に使用できなくなる．

人工歯は噛めるところに排列し，噛めない部位には排列しないこと．噛めないところに噛める人工歯を排列するとその義歯は噛めなくなる（図Ⅲ-13）．

　②前頭面観での人工歯排列位置と咬合面関係の与え方……生理的な口唇・頬と舌との関係を保った人工歯を排列すべきゾーンの中でどの位置とするか．

　人工歯咬合面は，人工歯を生理的な関係で排列すべき部位の粘膜面の形状からの垂直ベクトルに対応して，これと直角かそれに近い角度に置くことによって，咬合面で生じた咬合・咀嚼時の応力を顎堤が負担しやすくなり，噛めることに近づく（図Ⅲ-14）．

人工歯排列にかかわる解剖学・生理学

1. 下顎運動が再現できる咬合器上における人工歯排列の順序

　人工歯の排列においては当然，それぞれの術者が信頼しているメカニズムを持った咬合器にあらゆる手段を用いて生体の下顎頭と歯列模型の位置的関係を正しく移しかえることにより，生体と同じ下顎運動を行わせなければならない．もし同じ動きができないのであれば，いかに念入りに削合を行ったとしても，その咬合関係は生体と調和することなく平線咬合器と大差ないことになる．

　咬合器の役目は中心咬合位と限界運動と咀嚼運動の再現であり，人工歯の排列そして削合はそのどちらにも対応させるようにするための行為であるが，印象ではまず維持力を得て，そこに支持力，さらに吸着力を得るという順序があり，この順序を間違ってしまうと患者にとっての快適性は失われてしまう．人工歯排列においても同様に，まず患者が装着しやすい快適な位置（リップサポートや審美性，そして舌感）に人工歯を置くところから始めて，次に咀嚼運動時に発生する咀嚼圧を，いかに床下粘膜に対してより力学的に伝えられるようにするか，歯軸や咬合面に変化を与えたうえで上下顎それぞれの人工歯の排列を行う．そしてその関係を与えたうえで，中心咬合位へ噛み込んで咬頭嵌合位を得るという順序がある．

2. 咀嚼運動と口腔周囲組織・神経筋機構の関連

　咀嚼運動の終末位であり始発点でもある中心咬合位での人工歯の咬頭嵌合位を正しく与えることは重要であるが，そこに入り込む開口位置から閉口位置に至る過程で，どのように食品と対向するかという空間の認識力も大切である．したがって簡単なことではあるが，中心咬合位での上下人工歯の噛み合わせ方以上に咬合器を開口させた位置から閉口させていく咀嚼周期の中で，食品をどのようにとらえるか，そして食品を噛み込んでいくサイクルの中でどのような応力が生じてその力が義歯床を介して粘膜面にどのように伝わるかのイメージを強く意識しておく必要がある（図Ⅲ-15）．そしてそれぞれの症例における咀嚼運動がどのようなパターンを持っているかを正しく認識しておく必要がある（図Ⅲ-16）．

　口腔軟組織の咀嚼時における役割について，東京歯科大学解剖学教室教授の井出吉信先生は文献[18]において「咀嚼は口の中に取り入れた食物を粉砕，混和して，食塊にして嚥下するまでの口腔内の全行程を言い，顎骨，歯牙，顎関節，咀嚼筋，口唇，頬，舌，口蓋などが協調して行われている．中心になるのは，もちろん上下歯牙の咬合であるが，しかしそれと同時に咀嚼をスムーズに行わせるために食塊の位置を調節することが非常に重要となる．効率の良い咀嚼が行われるように食塊を保つのは口腔軟組織であるが，とりわけ口唇，舌，頬粘膜の果たす役割は大きい．」としている．これらは模型の周囲の情報であり，通常の印象や咬合採得では提供されないものであるので，知識として十分に把握しておく必要がある．

　さらに東京医科歯科大学名誉教授の中村嘉男先生は，生理学の立場において「咀嚼運動の共通の特徴であるリズミカルな顎・舌・顔面の協調運動の基本司令は，末梢からの感覚入力の関与

A. 平行

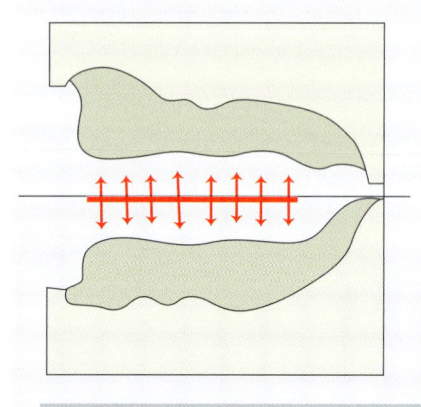

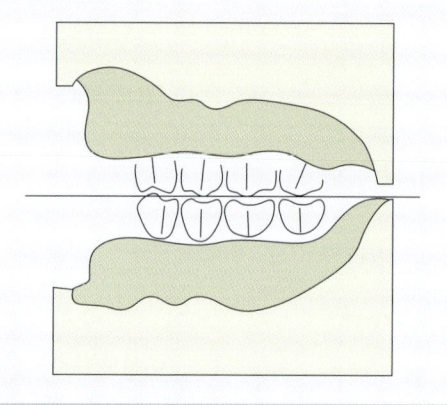

局所では凹凸があるが，顎堤はほぼ平行．有歯顎時においても同様の植立であったことが想定できる．対顎関係がⅡ級の場合には，前後への大きな動きがあるので要注意（前歯部のオーバージェットの付与）．

B. 前方へ傾斜

a. 上下顎とも前方へ傾斜

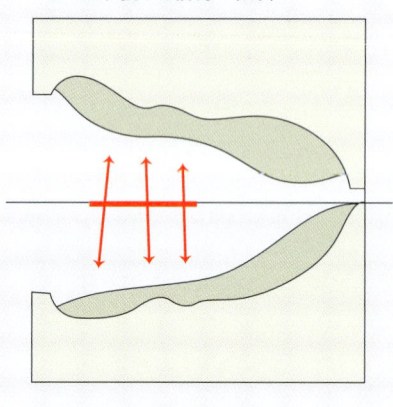

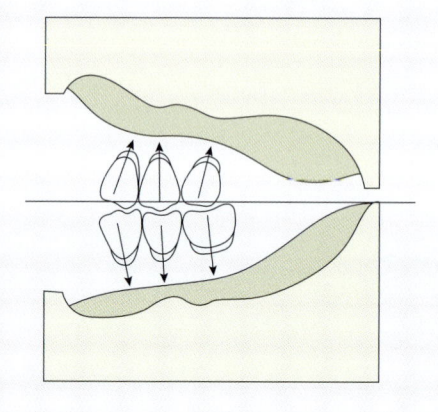

咬合面全体はそれぞれの人工歯直下の顎堤と平行になるようにする．中心咬合位の位置とは分けて考える．

人工歯と人工歯が摂食するまでは咬合面の向きで咀嚼ベクトル（人工歯-食品-人工歯の関係）を優先する．咬合ベクトル（人工歯-人工歯の関係）と分けて考えるということ．

b. 上顎のみ前方へ傾斜

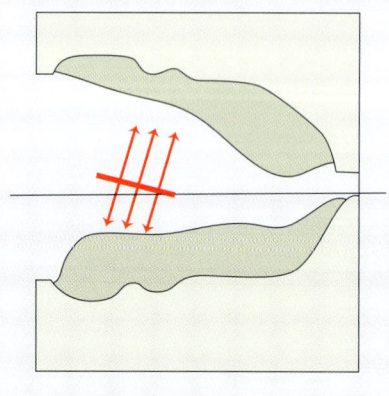

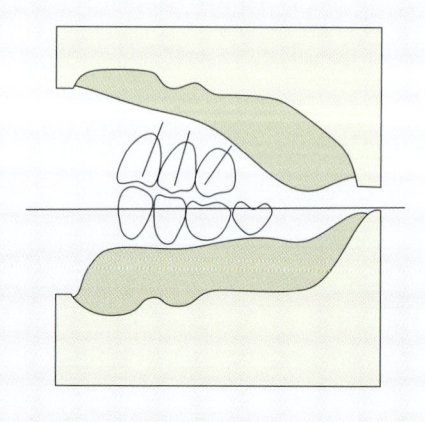

上顎歯を早期に失った，あるいは前噛みもしくは対顎関係がⅢ級の場合に多い．上顎の顎堤吸収に咬合平面を可能な限り調整（後方を下げる）したうえで，さらに顎堤の傾斜に合わせて咬合面を平行とする．安定するところにのみ人工歯を排列する．

c. 下顎のみ前方へ傾斜

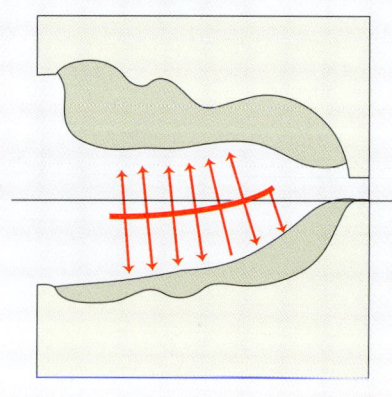

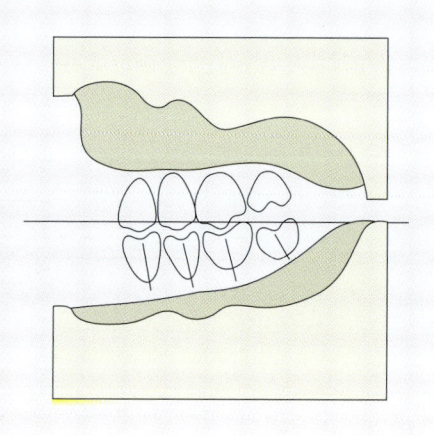

下顎前歯部を早期に失った，あるいは歯周疾患による歯槽の吸収など，顎堤の吸収に咬合面を合わせる．人工歯の辺縁隆線でのギャップが生じてもよい（階段状に排列）．

顎骨の幅も狭いことが多いので，人工歯の頰舌径にも要注意．

C. 後方へ傾斜

a. 上下顎ともに後方へ傾斜

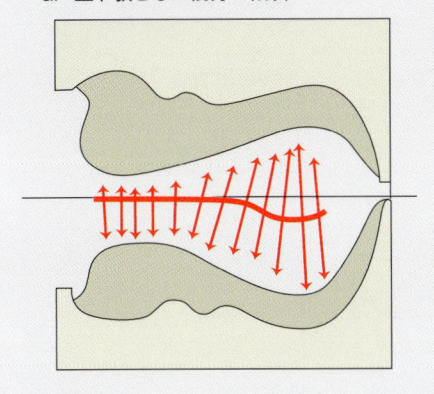

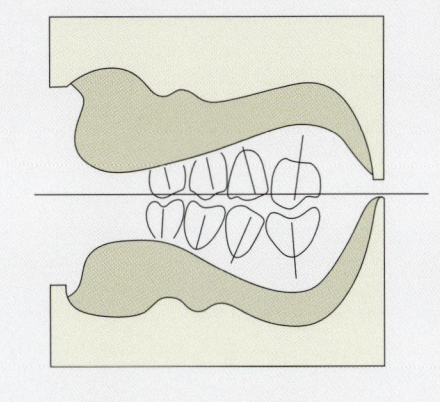

口蓋の深さ，口腔底の深さ，粘膜の被圧変位などと，顎堤のダメージなどを比較，あるいは義歯床の安定度を比較して，どちらの顎を重要とするかをまず決めてから排列する．

逆に前歯部，あるいは小臼歯部など十分に安定するところがあれば，そこで噛めるようにする．

b. 下顎のみ後方へ傾斜

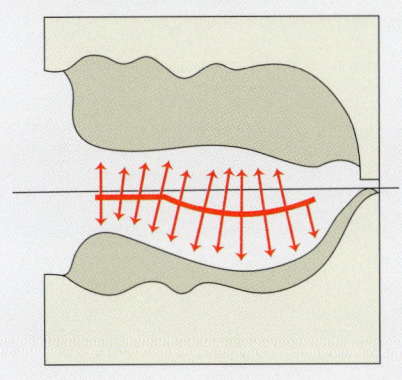

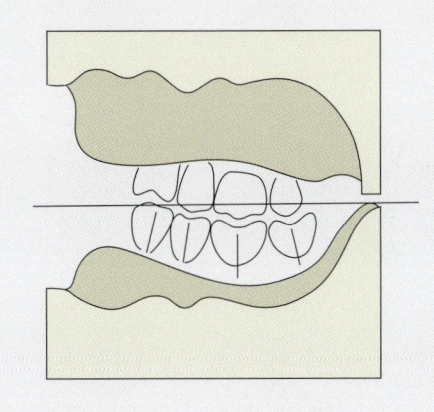

馬の背に乗せる鞍をイメージして，吸収した顎堤の最も低いエリアを咬合曲面の底として，最もよく噛めるであろう人工歯を顎堤と咬合面を平行として置き，前後の顎堤の傾斜に合わせて調節彎曲を与える（いわゆるGerberテクニック）

c. 上顎のみ後方へ傾斜

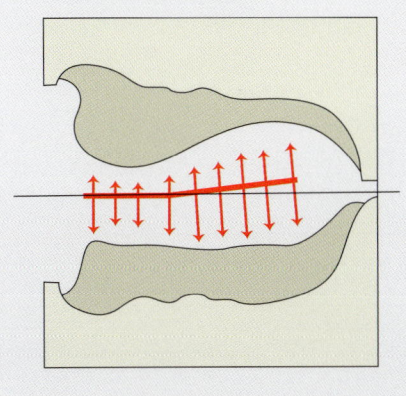

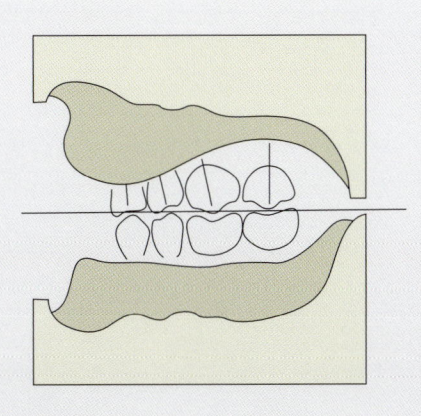

上顎の顎堤吸収の形状に合わせての調節彎曲は与えられないが，いずれにしても顎堤の吸収の底部に平行に，その部位に相当する人工歯を排列するが，その後方には排列しない．あるいは，排列しても対合歯と3mm以上のスペースを与え，噛ませないようにする．

図Ⅲ-13 矢状面観における人工歯排列位置と調節彎曲の関係
人工歯は噛めるところに排列し，噛めない部位には排列しない！ 噛めないところに噛める人工歯を排列すると，その義歯は噛めなくなる！

なしに中枢神経系の中だけで形成され，この中枢司令が咀嚼運動に伴う顎・口腔・顔面領域の運動感覚情報と口腔内の食物の性状に関する感覚情報によって調整されて，食物に適した咀嚼運動が出現する」としている[19]．

いずれにしても，われわれが作ろうとしている義歯は，口腔の複雑な口腔軟組織とそれを支配している神経筋機構に関連したごく一部分であるが，人工歯の排列・削合・歯肉形成においてはそれらの全体のシステムへの調和が大切であるといえる．

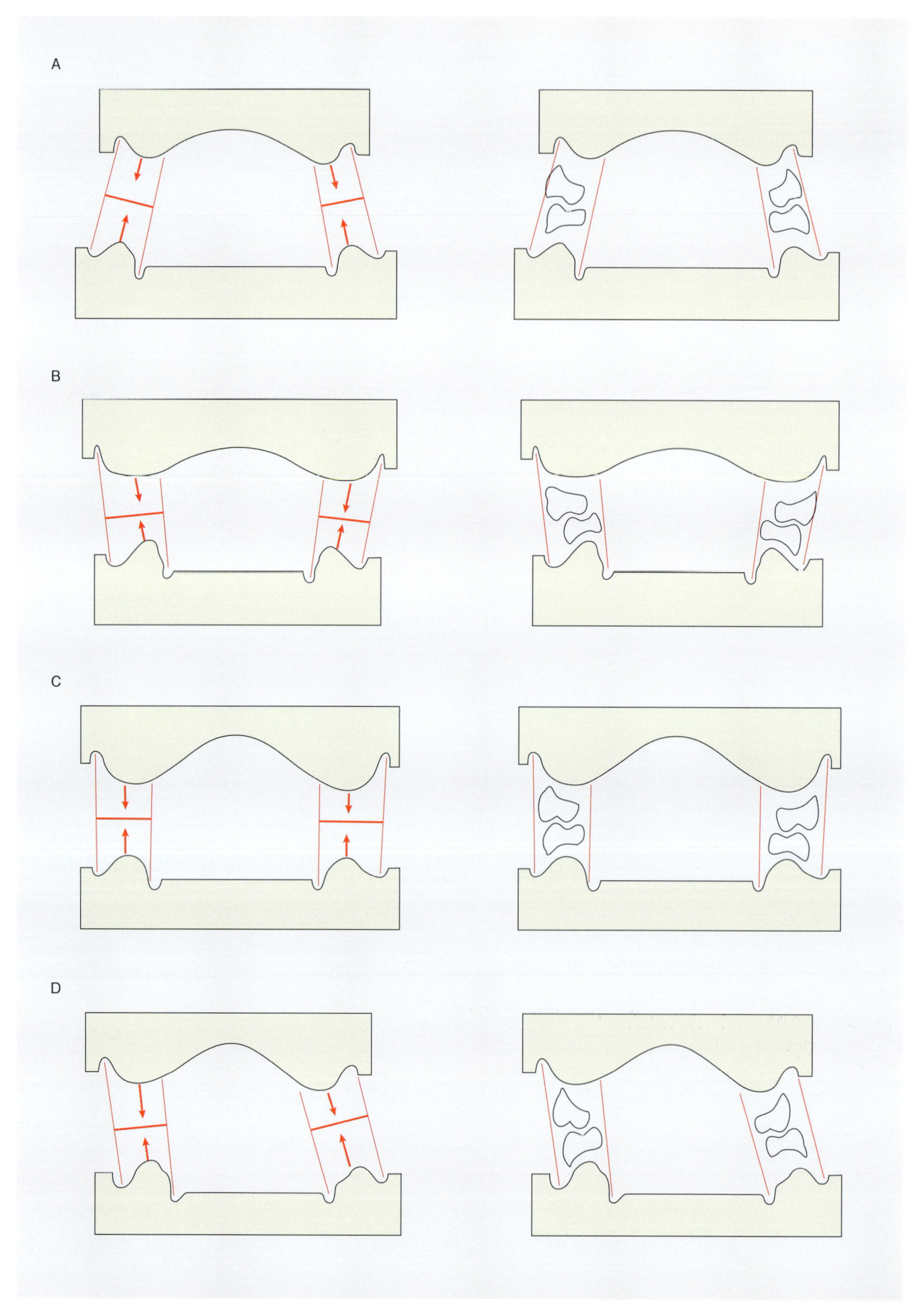

図Ⅲ-14 前頭面観における人工歯排列位置と咬合面の関係
　前頭面に関しては，まず舌と頰粘膜の条件によっていわゆるニュートラルゾーンの中で対顎関係がどのような力学的状況にあるかを認識し，それらの条件を満たすところに人工歯を排列する．ここでも前頭面間における顎堤と咬合平面を平行に与えることが基本となる．
　人工歯は，排列すべき部位の粘膜面の形状からの垂直ベクトルと直角かそれに近い角度に置くと，咬合面で生じた咬合・咀嚼時の応力を顎堤が負担しやすくなる．

5 人工歯排列

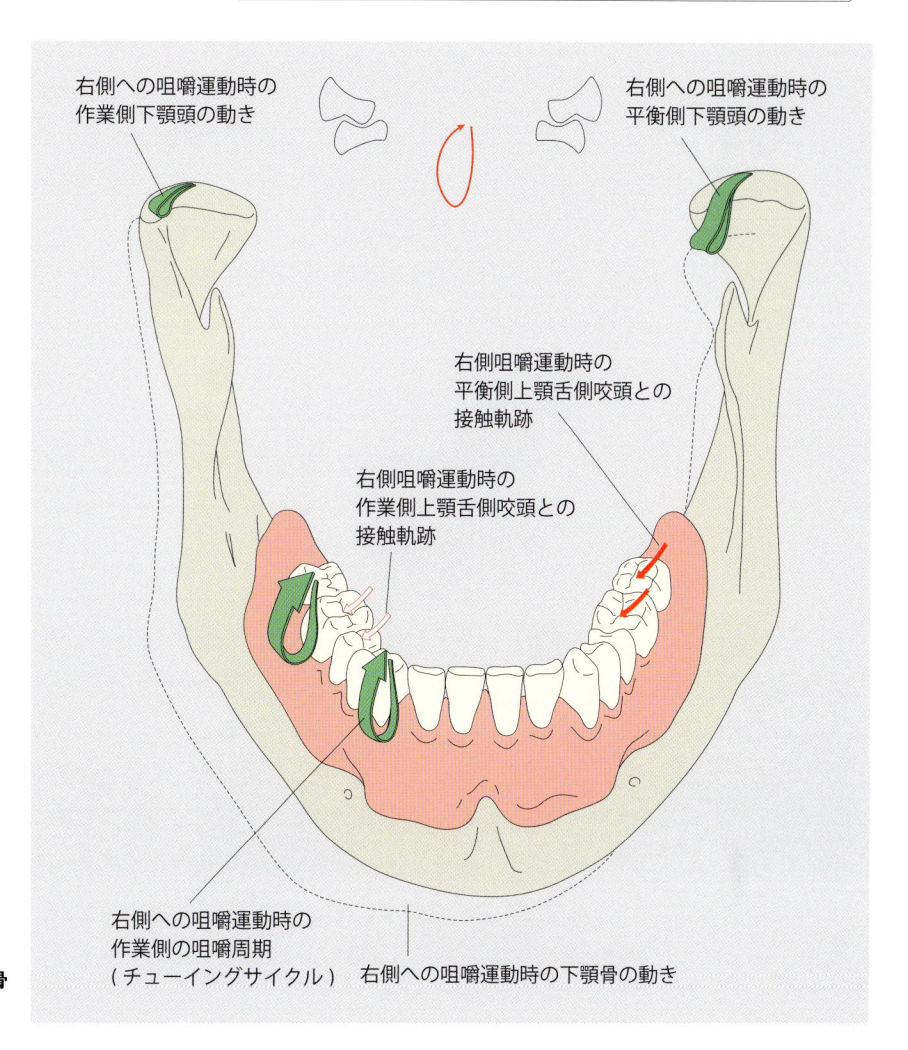

図Ⅲ-15 右側への咀嚼運動時の下顎骨の動きとチューイングサイクル

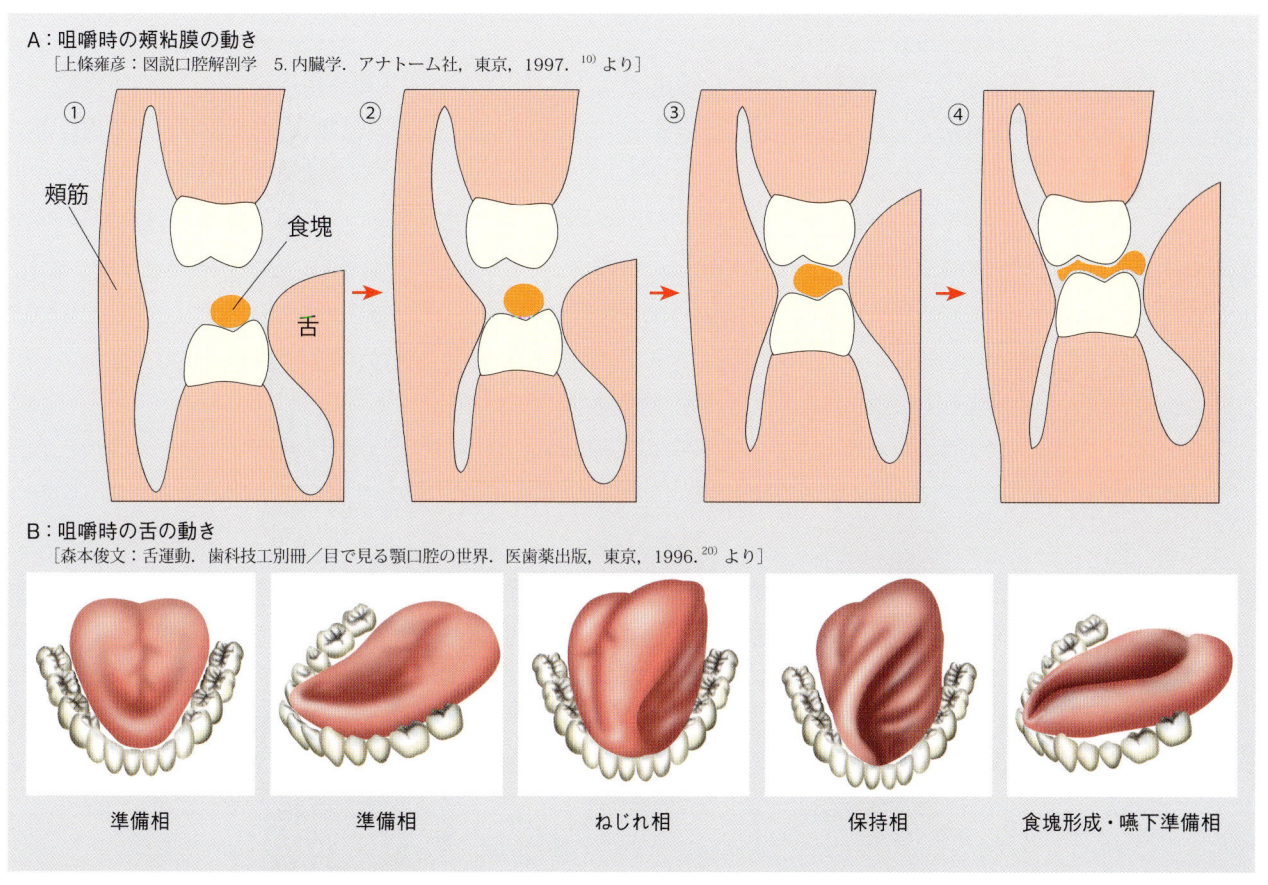

A：咀嚼時の頰粘膜の動き
[上條雍彦：図説口腔解剖学 5.内臓学．アナトーム社，東京，1997.[10] より]

頰筋　食塊　舌

B：咀嚼時の舌の動き
[森本俊文：舌運動．歯科技工別冊／目で見る顎口腔の世界．医歯薬出版，東京，1996.[20] より]

準備相　準備相　ねじれ相　保持相　食塊形成・嚥下準備相

図Ⅲ-16 咀嚼時における頰粘膜と舌の動き

臨床における人工歯排列操作の基本

　以上，人工歯排列にかかわる基礎的な諸事項を述べてきたが，ここでは，臨床における人工歯排列操作における基本概念についてのシミュレーションと整理を行ってみたい．

1. 人工歯排列は咬合床製作時から開始される

　器質欠損の状況を十分に観察したうえで，その顎堤の吸収の程度を有歯顎の歯頸部の位置からどの方向にどれぐらいの寸法や量が退縮しているか，なぜそのような吸収が生じたのであろうかも含めて観る．それを容易にするのは仮想咬合平面を基準にした規格模型であり，まずその模型上に有歯顎の歯列平均値を再現したワックスリム(蠟堤)を，ユーティリティワックスなどを支柱として仮想咬合平面を基準にして設置してみると，顎堤や歯肉の吸収状態を把握することができる（125頁，▶ Procedure 9）．

　さらに，有歯顎時の歯の植立位置を示す解剖学的指標（切歯乳頭，第一口蓋ヒダ，舌側歯肉縁残遺など）を基準としてワックスリムを水平的な位置関係で移動して，リップサポートや舌房などのイメージを加える．このイメージは歯肉形成部も含めたデンチャースペースとなる．次に，このようにして有歯顎時の歯の植立位置として求めたワックスリムの直下の顎堤には，将来的に人工歯が排列された時点で，咬合面に発生する咬合や咀嚼応力に十分に耐えうる支持力があるかどうかといった力学的な問題を検討する．ワックスリムの位置，すなわち人工歯排列位置を調整すべきか，人工歯の歯軸方向の調整で可能かなどの判断となる．

　このようにラボサイドにおいては，人工歯を排列する立場で，審美性・舌房・力学などの要素を十分に検討したうえで咬合床を作り込み，チェアサイドへ送る．咬合床として製作された咬合堤，すなわちワックスリムの中には，すでに人工歯が排列されているといってもよい．

2. イメージからリアリズムへ

　ラボサイドで模型上の解剖学的指標より作り出された人工歯排列位置である咬合床の咬合堤がイメージであるとすれば，チェアサイドにおいては，実際の患者の口腔内において適切な維持力があり，リップサポートや咬合平面，そして舌房や舌の高さと頬粘膜との調和を得られているか，さらには咬合堤の各部位の加圧によって十分な支持が発揮できうるか，頭蓋や顔貌，口唇との調和はどうか，発音や嚥下はスムーズに行えるかなど，それぞれの患者の事実（リアリズム）に対して口腔内試適により確認・調整する．顎関節や咀嚼筋を含めた口腔周囲筋と生理的な神経機能との調和が得られているかの確認や調整が加えられた後に，垂直的・水平的な下顎位が設定されて咬合採得が行われ，上下顎の対顎関係が決定されることになる．

　このように調整され咬合採得された咬合床は，それまでのラボサイドでの"イメージ"からチェアサイドでの"リアリズム"としての本物の情報の塊となる．

3. 患者の現実に対応した人工歯排列

　咬合器に装着し，咬合床と咬合床との関係，咬合床と顎堤との関係，顎堤と顎堤との関係などの現実を再度十分に観察したうえで，事実と現実に対応した人工歯排列を行う．そこでは正中線・口角線・上唇線・下唇線・スマイルライン・スピーキングラインを観察し，その他写真なども添付されていれば，顔貌と正中線の関係はどうか？　鼻は？　人中は？　上唇結節は？　バッカルコリダー（buccal corridor．頬側空間・回廊．上顎犬歯以降の臼歯部歯列頬側と口角の間の空間）は？　と，一つ一つの要素と人工歯排列位置とのチェックを行うことになる．これらは事実を伴ったイメージの再構築となる．

5 人工歯排列

臼歯部人工歯排列においては，咬合堤で示されている仮想咬合平面に対して，生理的な上下のゾーンの中でいかに力学的に有利な関係となるように調節彎曲を与えればよいかを，咬合器に咀嚼運動のパターンを再現しながら検討していくことになる（130〜132頁，**図Ⅲ-13，14**）．

以上のような考えに基づき，筆者は，咬合床に示された情報に基づいて有歯顎時の歯列を想定して天然歯列模型から大きさや形で選択し，製作したワックスシェルを一度ワックスリムに排列し（＝排列の試作品），その具体的なイメージをベースにして歯科医師から指定された人工歯を用いた実際の人工歯排列に移行するようにしている（▶ **Procedure 10〜13**）．

脳の中でのイメージから即人工歯排列とせずに，一度脳のイメージを天然歯列からコピーした歯冠モールドを用いて，脳内から取り出し（アウトプット），仮排列を行うことでその仮排列した情報と脳内のイメージのすり合わせを行うことによって，イメージがより具体化していくことになる．

なお，ここで提示し解説を加えるのは，治療用義歯の症例における製作過程である（症例は深水皓三先生からお借りした）．

▶ Procedure 10 　咬合床への生体の情報（リップサポートと有歯顎時の歯の植立位置）の移行

審美的要素あるいは生理的な要素としてのリップサポートはとても重要であり，口唇部のみではなく臼歯部までの頬粘膜との適切な接触関係をチェックするには，ソフトワックスが最も適しているが，そのまま人工歯排列に用いることは出来ないので，パラフィンワックスに置換する．

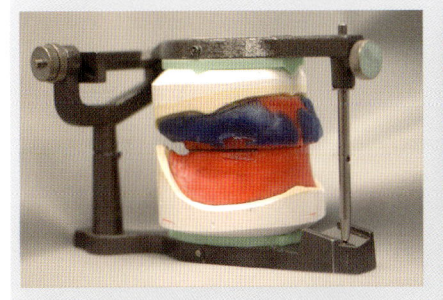

① ソフトワックスによりリップサポートの確認と調和が行われている．

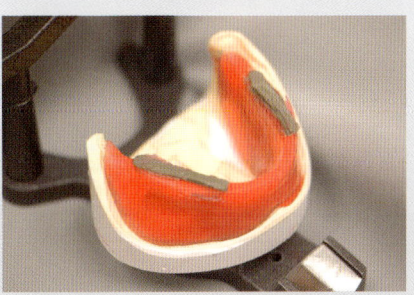

② アルーワックスにより下顎位の確認と設定が行われている．

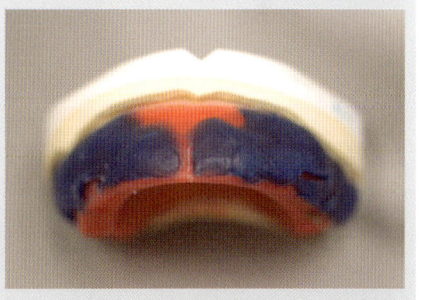

③ 研磨面（polishing surface）の拡張の必要性が示されている．

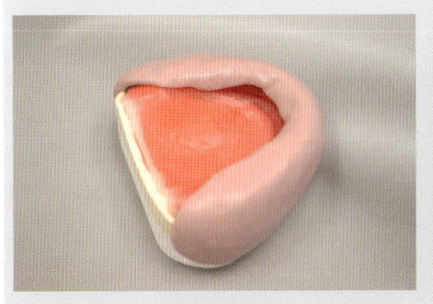

④ シリコーンパテを用いてコアを採得する．

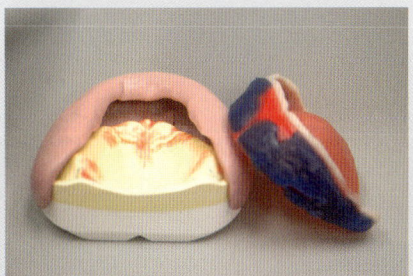

⑤ 上顎咬合床を外したところ．シリコーンコアによって上顎欠損部の状況が示されている．

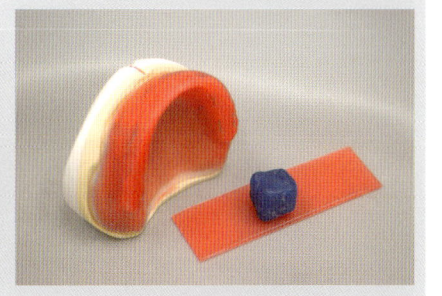

⑥ リップサポートの情報をパラフィンワックスに置換するために除去したソフトワックスの量（体積）．

⑦ 模型に咬合床を戻してコアを合わせて，ソフトワックスを除いたスペースに溶解したパラフィンワックスを注入する準備．

⑧ パラフィンワックスで回復された唇頬側のデンチャースペース．

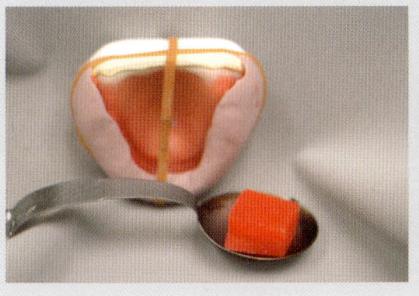

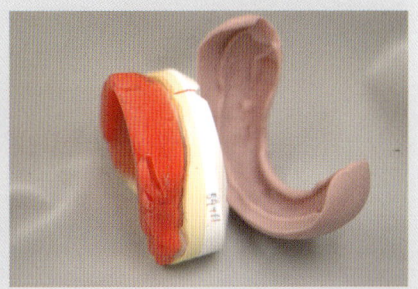

135

Part3 患者の情報をそのまま写す　誤差のないラボワーク

▶Procedure 10 （続き）

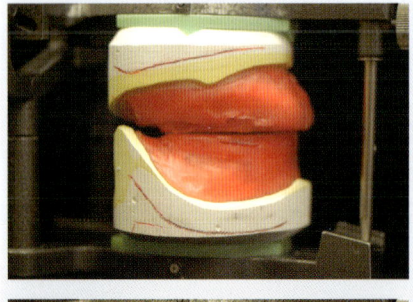

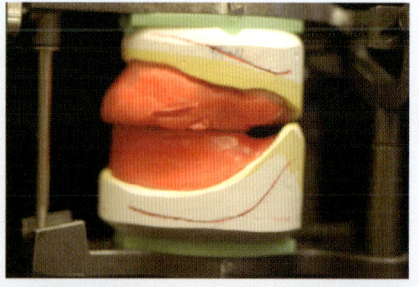

⑨, ⑩　チェアサイドにおいて審美性および生理的な検証により調整され，現状の顔貌に調和した有歯顎時に近い歯の植立位置が示された．模型側面には顎堤の矢状面形状をトレースしておく．

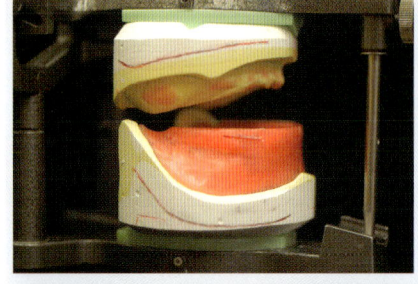

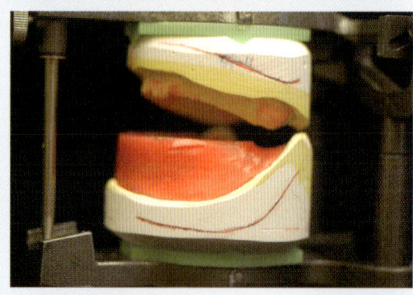

⑪, ⑫　上顎前歯部の大きな器質欠損と現状の咬合平面とのギャップ，そして仮想咬合平面と吸収した顎堤の矢状面形状との関係を観る．

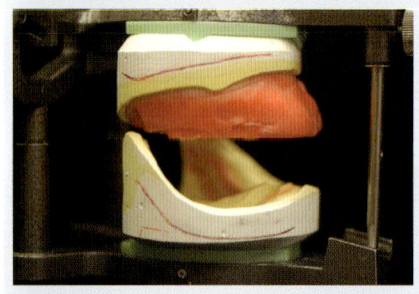

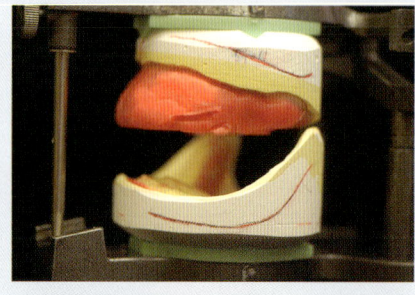

⑬, ⑭　上顎の仮想咬合平面と下顎の顎堤の関係，現状の咬合平面と下顎の器質欠損の関係を観る．

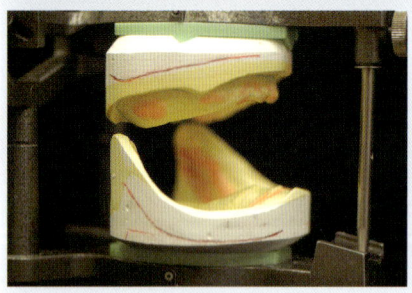

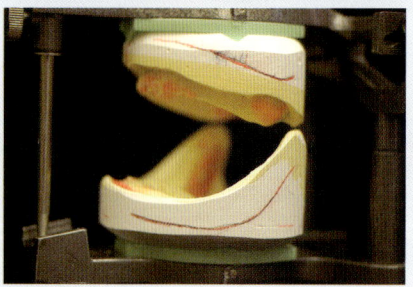

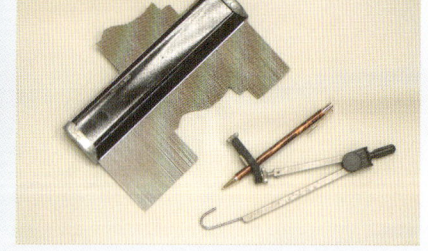

⑮, ⑯　そして上下の咬合床を外し，大きなマウスボリュームの空間と左右側から見た上下顎の対向関係を観る．

⑰　型取りゲージとゲルバーテクニックで用いられるプロフィールコンパス

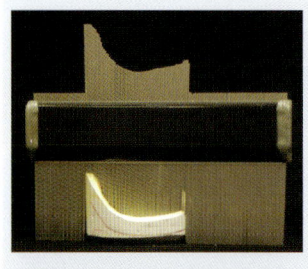

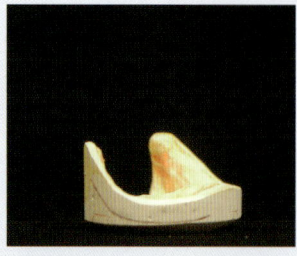

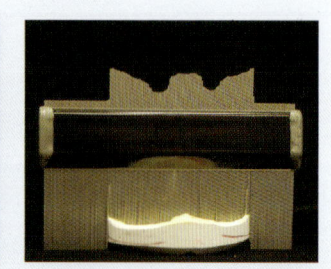

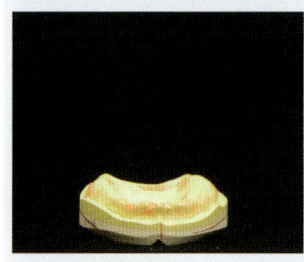

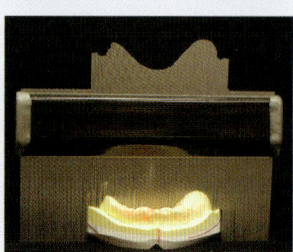

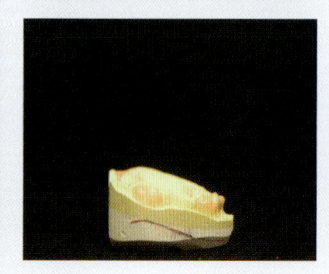

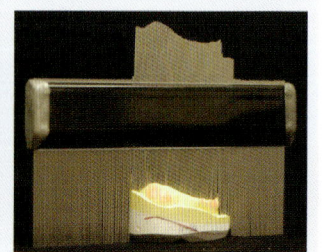

⑱〜㉔　型取りゲージを用いて顎堤の吸収状況の実態を把握する．

136

▶ Procedure 11　有歯顎時のイメージを形成するためのワックスシェルの製作

　人工歯の本排列の前に，その症例と歯列の状況が似た有歯顎歯列模型のワックスシェルモールドを製作して，有歯顎時の歯の植立状態をイメージしたプレ排列を行う（排列の試作）．

　本症例では，上顎歯槽結節が保存されたうえで，上顎前歯部の大きな吸収によって顎堤が大きく上前方に傾斜することで咬合のベクトルが上顎義歯をさらに不安定にしているので，機能咬合平面（実際に人工歯を排列する基準面）の調整が必要となった（④〜⑦）．

　図Ⅲ-13, 14（130〜132頁）のように，歯科医師から示された仮想咬合平面より生理的な排列ゾーンを想定し，その空間の中で上下顎義歯が最も安定するであろう力学的な機能咬合平面への調整を行った．

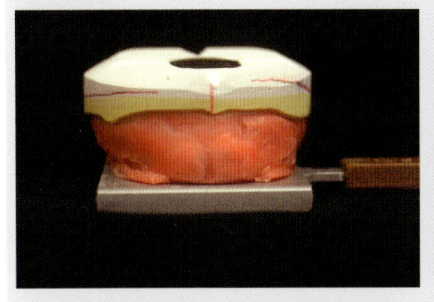

① 前歯部の $\underline{21|12}$ の切縁は変えることなく臼歯部の平面を後方へ下げる．十分に軟化させたパラフィンワックスを3枚ほど咬合面に乗せて咬合平面スパチュラで圧接する．

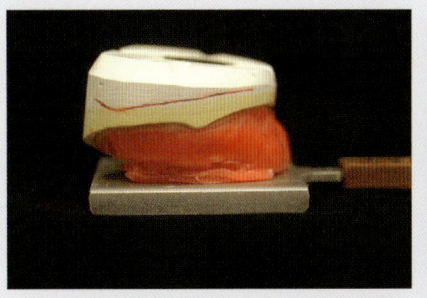

②, ③ 側面に印記した顎堤の矢状面観とのギャップを少なくするように，現在のカンペル平面を基準にした平面の中で可能な生理的排列ゾーン（上下3mmほどの幅）の中に収まるよう調整を加える（▶ Procedure 10 の⑨〜⑯と比較されたい）．

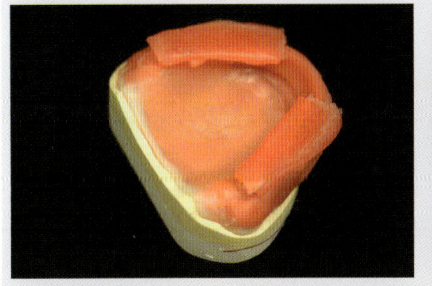

④ 上顎に圧接されたパラフィンワックス

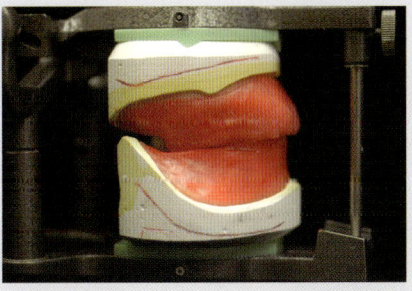

⑤, ⑥ 調整された力学的に安定するであろう咬合平面の右左側面観

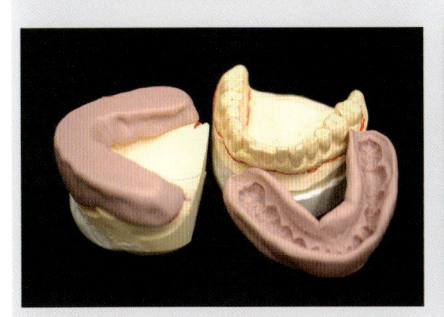

⑦ 本症例と歯列の状況が似た有歯顎模型（歯科医師により選択・指定された人工歯よりもわずかに大きめの模型を用いる）を選択し，シリコーンパテにより歯冠部と歯肉のコアを採得する．

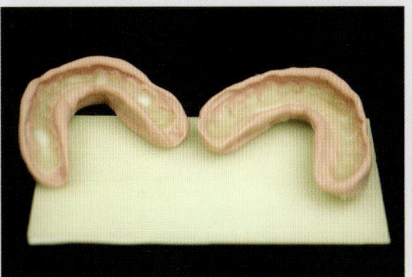

⑧ 採得したシリコーンコアの歯冠部に歯冠色のパラフィンワックスを注入する（シリコーンコア印象材の材質は少し軟らかめのものがよい）．

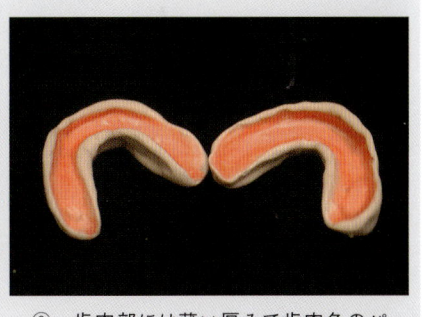

⑨ 歯肉部には薄い厚みで歯肉色のパラフィンワックスをシェル状に注入する（天然歯列のもつ歯肉移行形状はこのイメージングに欠かせない）．

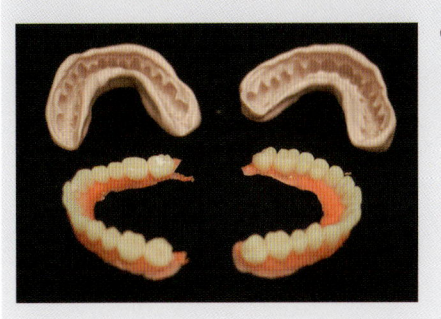

⑩ シリコーンコアから取り出した有歯顎のワックスシェルモールド

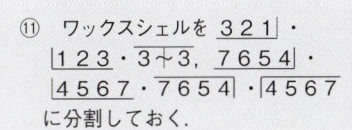

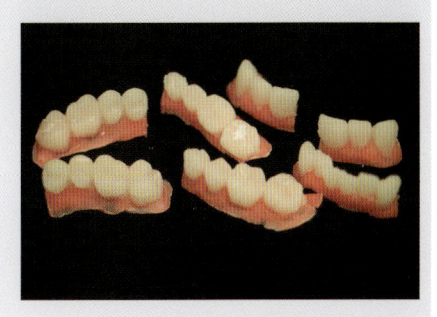

⑪ ワックスシェルを $\underline{321|}$・$\underline{|123}$・$\overline{3|3}$，$\underline{7654|}$・$\underline{|4567}$・$\overline{7654|}$・$\overline{|4567}$ に分割しておく．

Part3 患者の情報をそのまま写す 誤差のないラボワーク

▶Procedure 12　ワックスシェルを用いて有歯顎時の歯の植立時のイメージを形成する(排列の試作)ためのステップ

　分割したワックスシェルの部位ごとにワックスリムのワックスを切り取り，有歯顎の歯列を模したワックスシェルをセット（排列）する．歯科医師により示された口唇・頬とのよい関係のワックスリムの情報を大切にしてワックスリムの外側面の位置にワックスシェルモールドを添わせ調和させていく．この排列によってさらに選択された人工歯による本排列と歯肉形成のイメージをつかむ．

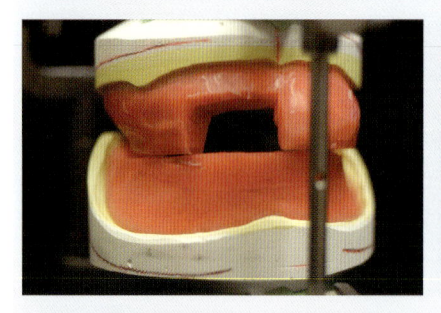

① 上顎前歯部の $\underline{3\,2\,1|}$ 相当部のワックスリムを切り取る．切り取ったまま一塊にして参考として残しておく．

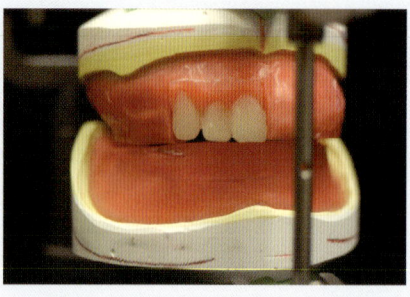

② $\underline{|1\,2\,3}$ のワックスリムも参考にして $\underline{3\,2\,1|}$ のワックスシェルをセット（排列）する．

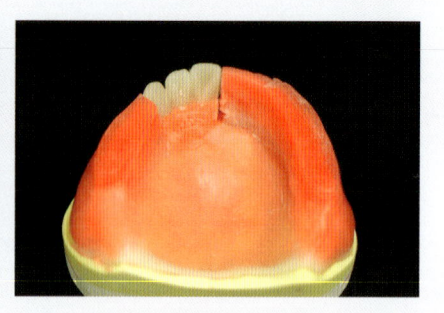

③ ②を咬合面後方から観察したところ．ワックスリムを修正したシリコーンコアを添えるのも有意義である．

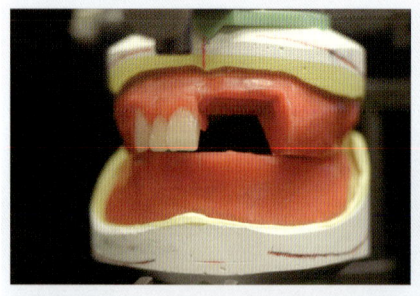

④ $\underline{|1\,2\,3}$ 相当部を切り取る．切り取ったワックスは排列終了まで残しておく．

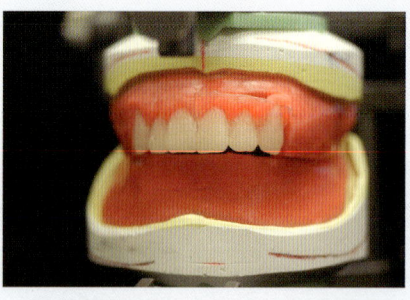

⑤ 排列ずみの $\underline{3\,2\,1|}$ を参考にして $\underline{|1\,2\,3}$ のワックスシェルを排列する．

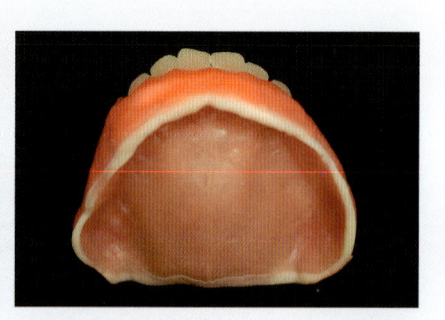

⑥ 粘膜面から唇側にかけての観察．$\underline{3\,2\,1|}$ に比較して $\underline{|1\,2\,3}$ は歯列がさらに前方にあることがわかる．

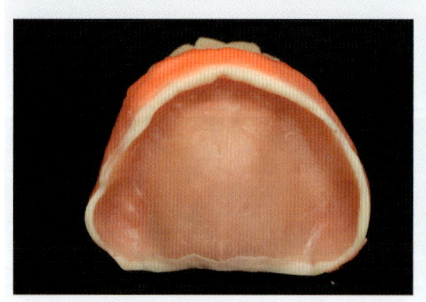

⑦ 観察する角度を変える．視点を変えることで見え方が変化する．それを組み合わせて立体化する．

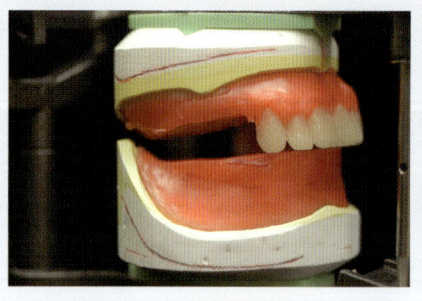

⑧ $\underline{7\,6\,5\,4|}$ 相当部を切り取る．模型側面の上下の顎堤状況も十分に観察しておく．

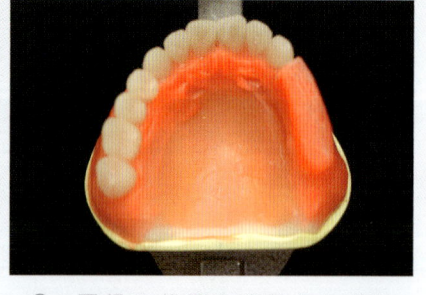

⑨ 顎堤の状況を確認しながら $\underline{7\,6\,5\,4|}$ のシェルを排列する．

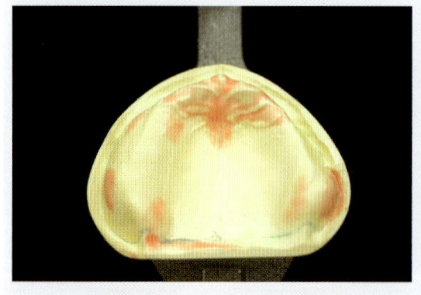

⑩ 右側に比較して左側が大きく吸収している．模型だけの情報ではこの吸収を回復するのは困難である．口腔内での口唇や顔貌との調和による咬合床の調整の重要性がよくわかる．

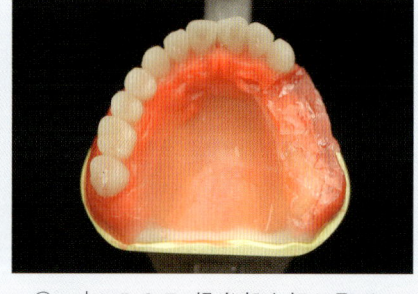

⑪ $\underline{|4\,5\,6\,7}$ 相当部を切り取る．$\underline{3\,2\,1|1\,2\,3}$ が左右非対称になっているが，この関係が臼歯部の排列に対しても大きな影響を与える．

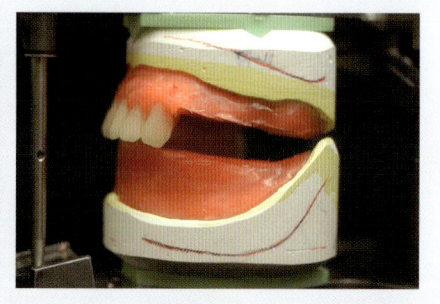

⑫ 同，左側面観．右側よりも条件が悪いことが認識できる．水平面観の顎堤の状況も含め検討することになる．

5 人工歯排列

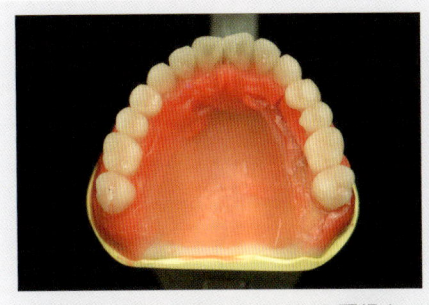

⑬ 切り取ったワックスリムと顎堤を参考にして |4567 のシェルを仮排列する.

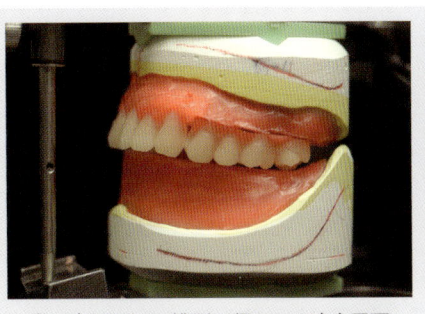

⑭ |4567 排列で得られる咬合平面では,上下顎の吸収した顎堤とさらに平行な関係が得られていることを示す.

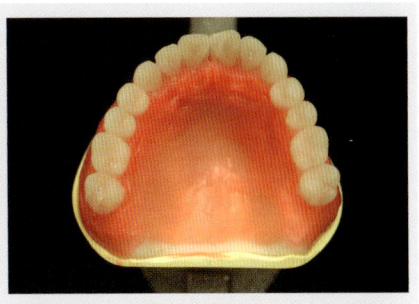

⑮ 模型の顎堤の状況と咬合床の情報でのワックスシェルの排列によりさらに有歯顎時のイメージが得られた.

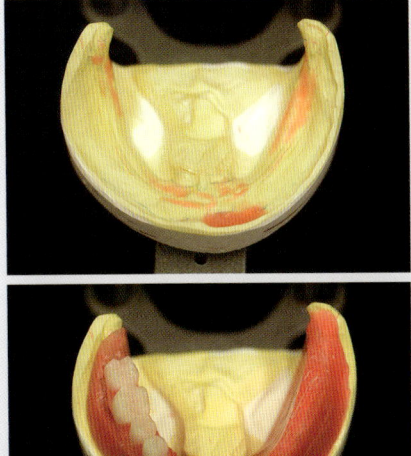

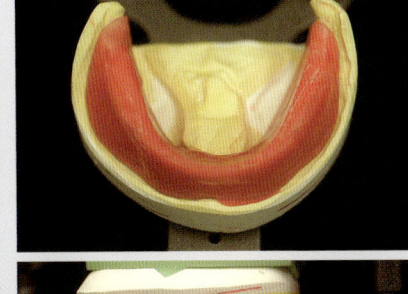

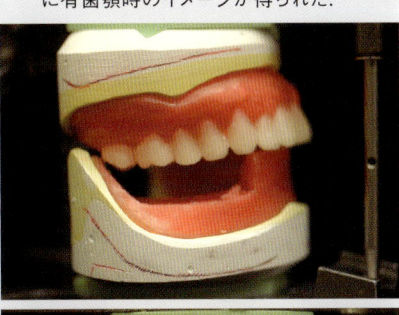

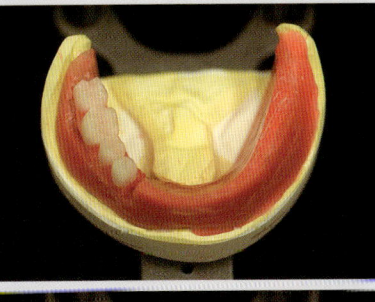

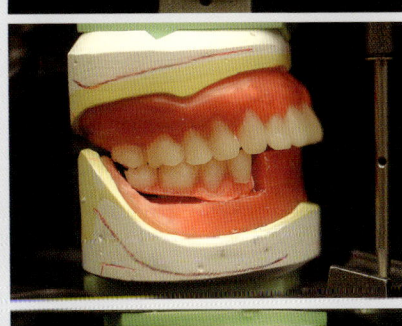

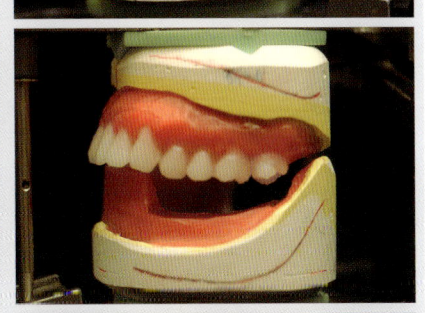

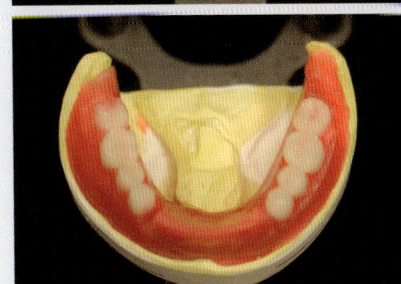

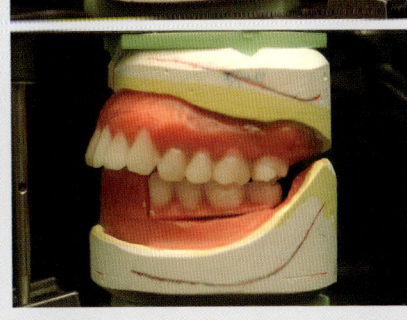

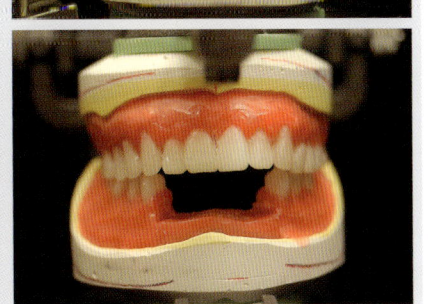

⑯〜㉔ 有歯顎時の歯の植立状況をイメージのうえ排列された 7⊥7 に対して下顎のワックスシェルを排列していく.

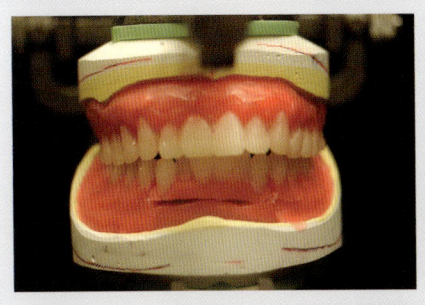

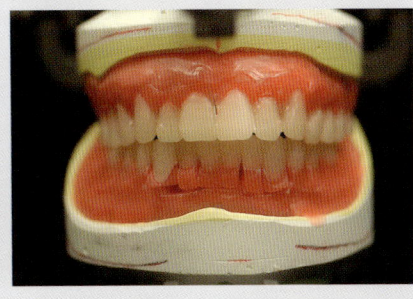

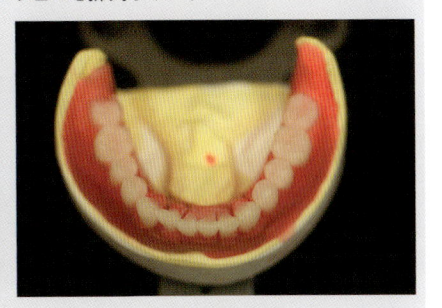

㉕〜㉗ ワックスシェルはさらに必要に応じて小さくカットしたり,歯冠を小さく修正を加えることが容易である.下顎人工歯はワックスモールドも臼歯から排列を行うが,下顎は上顎のようにいろいろなランドマークがないので,歯槽頂線と顎舌骨筋線とレトロモラーパッドを十分に参考にする.

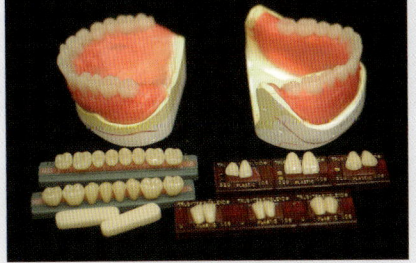

㉘ 排列のための「試作品」である有歯顎模型より作ったワックスシェル人工歯の排列と形成が終わったワックスデンチャーと,歯科医師により指示された人工歯とフラットテーブル.

Part3　患者の情報をそのまま写す　誤差のないラボワーク

▶Procedure 13　歯科医師により指示された人工歯を用いた本排列

　▶Procedure 10〜12 のステップを経て有歯顎時の歯の植立状態がイメージされたワックスデンチャーに，歯科医師により選択・指示された人工歯を排列する．各部位のワックスシェルの歯冠部のみを切り取り，さらに細部のイメージ・個性を加えながら人工歯に置換（排列）していく．

　ワックスシェルは歯科医師により指示された人工歯より大きめを選択しておくこと（▶Procedure 11 - ①）によりスペースが確保でき自由度が生じ排列に余裕ができる．

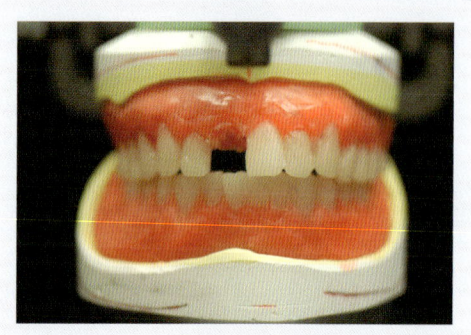

① 1| ワックスシェルを切り取る．

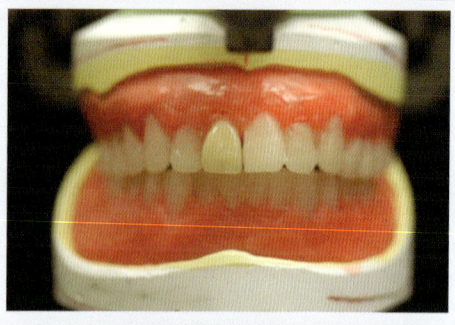

② 1| に歯科医師から指示された人工歯を排列とする．

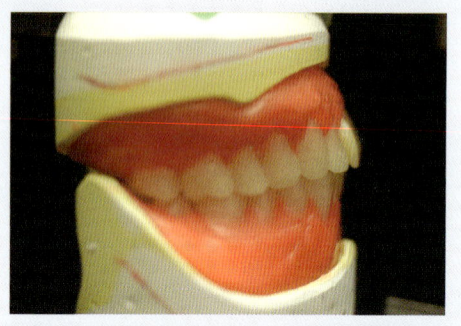

③，④　1| 人工歯を排列した際の側面観と咬合面観

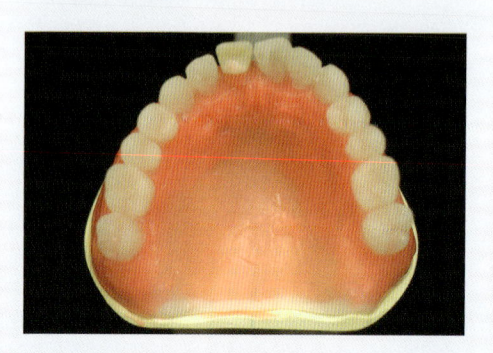

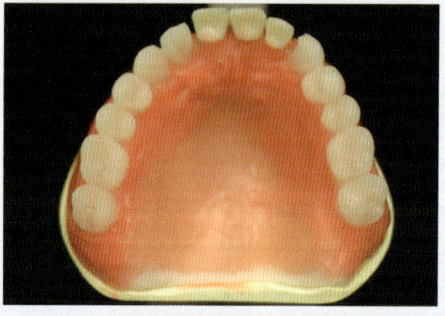

⑤，⑥　|1 2 のワックスシェルを切り取り，人工歯を排列した際の咬合面観および前頭面観

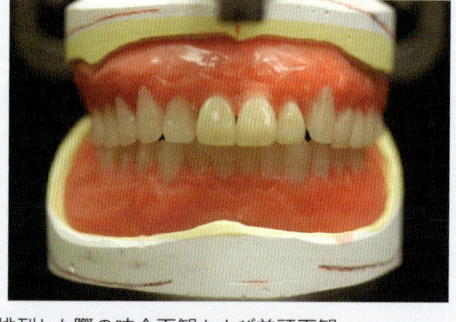

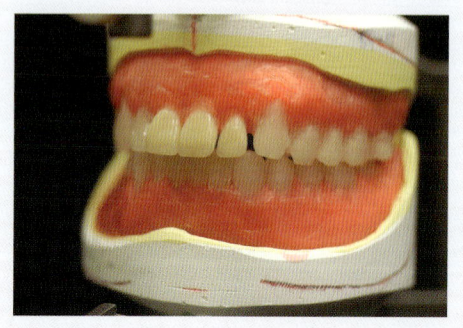

⑦　|1 2 間にはわずかな個性を与え，|1 2 3 を拡大傾向とすることにした．

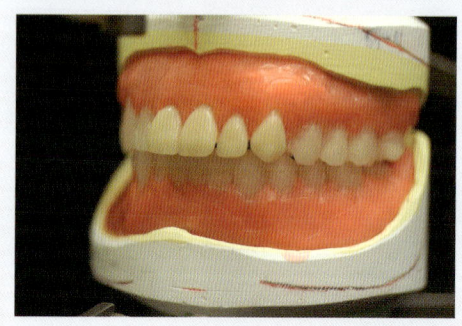

⑧　|3 ワックスシェルを切り取り，さらに |2 3 隣接面の接触が甘くなるよう |3 人工歯を排列した．人工歯はゆったりと排列したほうが自然感が得られる．

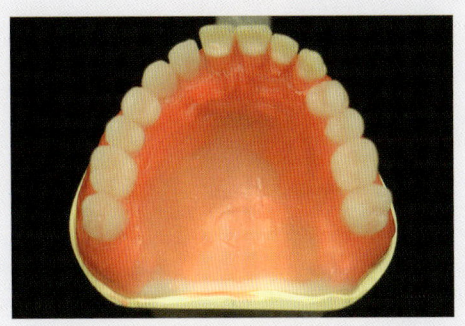

5 人工歯排列

⑨ 1|123 の人工歯が排列された咬合面観．ワックスシェルは歯科医師から指示された人工歯より大きめのものを選択しているので，排列に余裕ができる．

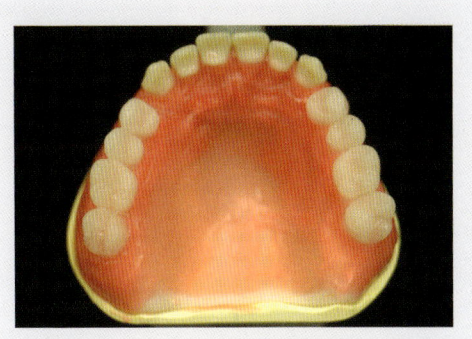

⑩ 32| のワックスシェルを切り取り，人工歯を排列．

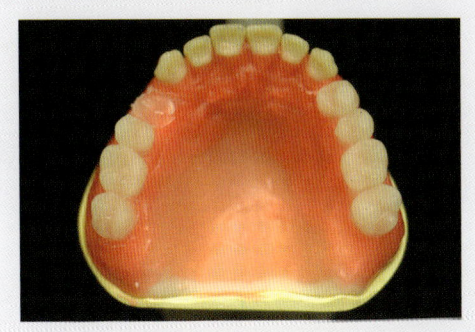

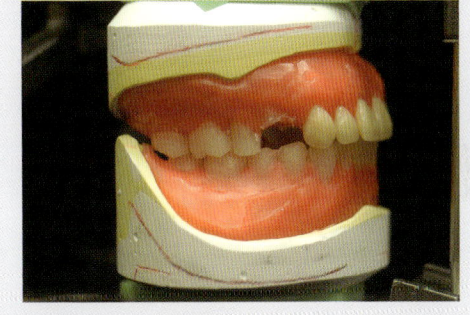

⑪，⑫ 4| のワックスシェルを切り取り，上下顎の対顎関係を十分に観察する．

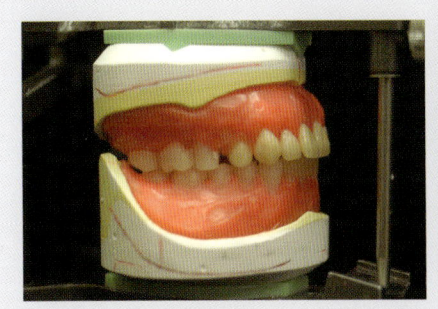

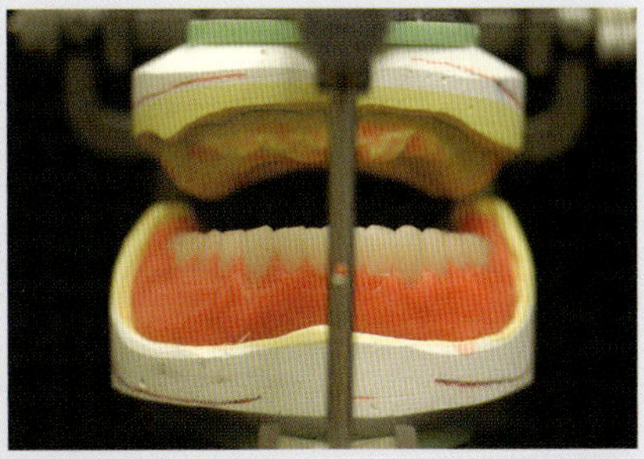

⑬ 4| 人工歯を排列する．

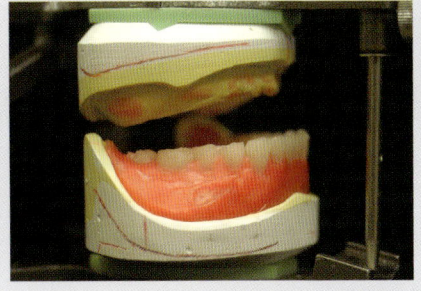

⑭，⑮ 下顎シェル人工歯の咬合平面と上顎顎堤の状況

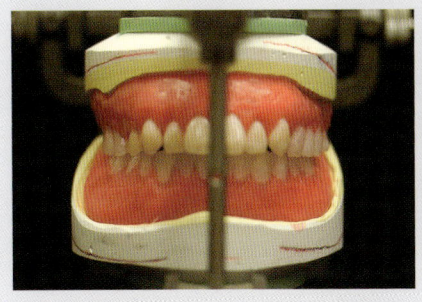

⑯ 4321|123 の人工歯が排列された上顎ワックスデンチャーと，ワックスシェルによる下顎ワックスデンチャー

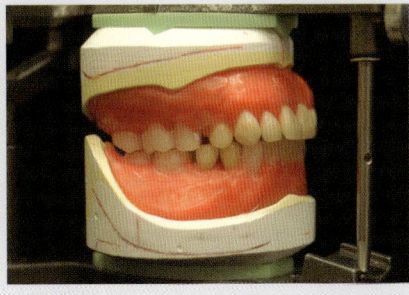

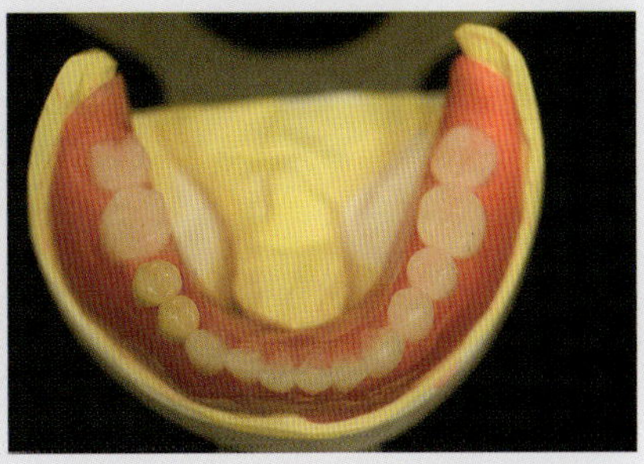

⑰，⑱ 4| に対して 54| の人工歯を排列する．十分な舌房の確保の中で力学的な安定も得られるように，咬合面は顎堤の耐圧面と平行になるようにする．

141

▶ Procedure 13 （続き）

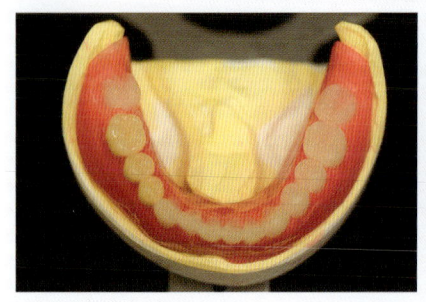

⑲ $\overline{6|}$ の排列

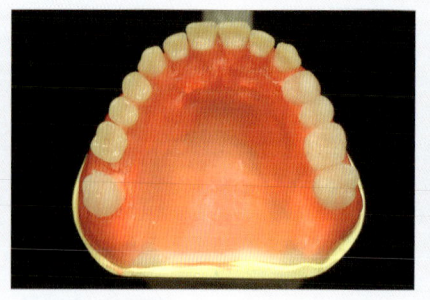

⑳ $\underline{6|}$ の排列

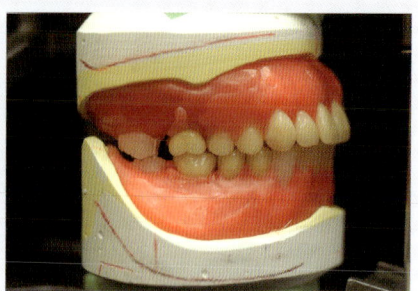

㉑ $\dfrac{654|}{\overline{654|}}$ の対合関係

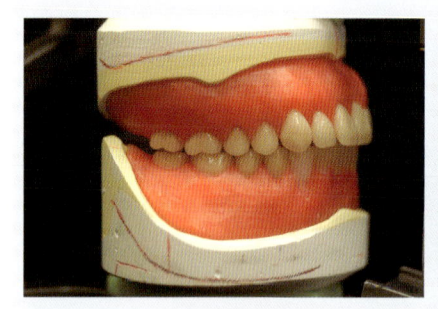

㉒ $\overline{7|}$ と $\overline{|7}$ の人工歯を排列

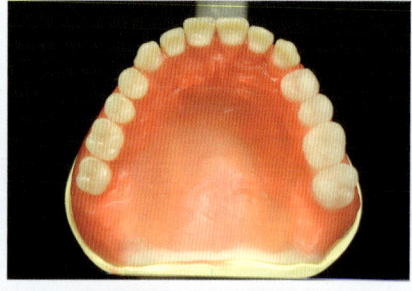

㉓ 上顎顎堤との関係を観察しておく．

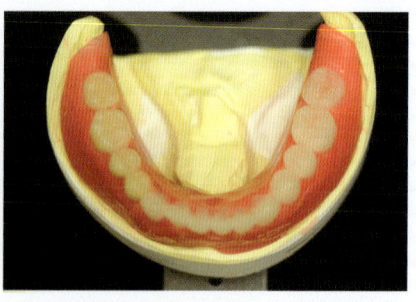

㉔ 下顎の舌房を十分にイメージする．

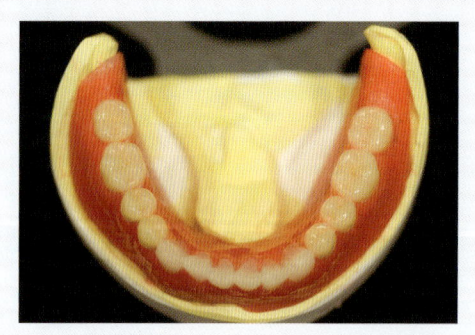

㉕ $\overline{|4567}$ の人工歯を排列が終わったところ．排列の順序は右側と同様である．

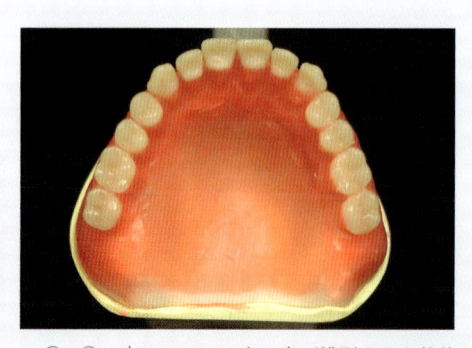

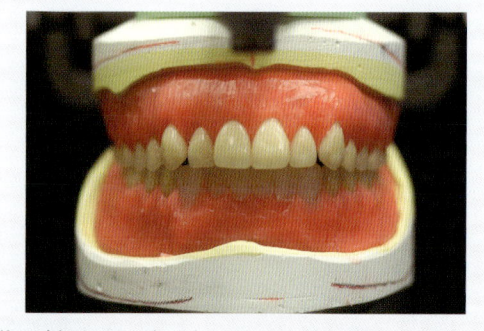

㉖，㉗ $\underline{|4567}$ の人工歯が排列された状態．最後に適切なオーバーバイトとオーバージェットを与え，$\overline{3|\overline{+}3}$ の人工歯排列を行い，口腔内試適を行う（本図はまだワックスシェルである）．

6 歯肉形成

デンチャースペースを満たし適正なリップサポートを得るための有歯顎時の歯肉形態の再現

咬合採得時に調整が加えられた咬合床はデンチャースペースであり，咬合採得で得られた空間はマウスボリュームといえるものである．咬合床の咬合堤には人工歯を排列する位置的情報が検討・検証され，そのスペース内に審美性と生理的な調和に加え力学的な要素も満たされた人工歯排列が行われたならば，特に唇側面と頬側面が作り出す人工歯の歯面から，印象採得によって得られている床縁部の位置と厚みまでの間の口腔前庭部における口唇と頬粘膜との機能的な関係を義歯床研磨面にいかに作り出すかということが歯肉形成の意味となる．

歯肉形成は，機能的にはデンチャースペースを満たし，頬や舌の運動が十分に行える力の中立帯（ニュートラルゾーン）に義歯を位置させる手段であるが，前歯部においては口唇を審美的に支持（リップサポート）できる位置と形状を確保することが主たる目的である．

顔貌や容貌を満たすには適正なリップサポートが必要であり，口唇や頬粘膜を有歯顎時と同等の位置や形状に支持したうえで，舌との関係で発音や咀嚼が機能として発揮できる位置に人工歯を排列する．歯肉形成もこれとほぼ同じ目的により人工歯面から移行するように行うが，上顎の口蓋面は特に発音時に大きな影響を与えるといわれ，人工歯の排列と同様に有歯顎時の普遍的（平均的）な歯肉部の形態が基本となるので，解剖学的な歯肉の構造と外形を最低限会得しておく必要がある（162頁のColumnで後掲）．その基本的形態を排列に使用した人工歯のそれぞれの個性的形態の歯冠および歯面と，形成する歯肉部が調和したオーガニックな曲面形態としての形状を有するように義歯床辺縁部まで移行することが大切である．

特別な場合・症例でなければ，総義歯を装着していて口唇から見えるのは通常，歯すなわち人工歯のみであり，臨床的にもいかに歯肉が見えないように作るかが求められるが，会話をしたり大きく笑えば歯肉部が見えることになるので，歯頸部とその周辺に対しては，それぞれ使用した人工歯の形態（カントゥア）に合わせた自然な移行形態にして形成する（図Ⅲ-17）．

この自然らしさを求めるには，やはり解剖学が示す普遍的な形態を与えると自然らしく見えることになるので，辺縁歯肉，付着歯肉，歯槽粘膜の特徴を把握し細部までの解剖学的な形成と，

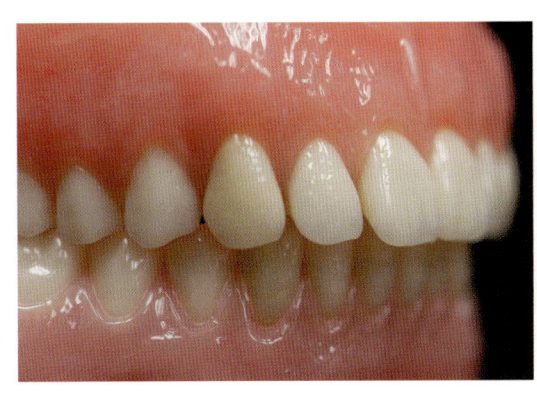

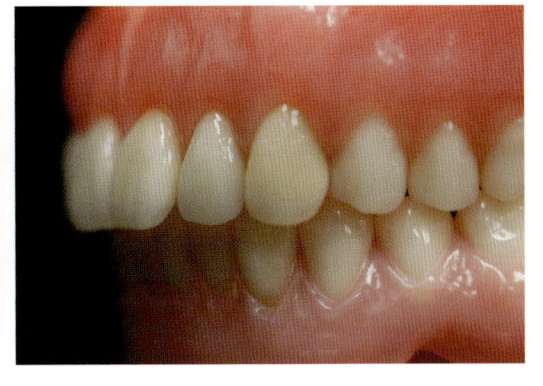

図Ⅲ-17 人工歯の歯面 - 歯頸部 - 義歯床縁にかけての自然な移行を図った歯肉形成例

Part3 患者の情報をそのまま写す　誤差のないラボワーク

さらにということであれば，それぞれの歯肉境界である遊離歯肉溝や粘膜歯肉境界溝などが認識できるレベルまで形成することによって，よりリアルさ（実物そのままであるという感覚）が得られる．

　義歯は，芸術的な創作物とは異なり，失われてしまったが本来そこに備わっていた器質を再現するものであり，見た目のリアルさは，いかに細部まで生体の形や色を模倣するか，できあがっているかによって生じるものである．ただしあまりにもその特徴を誇張すると，病的な歯肉の感じが生じ，グロテスクになるとともに，汚れやすい形状にもなるので注意する必要がある．

　なお，義歯が口腔内に装着されている場合には，通常では歯槽粘膜部まで見えることはないはずであるが，口唇などを引き上げ鏡で注視したり，可撤性であるので患者が手にとって見ることもあり，そのときにも清楚で美しい感じを出すには，デンチャーステインテクニックやレジンの色調を3層ほど重ねグラデーション効果を与える手法がある（デンチャーカラーリングテクニック；155頁より後述）．

　歯肉形成においては，患者の舌や口唇，頰粘膜の機能的な口腔内の情報を，シリコーン印象材を用いて排列したワックスデンチャーの歯面および研磨面に転写して，適正なデンチャースペースとリップサポートの確立を図る．

　ソフトワックスなどを用いてデンチャースペースの位置やマウスボリュームの位置を確認した咬合床を用いて人工歯排列を行ったが，その人工歯排列によって咬合再構成されたワックスデンチャーを用いてさらに口唇や頰粘膜の動きの記録と密着状態などの機能的関係を得るためには，流れのよいシリコーン印象材を義歯の歯面やpolishing surfaceなどに薄く塗布して口腔内において機能運動を行い転写する．その情報をワックスデンチャーに写し採るステップを
▶ Procedure 14〜16 にて紹介する．

▶ **Procedure 14**　人工歯排列後のワックスデンチャー試適およびシリコーン印象材のウォッシュとアルタードキャストによる義歯研磨面（polishing surface）の形態の再現

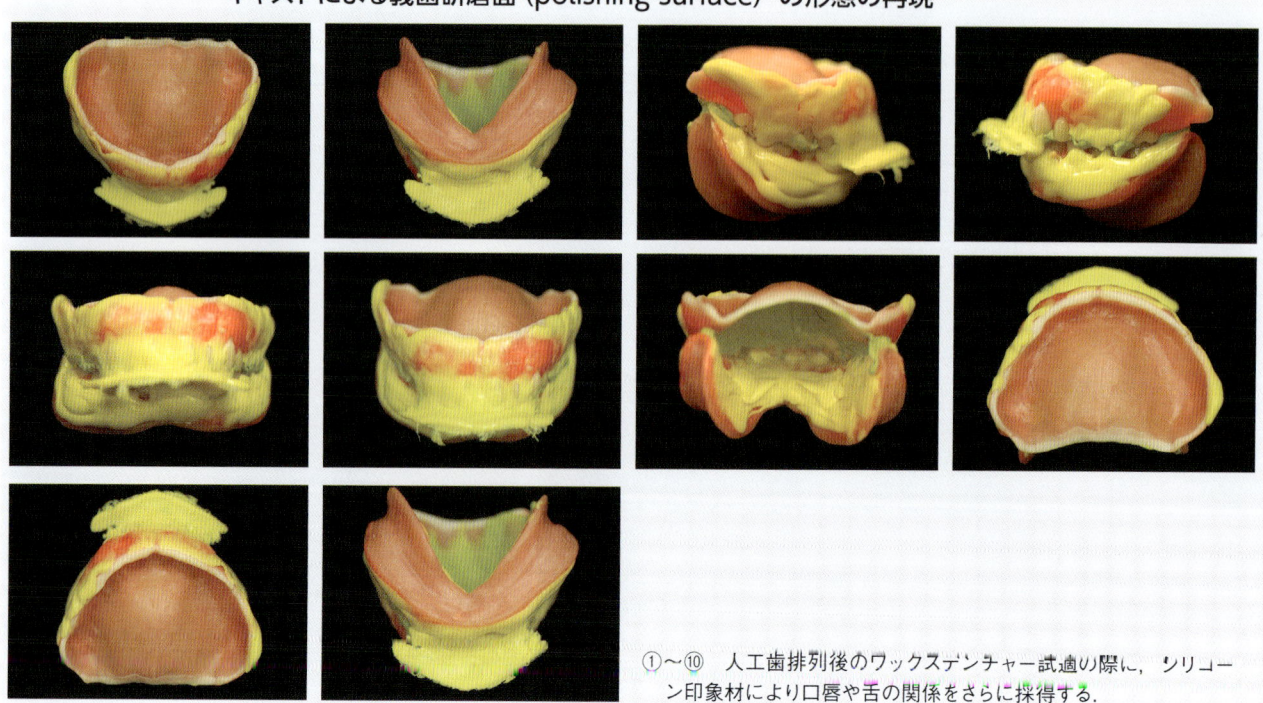

①〜⑩　人工歯排列後のワックスデンチャー試適の際に，シリコーン印象材により口唇や舌の関係をさらに採得する．

6 歯肉形成

▶ Procedure 14 （続き）

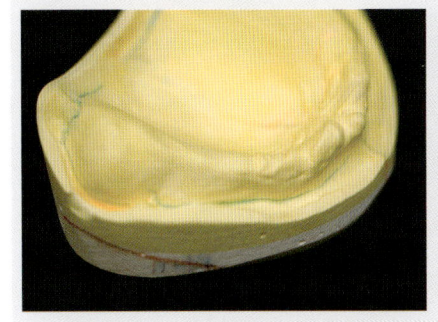

⑪ シリコーン印象材で得られた粘膜との関係を模型面にアルタードキャストするとともに，polishing surface もワックスで修正する．模型の削除を行う．

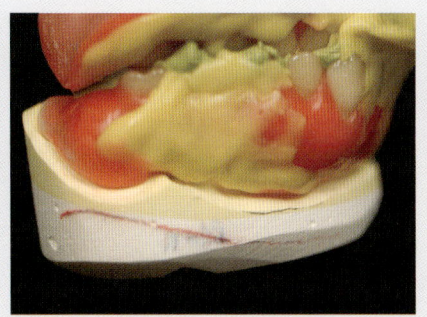

⑫，⑬ 同，模型にワックスデンチャーのが確実に装着できるように，そして石膏を注入できるスペース（1～2mm）が得られるように模型面を削除することになる．

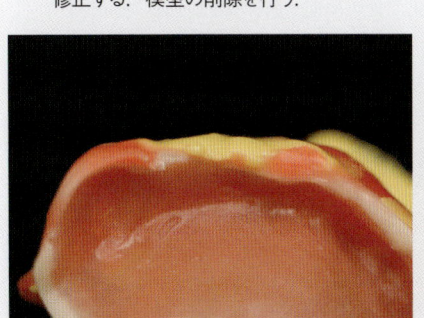

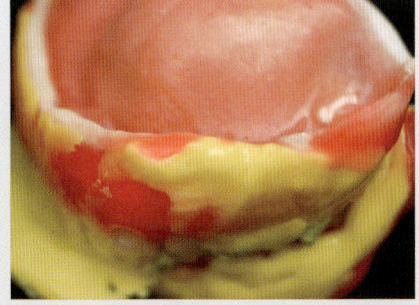

⑭，⑮ 印象材の不足部はワックスにより形成する．

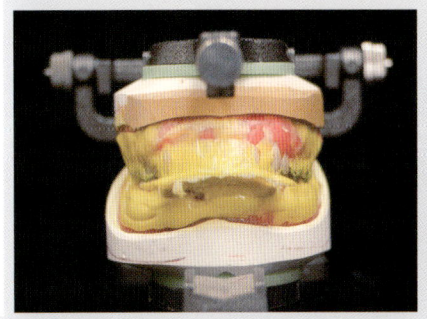

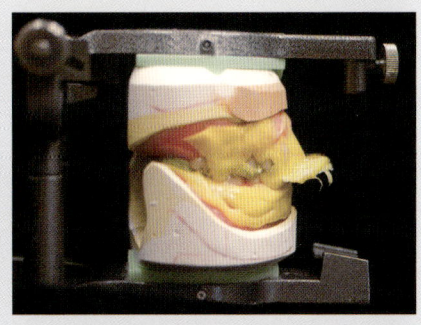

⑯，⑰ アルタードキャスト．模型を水に浸漬後，少量ではあるが真空練和を行った超硬石膏を削除したスペースに注入する．

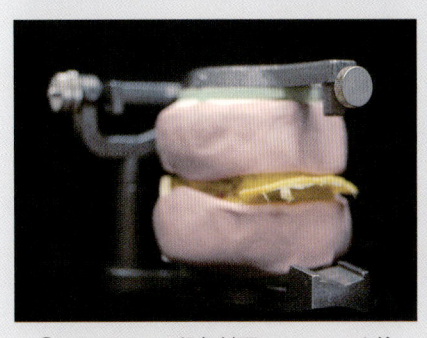

⑱ シリコーン印象材面にワセリンを塗布した後，パテ状シリコーンにより polishing surface 部のコアを採得する．

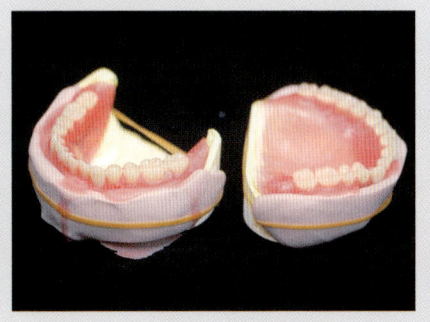

⑲，⑳ シリコーン印象材を除去し，シリコーンコアのトリミングと固定を行い，生じているスペースにパラフィンワックスを流し込み，polishing surface の形態を追加修正する．

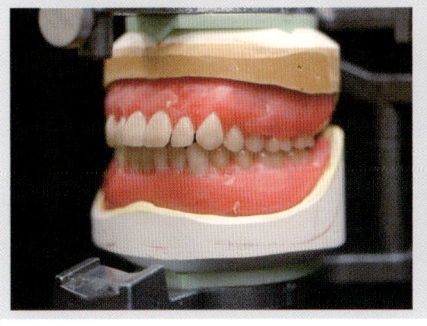

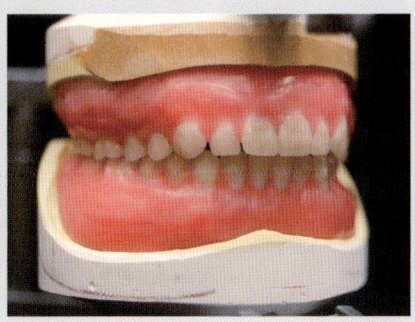

㉑，㉒ 得られた外形を人工歯の歯面と調和するという関係で移行的になるようワックスの追加も含めて調整する．

Part3 患者の情報をそのまま写す 誤差のないラボワーク

▶ Procedure 15　polishing surface への歯肉形成

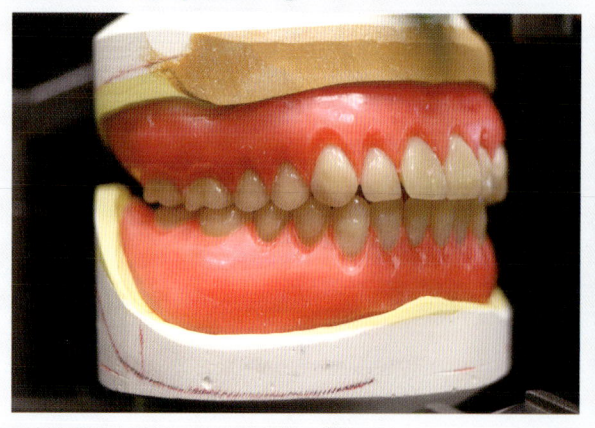

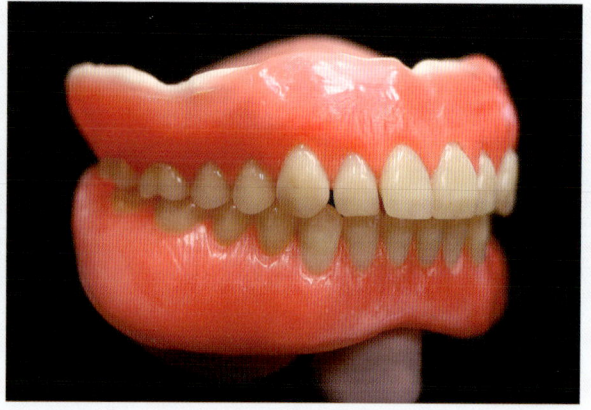

①,②　シリコーンコアを用いて豊隆が追加された polishing surface と排列されている人工歯の歯面とさらにスムーズに移行するように歯肉形成を行う．

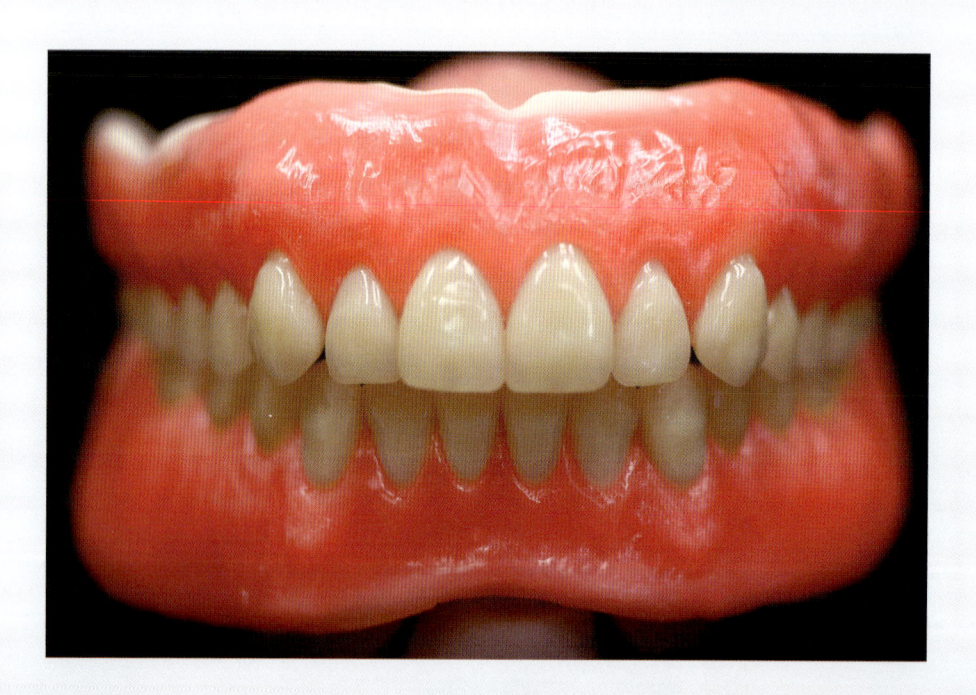

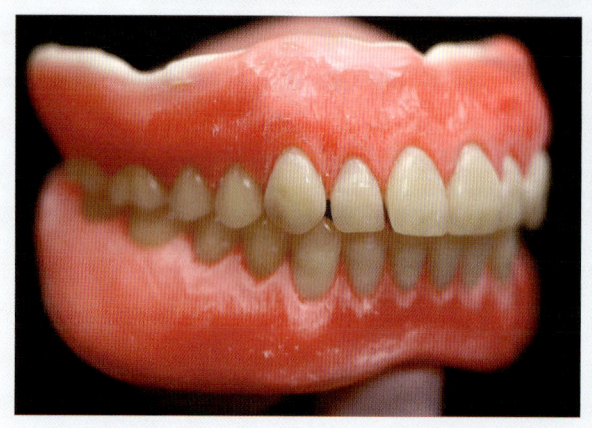

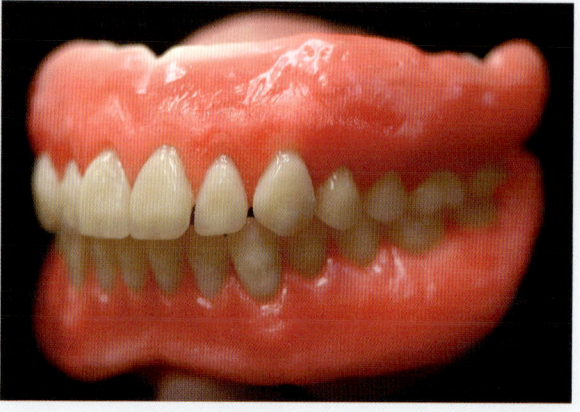

③〜⑤　細部にわたり歯肉形成を進める．使用した人工歯の歯面外形によって調和する歯肉形成が違ってくるので，逆に歯肉部の位置情報が変わると人工歯の歯軸方向を変える必要も生じる．そして必要ならば再度辺縁歯肉・付着歯肉などの形成を行うことになる．

6 歯肉形成

▶ Procedure 16　上顎義歯口蓋部の歯肉形成

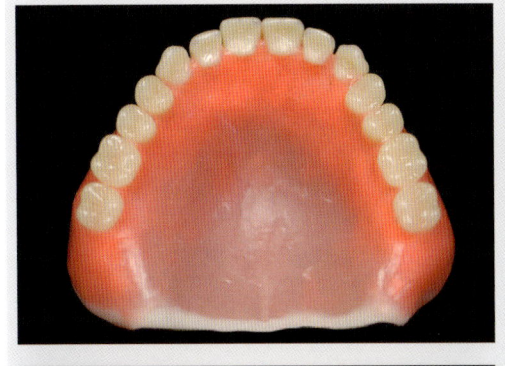

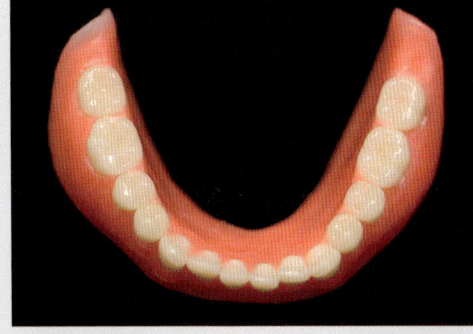

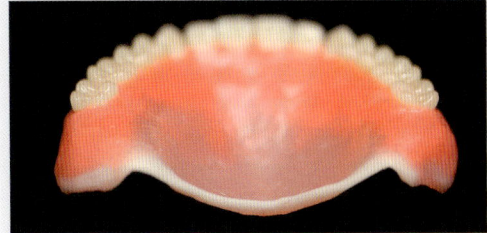

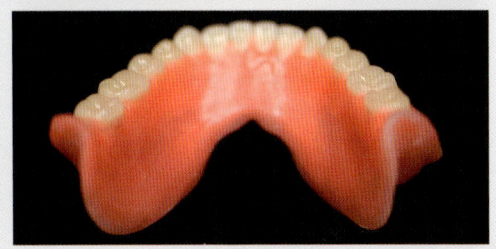

①〜④　唇頬側および舌側・口蓋側の歯肉形成終了時のワックスデンチャー．

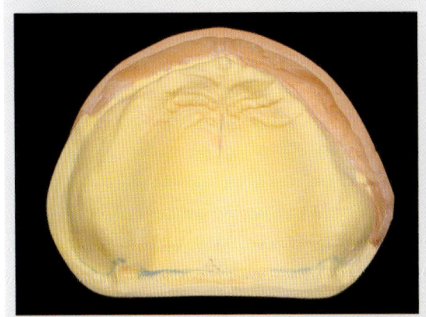

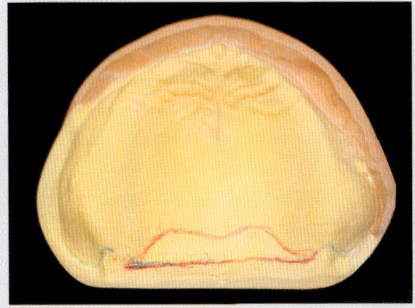

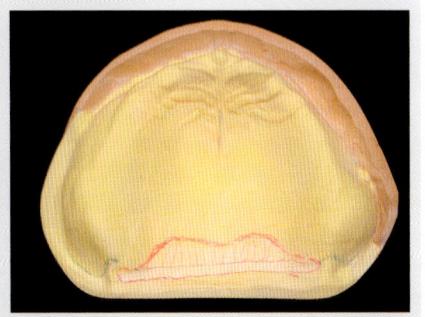

　舌と口唇・頬との協調した運動によって咀嚼運動や発音が行われるので，ニュートラルゾーンに排列された人工歯を中心にして，頬舌の両側から十分に機能が行える必要がある．特に義歯床後縁の，上顎では翼突下顎縫線付着部周辺，下顎ではレトロモラーパッドの周囲は舌と頬が相対するエリアであり，十分な観察とイメージ形成が必要となる．

⑤〜⑦　アルタードされた上顎模型にポストダムを形成する（本来は口腔内で付与されるものである）．

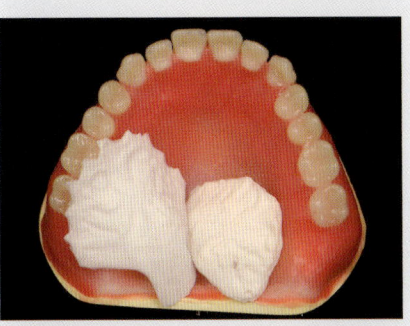

⑧　シリコーンシートの大きさを選択する．
【シリコーンシートの製作法】
　口蓋皺襞などが解剖学的である有歯顎模型上にバイトワックスを圧接し適切にトリミングを行い，その上に石膏コアを作った後にワックスを除去して，両面の石膏の間にフィットチェッカーなどの強度があるシリコーン印象材を入れ，圧接形成して作っておく．

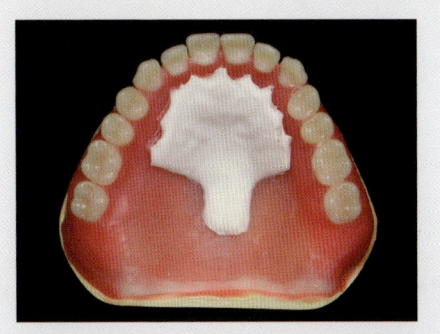

⑨　S字状カーブなどの形成を行った口蓋部にワックスを薄く塗布したシリコーンシートを圧接する．

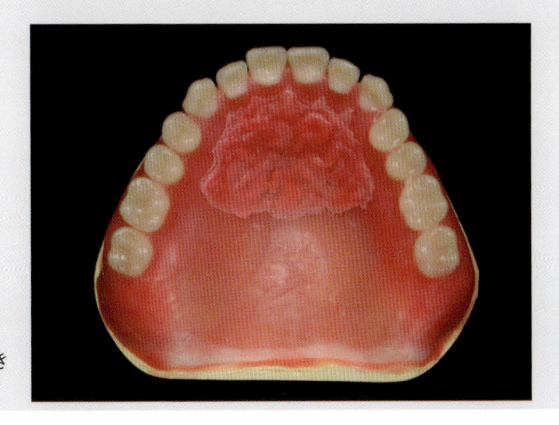

⑩　圧接したワックスを移行的に焼き付け口蓋部の歯肉形成完了．

147

Column　総義歯製作における生体の形態と機能の再現

――生体の観察と咬合器・咬合理論・人工歯

　ヒトが人工歯を創り出したのは2000年以上前とされているが，近代になって咬合器を考え出し，現代に至るまでに金属製の咬合器を造り出すことによって，顎機能としての動きや働きとその位置的関係や仕組み（構造）の細部まで観察し，生体の動きや位置的関係を咬合器に正しく移し換えるために，ゴシックアーチやフェイスボウも作り出した．これらの積み重ねによってさらに咬合器を生体の動きに近づけるとともに，咬合に対する考え方も発展させてきたと思われる．そして咬合器上で咬合理論も考慮に入れて咬合面形態や嚙み合わせをデザインした人工歯を造り出すとともに，総義歯学を集大成したのはGysiだといわれているが，それ以降も生体の観察が進められ，考え方も進められている．
　多様な生体と，それ以上に多様な症例に対応するために，現在では多くの咬合器と咬合理論と人工歯があり，かえってどの人工歯をどの咬合器と咬合理論を用いて，どこに排列をしてどのように嚙ませるかという選択の難しさが生じている状況かもしれない（図A）．

――生体の形態と機能を再現する歯科技工

　総義歯製作は実務としても，印象採得・咬合採得・人工歯の排列と削合，そして重合成型精度と総合的な力量が必要とされる歯科技術であるといえる．技術は理論よりも目の前の患者の事実が優先されるべきである．自然に生じることがないモノ作りには，自然の塊である生体を正しく認識するとともに，モノである総義歯が生体と調和するためには，自然現象に沿った働きでの接着力や支持力が得られる印象採得を行い，生体と同じメカニズムで動かすことができる咬合器に，一人一人の患者の下顎頭と歯列の位置関係を正しく移し換えたうえで，さらに生体の対顎関係をより正しく移し換える咬合採得が最も重要だといえる．
　そして咬合採得が行われた咬合床には，どこにどのような大きさや形状の人工歯を排列すべきかという情報が組み込まれていなければならない．正中線や口角線など印記以前に上下顎の咬合床に対して十分な調整が加えられるべきものである．それは有歯顎時により近い歯列の位置か，あるいは有歯顎時が不正咬合であったので新しく求める歯列の位置であるかもしれないが，まず顔貌と調和した審美性と生理的なこと，そして患者の感覚に違和感なく十分に受け入れられる位置的関係が必要であり，具体的には頰と舌と顎が協調して発音や咀嚼や嚥下機能ができる位置関係が示されている必要がある（図B）．
　それらの条件の中で，粘膜面と義歯床が唾液を介して，より安定して機能できうる力学的な関係を与えながら，人工歯排列と歯肉形成を行い，印象採得で得られた型と咬合採得で得られた位置をよりよい精度で再現できる重合を行ったうえで，十分な咀嚼運動と限界運動時に，咬頭干渉や早期接触なく下顎運動ができるように人工歯の削合を行うことが歯科技工の役目となる．

　①〜⑯には，Gysiの歴史的な背景の中においてGerberが造り上げた，顎機能をメカニズムとして再現するべく開発したコンディレーター咬合器に対して，フェイスボウとゴシックアーチを用いて上下顎模型を装着し，臼歯部にコンディロフォーム人工歯を排列した症例を示す（平岡秀樹先生の症例）．

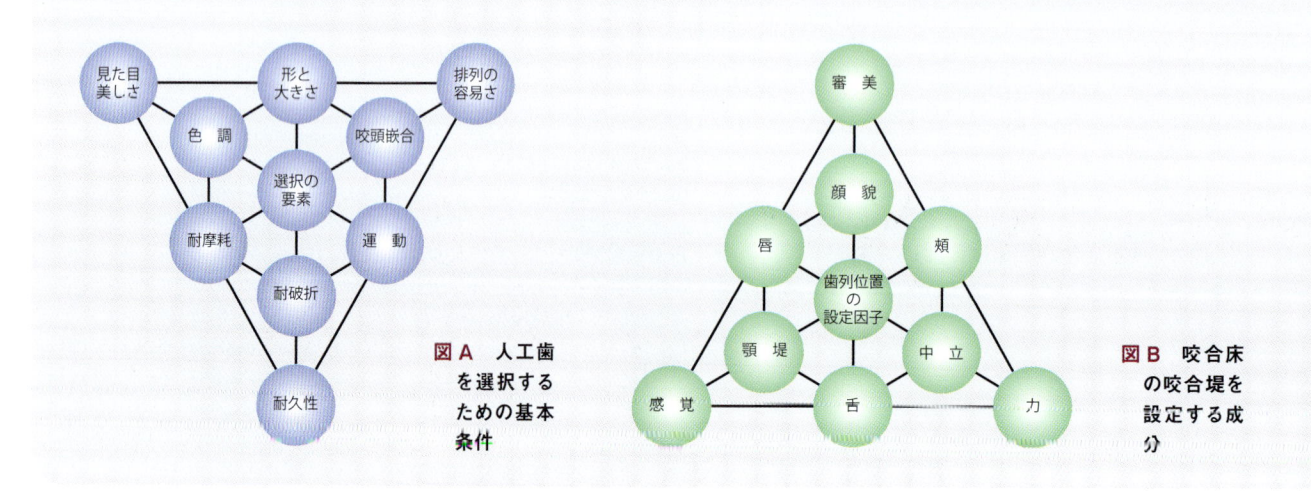

図A　人工歯を選択するための基本条件

図B　咬合床の咬合堤を設定する成分

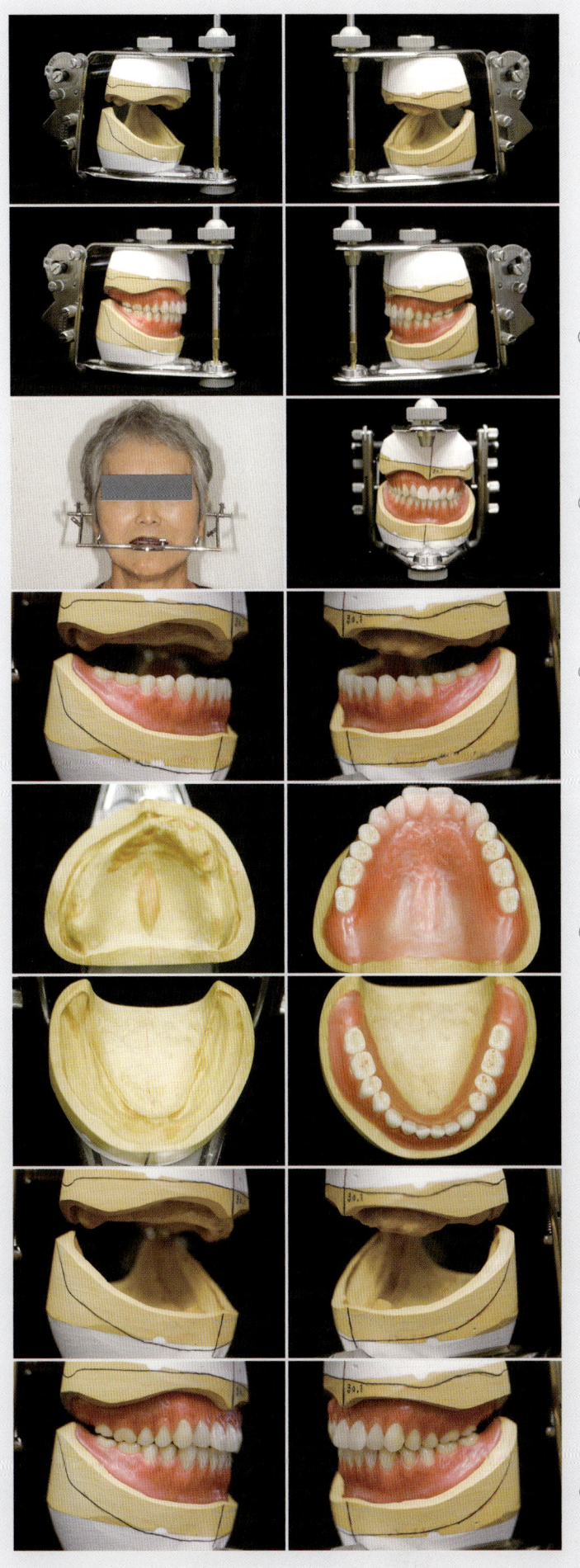

①〜④ コンディレーター咬合器にフェイスボウにより装着された上下顎模型と，コンディロフォーム人工歯が排列されたワックスデンチャー．

⑤，⑥ 下顎運動を最優先させるので，生体の下顎頭と下顎歯列（顎堤）の位置関係が咬合器の顆頭と下顎模型の位置関係となるので，咬合器の正中線と咬合平面とは必ずしも一致することはない．

⑦，⑧ 下顎の顎堤の吸収が大きく顎骨の幅も狭く，さらにレトロモラーパッド前方の顎堤傾斜が大きいので，顎堤の矢状面傾斜に下顎の咬合平面を可能な限り平行とする．7|7 相当部の傾斜は調節彎曲では調整できないので 7|7 とは咬合接触させない．

⑨〜⑫ 下顎の吸収状況と下顎骨の頰舌幅径と人工歯排列位置を図Bを参考にして十分に観察していただきたい．
基本的にはそれぞれの条件に可能な限り合わせたうえで，人工歯の咬合面が咀嚼圧をいかに直下の顎堤に垂直力として伝達できうるかということが重要となるので，直下の顎堤形状に対して咬合面を平行となるように努力する．
最終的には 321|123 の舌側面には歯冠用硬質レジンを用いて，ごく軽く 321|123 と咬合接触を与えて下顎義歯の安定を図る．

⑬〜⑯ 上下顎模型と人工歯を排列したワックスデンチャーを示す 7|7 は人工歯を接触させていない．中心咬合位をマーキングしておく．

7 重合〜咬合調整〜研磨

床用レジンの熱膨張係数と重合成型精度の関係を理解する

　無歯顎総義歯がやわらかい口腔粘膜に唾液を介して義歯床が密着する，そして噛み合わせの位置を正しく再現し，口腔内での発音や咀嚼や嚥下あるいは発語などの機能を得るには，印象採得や咬合採得で得られた形状や位置関係，さらには人工歯排列や歯肉形成で作り出された形態や噛み合わせの接触関係を，いかに変形・変位させることなく精密にレジンに置換（重合成型）するか・できるかということになる．

　歯科用のアクリルレジンは，粉末のポリマーと液体のモノマーを混合して反応させることで成型できる．この反応は，加熱重合レジンでは熱を加えることによって起こるが，自ら化学的に反応を始める常温重合レジンにおいても，重合時間を短縮するとととともに十分な反応を生じさせて重合度を得るためにはやはり加熱する必要がある．

　レジンはもともとのモノマー（液体）で得られたものをポリマー（固体）にするためには一度重合させる必要があり，このときに大きな収縮が生じる．モノマーを少なくすれば重合反応による収縮は少なくなるので収縮を少なくするために歯科の成型においてはモノマーとポリマー（モノマーからすでに粉体・球状にポリマーとしたもの）を混和する手法を用いている．そしてレジンは熱や化学反応によって重合を開始するが，重合が始まるとレジン自体も反応熱によって発熱する（直径3cmぐらいの塊を実験で重合させるとその塊は空気中であれば80℃前後の温度となる．この温度はレジンの体積や周りの環境によって大きく左右される．詳しく解説すると歯科理工学の教本となってしまうので省略する）．

　いずれにしても物質はそれぞれ熱膨張係数というものを持っており，アクリルレジンは（81×10^{-6}/℃）という数値をもつ．これは，石膏や石膏模型（$8〜10 \times 10^{-6}$/℃）の8〜10倍の値となるので，重合温度あるいはガラス転位点温度から常温（口腔内温度）まで冷却されるときに大きく収縮することになる．

　たとえば100℃で重合したものが35℃（口腔内温度）まで冷却されるとその差は65℃となるので，$65 \times$（熱膨張係数の81×10^{-6}）$\times 100$という計算式で収縮率が得られる．$81 \times 10^{-6} = 0.000081$なので，収縮率は$65 \times 0.000081 \times 100 = 0.5265\%$という大きな値となる．しかしガラス転位点からの収縮という考え方もあるので，この考え方に添えば，アクリルレジンのガラス転位点は75℃とされているので$75 - 35 = 40$℃，$40 \times 0.000081 \times 100 = 0.324\%$の熱収縮率ということになる．

成型精度のよいレジン床を得るための重合操作

　アクリルレジンの収縮率の実体は，以上のような程度と思われるが，いずれにしても成型精度のよいレジン床を得るための方法としては，以下に留意する．

　① モノマー（液）は重合収縮が大きいので，すでにモノマーから重合により得られたポリマー（粉）と混和して用いるが，可能な限りモノマーの量を少なくする（混液比w/p）．

　たとえば，化学重合レジンを用いるにしても，流し込みであればw/p＝7/10，注入や圧入での使用であればw/p＝5/10となり，この20％のモノマー量の差が成型精度に大きく影響する．

注入時期・圧入時期あるいは餅状時期の違いは，どれだけ重合が進行した時期で型に入れるかということにより，これも収縮量に影響を与えることになる．

② 義歯床となるフラスコ内の空間に，石膏やフラスコの変形の生じないレベルで加圧してレジンの収縮分を多めに塡入することでレジンの重合反応による収縮分をあらかじめ補償しておく＝そのためには強固なフラスコと硬い石膏を用いる必要がある．

加熱重合レジンにおいては適切な餅状のレジンを十分にプレスし，最終的に重合収縮分相当のレジンを追加してパッキングを行う．

この目的のため，埋没時に一部シリコーン印象材（ショア硬度で示される硬化硬度が高くゴム状となるタイプ）を活用し，シリコーンゴムの弾性や大きな熱膨張によって重合時にpolishing surface側からさらに加圧する方法なども提案されている．

常温重合レジンの流し込みレジンでは十分な補償ができない．それはプレッシャーポットで2気圧に加熱するが，内部の気泡を除去あるいは小さくする程度である．空気圧でスプルーを付与しての圧入も大差がないと考えられる．機械式などで重合がゴム状となるまで大きな力で加圧を継続することが必要であるが，これも限界がある．

③ 重合温度を可能な限り下げる．

加熱重合レジンであれば，70～75℃が最低限の温度となる．ただし重合度（よりよく重合させる）を得るためには（48時間～24時間あるいは24時間～8時間）の長時間加熱の加熱を要する．常温重合レジンでは2気圧下で55℃・30分加熱とされているが，45℃で長時間加熱とするとさらに改善される（最終的な熱収縮は作業用模型の硬化膨張で補償する以外ない）．

④ 加熱重合レジンではレジン全体が爆発的に重合が開始されてしまうので，どこから重合させるのか，どの方向に重合させるかなどのコントロールを与えにくいが，化学重合レジン（ヒートショックレジンも含む）では，熱が早く伝わったところから重合が開始される傾向がある．

したがって化学重合レジンでは，模型面（義歯床の粘膜面側）からより早く熱が伝わるようにすることで模型面によりよい適合性が得られるようだ．

▶ Procedure 17 に治療用義歯製作過程における埋没・重合操作の流れを示す．この中で行っているデンチャーカラーリングの手順については，次項目（155頁～）で詳述する．

▶ **Procedure 17　治療用義歯製作における埋没・重合操作の流れ**

フラットテーブルを用いない手法の治療用義歯である．

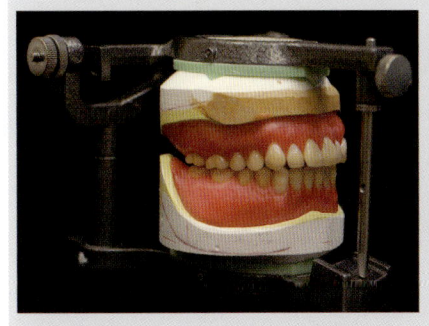

① 指導ピンで1mm強バイトを挙上する．
② 7654｜4567 咬合面にワックス分離材を薄く塗布する． 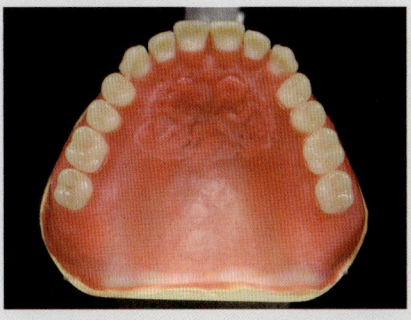
③ 7654｜4567 咬合面にパラフィンワックスを用いてテーブルを形成する．

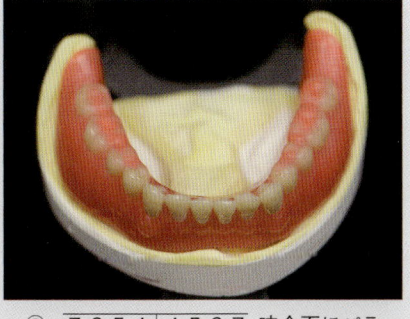

Part3 患者の情報をそのまま写す 誤差のないラボワーク

▶ Procedure 17 （続き）

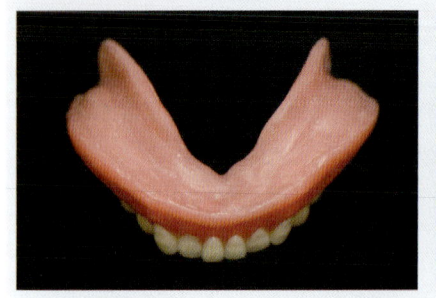

④ 下顎義歯床の内面にコーソフトのライニングスペース（バイトワックス1枚分；1mm）が確保されている．

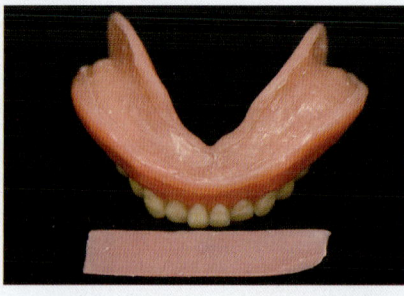

⑤ スペース分のワックスを除去して粘膜面に再度石膏を注入し，重合用模型を作る．

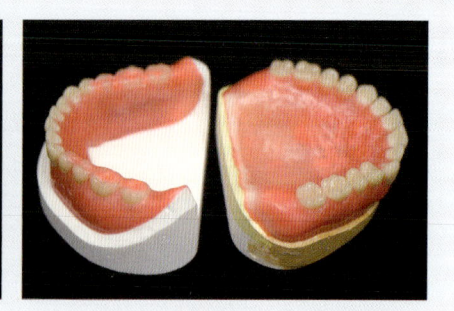

⑥ 下顎は再注入された重合用模型．7654|4567 の人工歯舌側はパラフィンワックスにてブロックアウトする．

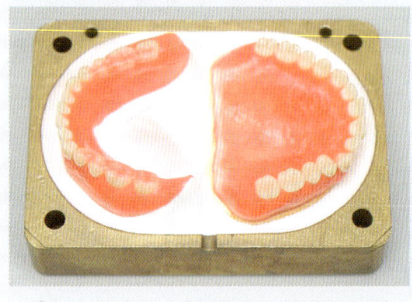

⑦ フラスコに一次埋没する．硬化すればワセリンを1層塗布する．

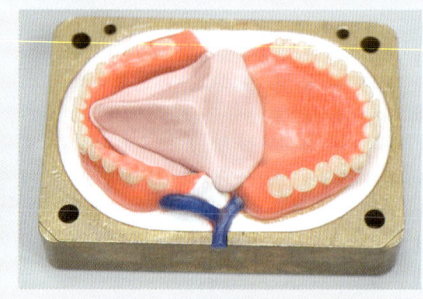

⑧ シリコーンパテ印象材による処置とスプルーイング．上顎後縁はカバーしないほうがよい

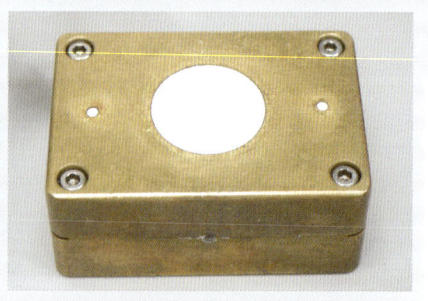

⑨ すべての埋没操作を終えたフラスコ．ブルーは四次埋没の耐圧石膏

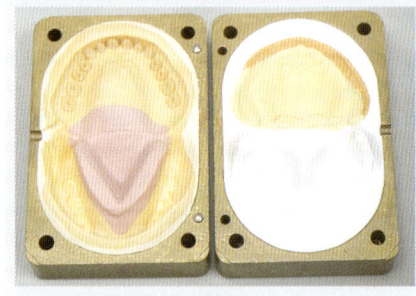

⑩ 二次・三次・四次埋没の後，脱蠟を行う．スプルーは反対側も連結したほうがよい．

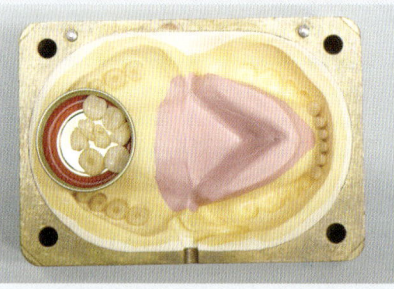

⑪ 7654|4567 の人工歯を外し，歯冠色の即時重合レジン（あるいはシッカロールを加えたレジン）を注入する．

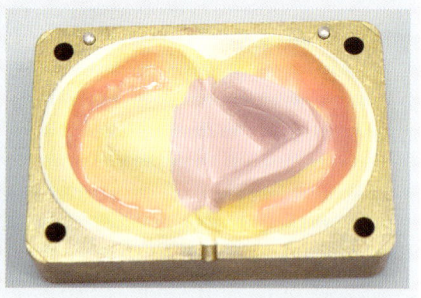

⑫ デンチャーカラーリング用の3色を積層注入する．この後イントプレスⅢでクリアのレジンを圧入する．

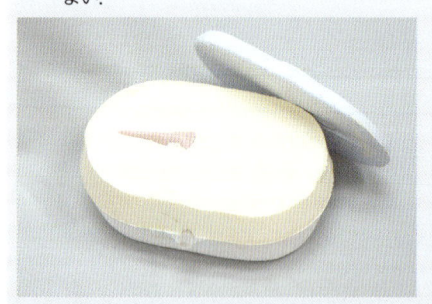

⑬ 重合されたフラスコから取り出したところ．四次埋没のブルーの耐圧石膏をまず除去する．

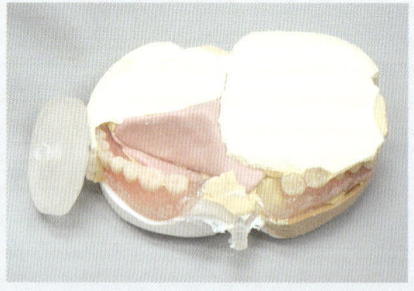

⑭ 割り出し，一次および三次埋没の耐圧石膏を取り除く．

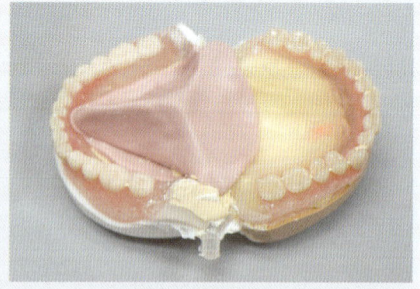

⑮ 二次埋没の割り出し．

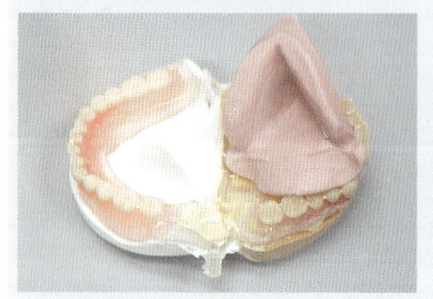

⑯ 中央のシリコーンコアの外した模型と重合体．

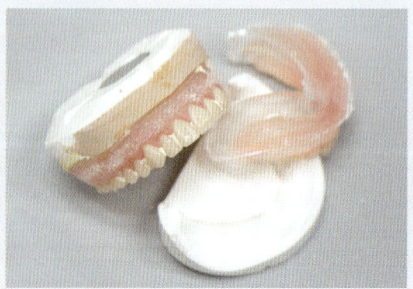

⑰ 下顎は重合模型より簡単に外せる．

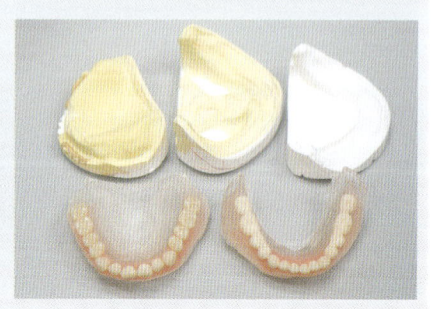

⑱ 上顎も模型から外すことができた．

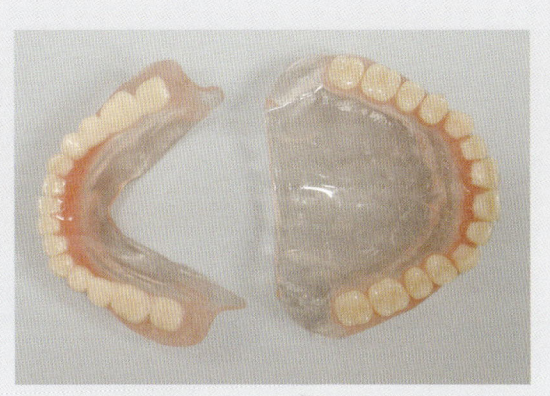

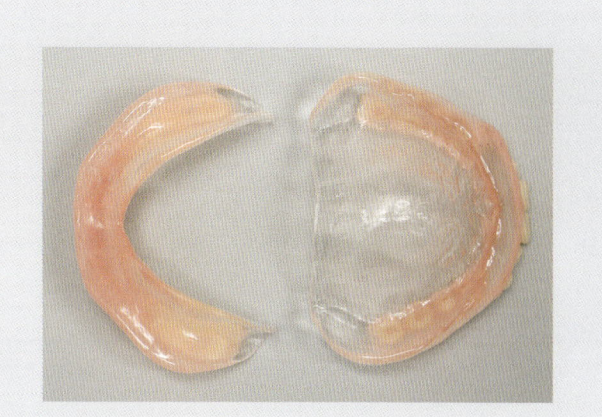

⑲,⑳ 研磨終了.

咬合面の重合誤差を補正するリマウント後の人工歯削合～研磨

　よりよい成型精度を得て重合した義歯床は咬合器にリマウントし，咬合面上に発生した重合誤差を削合により補償することになる．筆者は化学重合レジン（クルツァーパラプレスバリオをイントプレスⅢにて圧入し，圧力を保持した状態にて5～7分加圧後，2気圧45℃30分－大気圧55℃30分．温水中で放冷）によってリマウント後の切歯指導ピンでの浮き上がり量を0.3～0.5mm内でコントロールしている．

　咬合調整において最も大切なことは中心咬合位での均等接触を与えることであり，いわゆる中心咬合位においては人工歯と人工歯の斜面で接触させることなく咬頭と中心窩の関係にて可能な限り接触部で生じる咬合ベクトルは顎堤の耐圧部に向くようにする．機能運動の削合は症例の状況によって変わるが，前方や後方，側方運動における早期接触の除去はBULLの法則に従ってそれぞれの機能咬頭は可能な限り削合することなく，上顎臼歯では頬側咬頭内斜面，下顎臼歯部では舌側咬頭内斜面を削合することで調整する．

　必要な人工歯削合終了後，義歯床の研磨を行う．この際，模型から割り出すことなく，水に浸漬しながらpolishing surfaceの研磨を行った後に模型から割り出し，床縁の調整と研磨をやはり水に浸漬しながら行う．

　▶Procedure 18 に治療用義歯製作過程におけるリマウント後の人工歯削合の流れを示す．

▶Procedure 18　治療用義歯製作における人工歯削合の流れ

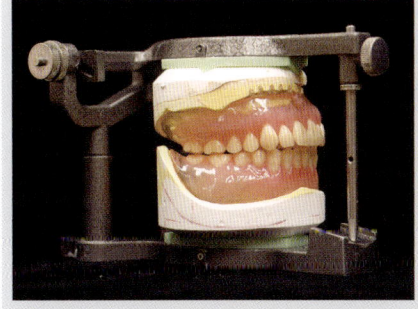

① 模型とともに咬合器にリマウントする．
② 7654|4567 のフラットテーブルの中心咬合位での咬合調整． 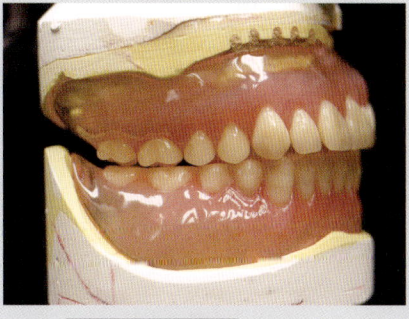
③ 下顎義歯に弾性裏層材のコーソフトをライニング．

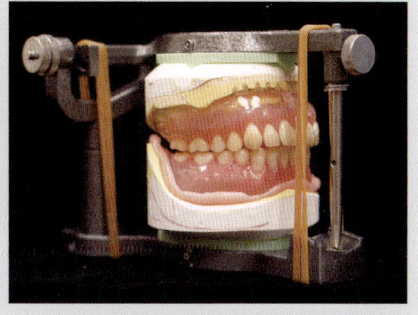

Part3 患者の情報をそのまま写す 誤差のないラボワーク

▶ Procedure 18 （続き）

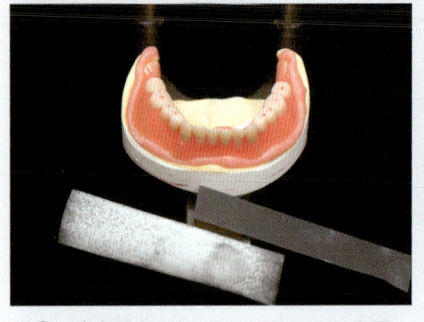

④ 咬合器上でさらにサンドペーパーを研削面をテーブル側として噛ませ引き抜いて調整する.

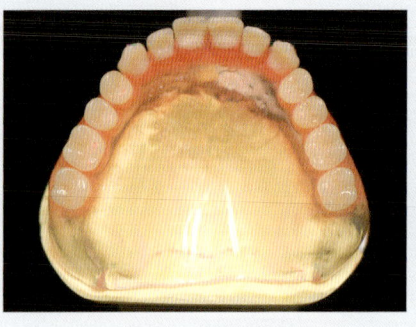

⑤ 上顎は基本的に削合しない.

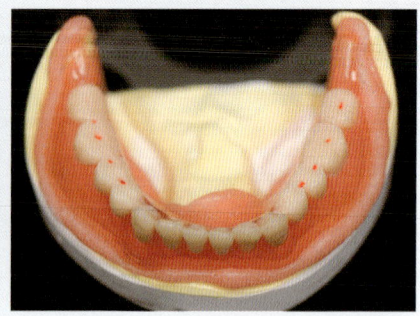

⑥ $\overline{7654|4567}$ のフラットテーブルに均等な中心咬合位を与える.

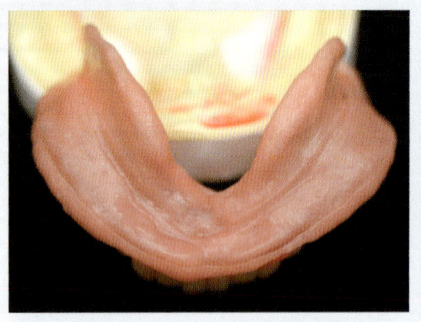

⑦〜⑨ コーソフトをトリミングする.

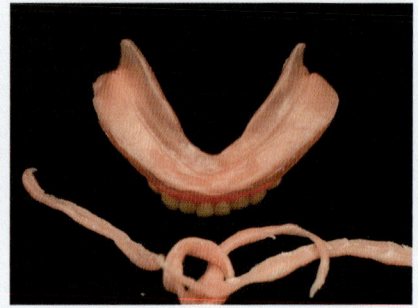

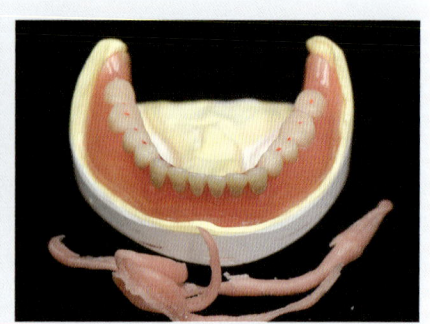

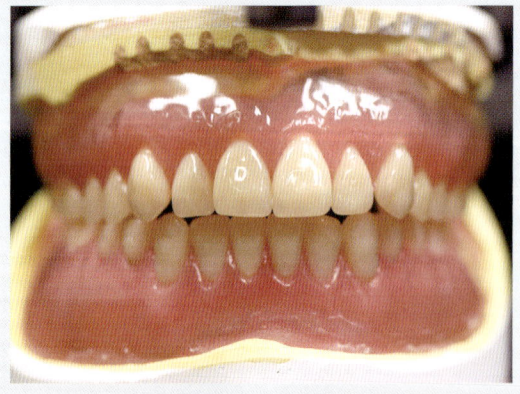

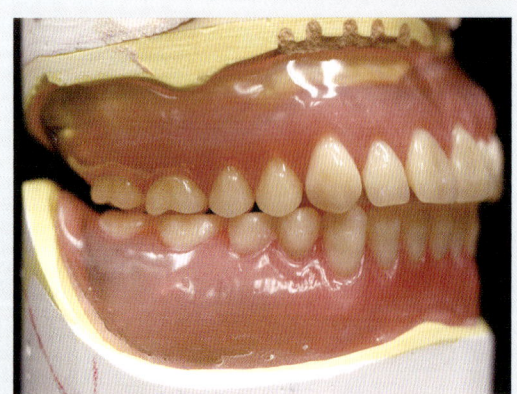

⑩〜⑫ 治療用義歯の完成.

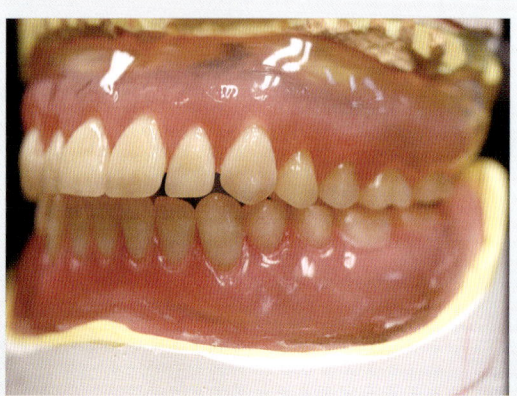

154

8 一手間でエスティックデンチャーへ
―― 誰でも行える総義歯への審美性の付与 ――

▍患者が総義歯に望む美＝装着時の"自然らしさ"

　美しさの評価は個人個人の感性や思いの違いによって多様であるので，各人の審美性に対する満足は個々のニーズを具体的に実現させていく以外にないが，生体においては平均値に近いものが美しいと感じられる傾向があり，それは「自然な感じ」とも表現される．そのため独創的な形や色ではなく，常に存在している普遍的な形や色調を，いかに細部まで表現あるいは再現できうるかということになる．

　前歯部人工歯の排列に関しては，まずリップサポートを確保することで，口元が顔全体に調和した自然らしさとなる．その自然らしさは，口唇の厚みや張りであったり，人中の凹み，鼻唇溝やオトガイ唇溝の溝の深さや長さなどの変化として表れる．これらの変化についてはすでに解剖学的なデータとしても示されている（年齢による口腔周囲の解剖学的形態の変化については，上條雍彦：口腔解剖学　第5巻　内臓学．アナトーム社，東京，1985．の「図1-10　鼻唇溝，オトガイ唇溝の年齢的変化を示す図」，「図2-203　口角，上唇下縁の歯牙に対する位置を示す図」「図2-223　日本人成人の口唇付近の計測値」[10]などを参照されたい）ので，日々これらのデータを基礎にして観察を行うようにすると観察力を養うことができるように思われる．ただし多くの場合，患者は実年齢よりも若く見えることを望むようだ．特に女性においては，毎日のように鏡で自分の顔の細部までも注意深く観察している人が多いので，われわれよりも観察力は鋭く思いも強いことを認識しておく必要がある．

▍義歯床の色による自然らしさ；美しさの表現

　義歯床の色調に関しては各メーカーの努力によって透明感のある美しい色調のレジンが多種市販されているが，本来人間の目は最大1,000万色を見分ける分解識別能力があるといわれており，各種の印刷物やテレビやコンピュータの表現能力が競うように向上しているので，色調に関してのニーズは時代として高くなっていると考えるべきであり，歯科においてもこれに応えうる技術でのより自然感のある義歯を提供する必要があると思う．

　ただし，義歯床の色調も有歯顎時の歯肉色を再現すればよいのかというと，義歯床は生体，特に口腔内に関しては"内臓"といえる部分であり，あまりにもリアルなレベルまで再現すると異様で気味が悪く「グロテスク」といった不快な感覚が生じるので，いきいきとしている「新鮮な美しさ」が感じられるレベルまでに止めることが大切である．

　まず，審美的なレベルの歯肉部を得るには，今一度生体の構造を認識しておく必要がある．有歯顎歯槽部の内部とその表面の性状および形状を理解していないと，その表現に適切に結びつかないからである．

　上條によると，有歯顎の歯槽部（歯槽突起部）は断面模式図で示されているように，「歯牙と歯槽骨面を覆う粘膜は歯槽部粘膜とされているが肉眼的に見ても明確に2つに区分される．歯牙歯頸部付近は固い感じで動きがなく，『ピンク色』あるいは白く感じる張りがありぼつぼつとしている部分もあり，これが歯肉あるいは歯肉という名称がついている部分であり，その下部（歯根方向）の粘膜はやわらかい感じで，可動性があり『暗い赤色』でよく見ると細い血管が透けて

155

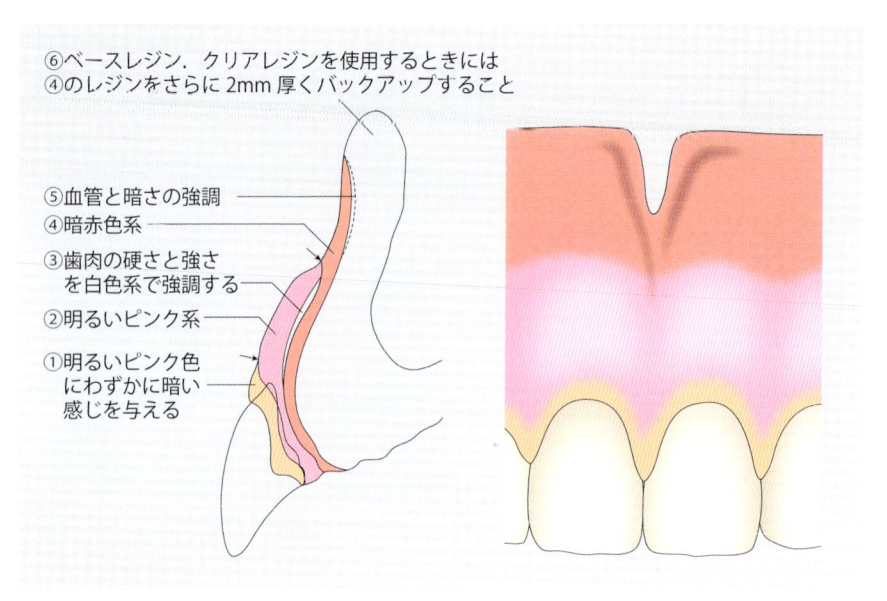

図Ⅲ-18 歯槽粘膜部のレジングラデーションの模式図

⑥ベースレジン．クリアレジンを使用するときには④のレジンをさらに2mm厚くバックアップすること
⑤血管と暗さの強調
④暗赤色系
③歯肉の硬さと強さを白色系で強調する
②明るいピンク系
①明るいピンク色にわずかに暗い感じを与える

　歯肉形成において，歯肉や歯槽粘膜の普遍的な細部までの形態を与えることが必要である．そのキーポイントとしては，解剖学的に凹凸の境界部を表現することであり，その凹凸を目安にして明るいピンク色系と暗赤色系とを積層するように重ねて，歯肉のピンク色をさらにわずかに誇張する白色系で凸部とする．
　歯槽骨部でも張りのある部位をイメージして，中央を辺縁よりわずかに厚くしてバックアップする．歯槽粘膜部の赤く暗い感じを強調することも同じ感覚であるが，有歯顎の歯肉部の形状や色調を観察し，理解しておくことが重要である．

見える．この部分は歯槽粘膜という名称である．」といった内容で明確に解説されている．──この普遍的な感じを義歯床の形と色調として再現するのがテクニックである．

歯肉と歯槽部粘膜の解剖学的特徴を"一手間"かけて表現するデンチャーカラーリング

　ルネッサンス時代にレオナルド・ダ・ヴィンチやミケランジェロが人体を絵や彫刻として表現するためには，その表面のデッサンのみではなく，その内部の骨格や筋肉がどのようになっているのかを知らずして表現することができないとして，人体の解剖を自らの手で行い観察したというのは必然であると思える．

　総義歯においても同様に，人工歯を排列したならば，その歯軸方向には歯根があり，その周囲を歯槽骨が取り囲みさらにその周囲を歯肉や歯槽粘膜が包み込んでいるわけであり，その数ミリの中に思いを馳せることで，表面の形状を細部までどのように与え，その内部にいかに，どのような色調のレジンを積層するべきかの感覚を得ることができるように考える（**図Ⅲ-18**）．

　先に色の識別能力が1,000万色もあることを述べたが，本当の自然な歯肉色を作り出すのには多くの色を用いる必要はあるが，"内臓"であり，あまりにリアルに作ることは逆にグロテスクになるので，ここでは，美しいレベルをいかに「一手間」を加えることで作り出すかの考え方とテクニックを提示したい．

　すでにデンチャーカラーリング用の専用レジンも各種市販されているが，通常用いているレジンを数種組み合わせてグラデーションを作り出すことで，誰でも一手間で美しく感じられる義歯床を得ることができるので，専用レジンを購入して本格的に取り組む前のトレーニングとして，あるいは歯科医師や患者の反応を市場調査する目的として活用してはいかがだろうか．

1．使用レジンと表現すべき歯肉の構造と色

　流し込みレジンはクリアも加えると各メーカー4～6色の色調を準備されていると思う．筆者は総義歯技工に取り組み出したとき（1980年代）に，成型精度，離型性，色調の安定性，生

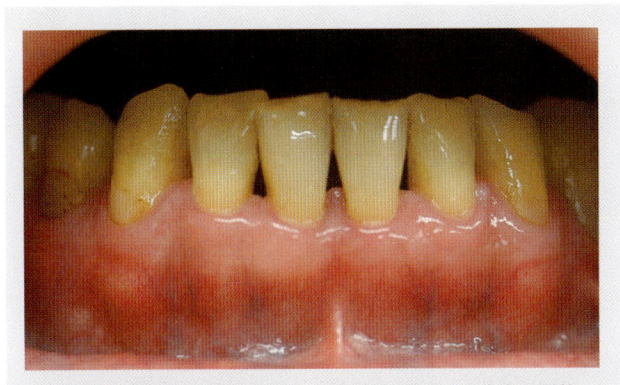

8 一手間でエスティックデンチャーへ

A：義歯の審美的な歯肉形成は，解剖学に基づいた歯肉の形状を少し誇張してめりはりをつけて行う．特に人工歯周囲の歯間乳頭や遊離歯肉や付着歯肉の形状の境界を明確にしておくことが大切となる．

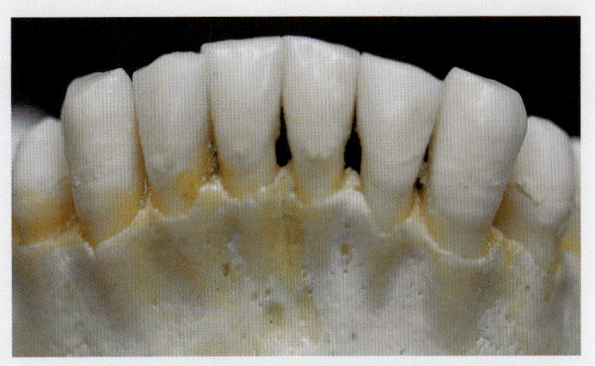

B：歯肉の内部には歯が植わっている歯槽部があり，その外観は凸凹があり，凸部の部分が硬い付着歯肉部であり，その下部は凹んでいて，やわらかい被覆粘膜が文字どおり覆っている．

図Ⅲ-19　下顎前歯部の歯の植立状態および歯槽部粘膜との関係

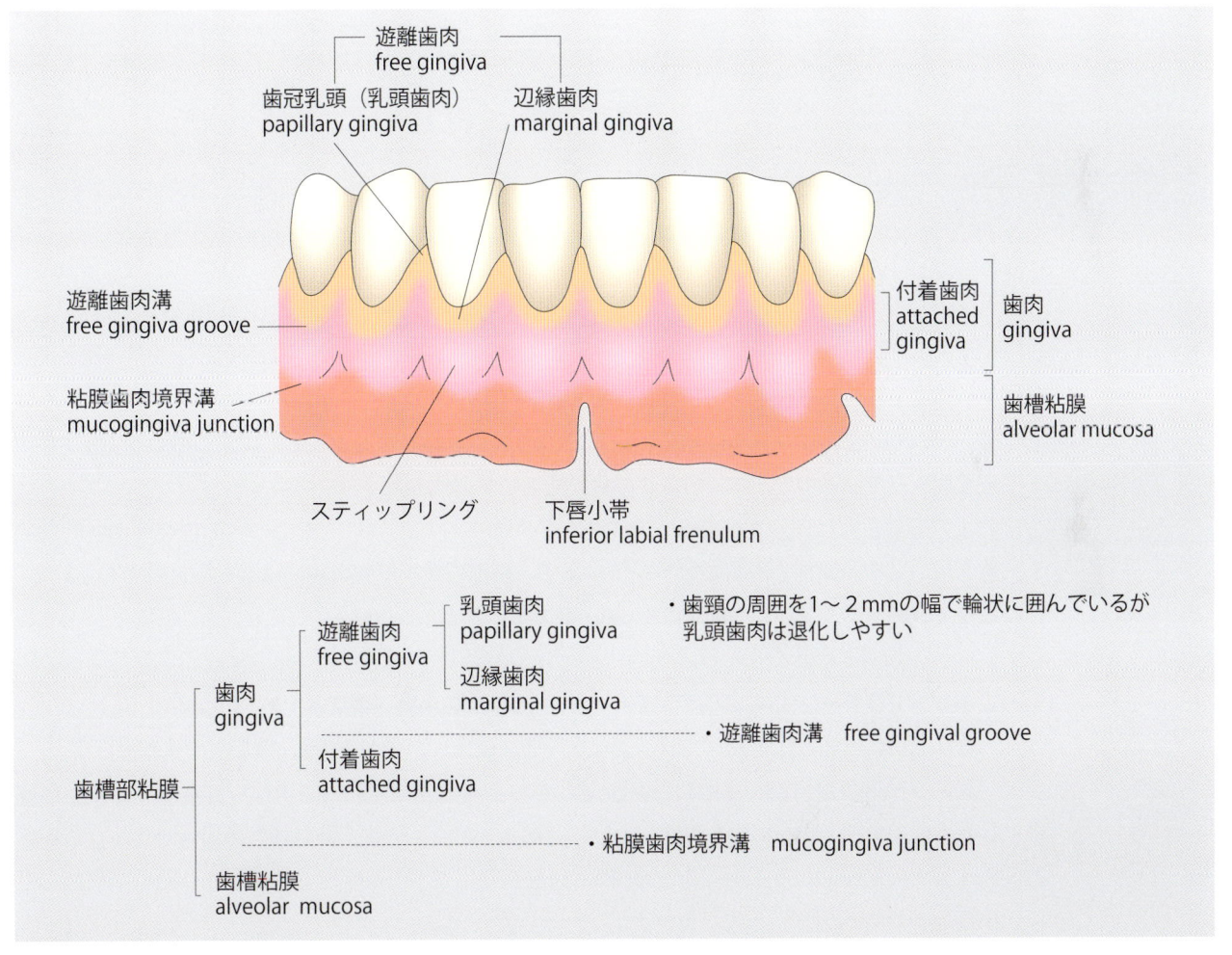

図Ⅲ-20　歯肉の区分（下顎前歯部）（上條による）

- 歯頸の周囲を1～2mmの幅で輪状に囲んでいるが乳頭歯肉は退化しやすい
- 遊離歯肉溝　free gingival groove
- 粘膜歯肉境界溝　mucogingiva junction

歯槽部粘膜
- 歯肉 gingiva
  - 遊離歯肉 free gingiva
    - 乳頭歯肉 papillary gingiva
    - 辺縁歯肉 marginal gingiva
  - 付着歯肉 attached gingiva
- 歯槽粘膜 alveolar mucosa

表Ⅲ-5　歯肉と歯槽粘膜の差異（上條による）

	歯肉	歯槽粘膜
外観	点状凹陥が見られる ・夏みかんのようにボツボツしている；スティップリング	平滑・なめらか ・細い血管が透過して見える
厚さ	厚い	薄い
硬さ	強固 ・粘膜下組織が欠如し，上皮は厚く角化	やわらかい
可動性	非動性	可動性
色	ピンク（白っぽい）	暗赤色

表Ⅲ-6　デンチャーカラーリングに使用するパラプレスバリオの色調と必要量など（総義歯片顎14歯分としての目安量．レジンの配合や色調は各症例の要求により変わる）

部位	色調およびワンポイントテクニック	量	その他
乳頭・辺縁歯肉	ピンク#1orピンクベイン#3とR50#4の混合 クリアを追加することも可	1g：0.7cc	① 歯頸部から遊離歯肉溝まで1.0〜1.5mmの幅の凹の中と歯間部に手早く流し込み，液をつけた面相筆などではみ出たレジンを除去する．
付着歯肉	R50 ・石膏面には面相筆を用いてモノマーを直前に塗布しておくとよい． ・レジンの流動性が十分な状態のうちにフラスコを傾けながら全体に必要量を薄く塗布流入させること． ・積層するタイミングはほぼ硬化が進行して流れが止まったときを目安に先にモノマーを塗布してから．	2g：1.4cc	② 遊離歯肉溝から粘膜-歯肉境界溝までは通常5〜7mmの幅の凹の中に1mm程度の厚みを目安に流し込み，辺縁歯肉と歯槽粘膜部へはごく薄く移行させる．同じく面相筆を用いる． ③ この部位を強調するには歯冠色即時重合レジンのA1などを即時重合レジンの液を用いて面相筆を用いて歯の歯根部の形をイメージして，白い色がはっきりと感覚できる最小限で塗布する．
歯槽粘膜	ピンクベイン#3 ・石膏面の薄く塗布されたレジン面はモノマーが不足するので常に面相筆を用いて塗布する． ・積層が終了してベースレジンを圧入する前にもモノマーを塗布する．	3g：2.1cc	④ すでに盛りつけたレジン上と石膏型辺縁まで1〜1.5mm程度の厚みを目安に流し込み一様になるようにならす． ⑤ さらに毛細血管の存在，あるいはさらに暗赤色を強調したい場合には，赤色のパターンレジンなどをごく薄く面相筆を用いてムラを与えて着色する．

＊人工歯の基底面はダイヤモンドポイントで1層削除して接着材を塗布しておくこと．

体への安全性，リベースや補修の容易性，作業時間の余裕などを検討し，実験と実務の確認を経て，ヘレウスクルツァーの化学重合レジン パラプレスバリオを選択し，以来このレジンを30年近く使用しているので，ここではこの材料を用いて説明を行う．

まず形と色とは関連性があることを先に説明しているように，歯肉の各部位を解剖学的な名称を用いて明示識別し説明できるレベルまでの歯肉形成（形態再現）は最小限必要であるので，ここで改めて示していく（図Ⅲ-19，20，表Ⅲ-5）．

2. レジングラデーションによるデンチャーカラーリングの手順（表Ⅲ-6，▶ Procedure 19）

① 十分に形成されたワックスデンチャーを通法に従って埋没，脱蠟，離型材の塗布を行う．

② フラスコは常温（夏場などは冷却しておくと十分な作業時間が得られる）にして，形成した歯肉の解剖学的な部位を観察し十分に認知しておく．通常であれば乳頭歯肉を含んだ辺縁歯肉は人工歯歯頸部から1〜1.5mmの幅，付着歯肉は5〜7mm程度の幅となり陰型では凹んでいるはずである．

③ そこから歯槽粘膜へ移行しているなどの形状を陽型になったときのイメージも繰り返し認識しておき，それらの部位にパラプレスバリオを小型のシリコーンボウルで練和して注入・形成・積層していく．

④ 1層に対して練和30秒，注入10秒，形成しながらの硬化2〜3分を3回以上繰り返す．そこの間でさらに必要とすれば個性的な強調のための即時重合レジンの内層と進むので，必要なレジンは事前に計量してメモをつけて準備をしておく．

10〜15分程度の連続したレジンと近接する作業となるので，ぜひマスクなどを着用して行われたい．

8 一手間でエスティックデンチャーへ

▶ **Procedure 19** 数種のレジンのグラデーションによるデンチャーカラーリングのステップ（東京都新宿区・柳川歯科の症例）

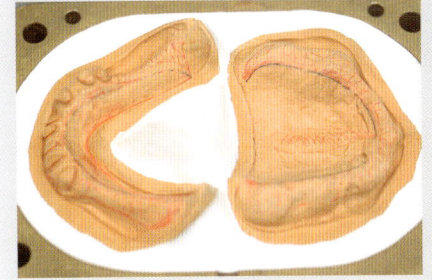

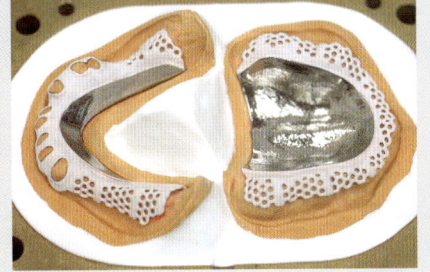

①，② 上顎は無歯顎，下顎は $\overline{4321|123}$ の歯根が残りマグネットなどが組み込まれたオーバーデンチャーの症例．上下顎は患者の要望にてチタン合金金属床となり，すでに人工歯排列試適を終え，通法に従って埋没・脱蝋も終えている．

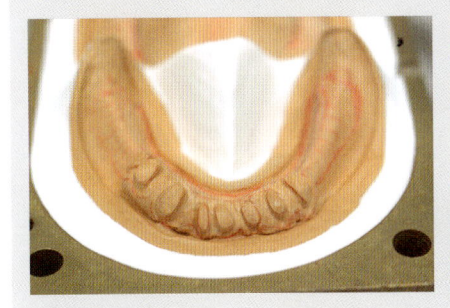

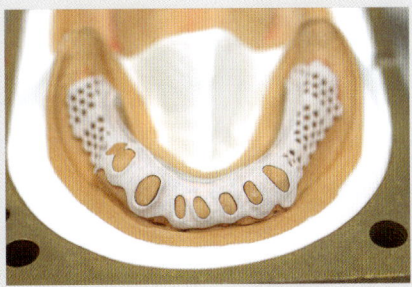

③，④ 根面板の周囲は強度の確保と清掃性のため粘膜面部はメタルタッチとされ覆われているので，ロカテック処理のうえ接着性のオペークを塗布している．

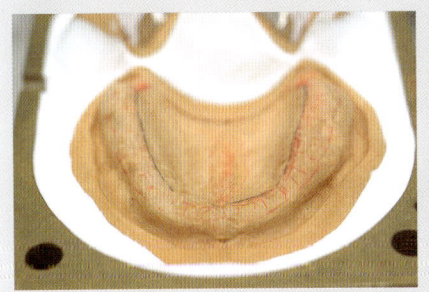

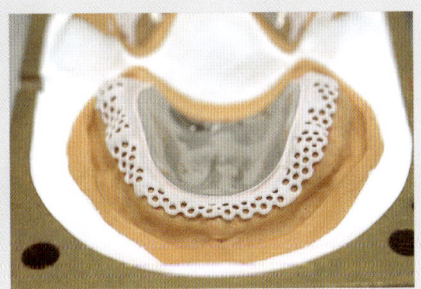

⑤，⑥ 上顎は下顎の咬合でのダメージなのか大きく前歯歯槽部が吸収しているが，通法どおりのメタル保持を付与しているが，同様にロカテック処理のうえ接着オペーク処置を行っている．

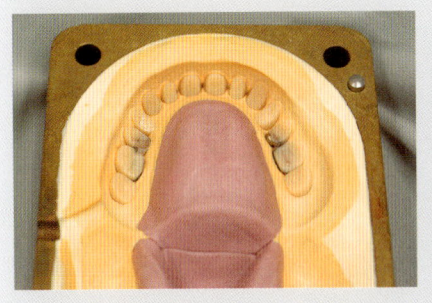

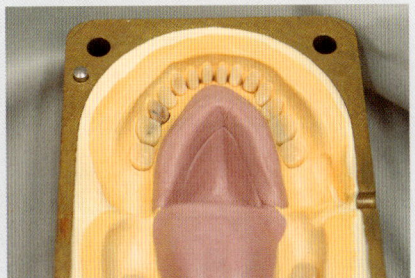

⑦，⑧ 人工歯は硬質レジン歯を用いているが，$\overline{65|56}$ は13年使用していた旧義歯の金属歯が十分に使用可能であったので，切り取って再使用している．口蓋および舌側にはパテ状シリコーンを用いている．

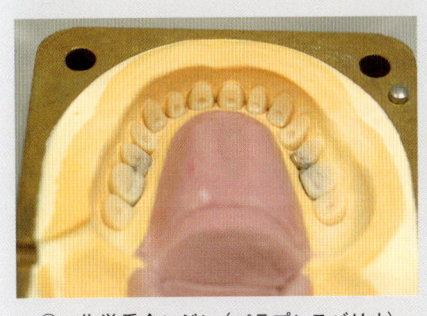

⑨ 化学重合レジン（パラプレスバリオ）を用いるので，レジン離型材塗布後に人工歯基底部を目の粗いダイヤモンドポイントで削除し，念のために凹をつけ，接着材の塗布も行う．

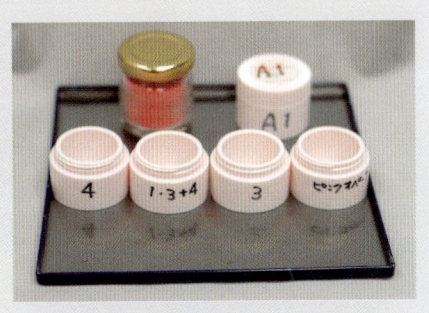

⑩ 歯肉部に自然な感覚を出すために3〜4種類の色調のレジンと，歯肉部の明るさを強めるために歯冠色レジン，被覆粘膜の暗赤色を強調するために赤いパターンレジンなどを活用している．

Part3 患者の情報をそのまま写す 誤差のないラボワーク

▶Procedure 19 （続き）

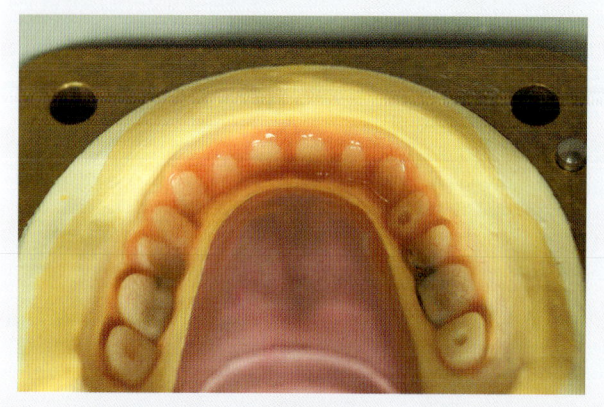

⑪ 本症例では歯肉乳頭と遊離歯肉部に1gのNo.4のレジンを0.7ccのモノマーで練和を行い約1mmの幅に流し込む．気泡などが混入しないように石膏面と歯面には面相筆でモノマーを1層塗布しておくとよい．

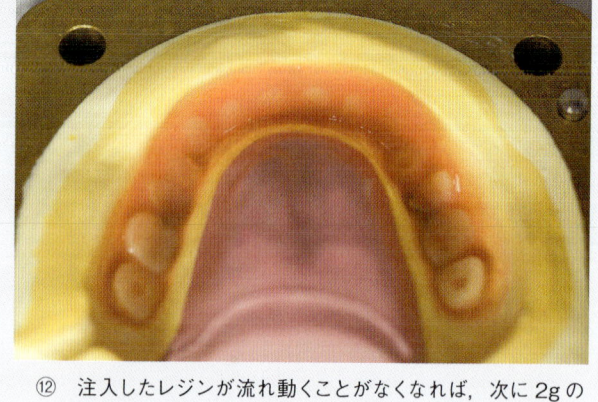

⑫ 注入したレジンが流れ動くことがなくなれば，次に2gのNo.3＋4を1.4ccのモノマーで練和し，歯槽粘膜部まで1mm程度オーバーラップさせて厚みを1mm程度に流し込む．モノマーを塗布した筆で形成する．

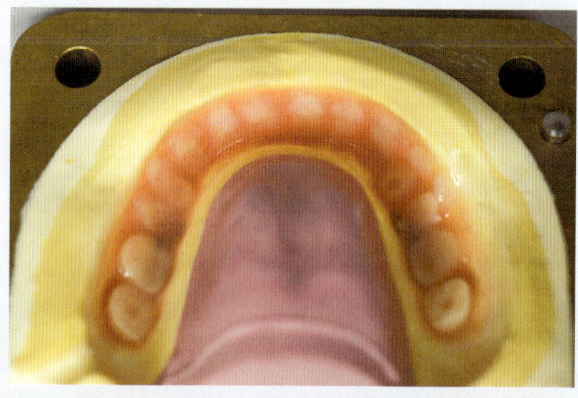

⑬ レジンが流れ動くことがなく表面が乾燥する状態になれば，歯槽骨部の凸面部をイメージして，歯肉色を強調するために歯冠色レジンを専用のモノマーを筆積みで色が認識できる程度の厚みとして形成・塗布・築盛する．

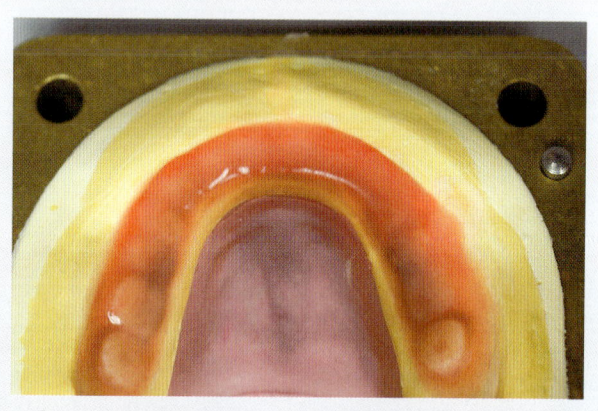

⑭ レジンが流れ動くことがなく表面が乾燥した状態になれば，モノマーを筆で塗布した後にNo.3のレジン3g，モノマー2.1ccを練和し被覆粘膜部に流し込む．乾燥後，血管色の強調のためのパターンレジンを少し塗布する．

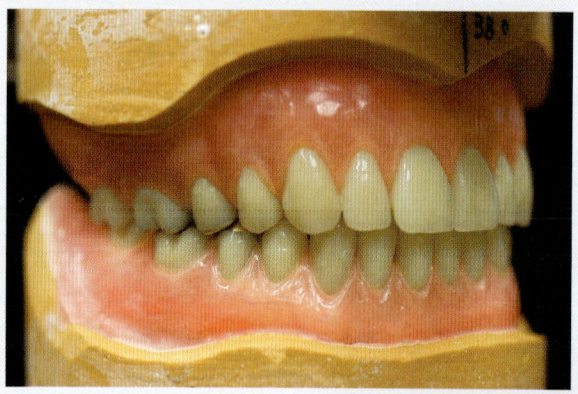

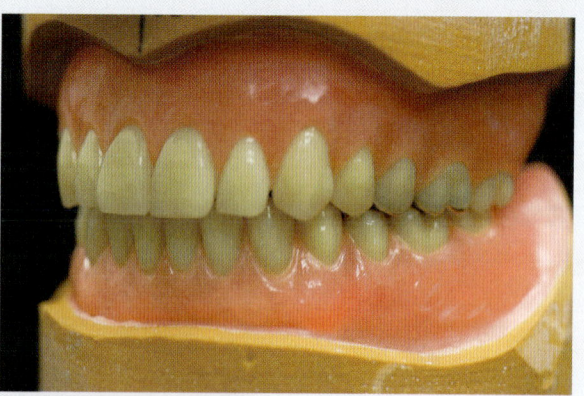

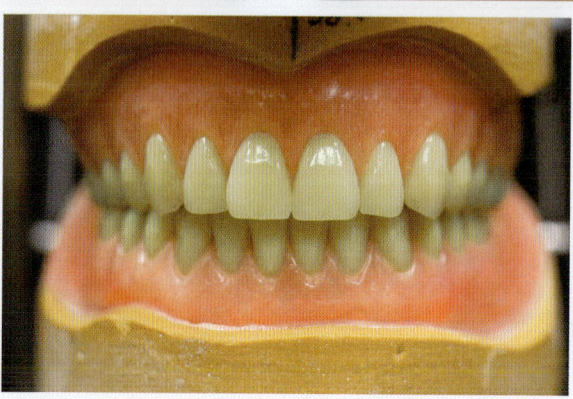

⑮〜⑰ レジンが流れない状態になればレジン全体に筆でモノマーを塗布した後に素早くフラスコをセッティングしてイントプレスⅢでレジンを圧入する．このとき用いたレジン色はNo.3＋No.4である．
レジン重合後リマウントのうえ，咬合調整と研磨を行う．

160

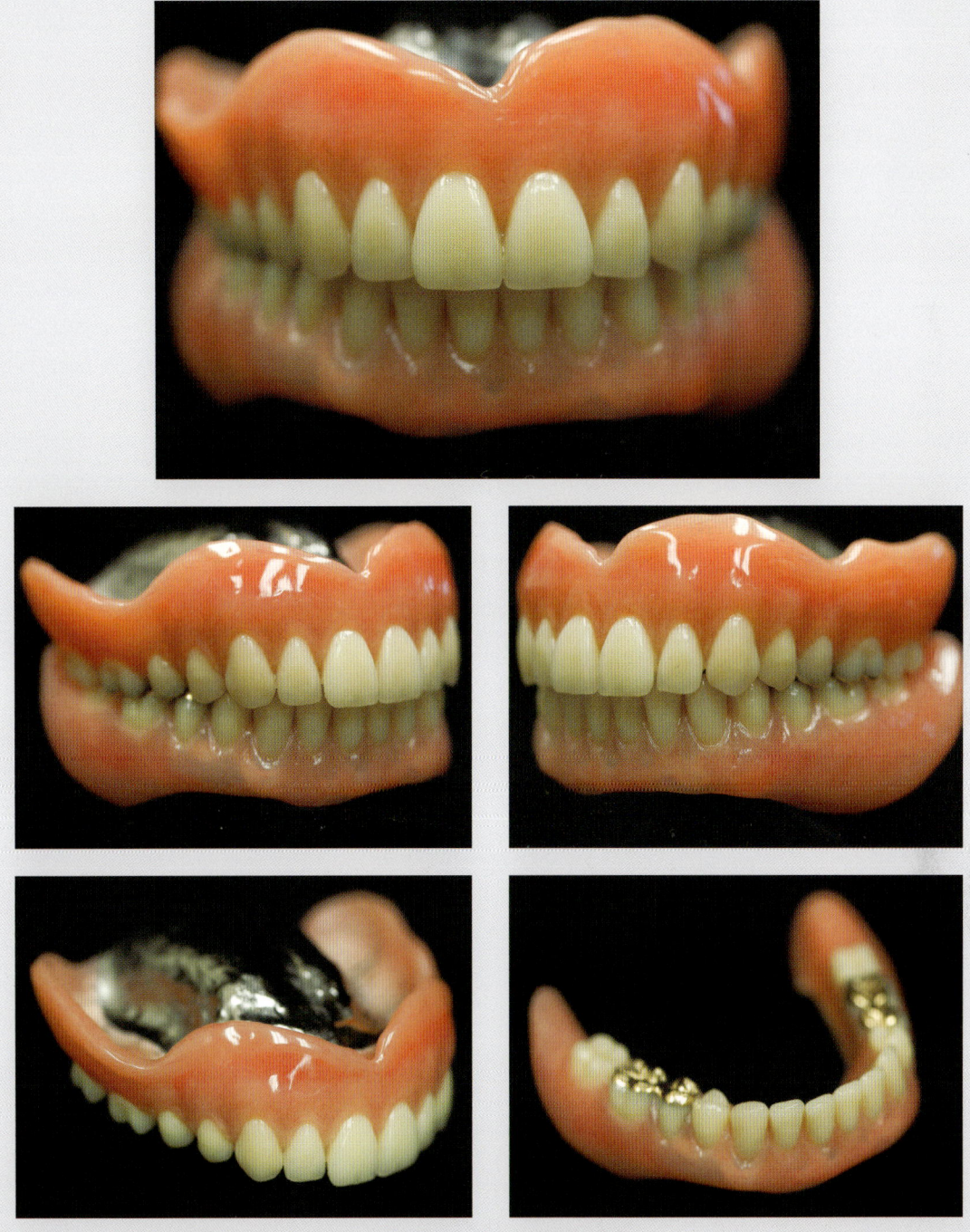

8 一手間でエステティックデンチャーへ

⑱〜㉒ レジングラデーションによるデンチャーカラーリング完了後の義歯

161

Column 総義歯技工に不可欠な解剖学的知識

　総義歯技工では維持力も支持力も粘膜面が負担するわけであり，そのためには歯科医師の印象においては，義歯のためのきれいな形を採得するよりも，粘膜面と義歯床面に発生する「力」の関係を形として採得することが重要といえる．歯科技工においても粘膜面に対する正しい知見を持っておく必要があるので簡単に触れておく．義歯が口腔に維持され機能するには，口腔粘膜面の生理的なあるがままの形を印象として歯科医師に採得していただき，この印象を元にして粘膜面にピッタリと密着する義歯を歯科技工士がいかに作製するかということになるが，粘膜は上下顎や場所によりさまざまなやわらかさ（弾性・粘弾性）などの性状を持っているので，この基本を示しておく（❶～❺）．

　さらに最終的に人工歯を排列したならば，歯肉形成を行い，それぞれの症例に適したマウスボリュームとリップサポートを与えることでより快適な機能が発揮される polishing surface を与える必要があるが，歯科技工士の立場では，有歯顎模型を観察して粘膜面上の解剖学的指標と歯牙の位置，植立方向そしてそれらの歯肉形態などの関係をイメージングできるスキルを身に付けておかなければならない．複雑な立体形状を観察し分析し認識するには，まず細部の名称や普遍的な意味づけされた形状について今一度確認していただきたい．個人差はあるが，技術や知識を「身に付ける」には繰り返す以外に手段はないと思う．特にデンチャーカラーリングなどの技工を行う必要がある歯科技工士は，有歯顎の歯肉の形と色と性状を十分に知っておく必要がある．

　それらの有歯顎時には細部まで名称があった歯肉は，無歯顎になると咀嚼粘膜と被覆粘膜そして特殊粘膜（舌）の3種にのみ分類されてしまうが，先に述べたように各部分は同じ分類の枠の中にあっても性質や性状が違っている．模型の凸凹やわずかな皺や張りに多くの意味が生じてくるので，解剖学の専門書を技工室に置き，必要が生じたならば即刻参照して形や性状を観る目を養うことを勧めておきたい．

　目はただ見つめても観えない．ヒトの目や脳は，問題意識が生じたときに意味をつけたうえで観ることによって視えるという性質があるようだから．

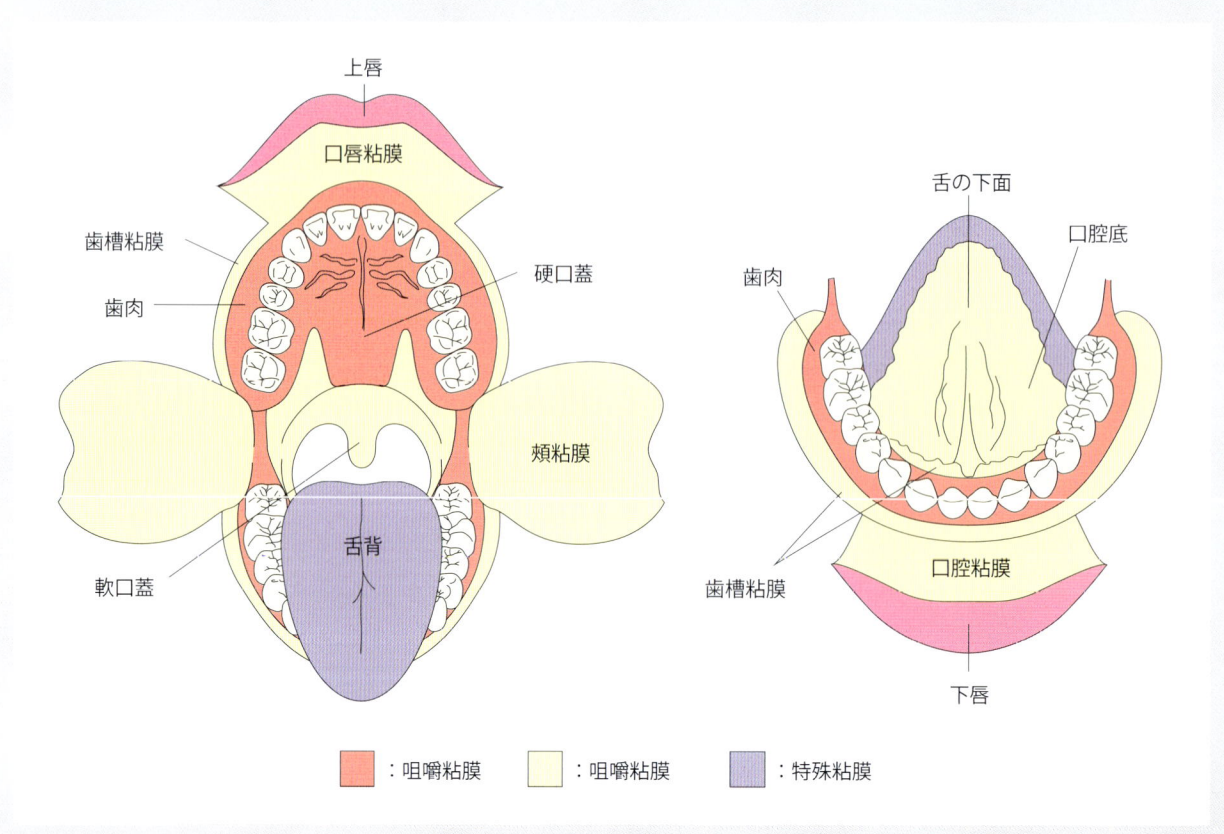

❶ 口腔粘膜の機能的分類
〔Ten Cate 口腔組織第6版．医歯薬出版，2006．より[21]〕

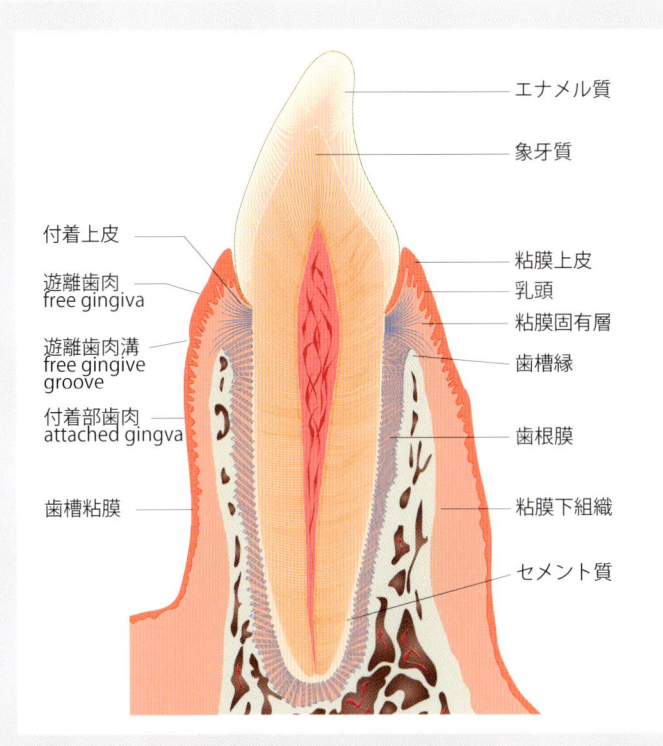

❷ 歯肉と歯槽粘膜の下顎歯槽部の正中矢状断面
〔上條雍彦：口腔解剖学 5.内臓学．アナトーム社，東京，1965より ¹⁰⁾〕

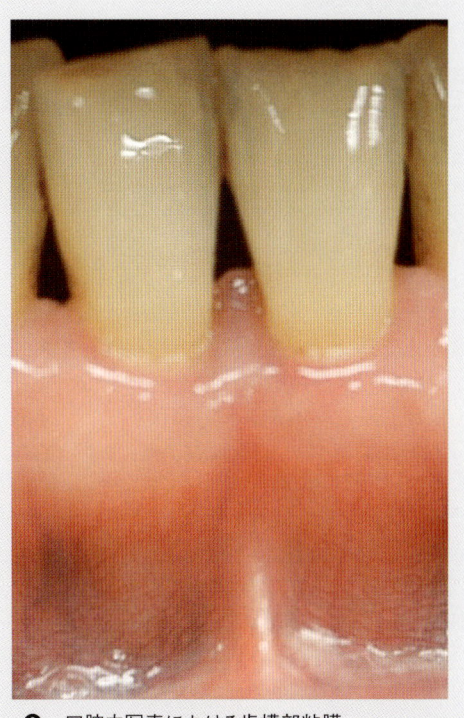

ラベル（左上から）：エナメル質、象牙質、付着上皮、遊離歯肉 free gingiva、遊離歯肉溝 free gingive groove、付着部歯肉 attached gingva、歯槽粘膜、粘膜上皮、乳頭、粘膜固有層、歯槽縁、歯根膜、粘膜下組織、セメント質

❸ 口腔内写真における歯槽部粘膜

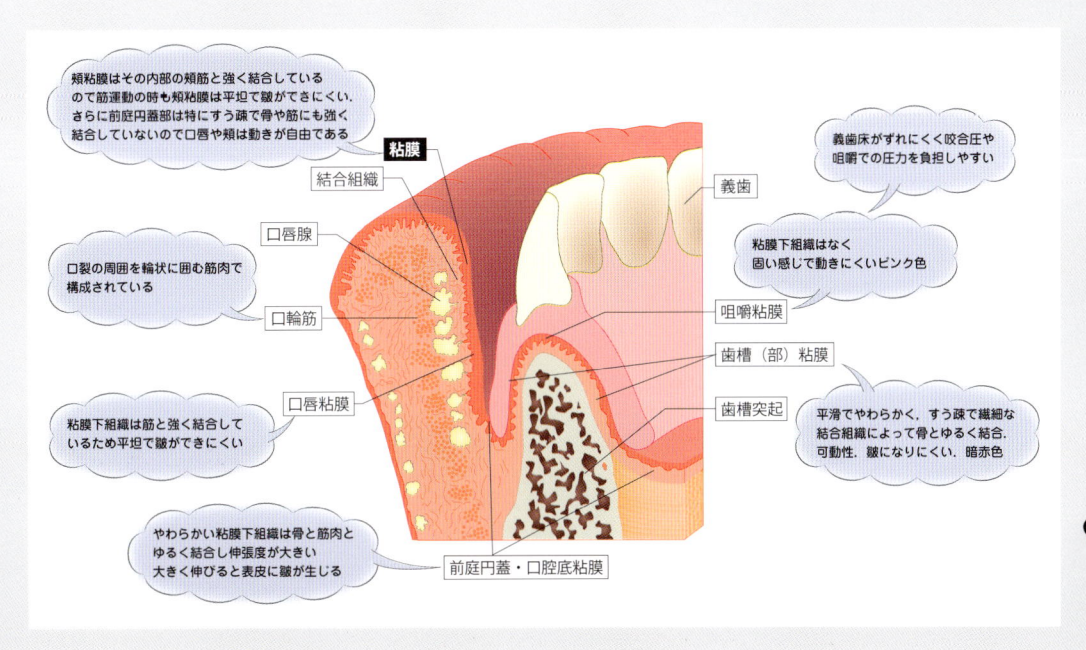

❹ 口腔前庭の粘膜区分と周囲との結合状況

ラベル：粘膜、結合組織、口唇腺、口輪筋、口唇粘膜、前庭円蓋・口腔底粘膜、義歯、咀嚼粘膜、歯槽（部）粘膜、歯槽突起

吹き出し：
- 頬粘膜はその内部の頬筋と強く結合しているので筋運動の時も頬粘膜は平坦で皺がでにくい．さらに前庭円蓋部は特にすう疎で骨や筋にも強く結合していないので口唇や頬は動きが自由である
- 口裂の周囲を輪状に囲む筋肉で構成されている
- 粘膜下組織は筋と強く結合しているため平坦で皺ができにくい
- やわらかい粘膜下組織は骨と筋肉とゆるく結合し伸張度が大きい 大きく伸びると表皮に皺が生じる
- 義歯床がずれにくく咬合圧や咀嚼での圧力を負担しやすい
- 粘膜下組織はなく固い感じで動きにくいピンク色
- 平滑でやわらかく，すう疎で繊細な結合組織によって骨とゆるく結合．可動性．皺になりにくい．暗赤色

A：各部の名称（有歯顎時）
ラベル：前庭円蓋、硬口蓋、口有口腔、軟口蓋、口腔前庭、舌、口峡、口唇、上顎歯槽突起、咽頭、歯牙、下顎歯槽部、舌下粘膜

B：①有歯顎→②無歯顎→③無歯顎者への総義歯装着時の変化

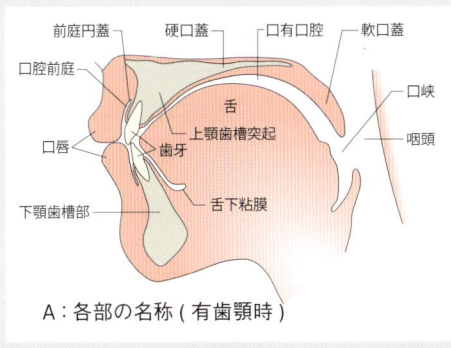

❺ 矢状断面に見る口腔の境界と区分の模式図

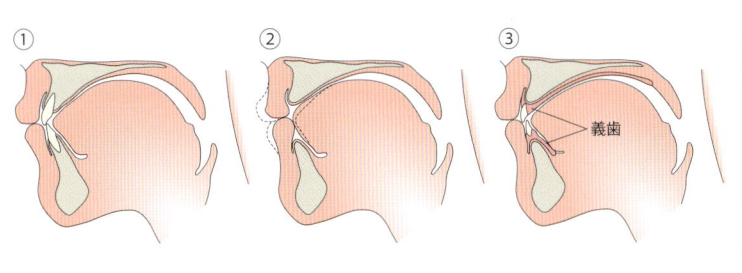

163

References

1) Posselt, U. 著（沖野節三ほか訳）：咬合の生理とリハビリテーション．医歯薬出版，東京，1971．
2) 豊田静雄ほか：標準補綴学総論・コンプリートデンチャー．医学書院，東京，2004．
3) 富岡健太郎：各種印象材の時間経過と粘度変化．歯科ジャーナル，**6**（4）：1977．
4) Phillips, R.W.（三浦維四ほか訳）：スキンナー歯科材料学　第5版．医歯薬出版，東京，1985．
5) 笠原　浩：入れ歯の文化史　最古の「人工臓器」．文藝春秋，東京，2000．
6) 川原春幸・武田昭二：歯科技工士教本　歯科理工学．医歯薬出版，東京，1984．
7) 寺倉　健：顎粘膜圧径に関する研究—無歯顎補綴における診断への可能性について．補綴誌，**32**：546〜560，1988．
8) 森谷良彦，祇園白信仁：印象材の基本特性と加圧による組織の変化．歯科技工，**28**（5）：548，2000．
9) 菊池雅彦，高津匡樹：粘膜の被圧縮性を考慮した補綴治療．補綴臨床別冊／エイジングと歯科補綴．医歯薬出版，東京，98，1999．
10) 上條雍彦：口腔解剖学　5．内臓学．アナトーム社，東京，1997．
11) 村上謙吉：レオロジー基礎論．産業図書，東京，1991．
12) 尾崎邦宏：レオロジーの世界．森北出版，東京，2011．
13) 木田重雄：いまさら液体力学？　丸善，東京，1999．
14) Kydd, W.：The thickness measurement of masticatory mucosa in vivo. *Int.dent.J.*, **21**：128〜422, 1971.
15) 田崎雅和：口腔粘膜の感覚神経終末と義歯．ザ・クインテッセンス，**21**：701〜709，2002．
16) 沖野節三：総義歯補綴学（改訂版）．永末書店，京都，1972．
17) DE編集委員会ほか：付加型シリコーン印象材をテストする—その2．寸法変化，模型の精度と変形，臨床的評価．DE,（**77**）：17〜29，1986．
18) 井出吉信：口腔軟組織の咀嚼時における役割．ザ・クインテッセンス，**4**：176，1985．
19) 中村嘉男：咀嚼運動の生理学．医歯薬出版，東京，1998．
20) 森本俊文：舌運動．歯科技工別冊／目で見る顎口腔の世界．医歯薬出版，東京，1996．
21) Antonio Nanci 著（川崎堅三監訳）：Ten Cate 口腔組織学第6版．医歯薬出版，東京，2006．
22) Uhlig,H.（小山正宏訳）：ウーリッヒ総義歯学．医歯薬出版，東京，1970．
23) 諏訪兼治・堤　嵩詞：連載・システマチック総義歯印象法（Step 1〜5）．補綴臨床，**33**（2〜6）：2000．
24) 諏訪兼治・堤　嵩詞編著：補綴臨床別冊／科学的根拠に基づく総義歯治療—クリアトレーによる選択的加圧印象とV.H.D.プレートによる咬合採得の実際．医歯薬出版，東京，2012．
25) 本郷英彰：デンチャースペースの回復できめる総義歯のかたち．医歯薬出版，東京，2012．
26) 田口玄一ほか：総義歯品質工学入門．歯科技工，**33**（4）：498〜506，2005．

Supplement ● 1

映像に残された
A. Gysi の総義歯製作

総義歯学の基礎を築いた Dr.Alfred Gysi（1865～1957）が，無歯顎患者に対して行った総義歯製作のライブデモ映像が "Die Herstellung einer totalen Prothese nach der Methode von Prof.Gysi"（ギージー教授法による総義歯調整．1929 年，ベルリン・Awald Film 社制作）として残されているので，ここでダイジェストで紹介したい．

by Tsutsumi Takashi

　すでに 80 年以上前に撮影された映像であるが，そこに記録された術式の細部も器材も，いまだ色褪せずといえるものである．サイレントではあるが約 40 分間に収められた情報は膨大なものであり，20 世紀はじめまでに Gysi が開発した咬合器やフェイスボウや人工歯，そして総義歯製作のための咬合理論などは，現在に至っても私たちの有床義歯製作に関する基礎としてある．

　この映像は，Gysi の孫弟子ともいわれる立場で Gysi のあとを受け，チューリッヒ大学において Gysi の業績をさらに発展させた Albert Gerber の子息である Peter Gerber から 16mm 映画のフィルムとして 1990 年頃にリンカイ社の見崎　徹社長を介して筆者に提供いただいたものである．

　その後日本大学松戸歯学部総合科学研究所教授加藤吉昭先生にタイトルや見出しの訳や内容の監修を受けライブビデオとして残した．そのときに加藤先生は，「1920 年代における使用器具・材料は決して満足なものとはいいがたく，20 世紀前半は揺籃期であったにもかかわらず，ギージー法は当時のヨーロッパの補綴臨床では画期的な臨床術式として脚光を浴びたことと推察される．70 数年を経た今日，当時の "ギージー法" の作業手順を，現在市販されている多くの優れた補綴用器材に置き換えて適用・実践したとすれば，遜色のない，より機能的な総義歯が容易に調整されることがうかがえる」と言葉を添えている．

　総義歯は生体機能に対する科学的な研究によってどうあるべきかが問われるものであるが，私たちは現在を知り，過去を学び，さらに未来を想うものであり，この機会により多くの映像に触れていただきたいと考え，小さなカットではあるが，数多くのステップを掲載させていただくので，先人の歩みのごく一部ではあるが尋ねて活用していただきたい．

000　タイトル．Prof. ギージーによる総義歯調製．

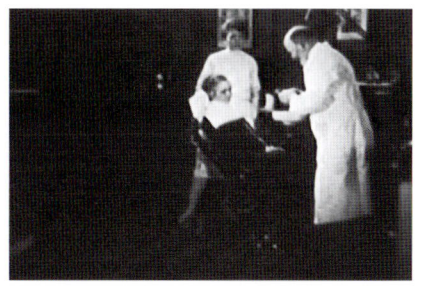

001　患者をチェアの前で迎え，ていねいな挨拶の後に咬合器を示しながら説明と対話を行う．

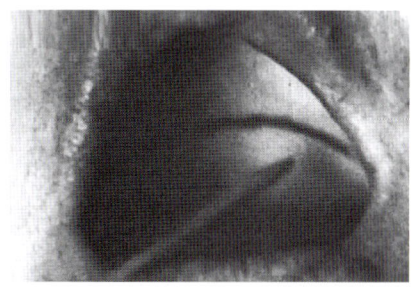

002　総義歯で最も重要な後縁の封鎖のための，硬軟口蓋移行部．アーラインの診査と記入．

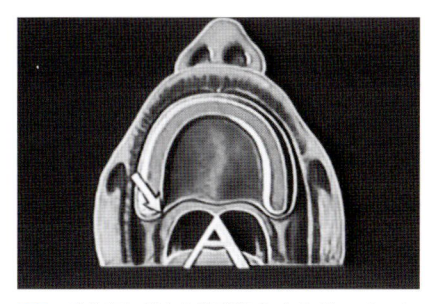

003　咬合床に対する発音時のバイブレーション境界線を示す模式図のアニメーション

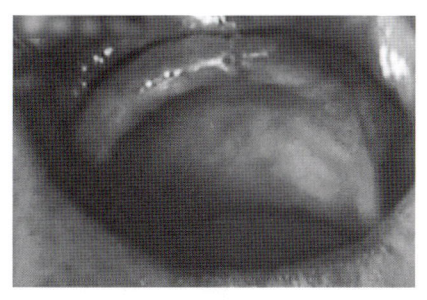

004　不動粘膜と可動粘膜境界域を十分に観察し，その境界線を明確に粘膜面に印記する．

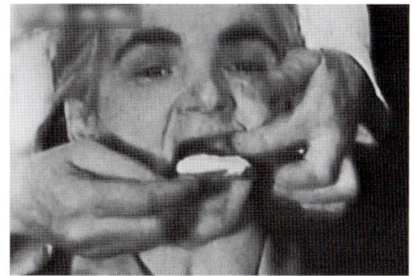

005　辺縁の浅い無歯顎用トレーに適切量の石膏印象材を盛り口腔内に挿入する．

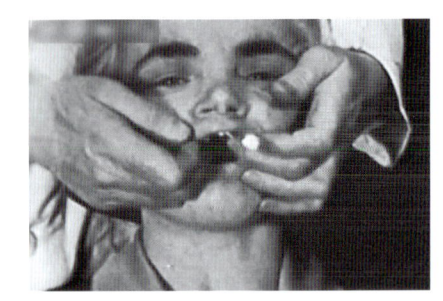

006 より安定する正しい位置に挿入したら，術者は後方から左右均等の圧で一気に加圧後トレーを保持する．

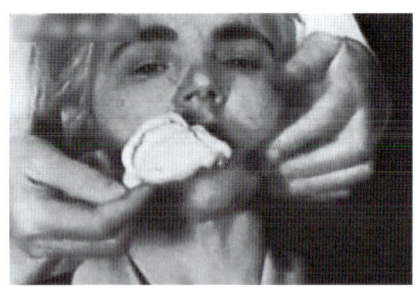

007 口腔内から取り出された印象．粘膜に印記した可動・不動粘膜境界線が転写されていることで義歯床のあるべき構造が示される．

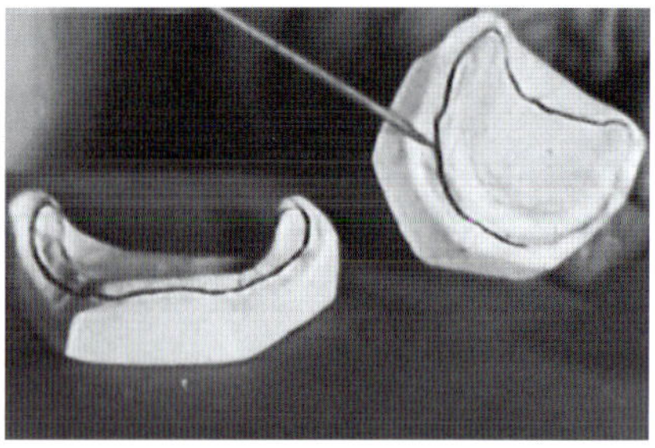

008 印象から得られた作業用模型面に可動・不動粘膜境界線がさらに転写され明確となるので十分に確認する．

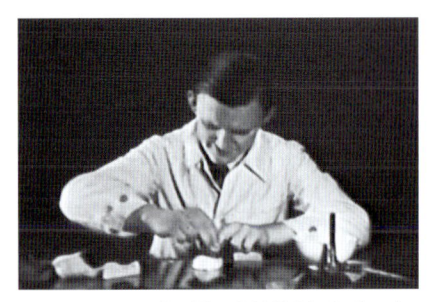

009 シェラック板（熱可塑性樹脂）をガスバーナーで加熱して模型面に精密に圧接成型する．

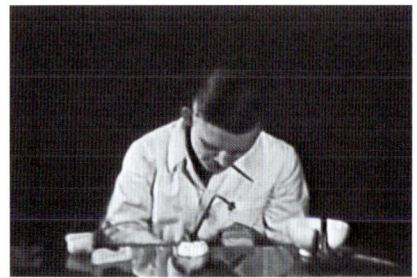

010 模型面に転写されている境界線に対して概形を糸鋸によりトリミングする．

011 辺縁部はヤスリを用いて細部を決め，正しい外形と適合していることを十分に確認する．

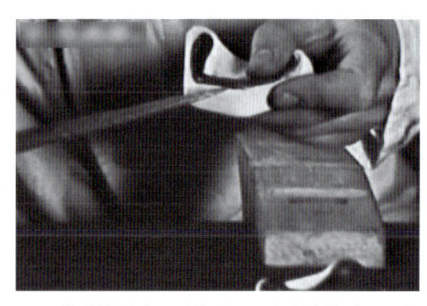

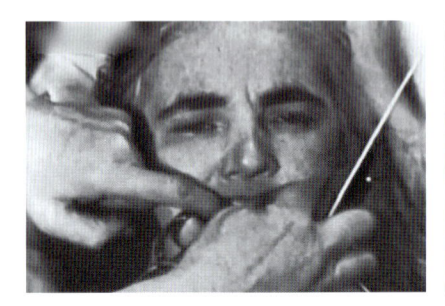

012 上下顎ともに基礎床のみで適合性などを確認し，さらに加圧や発音などの機能時の安定も十分に検証する．

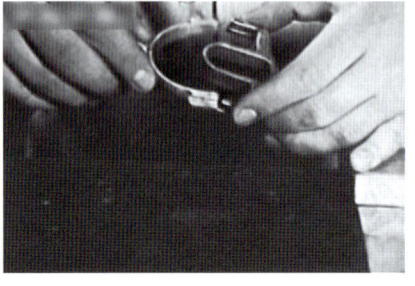

013 咬合堤を製作するツール．前後にスライドする金属製の器具で組み合わせるとリム型となる．

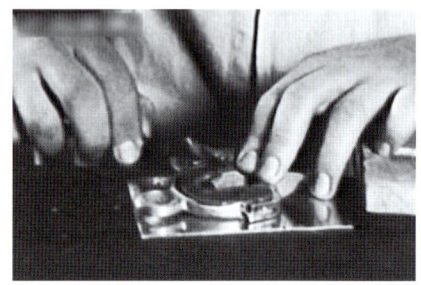

014 金属板の上に置いて軟化したモデリングコンパウンドを圧入し不要なところを除去する．

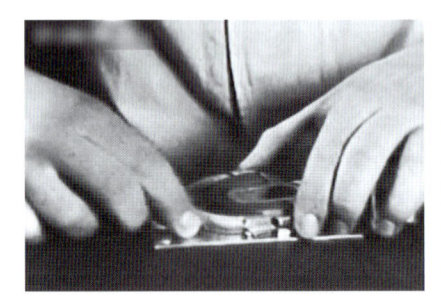

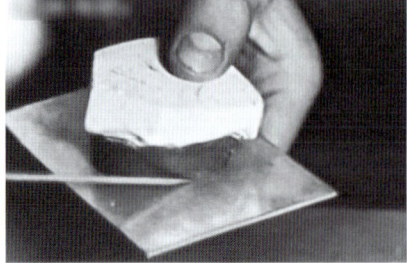

015 十分に冷却し硬化すれば，器具を前後にスライドさせ，モデリングの咬合堤を取り出す．

016 咬合堤基底部を削除あるいは追加しながらシェラック板と接合し，咬合床として形成する．

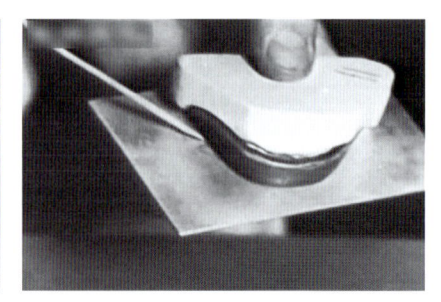

017 上下顎ともに金属板を仮想咬合平面として咬合堤を調整する．

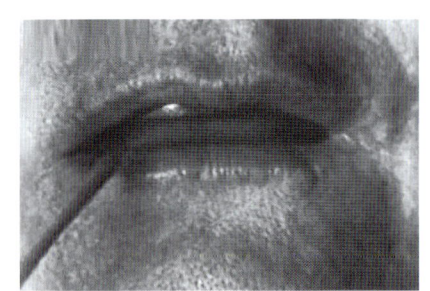

018 口腔内に装着してリップサポートと舌房さらには前歯部切縁位置と咬合平面の調整を行う（上唇より1mm長く）．

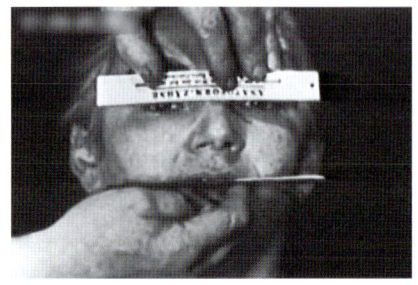

019 前頭面観の咬合平面の基準は，両瞳孔線との平行関係が得られることとするが，あくまでも目安としている．

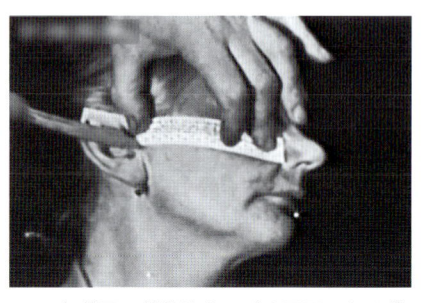

020 矢状面の基準はカンペル平面であるが，Gysiは後方を下げ補綴学平面としている．

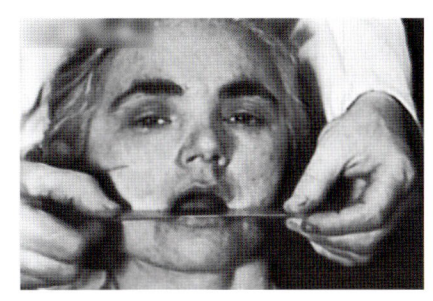

映像に残された **A. Gysi の総義歯製作**

021　下顎も上顎と同様に，まずリップサポートと下唇の高さ（1mm低く），そして舌房と舌の高さを基準とする．

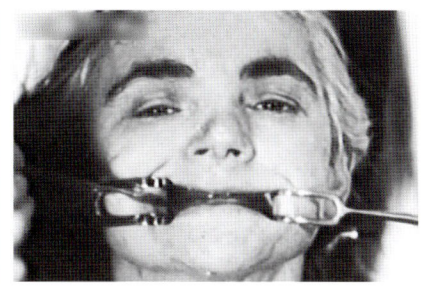

022　咬合高径の調整．軽く閉じて早期接触の削除を繰り返し，最終的に全面が均等に接触することを確認する．

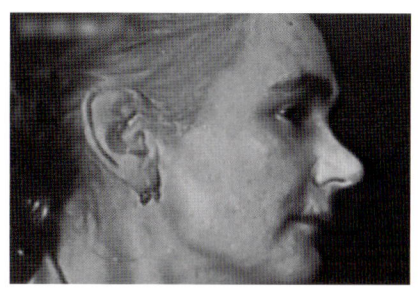

023　鼻唇溝，口唇，オトガイ唇溝などの細部のチェックを総合してのプロフィールと，機能としての発音を確認する．

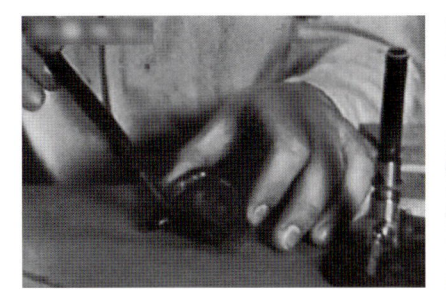

024　上顎基礎床内側後縁部に軟性のワックスを帯状にして付着（口腔内で圧接確認する）．

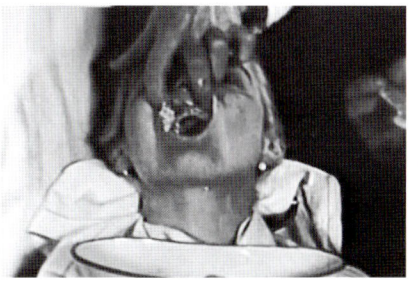

025　口腔前庭部などに小型のスパチュラを用いて石膏印象材を手早く軽く押し入れておく．

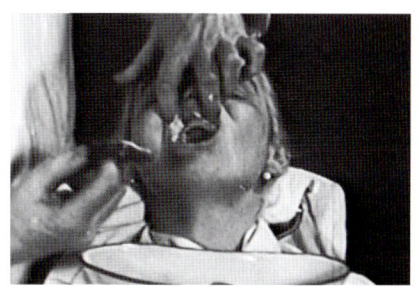

026　基礎床には必要最小限の石膏印象材を1層塗布したうえで，口腔内に挿入し，006と同様に一気に加圧する．

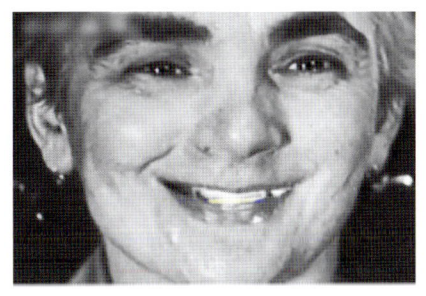

027　下顎は咬合床のみ軽く挿入し軽く口を閉じた後に，口唇の患者自身による表情運動を積極的に行う．

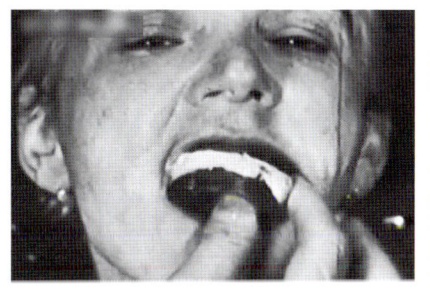

028　上顎はそのままで同様にして下顎の印象も行って印象を終了し，印象の確認を行う．

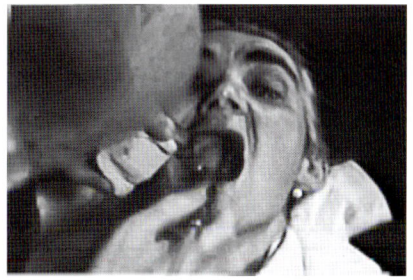

029　口腔内の被圧変位量に差異のある粘膜など，触認することにより部位などを確認する．

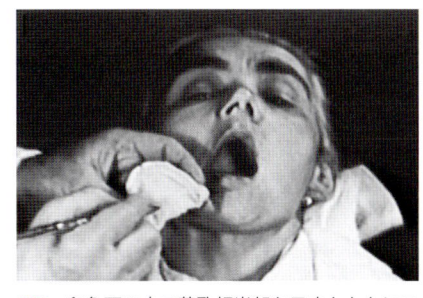

030　印象面の大口蓋孔相当部を示すとともにエンピツなどで印記し，加圧部を注意深く適切に削除する．

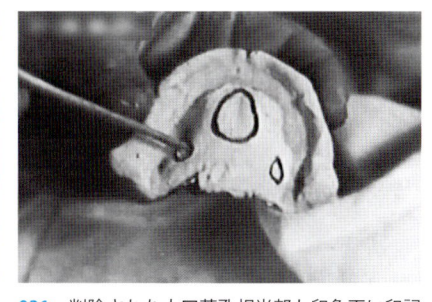

031　削除された大口蓋孔相当部と印象面に印記された硬い口蓋隆起部を示す．

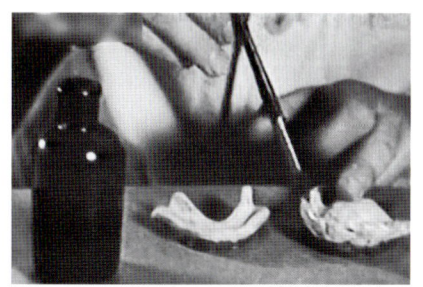

032　唾液などを十分に洗浄した後に印象を乾燥させ，石膏の強度を増すためシェラック溶液を塗布．

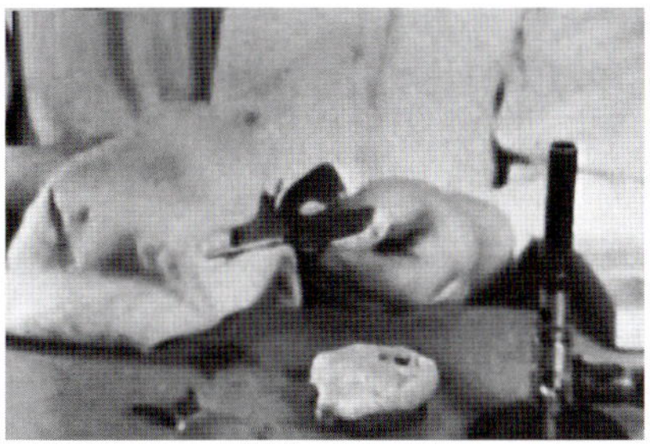

033　ゴシックアーチによる診査のためのパーツをモデリングコンパウンドの咬合堤に取り付ける．

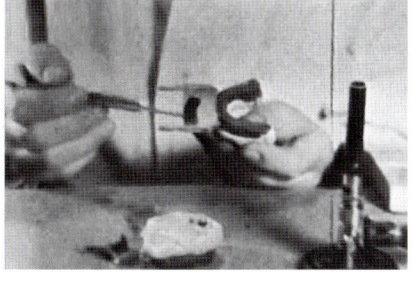

034　口外描記法の描記板（下顎）に描記のためのワックスを塗布する．描記針は上顎となる．

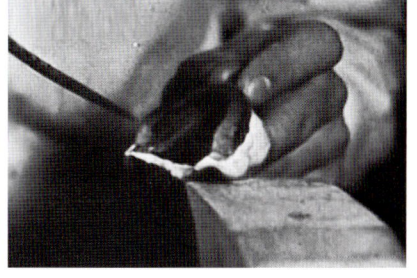

035　口腔内での限界運動時に咬合堤の後方が干渉することがないように大きな傾斜を付与する．

167

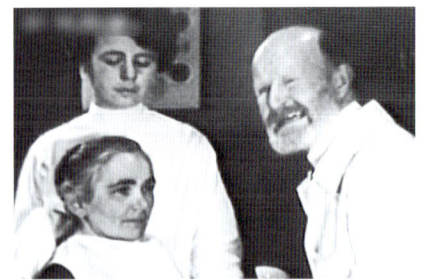

036　患者自身に機能運動を行ってもらうために，術者自身が顎を動かして説明している．

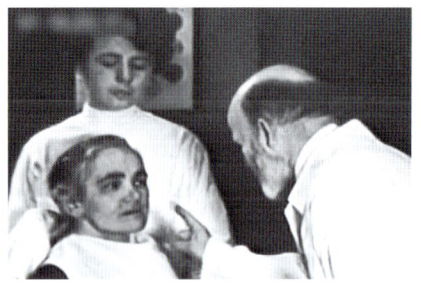

037　術者は患者には一切触れることなく行うため，言葉と指で方向を示し，下顎の動かし方の練習をさせる．

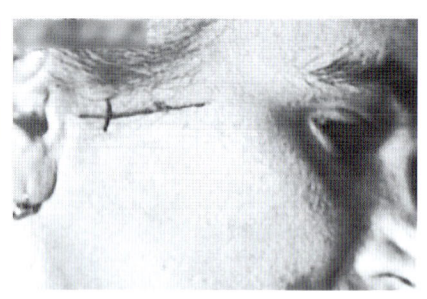

038　フェイスボウトランスファーのための下顎頭頂部を解剖学的数値（と触診）に基づいて印記する．

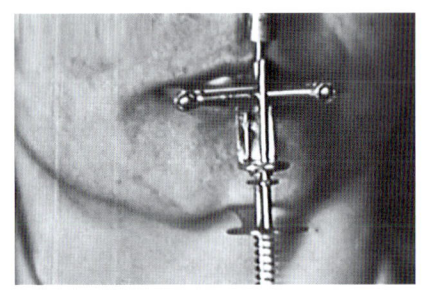

039　口外描記装置を装着した上下顎咬合床を口腔内に装着．下顎の咬合床を固定する装置もついている．

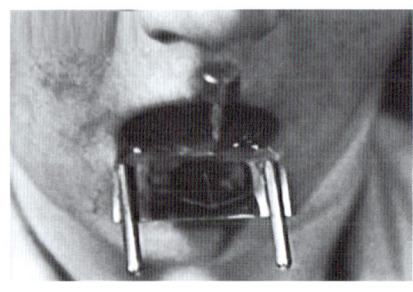

040　練習を経て，患者自身の顎の機能による前後と左右の動きを描記板に印記して口を軽く開いたところ．

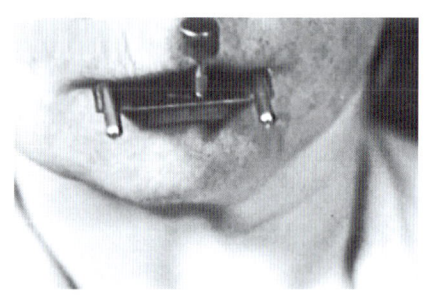

041　軽く閉じての描記針の切端がゴシックアーチのアペックス先端と一致することが確認された．

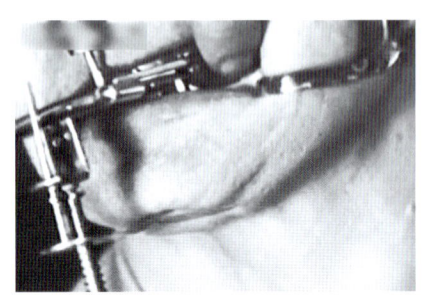

042　その位置を決してずらすことなく注意をしながら軟化したモデリングコンパウンドをソフトに圧接し確実に固定する．

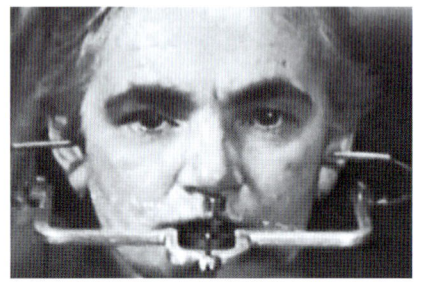

043　下顎の固定装置を外した後に咬合面と平行にシステマチックにフェイスボウを取り付けられる．

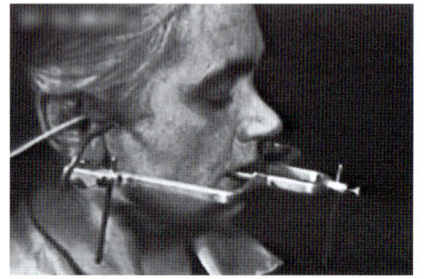

044　フェイスボウの支持棒先端が，印記しておいた両側の下顎頭上端位置を正しく示しているかの確認．

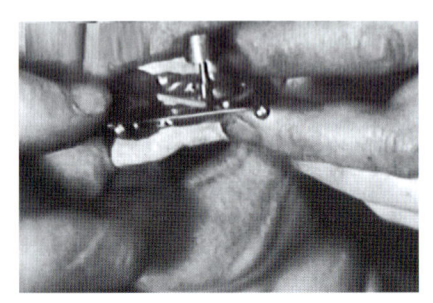

045　フェイスボウを取り外した後に，モデリングコンパウンドで固定された咬合床を一塊で取り出す．

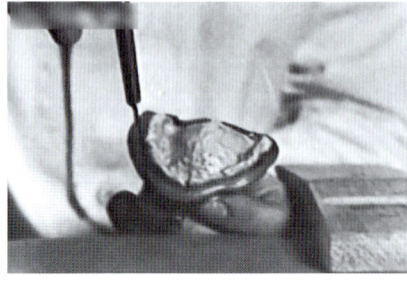

046　印象は唾液などを十分に水洗した後に大切な床縁部を模型に再現するためにボクシングの準備を行う．

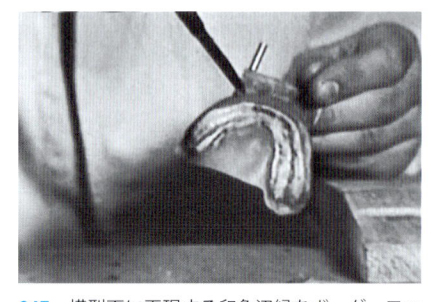

047　模型面に再現する印象辺縁をボーダーワックスで決めて，さらにワックスを用いて正しく外形の形成を行う．

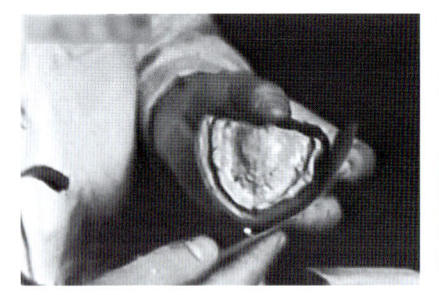

048　少し厚手の紙テープ状のものをボーダーワックスに添わせ巻き付け，ワックスにて固着する．

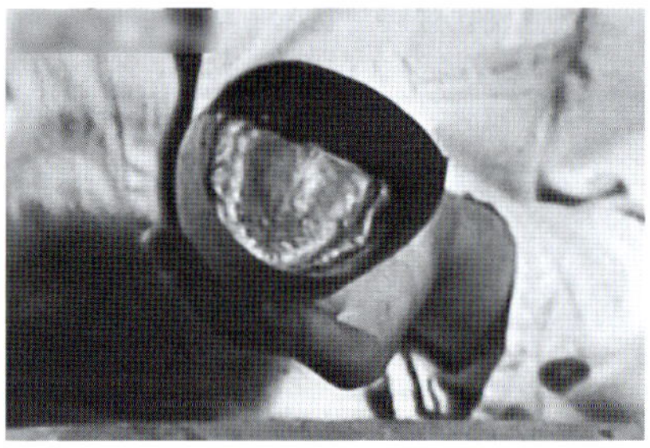

049　紙テープを巻き付けワックスにより接合されたボクシングが整った上顎の印象体．

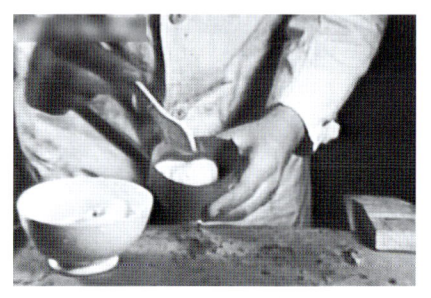

050　石膏を練和してボクシングされた印象体を軽くテーブル面に当てることで振動を与え，適切な厚みまで石膏を注入する．

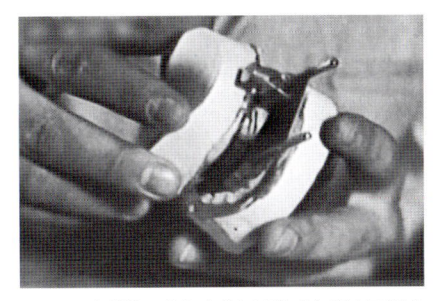

映像に残された **A. Gysi** の総義歯製作

051 石膏が注入され十分に硬化すれば上下顎をモデリングのコアを添わせて確実に固定する．

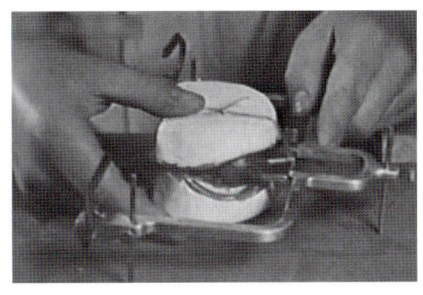

052 上下顎を一塊にした模型は，フェイスボウによって口腔内と同位置にワンタッチで戻すことができる．

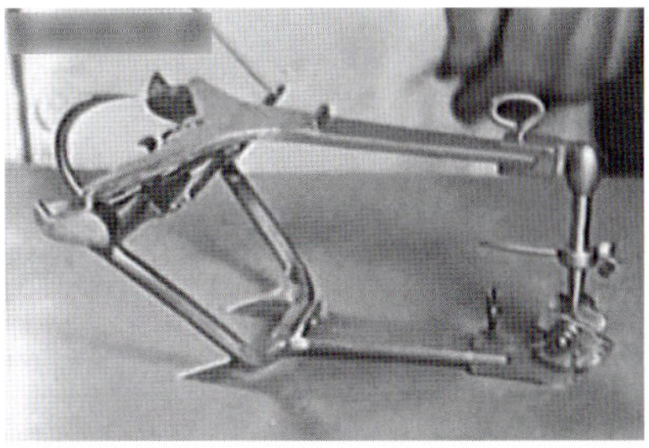

053 Gysiのシンプレックス咬合器．この咬合堤は生体の下顎頭位置と咬合器の運動軸が違えている．

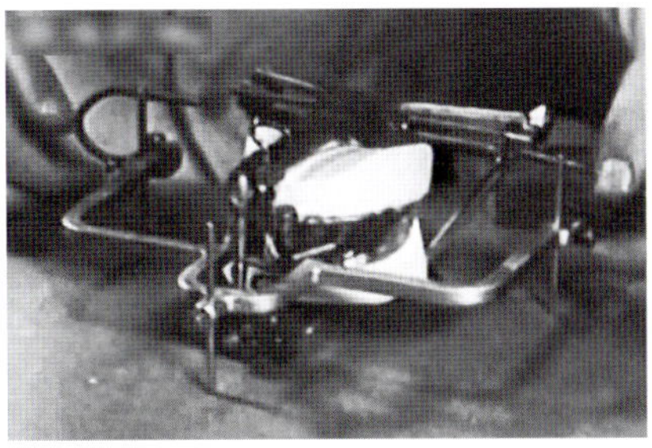

054 シンプレックス咬合器にフェイスボウをセットしたところ（フェイスボウ下顎頭位の位置に注目）．

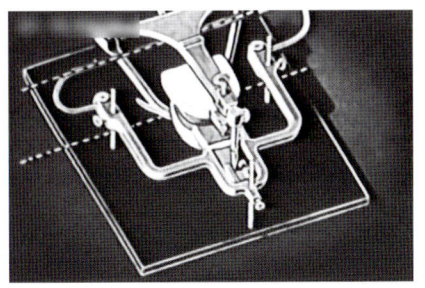

055 フェイスボウ下顎頭位よりも後方でわずかに下方の位置に咬合器の運動軸が見える模式図．

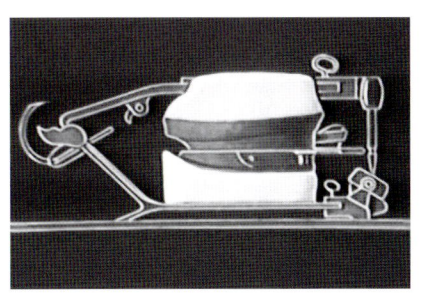

056 Gysiシンプレックスの水平面と咬合平面および下顎頭指示点と咬合器運動軸の見える模式図．

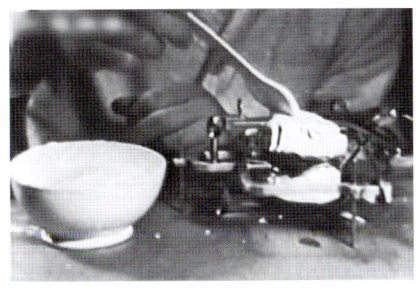

057 咬合器の上顎フレームに直接石膏で模型をマウントする．硬化すると模型は前方へスライドして取り外すことができる．

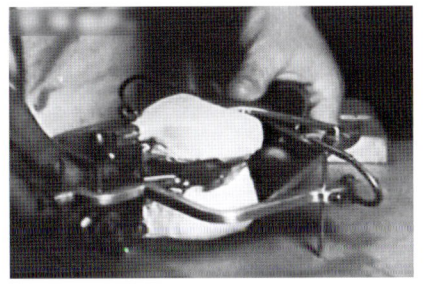

058 下顎模型は同様に下顎フレームに石膏でマウントされ，咬合器への装着が終了する．

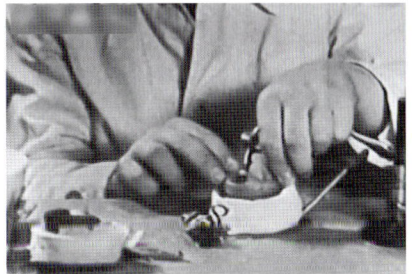

059 片顎（下顎）の咬合印象されたモデリングコンパウンドの咬合床を外し，下顎にワックスリムの咬合床を作る．

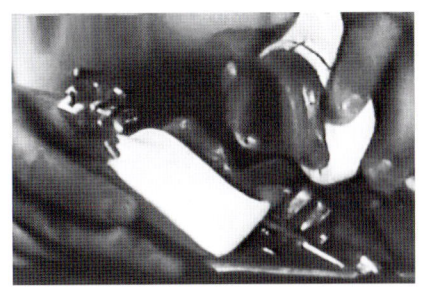

060 咬合平面やリムの位置を片顎から作ることで情報を移し取る．上下のワックスリム付の咬合床を完成し，人工歯排列のための確認を行う．

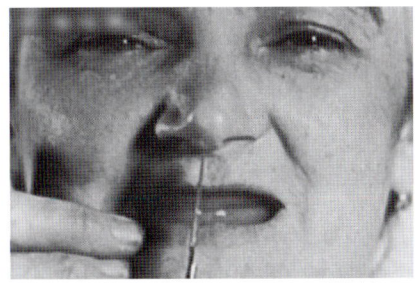

061 咬合平面やリップサポートの確認を行った後に顔貌や口唇などの関係を示す基準線の印記．

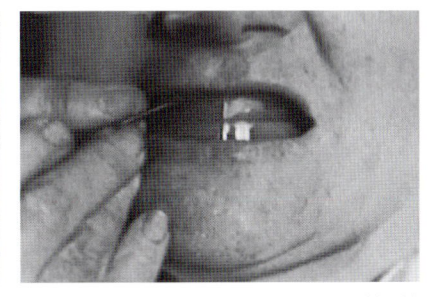

062 正中線を印記後に上唇に添わせ上唇線や笑線を明確にワックスリムに印記しているところ．

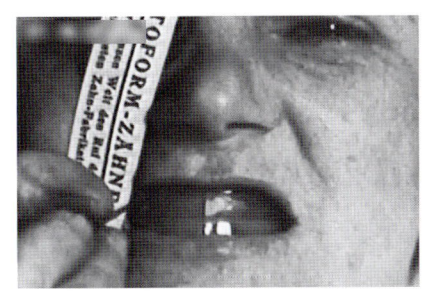

063 定規を添わせ鼻翼位置を確認したうえで口角線の印記を行う．

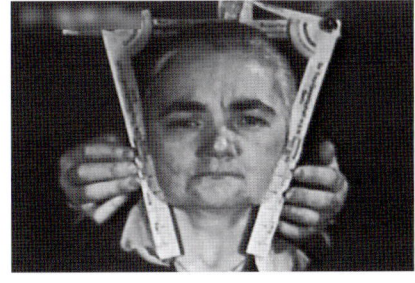

064 専用の計測器（アナトフォルム計測器）を用いての顔貌の形態を識別する．

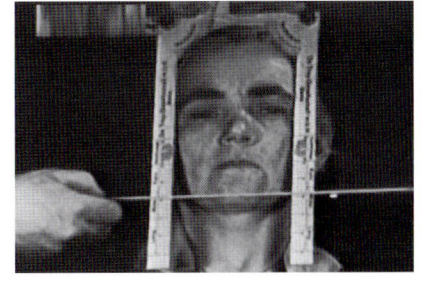

065 顔面の長径と幅径を測定することによって計測器は自動的に適切な人工歯サイズを示す．

169

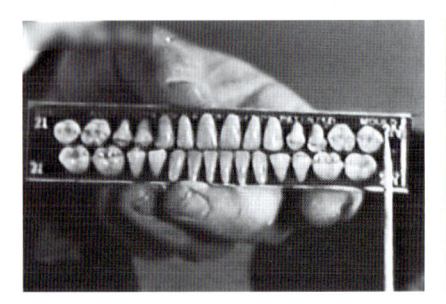

066　前歯臼歯が1セットになった人工歯が選択された（アナトフォルム2N・臼歯は現在の33°人工歯）.

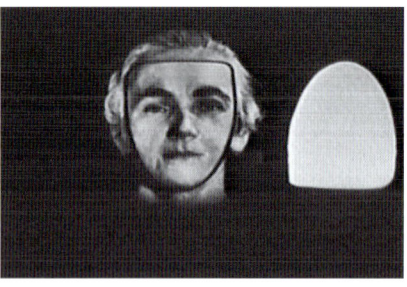

067　当時すでに顔の形態と上顎中切歯の輪郭を合わすという考えが示されていた（顔貌との調和）.

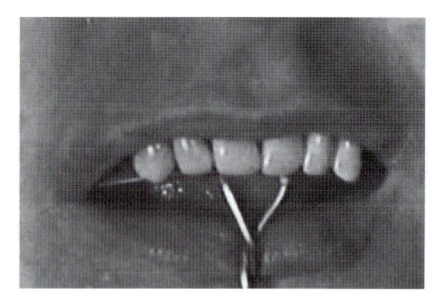

068　上顎前歯を専用のツール上に仮排列し，口唇や顔貌との調和が得られるかを試適確認（これは現在もツールとして存在する）.

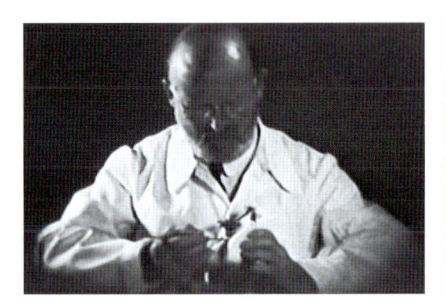

069　咬合器上に咬合床を戻し，基準線の位置と模型の関係の確認とコンパスによる印記をするGysi.

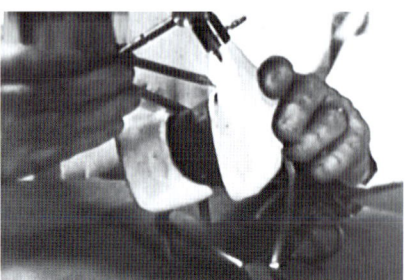

070　目測ではなくコンパスを用いて人工歯排列の基準となる各種の基準線を正確に模型面に転写する.

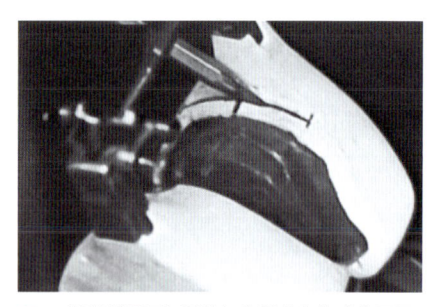

071　模型前頭面に明確に印記された咬合平面．正中線，口角線を示す.

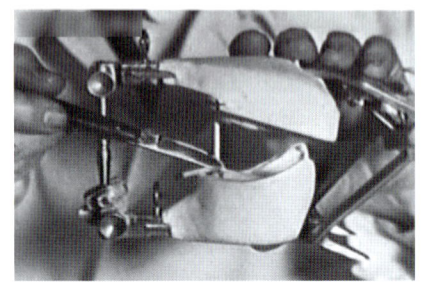

072　咬合器上の上下顎の対顎関係や位置関係をこれも目測ではなくマッチ棒を仮着して確認している.

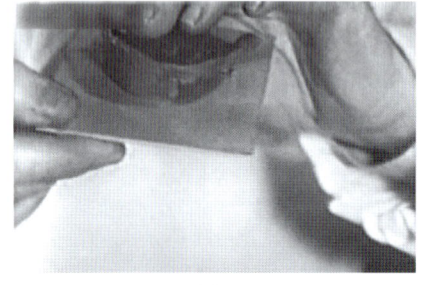

073　ワックスリムも定板を添わせて正しい平面を与え，その平面を基準として人工歯排列を行う.

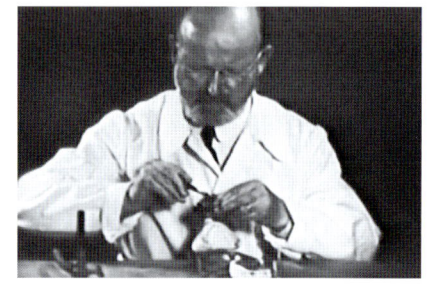

074　人工歯排列を行うGysi．上顎人工歯を咬合平面の基準とする上顎法が示されている.

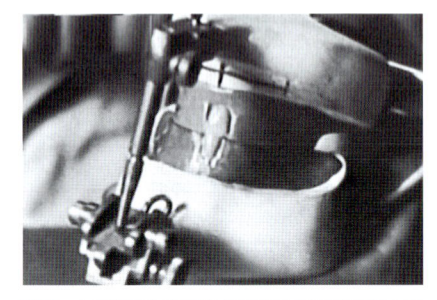

075　上下顎の中切歯を仮排列を行い咬合器上で前方および側方の運動を行い被蓋の適否を確認する.

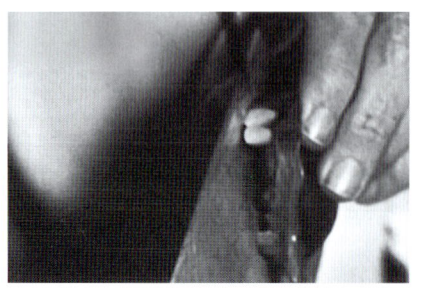

076　片側のワックスリムは第一大臼歯まで削除されているが，定板を添わすことで咬合平面が見える.

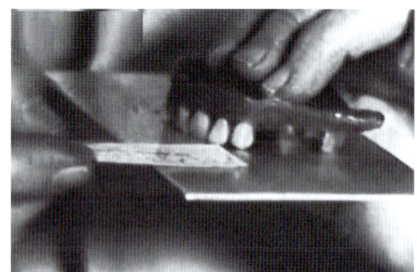

077　6前歯が排列されその位置関係や歯軸の調節や確認を定板上において行う.

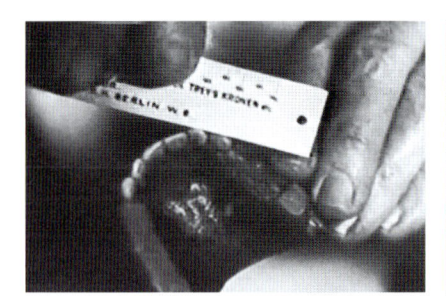

078　6前歯はワックスリムで示されたアーチ内に植立するが，それぞれ個性を与えながら調和を得る.

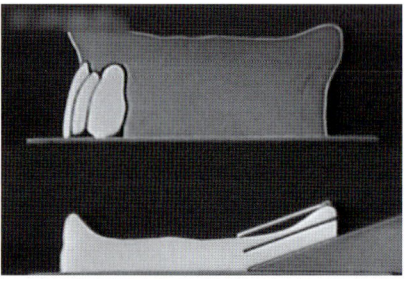

079　臼歯部の排列位置と歯軸は対向する顎堤との関係を重視して行う．スキーゾーンを示す模式図.

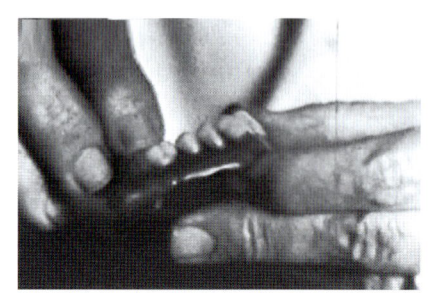

080　Gysiは上顎法によりワックスリムで示されたアーチと対顎関係によって人工歯の排列を行う.

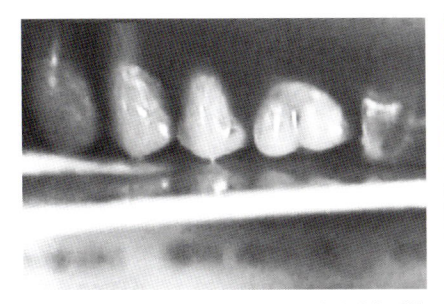

映像に残された **A. Gysi の総義歯製作**

081　定板（咬合平面）に対しての各臼歯部が接触している関係によって人工歯の調節彎曲を調整する．

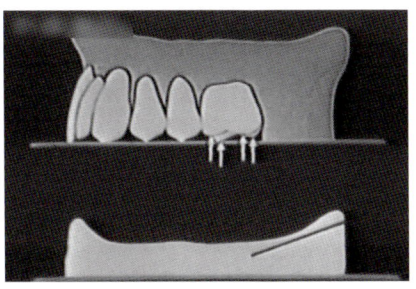

082　模式図を用いて各歯の咬合平面に対しての各咬頭の位置関係が基準として詳しく示される．

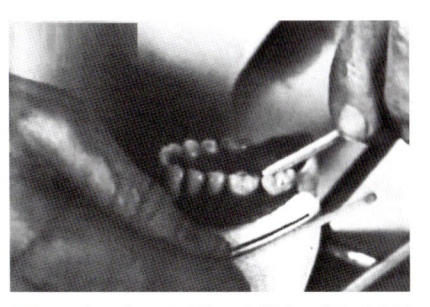

083　スキーゾーンに対して下顎人工歯の咬合面は平行関係を得なければならないことを示す．

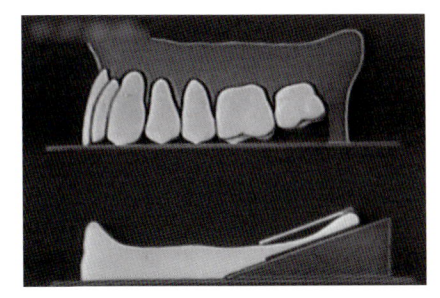

084　下顎のスキーゾーンに対しては特に注意を要することが示され，当時すでに模型側面へ傾斜を印記するよう解説している．

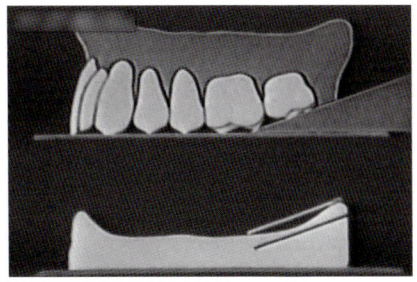

085　スキーゾーン内で対顎・あるいは対向する第2大臼歯部はその傾斜面と咬合面を平行とする．

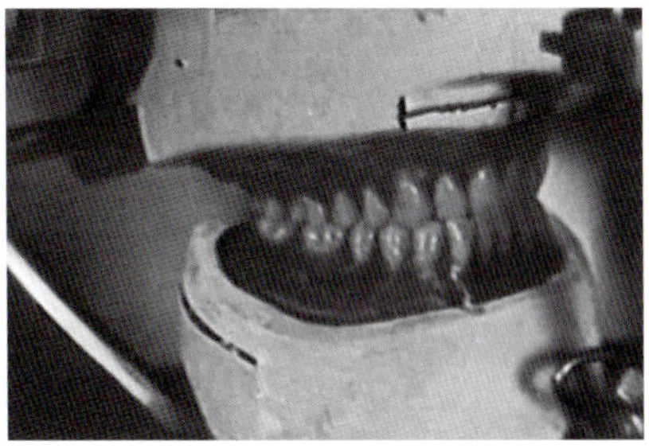

086　すべての人工歯が排列された咬合器上で右側作業時の接触関係を示し確認している．

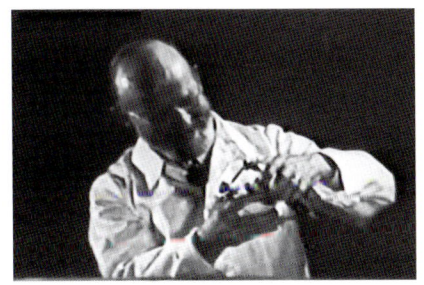

087　シンプレックス咬合器を手に持ち人工歯の排列や咬合器での接触関係を見る Gysi．

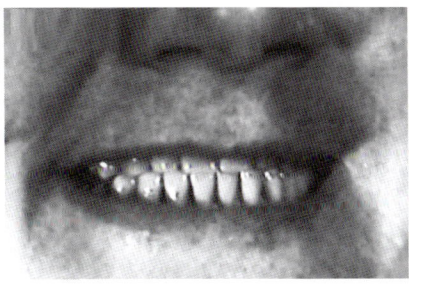

088　口腔内での前歯臼歯の接触や位置関係を点検し，発音試験などが入念に行われる．

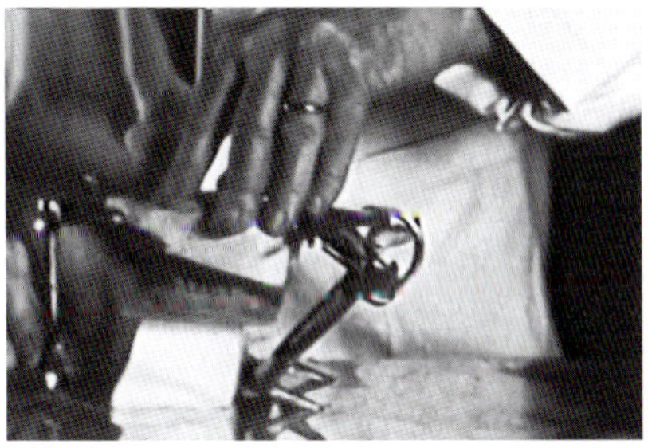

089　重合後に同じ位置関係で人工歯削合のためのリマウントを行うためにテンチのコアを採得する．

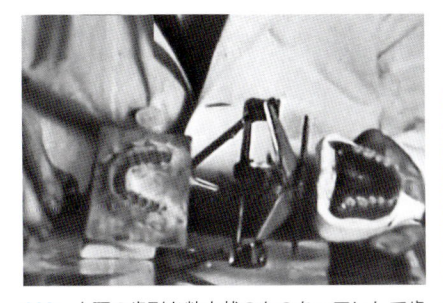

090　上顎の歯列を粘土状のものをコアにして歯列咬合面を印記して終了．

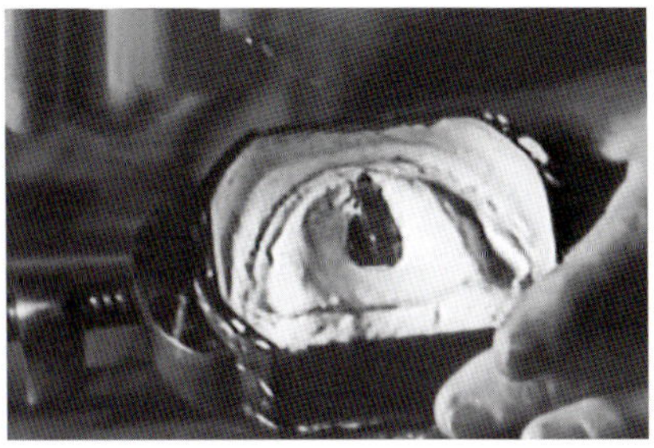

091　ゴム床の時代であったがフラスコへの埋没や骨隆起部への緩衝などは現在とほぼ同様に行われている．

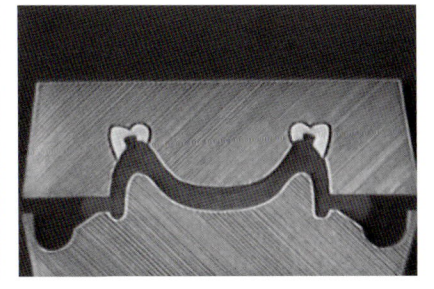

092　ゴム床材を加熱してプレス成型される模式アニメーション．余剰なゴム床材のための十分な遁路が付与されている．

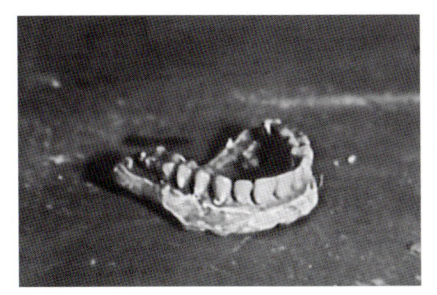

093　加熱重合後冷却されフラスコから取り出されたゴム床義歯．

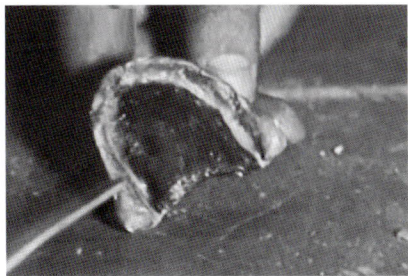

094　アクリルレジンのように美しくはないがピンク色の歯肉部と硬い黒いゴム床を示している．

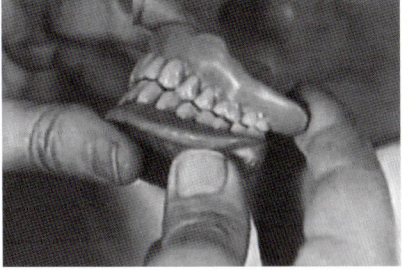

095　咬合面での誤差が大きかったようで中央付近で早期接触があり前後にわずかにピッチングする．

171

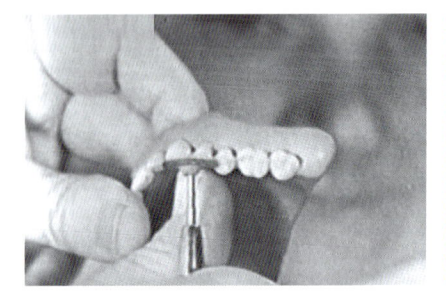

096 口腔内で転覆試験などを行った後に嵌合位での早期接触を確認しその部位を削合する.

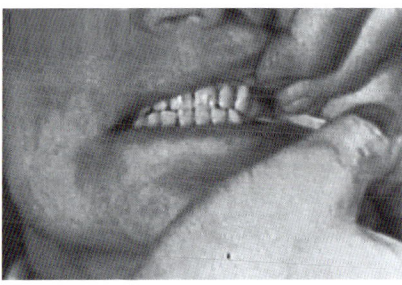

097 幅の狭い帯状の薄い紙を嚙み，引き抜くようにして咬合接触状態のチェックを行う.

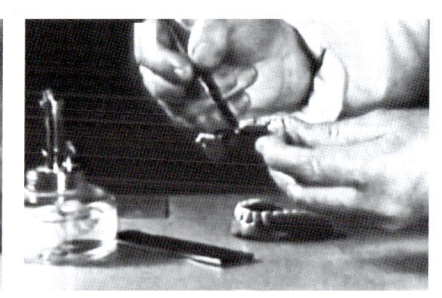

098 下顎臼歯部歯列咬合面に軟性のワックスを盛りチェックバイトの準備を行う.

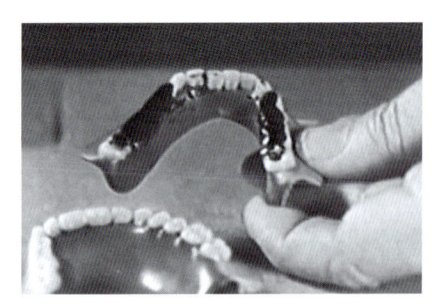

099 下顎臼歯咬合面に盛られたワックスの量を示す.

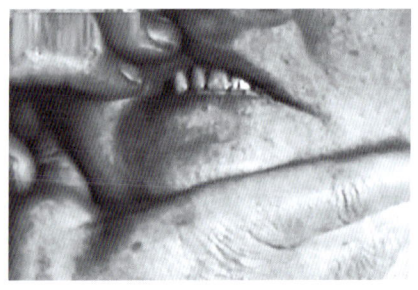

100 口腔内での閉口位をワックス面に印記する.

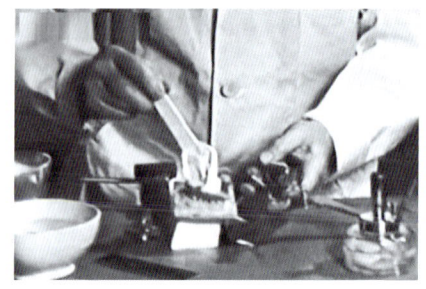

101 テンチのコアを用いて上顎義歯から咬合器にリマウントする.

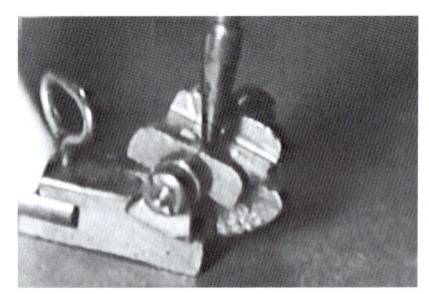

102 指導ピンを挙上して下顎義歯を装着しリマウントを終えたならば指導板の調節を行う.

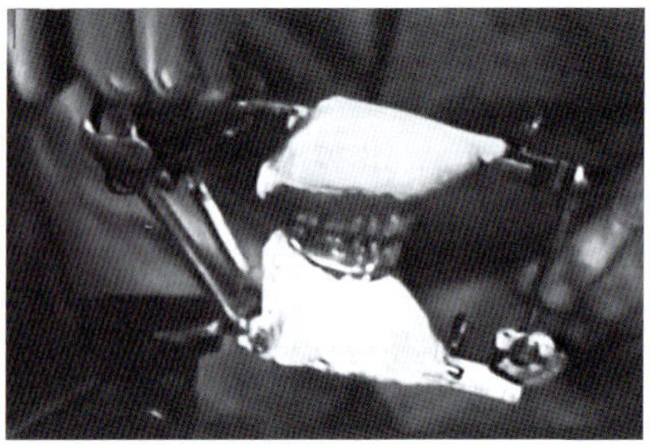

103 万力に咬合器を固定し，カーボランダムグリセリン泥を歯列咬合面間に塗布後自動削合を行う.

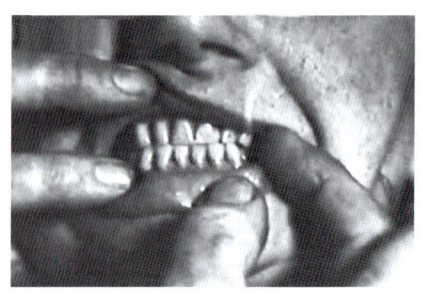

104 口腔内に装着され接触状態の確認を咬合紙などで行う.

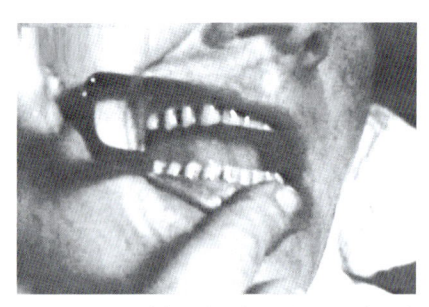

105 開口位や咬合運動の確認，さらには顔面との調和などの診査を行う.

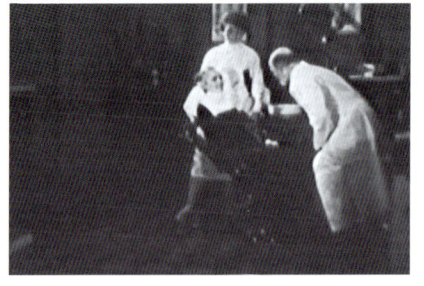

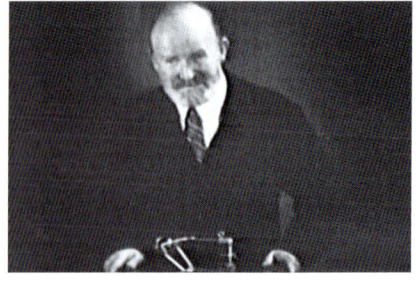

106 患者が手鏡を用いて顔貌や義歯が装着された口元を見ているところを覗き込むGysi.

107 シンプレックス咬合器を前に置き挨拶をするGysi.

Prof.Alfred Gysi 略歴 (Prof.Dr.med.h.c. et Dr.med.Dent.h.c.Alfred Gysi,D.D.S.)

1865年 スイス，アールガウ州首都アーラウで精密錠前製造業者の息子として誕生.
1884年 ジュネーブ大学入学
1886～87年 アメリカ・ペンシルバニア大学歯学部
1887年 スイス国歯科医師国家試験合格
1888～91年 ローザンヌ大学，チューリッヒ大学助手
1895年 チューリッヒ大学に歯学部が創設され，常勤教員となる.
1906～1930年 チューリッヒ大学歯学部補綴学講座主任教授.
 1912年まで一時期チューリッヒで個人開業.
1957年 チューリッヒで死去．享年92歳.

歯科補綴学分野での業績● 「咬合問題への貢献」「シンプレックス咬合器」(1912年)，「咬合問題の新知見」(1913年)，ギージー・フェイスボウ (1914年)，「三点シンプレックス咬合器」(1916年)，「咬合」(1925年)，ギージー解剖学的各個調節咬合器 (1927年)，アナトフォルム陶歯 (デ・トレー社) ならびに33°・20°陶歯 (デンツプライ社) の開発.
　1929年刊行の『歯科ハンドブックⅣ』(Handbuch der Zarnheilkunde Ⅳ. Band: Zahnersatzkund) は後生に残る名著 (Kohler,L. との分担執筆).
　その他，歯科保存学，組織学，細菌学の分野でも多くの業績を残す.

Supplement ● 2

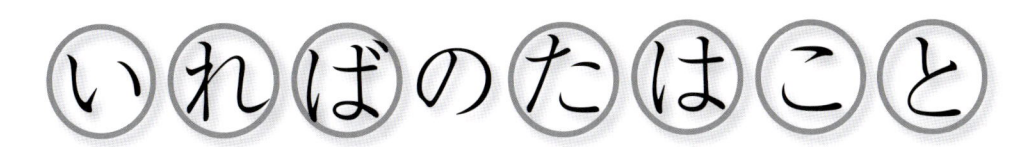

いればのたはこと

患者に喜んでもらえる総義歯治療
―総義歯設計の基準とその原理について―

この資料は，1994年の『歯科技工』別冊『目で見るコンプリートデンチャー～模型から口腔内をよむ』，2001～2002年の『歯科技工』連載「Level up Complete Denture Technique」，2005年の『歯科技工』別冊『目で見る人工歯排列＆歯肉形成』にまとめた内容に加え，その後の筆者にとっての新しい知見や考え方などを書きとめて，機会があれば加筆しているものである（本書のベースともいえるので，内容は重複するが読み込んでいただきたい）．

by Tsutsumi Takashi

1　はじめに

近年インプラントの適応拡大が図られているものの，多くの無歯顎者においてはいぜん総義歯による補綴が主流で，今後も20年は需要が増えると予測されている．

日本では世界でも類を見ない超高齢化社会を迎えるとともに，近年の「歯を残す」という風潮で本来抜歯すべき歯を残すことや，治療の予後不良などによって顎堤が著しく損なわれたり，顎機能不全が惹起されたりという，いわゆる「負の遺産」も増加している．これらによりこれまで考えられなかった大きな器質欠損や機能不全を有したいわゆる"難症例"が増加しており，何度も義歯を作り直すが満足を得られず，結局総義歯を得意とする歯科医院に駆け込む患者が増加しているという現実もある．すなわち，総義歯治療の需要はこの先もしばらく減少しないし，患者の総義歯に対する機能的・審美的ニーズは多様化する一方であると言える．

さらに咀嚼・発音・嚥下などの機能不全や粘膜や咬合に異常のある症例では，単に義歯で欠損を回復するのではなく，義歯でリハビリテーション・トレーニングを行い，脳と筋肉による機能を回復させるという考え方が必要となり，治療用の義歯を用いた治療の症例も増加している．

＊

機能回復とは，器質欠損により失われた歯の歯根膜というセンサーが機能時の情報を脳へ伝えるしくみを，義歯床から床下粘膜面や口腔周囲筋のセンサーを通して伝えられる情報を脳が受け取り，トレーニングによって道具である義歯を使いこなすという機能を獲得し，対応していくことにあるともいえるので，無歯顎に対する総義歯補綴は，唾液を介して義歯床をいかに粘膜面に対して生理的に違和感なく適合させるとともに，個人個人のマウスボリュームにいかに適応させるかが重要であり，このことは患者の身体が最も求めていることではないだろうか．

2　生物の多様性と歯科医学の多様性

2009年は，進化の理論を確立したとされるイギリスの生物学者チャールズ・ロバート・ダーウィンの生誕200年で脚光を浴びた．ダーウィンは，変異個体間の競争に基づく自然淘汰説（自然選択説ともよばれる）を提唱したが，現在では，突然変異，遺伝子の機会的浮動，隔離などの要因を加えた総合説が進化論の主流と言われている．

地球に45億年，生物に35億年という永い永い歴史があり，地球が生物を作り，その生物が地球の環境を変え，その環境が生物を変化させ，DNAの問題と絡んで現在の生物の多様性がある．今，その生物の1つであるヒトが大きく地球の環境を変えているという，人口問題と環境問題などのテーマを考える原点としてもダーウィンが注目されているのであろう．

＊

医科や歯科が難しいのは，ヒトが複雑な「生物」であるということと，個々の「多様性」に加えて脳が大きくなり，言葉を得て，意識や感情を進化させたことにもあると考えられる．科学がこれほどに進んでいるように見えても，いまだにヒトの手で生命すなわち細胞は作り出せず，ルドルフ・ルートヴィヒ・カール・フィルヒョーが「すべての細胞は細胞から」といったように，生命や生物は科学の世界で最も難しい問題なのかもしれない．一つの単純な生命から多様な現在の生物へ進化したといわれる35億年の歴史から見ると，ヒトの歴史はつい最近のことなのであろうが，700～500万年前にチンパンジーと分岐し，約5万年前に現世人類としての進化を経て現在があるようだ．直立したことによって器用な手と大きな脳を得て，道具や言葉を用いてさらに脳を発展させ，技術や文化の歴史を積み重ねているわけであり，生物の多様性に加えて技術や考え方の多様性をも生んでいる．

＊

生物の多様性と技術や考え方の多様性の中での近代における歯科医学の300年の歴史は，振り返ればすぐにでも手が届くほどの時間であり，ダーウィンの生まれる4年前の1805年にGariotが咬合器を作ったとされている．いずれにしても金属の使用によって精密で複雑な形状や構造を作り出すことが可能となり，生体の顎運動を歯列模型上に再現するという目的のために，その後の100年ほどで，生体の咬合に関する頭蓋と下顎骨の関係や機能に対する観察が行われ，それに関する理論が作られ，さらにその理論を再現するために多くの咬合器が作られる中で，理論も含め，あるものは消え去り，あるものは改良・改善され

ることとなった．ヒトの多様性という「性質」で，その後も多くの考え方が示されるとともに，多くの咬合器や人工歯が作られ続けている．

すでに1900年代からは咬合器や人工歯に「商品」としての価値や売るという目的も加わって，材料や技術の進歩と発展のスピードが増すことによってさらに多様化しているが，これらの咬合器は，生体の顎運動を再現するという，本来の目的を達成したのであろうか．

人口が減少に転じたとされる日本においても，2030年まで義歯を必要とする患者は大きくは減少しないということである．世界を観ると，まだ100年以上は現在の技術や商品が必要とされ，グローバリゼーションによっての一体化はあるかもしれないが，さらに多様化が進むのではないかと考えられる．

*

先に述べたように，現在多くの義歯製作理論や技術に関する情報があるのは，「生物の多様性」という事実によって，患者も術者も，そして歯科材料や機械を提供する科学者も多種多様であり，そこに歯科医学の300年と，個人の経験や体験による知識や技能から求められるニーズ，歯科材料の進化が加わっているためで，この社会で生活する私たちが多様な「理論や機材」をどれか1つに決めることは現実として難しいようである．したがって，さまざまな考え方やテクニックや材料を否定することなく，そこにある生物や科学に関する普遍的なものを基礎的な自分の力として，正しい観察と判断によってそれぞれの症例の適材適所に「理論や機材」を活用することが，この時代が私たちに求める本物の技術力といえるのかもしれない．

*

日本において歯科技工士は歯科医業を補足する立場であり，生体と病態の多様性に対する診査と診断と治療や必要な補綴物に対する設計は，社会的分業として，社会的責任を持った歯科医師が行うものである．私たち歯科技工士は，歯科医師による印象採得と咬合採得によって得られた模型と対顎関係と歯科技工指示書によって，歯科技工物を製作することを社会から認められている業である．これは歯科技工士法において明確に示されている．

それは患者との対面行為において"生"の情報を直接入手することや，そこからの直接の判断が禁止されており，これは歯科医療における歯科技工物の設計や材料の選択などの裁量やその権利・資格がないということである．「事実はチェアサイドにあり，ラボサイドにあるのはチェアサイドで入手された情報という現実によって得られるイメージ」であるといえる．私たちの業は歯科医師の印象と咬合採得と歯科技工指示書の情報の質（現実）によって決まるといえる．

快適に違和感なく装着され，十分に噛むことができ，正しい発音や嚥下，そして患者の個性的な容貌を満たすための機能を発揮しうる総義歯は，維持力と支持力が得られた印象採得，顎関節と筋肉や神経の調和と顔貌に調和した咬合採得，そしてさらに審美性や舌感，十分に片側性咬合が得られる人工歯排列位置の設定と人工歯の選択などの設計，歯科技工指示書の記載などが歯科医師の社会的責任として示されなければ，決して製作することはできない．

ラボサイドには歯科技工物製作の技術やノウハウはあるが，患者に対する情報はこれまで製作した症例の経験の中で得られた平均値の残像としてのイメージしかない．人工歯の排列は，歯科医師によって設定された対顎関係と調整された咬合床の蠟堤上に行うものであり，義歯床は歯科医師による印象から製作された模型上で重合するものである．歯科技工の技術によって，印象や咬合採得時の問題を改善することは不可能である．歯科技工技術で行えることは，模型上への精密な適合性と，咬合器上に示された咬合位の再現のみである．

*

「神は細部に宿る」という言葉がある．これは生物の多様性を示した言葉でもあるが，モノ作りにもいえるであろう．口腔内で機能するものを作るのは，チェアサイドの事実でしかない．その事実をいかに細部まで情報として正しくラボサイドに提供するかが，歯科技工物を作るという歯科医業の分業における現実といえるのではないだろうか．事実でない情報を正しいと疑うことがなかったり，事実に基づくことのない空論や妄想という根拠のない情報で作り込まれた歯科技工物では，決して個々の患者の機能に調和することはなく，患者の満足も得られず，術者の自己満足のみを満たすことになる．

3　正しい基準

歯科技工技術のベースは歯科理工学的な材料学や力学に関する知識と製作するためのノウハウ，そして生体に対する普遍的な形態や機能に基づいた機能解剖学的な造形能力の2つであり，この自らの努力によって向上できることに集中して，その技術や技能を発揮することができるより良きパートナーである歯科医師を求め，その歯科医師の能力が最大限に発揮されるようにサポートし，患者のニーズを満たす歯科技工物を製作することが歯科技工士の社会的使命ではないだろうか．

ヒトが義歯を使用できるという理由は，一流の野球選手のバットやグローブ，そして料理人の包丁，あるいは書家の筆などが，それらの人の手の一部となるような機能を発揮するように，ヒトの脳が高度な学習機能，あるいはトレーニング能力を持っているからといえる．その結果，ヒトはいわゆる道具というものを高度に使うことができる．そしてまた，失われた足なども，ある程度の機能部が残されていれば，よく設計されて作られた義足によって歩いたり走ったりすることもできるわけであり，より機能的にデザインされた義足という道具とリハビリテーションおよびトレーニングによって一流のアスリートと同等の能力を発揮するような人も存在する．

総義歯も同様で，粘膜面に違和感なく密着して外れにくく調整したうえで失われた歯や歯頸部などの器質欠損を義歯床材と人工歯によって正しい形態に回復し，残された顎と口腔の機能を用いてリハビリテーションとトレーニングを行い，義歯床内面や周囲の粘膜面からフィードバックされる情報により脳を十分に学習させることができれば，有歯顎に近い能力を発揮することができる．義歯はあたかも顎や頬，舌で使用する道具と言える．

道具は手や身体の延長と考えられ，それを用いることができるのは人間の脳に学習機能が備わっているからであり，そしてよりよく調和すれば人工臓器とも言える性能となりうるものである．

*

歯科医学や歯科技工では，術者がまず健康で正常な歯の形・歯列・顎位・健康な歯肉の状態，機能的な顎運動，そして人体の姿勢やバランスといった，あたかも神様が作られたのかとも思える各年代における「生体の観察」を数多く行う．そして機能解剖学としての正しい形（form）と比率（proportion）と機能（function）を普遍的なものとして，デジタル的な数値とアナログ的な造形のイメージを十分に自分の脳に基準としてインプットしておく必要があると考える．正しいものはどういうものであるかを理解し体得しておく（目で見えるようにする）ことである．

これらの正しい基準（ものさし）を持つ

ことによって初めて，いたんだり傷ついたりした異常の程度がわかり，年齢や性別や個体差においてどこまで回復させるべきかという目標を設定したり，治療の状況などが理解できるのではないだろうか．すなわち顎堤が吸収したり，粘膜が萎縮・変質したり，顎位が偏位したり，姿勢が変化しているものが，どれだけ正常値から変化しているかを相対的にリアリズムで観ることによって，「修復すべき形と機能のレベル」が視えてくるものと思う．

したがって，無歯顎治療の臨床と並行して機能解剖学をぜひとも再度深く学ぶとともに，有歯顎模型を十分に観察する必要があると考える．

4 診査による問題解決への仮説

歯を失ったり，あるいは現在使用している義歯に不都合が生じて歯科医院に来院する患者に対しては，義歯としての道具に原因があるのか，それとも使用する患者自身に何らかの原因があるのか，これをまず問診によって主訴やニーズとともに正しく把握しておかなければならないだろう．

患者にとって最も大きな問題——たとえば噛めない，痛い，落ちる，しゃべれない，顔が変わってしまった，気持ちが悪いなどといった初診時の主訴は，新しく作る義歯の必要最低限の『要求品質』であり，治療の終了時に最低限クリアしておかなければならない項目であり，十分に聞いて日付をつけて文字として記録し，その内容を患者に確認してサインをもらっておくぐらい重要な問題ではないだろうか．なぜならばある種の患者は，治療の進行に伴って最初の主訴と違ったことを問題としてくることや，次々と要求を高くしてくることがあり，トラブルとなることもあるからである．

技術は要求によって得られるという原則があるが，治療の経過によって変化したり追加されたニーズに関しては，初診時に記録したものを患者とともに確認して日時を記して新しく追加記録し，治療期間の延長や治療費用などのコンセンサスを常に得なければならないと考える．理想としては，歯科医師には，これらの当初の主訴以外に一般的に求められる総義歯治療に関する品質を，『目標品質』として少し高いレベルで持っておいていただくべきであろう．

*

臨床において技工指示書を通して伝えられたことを書き残した初診時の主訴の記録があるが，患者のもつ問題点は百人百様である．しかしそれらの問題点からは，なぜそのような症状が生じているのかといった不都合の原因を予測することもできる．それがたとえば，咬合に関係する問題であれば，顆頭安定位と咬頭嵌合位のずれに問題があるのか，高さに問題があるのか，水平的な位置に問題があるのか．さらにはその問題が顎堤吸収による義歯の不適合か，その顎堤が吸収した原因は何か——このような「推論」や「仮説」としての考え方を持った中で診査を重ねることによりその病因を究明していくという方法は，現状と予後の予測として重要といえる．

問診などの内容やこの間のやりとりによって，患者の肉体的年齢や生理的・機能的年齢，医科での病歴や現在の治療，投薬などの状況，そして性格や精神的な問題点や傾向がつかめる中で，担当歯科医師は，口腔周囲筋や顎関節などの触診を加えた器質欠損の程度など，いわゆる各種の診査を重ね合わせることにより状況を的確にとらえたうえで，それぞれの歯科的な項目の難しさの程度を客観的に診断し，個々の症例の「具体的な難しさのレベル」を言葉にして把握しておくことが重要といえる．

歯科医師には，単なる「術式に沿っただけの総義歯作り」ではなく，「総義歯の原理」——いかにすれば外れにくくなるか，いかにすればよく噛めるか，いかにすれば痛くなくできるか，いかにすれば自然な顔貌が得られるか——などの事実を現状の技術をベースにして「科学的」に正しく観察し，認識したうえで「一つ一つの術式とその技術の意味」を見つめ直し，なぜこのようにしなければならないのか，さらにこのような状況であればいかにすべきかという正しい治療と総義歯作りの道筋をつけながら，歯科技工士との情報交換を行って日々の臨床に取り込んでいただきたい．

*

歯科技工士は歯科医師から与えられた情報で歯科技工物を製作するわけであり，限られた情報ではあるが，もの作りは目で見る，手先で作るということ，すなわち脳で作るということである．もの作りを通して普遍的なヒトの形や機能の情報が得られてくるので，常に事実を正しく観察することが大切である．

5 唾液の表面張力と大気圧

義歯が「痛くなく，安定して，よく噛める」ものであるには，「痛くなく，安定して，よく噛める」ための印象と，「痛くなく，安定して，よく噛める」ための咬合が必要である．

やわらかい粘膜で覆われた無歯顎において，総義歯が快適に使用できる第一の自然現象，すなわち物理的要因は何だろうか．唾液とは唾液腺および口腔粘膜の口腔小粘膜腺から分泌される体液であるが，この液体が口腔内に常に存在するがゆえに現在の総義歯があると考えられる．液体には固体に対して濡れるという性質があり，液体には表面張力と毛細管現象がある．これらのことによって義歯床と粘膜面が接着し，総義歯というものを可能にしたといえる．その意味からすると，その個体が持っているやわらかい，あるがままの型の粘膜面に対して，可能な限り広い面積で義歯床が精密に適合していることが，接着力をより大きくすることになる．

*

シェーグレン症候群などによって重度の口腔乾燥症となり，唾液分泌量がきわめて少なくなると，義歯床や人工歯に舌や口唇が粘着したり，粘膜との摩擦によって疼痛が生じて潰瘍を形成し，義歯を装着することができなくなるので，絶えず人工唾液などで口腔内を湿潤させなければならない．当然，唾液がなければ食物を食塊にして嚥下することもできない．

口腔粘膜と，義歯床や人工歯，総義歯のすべてが，適度に液体である唾液の濡れという現象によって覆われることで初めて，義歯が機能を発揮することができるということであり，総義歯は唾液層を介して毛細管現象によって粘膜面と接触し，接着していることになる．

総義歯に唾液が接着あるいは粘接着し，この唾液が粘膜と接着することによって総義歯が口腔内に維持され，支持力および把持力も発揮されているということになる．そして粘膜面そのものに粘弾性がある．咀嚼粘膜は骨に強固に結合して，一見動かないように見えても被圧縮性があり，加圧されると変形または変位したうえで義歯に動きが生じるということを念頭に置いて生体を観察し，物理的な考察を十分に加えたうえで，総義歯というものは製作されなければならない．

そして総義歯に脱離力が生じた場合，まず毛細管現象によって界面辺縁の唾液におけるメニスカスが抵抗し，さらに義歯床辺縁部がよりやわらかい粘膜で十分にシール

されて大気の流入が防止されていたならば，そのときに床内面部に減圧あるいは真空域が生じ（生じようとしたとき），大気圧の加圧（真空維持力）効果によって吸着力が発生することになる．すなわち，大気圧が第2の物理的要因といえる．大気圧による加圧（吸着力）は，本来脱離力によって義歯床が外れようとしたときに発生させるべき力であり，強い力であるから義歯床が粘膜面に密着しているときには生じていないことが望ましいといえる．

*

私たちの仕事は，歯を失った患者の口腔内に失われた歯とその周囲の形を回復し，審美性や容貌を満たし，発音や咀嚼機能をも回復させることであり，その一つが無歯顎補綴における総義歯である．まずは自然現象である物理化学的な液体（唾液）が固体に対して濡れるという性質を，表面張力あるいは毛細管現象という関係において最大限に発揮させ，「総義歯」を顎堤粘膜に対して接着させなければならない．

表面張力・毛細管現象は，液体（唾液）が粘膜と義歯床にそれぞれ「濡れ」という現象で薄い被膜となり，接着（被覆）することから始まり，その両者の液体同士が接着するということになる．その接着強さ（接着力）は，その間隙が狭ければ狭いほど強くなり，面積が広いほどやはり大きくなる．それを得るには，一定の決まった型を有する粘膜を変形させることのない方法で型採りすることである．そして型採りした印象を口腔内から取り出すときに，トレーと印象材の間で分離や変形をさせてはいけない．そしてその型に石膏を用いて陰型から陽型にするが，その後の工程のレジン成型時の収縮量（熱収縮）を補うことができる硬化膨張の石膏を用いるなど，成型精度を高めるための正しい技工操作も重要となる．

*

型採りで重要なことは脱離力をいかに小さくするかということであり，脱離力を生じさせる原因は，①型採り時に粘膜より硬い印象材を用いる，②必要以上に多量の印象材をトレーに盛る，③印象材の流動性を止めてしまうほどのスピードで口腔内に圧接する，④口腔前庭部など印象辺縁を密閉した状態で印象採得をする，などである．これらの行為はすべて粘膜を変形させることになり，その変形した粘膜が元の型に戻ろうとする力が義歯床に対しての反発力となり，脱離力となる．

これらの脱離力を生じさせずに印象採得を行うには，

①まず十分な間隙や遁路を有するトレーを選択する

②正しい位置へセッティングできるように硬い粘膜部を選択して3点以上の大きめのストッパーを付与する

③印象材は粘膜より十分にやわらかいものを用い，口腔前庭や口腔底あるいは口蓋部などにはあらかじめシリンジなどを用いて印象材を注入しておく

④トレーの挿入はゆっくりと，印象材がスムーズに流れるスピードで行う

⑤義歯が外れるのは開口時なので，開口した状態で十分に印象材を硬化させる．そして印象材がトレーから分離したり変形しないように辺縁部から軽くエアを注入して口腔内から印象を取り出す

などである．

*

先に述べたように粘膜面には被圧縮性があり，加圧によっていわゆる被圧変位が生じる．これによって，嚙む・嚙みしめるといったときに，その加圧応力によって義歯床は粘膜面に押しつけられて粘膜面が圧縮されることになり，粘膜の厚みややわらかさ，あるいは嚙む部位などによって強く当たるところや作用点（嚙んでいる部位）から離れたところに支点が生じると，痛みや義歯脱離の原因となるので，そのような部位はその程度に応じて義歯床内面を削ったり，リリーフしたりすることになる（印象時には選択的加圧印象などによって処置することになる）．

そのように調整された部位は，義歯装着時には義歯床と粘膜面との間に空隙が生じていることになり，強く嚙みしめるとその部位以外の粘膜面が被圧変位することによって義歯床全体が粘膜に密着し，空隙部の空気が義歯の外へ押し出される．嚙みしめが終わると変位していた粘膜は常態に戻るが，密着した義歯床面によって押し出された空気が戻ることはなく，その空隙内は減圧されることになる．これによって，その部位にはいわゆる大気圧による「真空力」が生じて維持力が増す．これは接着力に吸着力が常時加わることである．しかしその空隙は一時的なものであり，常時減圧されているとその力によっていずれ粘膜が変位し，その部位を満たしてしまうことになる．

*

ここで注意しなければならないのは，あまりにも広範囲に真空維持力を与えると，大気圧によって常に大きな力で義歯床が粘膜面に圧迫されることになることである．これは義歯床に対して常に粘膜面が吸いつけられるということであり，患者にとっては圧迫感や引圧感となって鬱陶しかったり，痛みを生じることになる．「夕方になったら義歯を入れていられない」とか，ひどい場合は「2～3時間すると顎全体が痛くて入れていられない」といった状況となり，外れはしないが長時間使用できないこととなる．

顎堤が良好な症例などの義歯床辺縁部粘膜を，不用意に全周を圧迫したボーダーモールディングなどによって作られる義歯が，この物理現象と考えられる．すなわち，大気圧による吸着力が強すぎれば，圧迫された辺縁の粘膜が痛むことになる．また，圧迫力によって発生する辺縁粘膜の反発力（脱離力）が粘膜から義歯床内面を引き離すことになれば，義歯床内面に常に引圧が生じて不快感となる．

6　総義歯の歴史とその原理

顎堤に歯が1本も残っていない無歯顎において，「外れない」「よく嚙める」「痛くない」「よく喋れる」……すなわち「何ともない」，快適な装着性と有歯顎時と同等の機能が得られるような総義歯は，いつ頃から作られるようになったのか．

笠原　浩氏の『入れ歯の文化史—最古の人工臓器』（文芸春秋，2000年刊）によると，あの有名なアメリカ合衆国初代大統領のジョージ・ワシントンは，両頰側にスプリングの入った義歯を装着し，このバネの力で義歯を上下の顎に押し付けて維持していたとのことである．逆にいえば，この義歯を維持するには常に顎を嚙みしめている必要があり，「義歯が口におさまらない，強いて力を入れて嚙み合わせると唇が鼻の下に飛び出してしまうばかりではなく，義歯が歯肉に食い込んでひどく痛い…」と歯科医に訴えた書簡が残っているそうだ．

では，いつ頃から現在のような「密着義歯」が作られるようになったのか．同書には，「バネの力を借りなくても，上あごにぴったりと適合した入れ歯は落ちてこないことに気づいたのは，アメリカ合衆国の最初の首都であるフィラデルフィアで歯科医院を開業していたジェイムス・ガーデットであるといわれる［わが国ではこの発見はこの時よりもすでに200数十年前に，スプリングなしでも安定して嚙める総入れ歯が，ツゲの木を彫刻する仏師らの職人芸で口腔に精密に適合させる技能として実用化されていた］．1800年［イギリスでは1760～1830年頃産業革命が起こっていた］に彼は，ある女性患者のために上顎の総入れ歯を象牙を彫刻して作った．たまたま多忙のために，スプリングを付けるのを

後回しにしておいたのだが，患者はスプリングなしでも十分に安定していると喜んで使っていたというのである．まったくすき間なしに［粘膜に］密着していれば，大気圧によって吸着するという原理が発見されたわけなのであった．[2枚のガラス板の表面を水で濡らして密着させると，それらを離すためには大きな力を加えなければならなくなる．スプリングなしの総入れ歯でも，ぴったりと適合していればあごに吸着するのはこの原理によるものである．ただし周囲にすき間があって中間に空気が入ってしまうとこの吸着力は失われるから，実際の入れ歯では，どんな動きがあっても義歯床の辺縁が常にすき間なく適合していること"辺縁封鎖"がきわめて重要である]」[5]とある（[　]内は筆者（堤）が加筆）．

＊

歯科の世界では"世紀の大発見"であったはずだが，欧米においてこの「大気圧吸着義歯」が受け入れられるまでには数十年が必要であったようで，本格的に普及していくためには1855年のグッドイヤー兄弟による「蒸和ゴム」の開発・成功を待たねばならなかったようだ．これは，当時の義歯床が象牙を削り出したり，金属板を板金加工して作られていたことを考えると，粘膜との適合性や辺縁封鎖を得るにはきわめて高度な加工技術が求められることになり，普及しなかったのは当然であったかもしれない（その点日本において，この頃より200数十年も前に密着義歯が作られていたのは，プラスチックと同等に高分子で軽く加工が容易な「木」を用いたということと，仏像などを作る職人が多く存在したうえでの高度な技があったことによるのではないかと筆者は考えている）．

それでも1876年にはロンドンの歯科医師 G.H.Jones が「Painless Dentistry. Artificial Teeth」として特許を得て，「Artificial Teeth by Atmospheric Pressure」を宣伝している．

＊

技術の世界は常に品質管理の用語にある「4M」【その技術に対する考え方，作業方法（method），そして適切な材料（material），それを加工する道具や機械（machine），それらを組み合わせ製作するとともに，さらに改良・改善していく人（man）が手段として必要不可欠である】がそろって調和することによって初めて広く普及するとともに，さらに発展するようである．

たとえば，それまでワックスのみで型採りしていたところから，金属製のトレーやモデリングコンパウンドが1820年に，そして下顎運動の再現性を目的とした最初の咬合器が Evance によって1840年に作られ，先に紹介した1855年の蒸和ゴム，さらに現在の咬合器と構造原理が全く同様で顆路型咬合器の原型と言われるボンウィルの咬合器が1864年と続き，無歯顎印象理論や咬合理論へと爆発的な技術の進歩がなされ，Gysi によって一つの形にまとめられた（なお陶歯は1774年に発明されていたが，咬合理論に基づいた人工歯は Gysi による Anatoform 陶歯として初めて完成された．前歯部は Leon Williams が天然歯を顔の形や大きさなどとの関係による仮説から分類した．1914年発売）．このようにして総義歯における理論と術式は，九州大学名誉教授の 末次恒夫先生によれば1920年代にはほぼ確立されたと考えられるとされている．

1920年代に De Tray 社が製作した Gysi 自身による総義歯調整法のライブ記録映画によれば，概形印象には石膏印象材，咬合床の基礎床材にはシェラック板，咬合堤にはモデリングコンパウンド，そしてその咬合床を用いて石膏による機能印象として咬合印象が行われ，義歯床材には蒸和ゴムが使用されていた．さらにゴシックアーチトレーサーやフェイスボウ，そしてギージーシンプレックス咬合器などが駆使され，人工歯選択のためのインディケーターやそのシステム，さらには発音試験などがすでに行われており，多少の器材の変化はあるが現代と大差のない術式は興味深いものであった．

そして1939年に芸術家による人工歯排列術として，彫刻家の Wilhem Zech が A.Steen とともに審美的な人工歯と「G・A・P」要因（現在の S・P・A：性別，性格，年齢による審美性の考え方）を提唱した．これは審美的な人工歯排列のバイブルとなり，現在も用いられている．

それと前後して，高分子化学の発明や発展によって1937年に Kulzer 社から「アクリルレジン」が発売され「蒸和ゴム」がこれに置き換えられ，模型面への成型などはその後より精密となり，さらに美しい義歯が作られるようになったが，『総義歯の原理』すなわち吸接着に関して言えば自然科学的に確かめられた物理現象であり，その現象をいかに正しく活用するかという考え方はまったく変化がないといえる．

＊

さらに印象材はアルジネートやラバー系の印象材が出現し，これらを用いた術式をアメリカのデンツプライ社が1950年代に『EPF』システムとして確立した．EPFシステムは，その方法や器材を含めた素晴らしくわかりやすい内容とボリュームで総義歯製作のマニュアルとして集大成され，これらは商品とともに，総義歯製作のバイブルとして世界に普及した．これらの内容は，基礎知識として現在でも十分に通用するものである．

その後日本ではより高度なシステムとして，イボクラール社によって1970年代に生物学的総義歯システムとしてチェアサイド・ラボサイドのイボトレーやダブルインプレッション，ナソメーター，ナソマット，オーソシット，イボカップなど，トータルな情報として技術と商品が，シュライヒ（Hans Schleich）などによって商業的に確立された．現在はさらに内容が変化しているが『BPS』として提供されている（筆者は BPS のシステムは Gysi のシステムを忠実にアップデートしたものとしてとらえている）．

またその流れとは別に，スミス（Clark. C.Smith）やパウンド（Earl Pound）らによって1960年代に「Diagnostic Denture」による粘膜面の本格的な治療を行う，「ハイドロキャスト」などの機能印象材いわゆる『ティッシュコンディショナー』やアクリルレジンの精密重合機などが開発され，さらにパウンドによってフラットテーブルを用いる咬合機能をも含めた治療の術式として『治療用義歯』が考案された．

ハイドロキャストシステムは日本では日本大学松戸歯学部の 加藤 吉昭先生などによって臨床に導入し研究された．フラットテーブルを用いた治療用義歯に関しては，ロサンゼルス在住でパウンドのスタディーグループで活躍された 増田 英世先生や東京医科歯科大学教授の 林 都志夫先生などによって紹介された．1980年代に 桜井 唯次先生らによって日本でさらに積極的な取り組みが成され，日本歯科大学教授の 小林 義典先生による0°人工歯の研究やゲルバー理論を組み込んだラボサイドシステムが構築された．その後 深水 皓三先生や本郷英彰先生らによって引き継がれ，現在多くの臨床知見が得られている．

＊

近年，技工技術における模型面への適合性などは，ヒートショックレジンや常温重合レジンの導入，そして重合方法や機材の開発により，何度もリライニングやリベースをするなど煩雑な操作を経ることなく成型精度は大幅に向上し，正しい作業を行うことによって印象と寸分変わらない義歯床が製作できる時代となり，これまで以上に歯科医師の印象採得の正否が直接に義歯の成否を決定する時代となり，より一層「唾液を介し，密着して接着する義歯」を作るための原理に沿った印象採得が求められているといえる．

7 無歯顎総義歯の印象

これらの総義歯における印象に関しては，ドイツのウーリッヒ（Horst Uhlig）がGysiが亡くなった翌年の1958年に「咬合学か床下組織の分析か？」というテーマで論文を発表し，いかに粘膜の診断とその分析に基づいた印象が重要であるかということと，臨床の基本は「自然科学的に確かめられた手仕事」に基づくべきであるとし，維持力は基礎維持と辺縁封鎖が重要で，基礎維持を増進させるものとして正しい空室の必要性とその考え方を示した．

床下組織を粘弾性から3種に区分し，その印象方法と維持強化法を示すなどして，咀嚼時においても維持を得るにはいかにすべきかなどを，1970年発行の『ウーリッヒ総義歯学』[22]で集大成し解き明かしてくれてはいるが，難解な文章で，多忙な臨床の合間の時間では理解しにくいものであった（筆者はこれらの維持力の種類を改変し，図にして整理している）．

＊

総義歯の「大気圧吸着」の物理的な原理は自然科学的に正しいが，種々の粘弾性を持つ床下粘膜に対するアプローチは臨床的にはややもすると難解となる．これを諏訪兼治先生はよりシンプルな考え方によって科学的な理論と術式にまとめ，その手法を長年臨床に用いており，2000年に『補綴臨床』に「システマチック総義歯印象法」として発表している[23]．

キーポイントとしては，いかに粘膜面をあるがままの形として無圧的に印象するかという点と，その印象材そのものをトレーからの分離や変形のないものへと精度を高めることである．そして噛んだ時に維持力・支持力が合力として発揮できるように，無圧的関係で密着する基礎床を粘膜面に咬合圧を想定した手圧で押しつけ，粘膜の被圧変位で沈み込む時に支点となる「硬い部分の選択的加圧印象」を行う．すなわち支点となる硬い粘膜部の基礎床を十分に削合したうえでここにイソコンパウンドを軟化填入し，義歯床が沈下する被圧変位量の範囲で軟らかい印象材を硬い粘膜面で加圧するという方法である．この方法によって硬い粘膜面部とその他の粘膜面部が，咬合圧が加わった義歯床の最大沈下時に同じレベルで支持力が発揮できるという考え方である．

これは機能的なリリーフ処置を行ったことにもなり，結果としてこの選択的印象部位は「機能的空室」が得られる（諏訪は陰圧による吸着に関しては証明できないので，あくまでも表面張力による接着としている）．さらに同じ材料と手法で，硬い部分ではなく義歯床辺縁の特に内側の「やわらかい部分の選択的加圧印象」によって，脱離力が生じない程度に義歯床辺縁付近全周の粘膜面を常時加圧しておく．この処置により，義歯床が咀嚼時の応力などで浮き上がり外れようとしたときに，加圧されていたやわらかい粘膜面が義歯床縁に追従・密着することで，大気圧が義歯床内に流入しないようにシールするという考え方を明確に示した．

最初の無圧的概形印象は，トレーにアルジネート接着材を塗布した後，基本的なアルジネート印象材をメーカー指示の混水比ではなく「粉：水＝3：4」程度にし，性状として「マヨネーズ状」の軟らかさに練和することによって粘膜を変形させない．そして粘膜に対する加圧量を極力少なくするために，Gysiも石膏印象において示していたが，口腔前庭部や口腔底あるいは深い口蓋部などにはあらかじめシリンジを用いてより軟らかいアルジネートを注入しておくことで，トレー内部にパスカルの原理による内圧が高まらないようにする．さらには脱離力を少なくするために，開口印象を行うことで口腔周囲筋による脱離力が働いた形を採得するとしている．そしてアルジネート印象材がトレーから剥がれることが最も大きな変形リスクとなるので，注意深く変形させないように周囲からエアを入れるなどして，粘膜面から分離させる際に十分に注意することとしている．

印象材は，硬化後も軟らかい材質のものを用いると採得された印象が正しく採れているかどうか判断が得られないので，粘膜の最終印象には個人トレーを製作し，インプレッションペーストなど硬化すると硬くなるものを用いて，弾性印象材は極力用いないなど，科学的な理論・技術として価値ある内容である（これらは2012年に補綴臨床別冊『科学的根拠に基づく総義歯治療』として集大成されている）[24]．

＊

そしてもう一つの考え方としては，先に提示した「口腔」と表現されるように袋状になった空間を治療用義歯を用いて満たし，歯や歯槽骨が失われた口腔の生理機能を維持するために粘膜が変化適応（アダプテーション）し義歯を装着するには不利な状態になったデンチャースペースを，機能印象材の粘弾性による圧力を用いて義歯床内面と辺縁に対する粘膜と粘膜面も合わせて機能的な三次元の形態として口腔内において形成回復し，さらに辺縁封鎖を行い，粘膜や咬合の治療も含め大きくもなく小さくもない，厚くもなく薄くもない，高くもなく低くもない状態を求めるという手法がある．

これはスミスらのハイドロキャストシステムやパウンドのコーソフトを用いたシステムが源流であり，近年ではさらに物性が改良されたティッシュコンディショナーを活用して，不適切な義歯形態などに適応してしまった粘膜の治療と回復を行い，デンチャースペースの機能的な形を作り出す考え方と技術を 本郷 英彰先生などが確立しつつあるが，これらの機能印象材は基本的に加圧印象となるので，粘膜面の粘弾性と使用する機能印象材料の物性や流体に対する十分な認識を必要とするようである（本郷英彰先生はこれらの臨床を2012年に『デンチャースペースの回復できめる総義歯のかたち』として集大成している）[25]．

＊

まず初めに印象の重要性を解説した理由は，歯は歯根が歯槽骨の中に歯根膜を介して植立していたわけであり，これは一種の関節構造である．そして歯冠部の咬合面が上下で噛み合う面も機能的な関節といえる．そして顎関節とこれらの「3つの関節が調和して正しい咬合が得られる」という仮説が考えられる．そのように観ると，「歯槽骨と歯根膜」はイコール「粘膜面と義歯床」という関係となるわけであり，良好な印象によって初めて粘膜面に正しい適合が得られることになる．すなわち，十分に接着したうえで支持力のある義歯床（歯根膜に代わる正しい関節面）なくして正しい咬合採得は得られないからである．

これらの知見も踏まえて，正しい印象による精密な適合性を有した基礎床の咬合床を用いて正しい咬合をとらえなければならない．すなわち「印象と咬合は一体」であり，総義歯臨床の基盤となる．

次に，超高齢化による高齢者の咬合採得に関しては，有歯顎時の骨格的な対顎関係（Ⅰ級・Ⅱ級・Ⅲ級）を診断したうえで，大きな器質欠損による不利な対顎関係やそれに伴う機能異常，さらには老化に伴う全身的な骨や筋肉の変化による姿勢への影響などを十分に観察しながら，顎関節の関係と筋肉の関係から機能的な咬合の再構成として追求されるべきである．

8 歯科医師が望む形の義歯か，患者が望む義歯か

2005年4月号の『歯科技工』誌に「総義歯品質工学入門」と題して，世界的な「品質工学」そのものの考案者として著名な田口 玄一氏（2012年6月2日逝去）と，その品質工学（タグチメソッド）コンサルタントである 山本 昌吾氏，そして山本氏の総義歯を作られた 近藤 弘先生（2007年3月25日逝去）との鼎談が掲載された．7ページほどではあったが，重き内容で，筆者も山本氏の義歯作りを手伝わさせていただいたので，特に患者であった山本氏の言葉には義歯作りの現実を，品質管理のプロと患者の立場で本質を見抜いているところがあると感じた（以下，抜粋引用）[23]．

＊

「これまでに義歯を作ってもらってきた医院では，『うまく噛めなくなってきた』というと，その場で少しだけ義歯を削って帰されるということの繰り返しで，これはちょっとおかしいのではないかとずっと思っていました．

歯科技工士という存在は前からぼんやり知っていたのですが，製作する歯科技工士によって，その義歯のでき具合・使用感，快適に使用できる期間が全然違ってくることまでは知らなかったのです．それが，歯科医師と歯科技工士の業務内容を詳しく知るようになるにつれて，ではこの二者間のコミュニケーションとはどのように行われているのか，どんな情報交換があるのか，疑問を感じるようになりました．

だって，単純に考えると，歯科医師が口のなかの型（印象）を採って，義歯の形を決めて歯科技工士に指示して，その形どおりの義歯ができあがってくれば，不適合義歯の問題は起こらないわけでしょう．しかし現実ではなかなかそうはいかず，歯科技工士が匠の技を振るうことでその溝を埋めているというか，何とか歯科医師が望む形の義歯に仕上げているような気がしました」

「長年樹脂を扱ってきましたから，義歯製作工程において"転写性"に一番影響を与える工程がレジン重合だろうということはすぐに想像できましたね」

山本氏が話された"転写性"とは，歯科においては印象採得から模型製作，そして模型上での重合成型という技工工程である．この工程は3つの工程で一区切りとなる．口腔内を印象に置き換え，その印象を正しく模型に置き換える，そしてワックスと人工歯で完成すべき義歯の形を作り，ロストワックス法でレジンに置き換えるという一見簡単なようであるが，一つ一つの工程でのチェアサイドとラボサイドの誤差，すなわち生体と模型上の誤差などによって精度が大きく違っていることもあるとも考えられる．

＊

私たちが発揮できる「匠の技」と表現される技術，すなわち正しい体験を重ねることで蓄積したもの作りの技能は，歯科医学と同様に歯科技工学という解剖学や生理学，歯科理工学といった科学をベースに作られたものであるが，普遍的なすべてに共通する知識，さらに経験を積み重ねて個人が習得した形や比率など感覚の判断能力は平均値に近いものであり，「歯科医師が望む形の義歯」は作れても，一人ひとりの患者の生体に適合したうえでさらに個人的特性を必要とする「患者の望む形の義歯」は作ることができないということである．

患者の望む本物の義歯を作ることができるのは，歯科医師による正しい印象採得と咬合採得，そして患者個々の特性にあった情報による総義歯の設計だと考える．したがって，歯科技工士は歯科医師が正しい印象採得や咬合採得を行うための道具である個人トレーや咬合床を，科学をベースにしてより正しく製作し，正しい印象と咬合が得られるように十分にサポートするとともに，患者個々の情報を入手するためのコミュニケーションが十分できるように，生体とチェアサイドワークにおける総義歯に関する正しい知識を得ていなければならない．

＊

そして 田口 玄一氏はこの鼎談において，明確に総義歯の本質を言い切っていた．それは，「義歯というのは動く軟らかい粘膜の上で機能しなくてはならないわけで，とても高度な技術が必要だと思います」ということである．これは，歯科技工士なら誰でも知っていることであり，歯科医師も認めていることと思う．

9 TQCによって患者の満足が得られる

かつて筆者が勤務していた歯科技工所では，1970年頃に歯科技工業務にQC（quality control）すなわち品質管理の導入を行った．品質管理の原則は「買手（顧客）の要求する品質水準の製品を経済的・効率的に生産し提供するために，設計，生産，販売のすべての段階で検査・評価，および必要に応じた修正・改善を行う管理手法」である．

臨床的な総義歯の難しさは，患者の主観的評価でよい・悪いが決まるということであり，歯科医学的に正しい処置をしたから，あるいは学問的に正しいからといった客観的なもので決まるのではなく，まずは患者の主訴やニーズを満たしたうえで，患者自身の口腔内感覚や機能そして審美観で患者の主観としての満足を得なければならない．ゆえに歯科医師こそ，「患者（買手・顧客）の要求する品質水準」に対して患者の主観を最も大切にして，十分に認知しておくことが重要と考える．

ラボサイドの品質管理としてはまず，当時筆者が担当していた業務の作業標準やマニュアルを完成し，その後毎年，その年の4M（人・材料・機械・方法）や5W1H（Where.What.When.Who.Why.How）に合わせて改善を行っていた．そのことにより，パレート図や特性要因図，ヒストグラムなど難しいことは別として，考え方や常日頃の行動においてはPDCA（Plan・Do・Check・Action）の管理のサイクルの手法が考え方や方法論として習慣となったように思える．この考え方や方法論の流れは，チェアサイドの診査・診断・治療・診査・補綴・予後診査と同じである．

＊

総義歯技工の技術開発を担当して最初に行ったのはやはり品質工学でいわれる「転写性」，すなわちいかにすれば成型精度のよい義歯床を製作できるかというもので，これは「重合成型」といわれるものである．精密な重合成型さえすれば患者を満足させることができるか，というとそうとは言えないが，成型精度の技術を抜いては成立しないことも確かである．

技術はトータルなものであり，重合成型につながる一連の工程すべてが精度に関連している．技工的な要因としては印象材料や模型材料，そしてレジン材料の理工学的な分野であり，相変化（相転移：印象材や石膏の硬化反応，レジン材料の重合反応，温度変化）による膨張や収縮における寸法安定性に関するものであるが，すでに1980年頃に，原型に対して50～100μmオーダーの適合精度が誰にでも繰り返し再現できうる一連の工程が得られていた．成型精度の高い重合に関する機材は市販され日々向上しているが，最も難しく多くの問題が残されているのが口腔内の粘弾性を有した粘膜面をいかに印象採得するかというチェアサイドワークである．

＊

人工歯の排列や削合に関してはこだわれば限りのないところがあるが，Gysiや

Gerberなどの多くの先人が示しているように，人工歯咬合面に発生した咀嚼や咬合によるエネルギー（力学・運動・位置）を，直下の顎堤粘膜（面）に対していかにして直角に近い力で伝えるかということと，義歯の安定に対してマイナス要素となりうるエネルギーは取り除くことであり，これも物理学における運動と力の方向などの分野である．

咀嚼サイクルは片側で異なる大きさや形状や硬さの食物を噛み切り，噛み砕く初期の位置では対顎関係における人工歯の排列位置と対向関係が重要となり，噛みつぶす終末位置となる中心咬合位（咬合面接触部）への動きや形状に対応するのは人工歯の削合・咬合調整であるが，その対応の結論はGerberによってほぼ得られているように思われる．ただし生体は複雑であり，Gysiが「例外のない規則はない」と言うように，理論よりも事実を優先すべきであろう．

＊

ＱＣは技工サイドだけではなく臨床サイドも含めたＴＱＣ（Total quality control）での解決が得られていなければ，『真の顧客である患者』が満足する機能性「痛くなく，安定して，よく噛め，話せる違和感のない総義歯」は得られない．すなわちもう一つの「転写性」，動く軟らかい粘膜の上で咀嚼・嚥下・会話時などにおいても安定して機能させるための「印象採得と咬合採得」にこそ高度な技術が必要といえる．

結論としては，品質管理の視点からチェアサイドワークに問われるのは，多様な病態を示す中で患者のニーズを適切に診断し，各症例の顎堤吸収状態と粘膜と唾液の性状，そして対顎関係を分析して「支持力」と「維持力」を得る適切な印象採得と，審美性と生理機能を満足させる咬合高径とマウスボリューム，そして顎関節が安定した状態で神経筋機構と調和した咀嚼および咬合の力を上下顎粘膜に均等に伝達させる咬合接触と，水平的顎位などがポイントかエリアかなどの診断を行っての咬合採得である．

ラボサイドワークに問われるのは，まず成型精度と，機能解剖学に基づいた有歯顎時の口腔内を義歯床に再現するための造形能力，そして人工歯を適切に力学的に排列するためには，見えない力を視る空間認識力といえる．

いずれにしても，チェアサイドとラボサイドが一つの技術の環であり，そのトータルな品質があってこそ患者の満足を作り出せる．

10　治療用義歯は試作品

人は十人十色，百人百様ではあるが，人はヒトとしての普遍的な形や大きさ，比率を持っている．

筆者らは，先人の解剖学的データと顎堤の吸収方向からその傾向を学んだうえで，多くの有歯顎模型と比較的具合のよい成功した総義歯からのパターン認識としての，仮想咬合平面位置や歯の植立位置および人工歯排列位置などの解剖学的データを集めこれを分析することによって，無歯顎模型に残された解剖学的指標による仮想咬合平面および歯列位置を設定するための水平面，矢状面における平均数値を得ることができた．これらの平均値による規格模型と診断用咬合床を基礎にして咬合採得を行っていただき，多様な個人個人の大きさや形態・機能そしてニーズに応じて対応するためにパウンドが考案したとされる下顎臼歯部をフラットテーブルとして，このフラットテーブルに陶歯をリンガライズドに咬合させるというデザインの治療用義歯を製作する技工のシステムを1987年に提案した．

このシステムはこれまでの工業界のもの作りと同様に，市場調査のニーズに適合する試作品を作って実際に使用してもらいながら問題点を検出し，生体と印象や咬合の不具合の原因を解明して，設計変更や仕様の変更によって問題を解決した後に最終的な完成品を完成するという手法であり，百人百様の患者の一人ひとりの器質欠損や病態の状況に合わせていくことから，「試作品＝治療用義歯」といえる．

＊

この治療用義歯を使用してもらって診査と診断を重ね，調整や修正による義歯の形態修復と患者の機能回復を入念に繰り返し行うのは，Plan・Do・Check・Actionの管理のPDCAサイクル手法の義歯作りである．患者にとっては，「義歯という道具」を使いこなす本来の運動能力や生理機能も，リハビリテーションとトレーニングという考え方で義歯と機能との調和と回復に努めてもらい，その回復した機能に合わせてさらに治療用義歯の形態などを修復する．

この治療用義歯で得られた情報を歯科医師・患者・歯科技工士が共有して，高精度な成型によって新義歯を製作することで，患者に高い満足度を与えられるとともに，通法の技術に比較して「安心」と「確実性」が増す総義歯治療と技工のシステムといえる．

現在もさらなる総義歯の品質機能向上に向かって日々の改良・改善を行いながら臨床に取り組んでいるが，治療用義歯を用いればすべて解決するのではなく，よりよい診査と診断に基づいて，患者も感じていない，見えていない，将来的に発症するかもしれない問題点をいかに予測し，想定して治療を進められるかといった品質工学の考え方が重要であるといえる．

11　義歯作りは常に全く新しい技術の創造

日本では歯科医療が高度化して歯科医師が多忙となり，自身では技工という手技を行わないことが多く，義歯の三次元的（立体）な機能的形態が手技の感覚（体で習得，体で覚える）として脳にインプットされることが少ない．このため口腔内の器質欠損や機能の診査を知識としての診断はされたとしても，それを「印象採得」や「咬合採得」としての実技において立体として高いレベルで再構成したり，具体的な人工歯排列や形態回復に対する的確な設計，適切な指示を歯科技工士に伝えることは難しい状況になっているといえる．

よい印象もよい咬合もよい指示もない状態では，歯科技工の技術向上は期待できない．技術はチェアサイド・ラボサイドがトータルに結びつけられて一つの技術になるわけであり，「技術は要求（need）により得られるもの」ではあるが「相方向性」を持つものであり，片方だけからの要求では達成できるものではないと思われる．ラボサイドに経験や知識があったとしても，印象や咬合採得で得られた結果をラボサイドで変えることは決してできない．印象採得や咬合採得，そして治療用義歯などに患者の真の要望と正しい形態や機能の情報が入っていてこそ，歯科技工士の経験や知識が発揮できるものであると思われる．

よい診断，よい印象，よい咬合採得，よい設計，よい指示，そして加えて正しい情報があれば，ラボサイドはいつでもその力を向上させ発揮できるはずである．

＊

患者サイドに機能や生体組織的な問題があれば，その問題すなわち「病気の状態」は，治療あるいはリハビリテーションとトレーニングによって健康状態に回復する必要があり，それが行われないままま義歯を作製すれば「病気の義歯」となり，よい結果は得られない．歯科医学における補綴臨床は，病気を治療しながら患者一人ひとりの状況に合うものをその都度最初から作ってい

く，品質工学でいわれるところの「全く新しい技術の創造」という難しい技術の積み重ねだと思う．

＊

歯科技工の技術は，歯科医師によるよい印象とよい咬合採得，そしてどの技術をどのように用いるかという的確な指示と要求があって発揮されるものである．その歯科技工の技術は，よりよい成型精度を得るための理工学的な器材と，よりよい形態を創るための解剖学と生理学の知識が基礎であり，歯科技工サイドにはすでに歯科医師からの要求に十分対応するための成型精度や，造形のための器材や技術は十分に用意されているはずである．

近藤 弘先生は生前よく「補綴の原点は"歯科技工"であり，印象や咬合の上達を求める歯科医師は，実際に歯科技工を自分の手と頭でやることだ」と話しておられた．

12　科学的な考え方による成型精度が歯科技工の基礎

歯科医師による，よりよい印象やよりよい咬合採得，治療の考え方やその方法論に関しての詳細は別項で示すこととして，精密で成型精度のよいレジン床義歯を製作するには，用いるレジン材料の重合収縮量（約7％）と熱収縮量（$81×10^6$）の特性や数値を正しく理解したうえで，一つ一つの作業を正しく積み重ね，適切なキュアリングサイクルを行う必要がある．

特に熱収縮量（フラスコ内部でのレジン重合温度を何度にするかによって収縮量は決まるので，低温で重合するほど収縮量は少なくなる）においては重合温度というものがあり完全に制御することは不可能であると考え，まずその収縮量に近い値の石膏模型材の硬化膨張を用いて補塡する必要がある（一般的に硬石膏を用いる．膨張率 0.25〜0.35％．ただし口腔内原型よりも大きな義歯は口腔内で維持力が発現せず，使用することができないので注意を要する）．

重合収縮においてもこれを完全に消すことは不可能であるが，加圧や塡入時期の工夫によって少なくするとともに，義歯床粘膜面側から熱が加わるようにして模型面に接したレジンから重合が開始されて内部応力が残ることなく，研磨面のみに重合収縮を発現させる必要がある（そのためにはヒートショック系のレジン材料が望ましいといえる．化学重合型の常温重合レジンも同様の反応が生じる）．もちろん成型するフラスコの精度や，バリによる浮き上がりによって起こる咬合高径や人工歯の接触状態不良を生じさせないこと（この誤差のみは重合後のリマウントと削合によって調整が可能であるが，0.2〜0.3mm 以内とする），そして成型したフラスコ内のレジンを変形させることのない冷却（温水中での自然放冷）はきわめて重要である．当然，研磨や洗浄時などの加熱にも注意を要する．

また，いわゆる金属床の場合には，金属床そのものの適合性を重要とするならば，超硬石膏の使用が好ましいといえる．そして熱膨張係数の大きく違う金属床と義歯床を重合時に結合した場合のレジンの熱収縮は義歯の変形となるので，より低温重合を必要とするとともに一方向に収縮しないような構造体としてのメタルフレームデザインを行い，強度のある金属床の設計製作が要求される．高分子の重合反応時の変形は大きなエネルギーを持ち，その力は金属（変形しやすい性質を持つ）をも容易に変形させることを十分に認識しておく必要がある．

＊

総義歯の維持力（外れにくい，動きにくい）は患者が最も望む要求であり，この実現には重合成型精度は大切であるが，このことを追求すればするほどに印象が重要となる．とにかく口腔粘膜を加圧変形させることなく，あるがままに，機能的に可能な限り広く，粘膜面とその周辺部のやわらかい粘膜を含んだ印象を採得すること，そして印象を変形させることなく口腔内から取り出すことである．

そして当然であるが，その印象面に対して精密に，レジンの熱収縮を補正する膨張を加えながら模型面に移しとることが重要となる．そのためには印象の唾液などを十分に洗浄した後に，ボクシングして模型を作製することが望まれる．もしボクシングが無理であっても，印象面に石膏を10mm 程度の厚みで盛り上げ，硬化するまで重力によって印象面に対して石膏が加圧される状態にしなければならない．印象材の下に石膏があるという状態は，重力によって印象面から石膏が離れようとする力関係となり，印象面を正しく「転写」する条件ではなくなるので，絶対に行ってはならない．

レジン重合は加圧塡入するものであるので，石膏は適切な硬度を有した気泡のない良好な表面性状が必要であり，標準混水比による真空練和が望ましい．

＊

さらに正しい模型を製作するには，印象採得された口腔内温度と石膏を注入する室温，模型材料などの温度差も重要となるので注視する必要がある．理論的には口腔内温度36℃－室温26℃とした場合の10℃の温度差は，印象材に 0.2％ほどの収縮を発現させることになるので，印象を印象採得時の口腔内と同じ条件である 37〜40℃の温水に浸すことによってこの収縮を防止し，模型製作器材（ラバーボウル，石膏，水など）を 36〜37℃に管理するとともに，電気定温器（インキュベータ）内で硬化させることが望ましい．

13　咬合床と規格模型

歯科医師によりよい咬合採得をしていただくには，この正しく得られた模型に精密に適合したレジンなどによる基礎床が必要不可欠である．

基礎床が咬合力によって粘膜に加圧され支点となるところや，粘膜が薄く痛みが生じる可能性があるところ，着脱不可能なアンダーカットについては，ワックスなどを用いて必要最小限リリーフ，ブロックアウトし，完成義歯床と同じ厚みと形態を与えて完成義歯と同様の装着感とする（さらに口腔内で支点となるところは，口腔内でPＩＰやシリコーン印象材などの診査によって必要量削除調整する）．

＊

ワックスリム（咬合堤）は模型上の解剖学的指標（アナトミカルランドマーク）を目安に，その症例の有歯顎時の歯の植立位置や方向を分析し，仮想咬合平面と歯列弓を形成する．数値的には解剖学の平均値を用いる．

上顎の平均値は，前方基準点を中切歯歯肉境移行部として，そこから22mmの高さとする．そして切縁の位置は切歯乳頭より 8〜12mm 前方としている．後方基準点は，翼突下顎ヒダ起始部より 5〜7mm の高さとする．

下顎の平均値は前方基準点を中切歯歯肉境移行部として，そこから16mm（治療用義歯では18mm）の高さとする．切縁の位置は歯肉頰移行部上方としている．後方基準点はレトロモラーパッド上方 1／3（治療用義歯では上縁）としている．

全体のバランスは有歯顎歯列弓のイメージにて調整する．あくまでも平均値ではあるが，さらにそれぞれの模型の解剖学的指標より得られる患者の個人的特性を組み込

み，調整を加えた咬合床として製作することにより，チェアサイドワークの調整量と時間を減少させ，より高度な精査を可能にできる．よりよく観察するには，模型を「規格模型」とすることが望ましい．

＊

規格模型は解剖学的指標をよりよく精査して，仮想の咬合平面を設定しこの平面と模型基底面を平行とする考え方である．前方基準点は上下とも中切歯根尖部相当の歯肉頬移行部，後方基準点は上顎は翼突下顎ヒダ起始部，下顎はレトロモラーパッド上縁とし，模型基底面に対する寸法は前方・上顎8mm，下顎12mm，後方・上顎25mm，下顎30mmとする．この規格模型は自ら作ることにより，観察のレベルがより深くなると思われる．

＊

咬合床のワックスリムの寸法や規格模型は，有歯顎の平均値を応用したものであくまでも平均値であり，それぞれの個体すべてに合うものではない．特に対顎関係における咬合型の発生比率は，Ⅰ級69.20〜74％，Ⅱ級20〜26.6％，Ⅲ級4.2〜6％とされているので，Ⅱ級およびⅢ級に関してはより精査を必要とする．

さらに咬合床を製作する以前，すなわち概形印象採得の時点で，それぞれの症例における審美的な要求項目として，顔貌からの情報による人工歯の大きさや形態の選択を終えていただき，情報提供されることが望ましい．そして現義歯や旧義歯の情報は，欠くことができない重要なものであるといえる．

14　"見る"とは脳が理解するということ

歯科技工士による，無歯顎模型上での解剖学的指標の観察による有歯顎時のイメージ形成は，数値的なデータはあるがあくまでも平均値であり，印象採得された口腔内の状態やそれぞれの歯科技工士の知識と経験による視え方によって，その分析には当然限界がある．やはり歯科医師によって個々の患者の口腔と顔貌など個人的特性に合わせて十分に調整され，咬合採得された咬合床が人工歯を排列する最も重要な基準になるので，歯科医師に十分な精査と調整をお願いしたい．

ラボサイドではこの咬合床を規格模型に戻して咬合器に装着，対顎関係を含めた全体の観察をする．多くの場合，模型からの平均値の観察とは違った患者個々の情報が追加されているので，新しいイメージとなる．

＊

このイメージをさらに実体に近づけるには，この咬合床を装着した患者の写真と現義歯装着時および有歯顎時などの写真による比較情報である．写真の有無によって，あくまでも歯科技工士各自の脳内にある主観的なイメージか，その患者の個性を重ねたより実体に近い客観的なものかの違いとなる．

咬合器に装着された上下顎の解剖学的指標の関係が観察されると，口腔といった空間に対する認識と，対向する顎堤の咀嚼運動をも含めたシミュレーションのイメージによる力学的な要素が加わり，義歯の安定を求めるために咬合平面などの角度や高さの比率などを調整する必要が生じることもある．これらの情報をベースにして人工歯を排列してみると，人工歯の有無で，またそのイメージが大きく変化する．そしてその排列された仮床を口腔内に装着しての写真が伴えば，そのイメージがさらに実体の顔貌との調和へと深く結びつくことになる．この写真情報が重ねられた臨床技工の繰り返し，積み重ねは歯科技工士の審美的なイメージ形成脳力と造形力向上のトレーニングとなる．

＊

義歯はこのような手順の繰り返しを経て作り上げていくものであるが，その意味するところは，患者の個人的特性に対して咬合高径と咬合平面，歯列弓の大きさと位置，そして義歯床の形態と咬合曲面が適切に調和しているかどうかがその第一歩である．

まず「安定性」（維持力があり外れない，動かない），そしてマウスボリュームに適合していることによる「快適性」，当然リップサポート，正中線，口裂などに調和し口元が若々しく美しく調和された「審美性」，噛んで痛くなく（支持力が得られる咬合平面の設定，粘膜の被圧変位の調整により大きな面積で咬合力をサポート）どこででも噛める，楽に咀嚼と嚥下ができる状態（環境）を与え，「安心」と「幸福感」を持てるようにすることである．

より安心と確実性を得るには，痛くなく安定してよく噛める治療用義歯を用いてリハビリテーションとトレーニングによって患者自身の機能回復を行い，咬合力が向上すればその咬合力に十分に耐えられる顎堤粘膜の支持力が得られるように，さらに調整とトレーニングを行う必要がある．

一見同じ構造の治療用義歯であっても，患者の骨格的な咬合型や器質欠損の状況による咬合平面の設定，そして粘膜の被圧変位量や口腔周囲筋による義歯の内面や外形の調整など，機能不良の程度やその他個人的特性に基づいて調整され，その環境条件に調和するように改善されなければ，治療での安心と確実性は得られない．

15　観察と考察

レオナルド・ダ・ヴィンチは，「はじめは，よき師の絵を真似て描く．次に師の作品と同じようなものを，指導を受けながら描く．そして自然の中によいモデルを探して描く」，さらに「頭に置き，次に手に移す」「善し悪しを見分ける目が大切」「少し後方に下がって見るのもいい」としている．

同じように，模型の解剖学的指標に基づいて，そこから模型全体そして完成義歯などを予測するときは，「部分に注目し，全体を視野に入れ」無歯顎模型上に有歯顎の歯の植立位置を重ね合わせるように視たり，逆に「全体を視野に入れ部分を感じる」ようにイメージすることによって無歯顎模型上に有歯顎のイメージを形成し，そこに人工歯を重ねるようにして視る．ベテランのパイロットは着陸する際に全体の視野をぼーっと見ながら異常に即対応できるようにしているそうだし，宮本武蔵は五輪書に「観の目つよく，見の目よはく」と記している．

人間の目や脳は，コンピュータのようにすべてを数値で処理することはできないようである．筆者は形の観察と考察の際には，以下の10項目に目的意識を分けて，それぞれ検討するようにしている．

＊

① モールド・フォーム（mold・form；型・姿）・解剖学的形態・機能的形態
② プロポーション（proportion；均衡）を計測する
③ シンメトリー（symmetry；対称性）を見る
④ アシンメトリー（asymmetry；意図的な非対称性）の発見
⑤ バランス（balance；平衡）の感覚を観る
⑥ ハーモニー（harmony；調和）に触れる
⑦ イメージ（image；心象力）……一部で全体を想像する
⑧ デフォルメ（déformer；変形）させてみる
⑨ ムーブメント（movement；目的を持った動き）を視る
⑩ ベクトル（vector；力の方向と量）を感じる．

16 総義歯技工で必ず実施している筆者のチェックポイント

◆個人トレーの製作時

① 依頼された模型の解剖学的指標から，完成義歯床縁の位置と形状をイメージする．
② 顎堤の吸収状況から，咀嚼部位の観察を行う．
③ 模型面の表面性状の観察によって，粘膜の硬さをイメージする．
④ 顎堤の形態や口蓋の深さから，印象材の流れや加圧状況をイメージする．
⑤ 使用される印象材の材質（流動性，可塑性）をイメージしてストッパーの位置とスペーサー量を決定する．
⑥ 規格模型を製作して咬合平面と歯列弓（人工歯排列位置）をイメージし，トレーの外形（polishing surface；研磨面）を作る．
⑦ 口腔前庭部や各小帯の位置や形状を観察することで，口腔周囲筋の走行方向やボリュームをイメージする．
⑧ トレーの保持部とフィンガーレストを作る．
⑨ 完成した個人トレーは模型上で上記①〜⑤の再チェックを行うとともに，トレーに盛られ口腔内に挿入された印象材が流動するとともに粘膜に対して加圧する状況をイメージしながら，辺縁や小帯部位と polishing surface の形態修正および逃路の付与などの調整を行う．

◆咬合床の製作時

① 規格模型を製作する．
② 解剖学的指標から完成義歯床縁の外形位置と形状をイメージする．
③ 解剖学的指標から咬合平面と歯列弓（人工歯排列位置）をイメージし，咬合床全体のイメージと咬合型（Ⅰ級・Ⅱ級・Ⅲ級）の仮説を作る．
④ 模型の使用不可能なアンダーカットを最小限リリーフする（ブロックアウト）．
⑤ 被圧変位量の少ない（支点となる，痛みが出る）部位を必要量リリーフする．
⑥ 模型面に対して精密に適合し，完成義歯と同等の厚みを有したレジン基礎床を製作する．
⑦ 人工歯の排列位置をイメージしてワックスリムをセットアップする．
⑧ 口唇・頬・舌をイメージしてデンチャースペースに適合する polishing surface を形成する．
⑨ 対合歯および対合咬合床と対合させ，上下顎の咬合位をイメージしてレトロモラーパッド部の床縁などが接触しないよう調整する．
⑩ 咬合平面，歯列弓，上下顎対合関係（Ⅰ級・Ⅱ級・Ⅲ級）の再確認およびリップサポートとデンチャースペースとの調和の再確認をする．

◆印象体への模型材の注入時

① 印象面の唾液などを流水で十分に洗浄し消毒を行う．
② 印象材にトラブルはないかチェックする．
③ 印象面に粘膜が加圧されたところや変形，気泡はないかチェックする．
④ 印象材の厚みをチェックする．粘膜の厚みややわらかさ，加圧状況をイメージする．
⑤ 床外形位置と形状（短い，長い，薄い，厚い）をチェックする．
⑥ ボクシングを行い，印象を 40℃の温水に漬けるか，37℃の恒温ボックスに入れる．
⑦ 適切な石膏と練和水（37℃のインキュベータに保管）を正確に計量，真空練和する．
⑧ 印象面に表面活性剤を塗布し，十分に乾燥させる．
⑨ 模型材注入後 3 時間以上，インキュベータにて保管する．
⑩ 模型材は，レジン床の場合は義歯用硬石膏（硬化膨張 0.32％），金属床の場合は超硬石膏（硬化膨張 0.08％）．

◆使用する咬合器とキーポイント

① 治療用義歯：ハンディーⅡ　解剖学的正中および咬合平面とボンウィル三角を基準に装着．
② 本義歯：コンディレーター　咬合平面板を用いて正確に装着．フェイスボウトランスファーによる下顎模型からの装着が望ましい．

◆その他使用する器材とキーポイント

① 基礎床は主にトライアド（光重合レジン．現在は市販されていない）を使用し，正中線で 2 分割し，重合後に接合する．重合温度が上昇しないようにする．
② レジン床用材料は主にパラプレスバリオを使用する．
③ 埋没直前に，人工歯が目標とした咬合様式と咬合接触が得られているか，チェックする．
④ 金属床は原則として脱蠟時に模型から外し，再装着できるように埋没する．
⑤ 脱蠟はワックスを過熱させないで行う．レジン離型材は模型面 1 回，研磨面は 2 回塗布する．
⑥ レジン歯はレジン填入前に基底面をダイヤモンドポイントにて 1 層削除する．
⑦ 重合のシステムはイントプレスによる注入加圧方式とし，2 気圧 45℃の温水中で 30 分加熱加圧重合を行う．フラスコは床面を熱源に向け，冷水から入れないように注意する．重合後は，温水中で室温まで放冷後に取り出す．
⑧ 重合後に必ず咬合器に戻して中心咬合位と側方運動などの咬合調整を行う．
⑨ 咬合調整は必ず中心咬合位が左右・前後均等な強さで接触しているか，最初にチェックする．
⑩ 側方などは咀嚼運動の方向・サイクルをイメージし，どこからでも中心咬合位に早期接触なく噛み込むように調整する．
⑪ 義歯は模型から外したら再加熱しない．再加熱する必要があるときは，印象用石膏など（硬化膨張 0.07％）にて埋没し再加熱し，そ

ののち水中で室温まで放冷後取り出す．

◆"噛める義歯"にするための人工歯の排列と歯肉形成の10ポイント（チェックリスト）

① 人工歯はニュートラルゾーンに正しく位置しているか？
➡解剖学的指標による有歯顎の歯の植立位置と顎堤の吸収状況．印象域と辺縁部の厚みから歯槽弓・歯列弓を想定する．
② 咬合平面・曲面は生理的で力学的な位置にあるか？
➡対顎関係による咬合の分類（Ⅰ級・Ⅱ級・Ⅲ級）と顎堤吸収，対顎対向状態によって有歯顎時の咬合曲面を想定し，現状で最も力学的に安定する平面・曲面を与える．
③ 人工歯咬合面は支持域に対して平行にあるか？
➡有歯顎時の歯の植立方向を想定したうえで，人工歯排列位置において咀嚼圧が顎堤などの支持域に対して垂直方向になるようにする．
④ 中心咬合位で安定した咬合接触はあるか？
➡人工歯そのものの最も安定した位置に噛ませる．位置を変えなければならないときには，十分に安定する削合を行う．カスプトゥフォッサの関係．
⑤ 限界運動・咀嚼運動がスムーズに行えるか？
➡中心咬合位からどこへでも動く．どこからでも早期接触なく中心咬合位へすべり込むようにする．
⑥ 口腔周囲筋と調和した床外形（polishing surface）が得られているか？
➡口腔周囲筋の機能時の筋力が常に義歯を床粘膜方向へ向かうような形を作り出す．脱離力となる因子を取り除く．
⑦ 十分なオーバージェットが得られているか？
➡オーバージェットの不足は頰や舌を痛める．0°臼歯や削合によりオーバーバイトが小さくなった症例は要注意．
⑧ スピルウェイは適切に与えられているか？
➡頰舌のみではなく近遠心へのスピルウェイが重要である．逆にリンガライズドなどによる過多にも要注意．
⑨ 咬合接触面積は適切か？ 大きな咬合小面は生じていないか？
➡咬合器上での大きな咬合小面は，機能時での早期接触となりやすい．「点対点」「点対線」を原則とする．
⑩ 絶対品質保証の精密な重合成型と，重合後のリマウントによる調整は行ったか？
➡「よい印象」「よい咬合採得」「精密な重合精度」がなければ何事もなしえない．

◆"美しい義歯"にするための人工歯の排列と歯肉形成の10ポイント（チェックリスト）

① 顔貌に調和したリップサポートが得られているか？
➡まずリップサポート．自然な上唇の回復後に咬合高径の診査を行わなければミスを生じやすい．咬合高径を設定後に再チェックする．
② 顔貌に調和した前歯人工歯が選択されているか？
➡美しい比率でいえば1/16か1/17．そして鼻の幅や口の大きさとの調和．形にはS・P・A（性別・性格・年齢）の要素を組み合わせる必要あり．美しさを感じる心の問題．
③ 顔貌に調和した正中線であるか？
➡顔貌を上下・左右で3分割してそれぞれの形を観察する．水平面に対する傾斜は曲がりとして観える．目・鼻・口唇と口腔内との調和．
④ 顔貌の前後への立体に調和した歯列の奥行はあるか？
➡平面的な顔貌か，鼻も高く立体的な奥行のある顔貌であるか．その顔の前後の形状に前歯歯列の奥行を合わせる．
⑤ 上顎中切歯は正中線に対してシンメトリック（左右対称）に排列できているか？
➡決定された正中線に対して前頭面観の中切歯歯軸は，シンメトリックに排列しなければ正中線が変わってしまう．
⑥ 犬歯の歯軸は顔貌の外形に調和しているか？
➡前頭面観において「女性は切端をわずかに内へ」，「男性は平行か，わずかに外側へ」が原則．さらに，それに顔貌の外形をアレンジする．
⑦ 犬歯と小臼歯の歯軸は平行になり，調和しているか？
➡前頭面観において，犬歯と小臼歯で歯軸にギャップが生じると非常に目立つ．小臼歯を外側に傾斜するときには側切歯・犬歯から調整する．
⑧ 歯列の頰側面・咬合面は連続的な関係で調和しているか？
➡歯列弓の曲面の中で，咬合面は力学的な安定，頰側面舌側面はニュートラルゾーンとしての機能面での調和による安定感が得られる．
⑨ 人工歯の外形と歯肉形成がスムーズに移行・調和しているか？
➡リップサポートのボリュームによって豊隆の個性を与え，デンチャースペースを十分に満たして歯槽部の自然感を与え，頰粘膜に密着させる．
⑩ 歯頸線のラインが連続して調和しているか？
➡選択された人工歯の最も美しい比率で歯頸部形成を行い，犬歯以降は段階的に歯を短く見えるようにすることで自然感が増す．

◆歯科医師から情報提供されるもの（印象，模型類，チェックバイト類，治療用義歯以外のもの）

① 歯科技工指示書（歯科技工法にて定められている）．
② 各工程および有歯顎時などの患者の顔貌写真，現義歯を装着した写真（当然であるが，歯が見えるもの）．
③ 患者の主訴
④ 症例の難易度
⑤ 咬合採得での情報（技工物設計指示）．

Index

あ

アーライン 103
アクリルレジン 5, 24, 150, 177
アシンメトリー 182
アダプテーション 43, 178
アナトフォルム計測器 169
アペックス 65, 66, 67
アルジネート印象材 33, 49, 52, 53, 111, 178
アルタードキャスト 52, 145
アンチモンソン 33, 44
維持力 14, 35, 51, 94, 119, 129, 174, 181
イメージ 182
違和感 ix, 8, 24, 35, 174
陰圧 14
インキュベータ 94, 95, 96, 100, 181, 183
印象採得 94, 174, 179, 180
印象採得材 38
インプレッションペースト 64, 106, 108, 109, 111
ウーリッヒ 178
運動状態の確認 73
運動生理能力 12
液状 38
エステティック処理 84
エステティックデンチャー 30, 155
エステティックライン 91
嚥下位 17
嚥下状態の確認 73
オーバージェット 37, 38, 72, 91, 127, 130, 142, 184
オーバーバイト 38, 113, 127, 142, 184
オープンバイト 17
オトガイ唇溝 82, 155, 167

か

加圧印象 61
概形印象 52, 91
外側弁 29, 78
外側弁維持 29, 54
開閉口路終末位 42
解剖学的咬合高径 16
解剖学的指標 112, 134, 162, 181, 184
下顎安静位 42
下顎限界運動範囲 42
化学重合レジン 99, 150, 151, 153
化学的反応 97
顎舌骨筋線付着部 112
下唇線 134
カスプトゥフォッサ 184
仮想咬合平面 113, 134, 137, 180
型取りゲージ 21, 136
顆頭安定位 42, 65, 71, 175
加熱重合レジン 151
ガラス転移点 150
カンペル平面 166
顔貌の診査 32
ギージー法 165
機械的維持 54
規格模型 33, 34, 35, 55, 96, 113, 114, 115, 116, 117, 122, 182
技工指示書 34, 35, 175
義歯診査表 7
義歯の診査 32
既製トレー 49
基礎維持 29, 54, 77, 178
基礎床 63, 96, 112, 118, 119, 121
機能印象 110
機能運動 56
機能咬合平面 137
機能的維持 54
機能の印象 110
機能的空室 178
機能的ダメージ 12
キャラクタライズ 83
キュアリングサイクル 181
臼後結節 51
吸着義歯 24, 104
吸着力 14, 28, 74, 129, 176, 177
共通言語 30, 31
筋肉位 67
筋平衡 54
クエン酸 42
グラインディング 86
形態的ダメージ 12
ゲル 38
現義歯（旧義歯）の修正 36
現義歯臨床所見表 13, 47
研磨 150
口蓋皺襞 112
口角線 17, 134
硬化膨張 94, 95, 96, 99, 100
口腔前庭円蓋 43, 44, 48, 51, 57, 60, 102, 104
口腔内臨床所見表 13, 46
口腔底 43, 44, 48, 57, 60, 103
咬合挙上 35, 37
咬合高径 34, 41, 45, 65, 66, 90, 91, 180
咬合再構成 17
咬合採得 37, 39, 62, 63, 64, 79, 112, 118, 127, 174, 179, 180, 181
咬合採得と外見所見チェックリスト 16, 127
咬合シーネ 71
咬合床 62, 112
咬合調整 150
咬合平面 66, 112, 117, 134, 171
咬合ベクトル 128, 130
咬合面シーネ 35
硬質レジン歯 126
咬頭嵌合位 34, 42, 175
咬頭干渉 148
後方基準点 16
顧客満足度 2, 4
ゴシックアーチ 17, 42, 62, 64, 66, 70, 78, 121, 148, 167
ゴシックアーチトレーサー 64, 65, 177
個人トレー 52, 54, 55, 56, 102, 105, 106
ゴム床 5, 24
コンディレーター咬合器 68, 84, 148, 183
コンディロフォーム人工歯 68, 148

さ

最終印象 37, 39, 58
最終義歯 84
最大沈下 61
最大被圧変位 61
再排列 82
作業用規格模型 58
サベイング 118
左右対称性 43
酸化亜鉛ユージノール系印象材 52, 53, 54, 55
シーリング 15, 18, 28, 76, 77, 78, 110, 119
シェラック板 166, 177
支持力 14, 35, 51, 59, 94, 119, 129, 174
歯石除去 42
歯槽頂 112
歯槽粘膜 143, 156
歯槽部粘膜 155
自動削合 75, 86, 172
歯肉縁残遺 112, 134
歯肉形成 94, 95, 143, 144, 147, 148
歯肉の区分 157
習慣性運動路 42
習慣性咬合位 67
重合 150
重合収縮 181
重合成型 150
主観的評価 4
主咀嚼側 17
主咀嚼部位 17, 128
ショア硬度 151
床縁拡大 35
常温重合レジン 99, 118, 151, 181
上唇結節 134
上唇線 134
シリコーン印象材 52, 53, 108, 109, 151

185

シリコーンシート　147
真空力維持　54
真空練和　94, 100, 181
人工歯排列　41, 64, 70, 94, 95, 134, 148, 174
人中　134
シンプレックス咬合器　169, 171, 172, 177
シンメトリー　182
垂直的位置関係　62
垂直的顎位　72
垂直的な咬合採得　62
垂直的被蓋　127
水平的位置関係　62
水平的顎位　72
水平的咬合関係　71
水平的被蓋　127
スキーゾーン　15, 20, 21, 170, 171
スタディモデル　33, 55
ストッパー　49, 58, 106, 176
スピーキングライン　17, 134
スマイルライン　17, 134
寸法精度　98
寸法変化　97
成型精度　94, 96, 104, 118, 181
製造品質　3
生体の観察　174
正中線　134
静的印象　74
静的印象材　52
生理学的咬合高径　16
舌感　129, 174
設計品質　3
石膏印象材　52, 53, 54, 55, 167
切歯乳頭　112, 134
接着　14, 28, 59, 77, 176
接着義歯　104
舌房　128, 134
セファログラム　16, 91
選択的加圧印象　15, 61, 178
セントリックロックディスク　65, 66
総義歯症例難易度判断目安表　15, 47
総義歯咀嚼率判定表　44, 89
早期接触　36, 148, 153, 171, 184
双方向性　180
即時重合レジン　35, 119
咀嚼周期　133
咀嚼粘膜　14, 25, 26, 45, 59, 162
咀嚼ベクトル　130

た

大気圧吸着　178
対向関係　18
ダイナミック印象　39
タグチメソッド　179

タッピング　17, 73
タッピングポイント　64, 65
脱離力　28, 35, 59, 176
弾性　59
チェックバイト　17, 71, 184
チューイングサイクル　72, 128, 133
中切歯根尖相当部　51
調節彎曲　70, 131
治療用義歯　43, 45, 48, 62, 70, 72, 74, 89, 90, 180
ツースインディケーター　17, 64
定期健診　45, 87, 88
ティッシュコンディショナー　38, 43, 52, 74, 77, 78, 111, 177, 178
デフォルメ　182
転写性　179, 180, 181
デンチャーカラーリング　144, 156, 158, 159, 162
デンチャーステイン　144
デンチャースペース　21, 39, 123, 143, 144, 183, 184
陶歯　45, 126, 177
動的印象材　52, 74
動的機能印象材　38
特殊粘膜　26, 162
ドライ-ウェットライン　16
トレーニング　6, 173, 174, 180
トレーレジン　118, 121, 122

な

内側弁　29
内側弁維持　29, 54, 74, 76
何ともない　v, ix, 24, 59, 92
ニュートラルゾーン　16, 184
ぬれ　26, 28, 59
熱収縮　25, 94, 95, 99
熱膨張係数　94, 98, 150
粘性　38
粘弾性　38, 59
粘着力　14
粘膜歯肉境界溝　144, 157
粘膜調整材　38

は

ハイドロキャスト　177, 178
バイブレータ　95, 96, 98, 101
把持力　14, 74, 76
バッカルコリダー　134
歯の位置　162
歯の植立位置　117, 162, 180
ハーモニー　182
バランシングコンタクト　128
バランス　182
被圧縮性　176
被圧変位量　27, 102, 106, 176

ヒートショックレジン　151
鼻唇溝　155, 167
被覆粘膜　26, 43, 44, 51, 60, 74, 77, 102, 103, 105, 106, 162
標準的ワックスリム　123
表面活性剤　95, 96, 98
表面張力　14, 27, 28, 175
品質管理　2, 179
品質機能　180
品質工学　4, 179, 181
フィットチェッカー　75
フェイスボウ　67, 95, 148, 168, 177
フェイスボウトランスファー　17, 168, 183
不快感　24, 28
付着歯肉　143
フラスコへの埋没　97
フラットテーブル　72, 154
フラビーガム　15, 108, 110
フレンジテクニック　52
ブロックアウト　183
プロビジョナル義歯　45
プロフィールコンパス　136
プロフェッショナルクリーニング　42
プロポーション　182
粉液比　121
閉鎖維持　29
ベクトル　182
辺縁歯肉　143
辺縁封鎖　75, 105, 177, 178
片側咬合　17
ボーダーモールディング　25, 61, 111, 176
ボクシング　95, 98, 99, 100, 168, 181, 183
ポッセルトの図形　42, 64
ポリマー　150
ボンウィル三角　95, 183
ボンウィルの咬合器　177

ま

マウスボリューム　21, 43, 83, 136, 143, 162, 173, 180
摩耗（人工歯の）　32, 33, 34, 44, 45, 48
密着義歯　177
無圧的印象　49, 50, 54, 61, 104
無圧的概形印象　178
無圧的関係　28
ムーブメント　182
メタルトレー　115, 116
メニスカス　27, 29, 175
毛細管現象　14, 27, 28, 175
モールド・フォーム　182
目標品質　175
モチベーション　73

モデリングコンパウンド　52, 53, 105, 106, 108, 111, 121, 166, 168, 169, 177
ものづくり　2, 48
モノマー　121, 150

や

遊離歯肉溝　144, 157
要求品質　3, 175
翼突下顎ヒダ　51, 112, 115, 117, 182

ら

ラッピングペースト　75
リップサポート　16, 63, 128, 134, 135, 143, 144, 155, 162, 166, 183, 184
リハビリテーション　173, 174, 180
レジングラデーション　84, 156, 158
レジン歯　33, 45, 126, 183
レジン重合　179
レジン填入　96, 183
レトロモラーパッド　18, 51, 57, 58, 103, 104, 112, 114, 115, 117, 147, 181, 182

わ

ワックス　52, 56, 111, 121
ワックス系印象材　52
ワックスシェル　135, 137, 138, 140
ワックスデンチャー　40, 70, 80, 82, 140, 144, 147
ワックスデンチャー試適　39, 70, 80, 82
ワックスリム　62, 64, 134, 138, 169, 170, 181, 182, 183

欧・数

Anatoform　126, 177
BPS　177
BULLの法則　153
EPF　177
Gerber　68, 148, 180
Gerber Resistration　67, 68
Gerber Theory　68
Gerberのコンフォートテスト　66
Gysi　68, 126, 148, 165, 178, 179
impression making　43, 44, 75
impression taking　43
KAIZEN　3
MCLトレー（モデリングコンパウンド裏装トレー）　61, 106
Ovoid　17, 126
PDCA（plan・do・check・action）　3, 4, 179, 180
polishing surface　30, 95, 135, 144, 153, 162, 183, 184
QC（quality control）　2, 179
S・P・A　177, 184
Square- Ovoid　17, 126
Square- Tapering-Ovoid　17, 126
Square　17, 126
Square-Tapering　17, 126
Tapering-Ovoid　17, 126
Tapering　17, 126
TQC（total quality control）　3, 5, 180
TQM（total quality management）　3
Trubyte Teeth　126
Williams　126, 177
0°人工歯　177
4M（man・material・machine・method）　4, 177, 179
Ⅰ級　16, 18, 80, 178, 182, 183, 184
Ⅱ級　16, 18, 66, 82, 178, 182, 183, 184
Ⅱ級-1類　17
Ⅲ級　16, 17, 18, 178, 182, 183, 184

【著者略歴】

堤　嵩詞（つつみ　たかし）

　1950 年　兵庫県出身
　1968 年　和田精密歯研入社
　1973 年　行岡技術専門学校歯科技工科卒業
　1996 年　PTDLABO 西宮・PTDLABO 東京テクノロジーセンター開設
　1999 年　PTDLABO 芦屋開設

平岡　秀樹（ひらおか　ひでき）

　1968 年　広島県出身
　1994 年　広島大学歯学部卒業
　1995 年　広島市内の歯科医院勤務
　1998 年　広島市中区　横山歯科医院勤務
　2001 年　現在地（広島県世羅町）にて開業

総義歯づくり　すいすいマスター
総義歯患者の「何ともない」を求めて
時代は患者満足度

ISBN978-4-263-43357-7

2014 年 9 月 25 日　第 1 版第 1 刷発行

著　者　堤　　嵩　詞
　　　　平　岡　秀　樹
発行者　大　畑　秀　穂
発行所　医歯薬出版株式会社

〒113-8612　東京都文京区本駒込 1-7-10
TEL．（03）5395-7638（編集）・7630（販売）
FAX．（03）5395-7639（編集）・7633（販売）
http://www.ishiyaku.co.jp/
郵便振替番号 00190-5-13816

乱丁，落丁の際はお取り替えいたします　　印刷・木元省美堂／製本・明光社
Ⓒ Ishiyaku Publishers, Inc., 2014. Printed in Japan

本書の複製権・翻訳権・翻案権・上映権・譲渡権・貸与権・公衆送信権（送信可能化権を含む）・口述権は，医歯薬出版㈱が保有します．
本書を無断で複製する行為（コピー，スキャン，デジタルデータ化など）は，「私的使用のための複製」などの著作権法上の限られた例外を除き禁じられています．また私的使用に該当する場合であっても，請負業者等の第三者に依頼し上記の行為を行うことは違法となります．

JCOPY ＜㈳出版者著作権管理機構 委託出版物＞
本書を複写される場合は，そのつど事前に㈳出版者著作権管理機構（電話 03-3513-6969，FAX　03-3513-6979，e-mail:info@jcopy.or.jp）の許諾を得てください．